现代冠心病防治系列丛书

冠心病规范化治疗
Standard Management of Coronary Heart Disease

丛书主编：胡大一
主　　编：周玉杰　汤楚中
副 主 编：贾德安　陈　彧
编　　委：（按姓氏笔画排序）
　　　　　王志坚　　（首都医科大学附属北京安贞医院）
　　　　　刘　刚　　（北京大学人民医院心脏外科）
　　　　　闫振娴　　（首都医科大学附属北京安贞医院）
　　　　　汤楚中　　（北京大学人民医院心脏外科）
　　　　　李　辉　　（北京大学人民医院心脏外科）
　　　　　杨士伟　　（首都医科大学附属北京安贞医院）
　　　　　陈　彧　　（北京大学人民医院心脏外科）
　　　　　陈生龙　　（北京大学人民医院心脏外科）
　　　　　周玉杰　　（首都医科大学附属北京安贞医院）
　　　　　赵　鸿　　（北京大学人民医院心脏外科）
　　　　　聂　斌　　（首都医科大学附属北京安贞医院）
　　　　　凌云鹏　　（北京大学人民医院心脏外科）
　　　　　贾德安　　（首都医科大学附属北京安贞医院）
　　　　　葛海龙　　（首都医科大学附属北京安贞医院）
　　　　　董穗欣　　（北京大学人民医院心脏外科）
　　　　　廉　波　　（北京大学人民医院心脏外科）

北京大学医学出版社

图书在版编目(CIP)数据

冠心病规范化治疗/周玉杰,汤楚中主编. —北京:
北京大学医学出版社,2009.9
(现代冠心病防治系列丛书/胡大一主编)
ISBN 978-7-81116-675-0

Ⅰ. 冠… Ⅱ. ①周…②汤… Ⅲ. 冠心病—治疗 Ⅳ. R541.405

中国版本图书馆 CIP 数据核字(2009)第 146335 号

冠心病规范化治疗

主　　编：周玉杰　汤楚中
出版发行：北京大学医学出版社(电话:010-82802230)
地　　址：(100191)北京市海淀区学院路 38 号　北京大学医学部院内
网　　址：http://www.pumpress.com.cn
E - mail：booksale@bjmu.edu.cn
印　　刷：北京画中画印刷有限公司
经　　销：新华书店
责任编辑：高　瑾　责任校对：金彤文　责任印制：张京生
开　　本：787mm×1092mm　1/16　印张:21　字数:512 千字
版　　次：2009 年 9 月第 1 版　2010 年 10 月第 2 次印刷
书　　号：ISBN 978-7-81116-675-0
定　　价：54.00 元

版权所有,违者必究

(凡属质量问题请与本社发行部联系退换)

本书由
北京大学医学部科学出版基金
　　　　　　　资助出版

序

冠心病是本世纪最影响人类健康的疾病之一，其发病率之高、后果之严重众所周知，在生活水平快速提高的中国，这种特点表现得更为突出。21 世纪是医学飞速发展的时期，在冠心病领域，从诊断到治疗，各种技术手段层出不穷、日益更新。然而技术的发展并不能解决临床的所有问题，并且在有些情况下，过度医疗和技术的滥用还会带来诸多临床问题。如过度依赖药物治疗以及介入、手术等手段，轻视预防环节，疏于疾病管理，使得临床医师更容易强调单一病变而忽视患者的整体状况。

本书的真正意义正是在这方面做出有益的探索，强调循证医疗规范化。在一定程度上体现人文科学主义行医态度以及重点突出冠心病的预防观念。中心精神在于体现科学的行医观念，使医生不仅要知道"做什么"更要知道"不做什么"，哪些检查手段或治疗是不能使患者受益的，以循证医学为指导代替以往经验行医的模式。提醒广大的临床医生在新医学模式下，首先具备良好的医德医风，重视人文素质的提高，时时考虑患者利益，一切为了公众健康，同时具备扎实的临床基本功，做好知识的系统更新，对交叉学科的知识进行整合，立体化、系统化、全方位地审视疾病，制定出合理的、积极的和更切实的治疗方案。本书从流行病学到治疗全面涵盖冠心病诊断及治疗相关知识，帮助心内科医师更全面地了解冠心病流行病学现状、更准确地分析和评价各项辅助检查结果，更专业地掌握各种治疗进而选择最为适宜的治疗手段，并进一步了解冠心病康复治疗的内容和意义。

最后，让我们认真学习和落实科学发展观，高举公益、规范、预防和创新四面旗帜，实现人文、临床和基本功的回归，开创我国心血管疾病防治的新局面。

胡大一
2009 年 8 月 19 日

目　　录

第一篇　冠心病药物治疗 (1)
- 第一章　稳定型心绞痛的药物治疗 (2)
- 第二章　不稳定型心绞痛的药物治疗 (29)
- 第三章　急性心肌梗死的药物治疗 (37)
- 第四章　无症状心肌缺血的药物治疗 (57)
- 第五章　心源性猝死的药物治疗 (62)
- 第六章　冠状动脉粥样硬化性心脏病诊断治疗标准（草案） (75)

第二篇　冠状动脉介入治疗 (95)
- 第一章　概述 (96)
- 第二章　PCI的适应证与策略选择 (101)
- 第三章　经皮冠状动脉介入方法的选择 (112)
- 第四章　冠状动脉成像及血流动力学评价 (132)
- 第五章　PCI的药物治疗 (159)
- 第六章　对比剂的选择和应注意的问题 (180)
- 第七章　复杂病变和特殊人群的治疗策略 (186)
- 第八章　PCI并发症的预防和处理 (227)
- 第九章　冠状动脉粥样硬化性心脏病介入诊疗标准（草案） (241)

第三篇　冠心病外科治疗——冠状动脉旁路移植术 (253)
- 第一章　冠状动脉旁路移植术的适应证选择 (255)
- 第二章　冠状动脉旁路移植术的血管移植物 (266)
- 第三章　非体外循环冠状动脉旁路移植术 (273)
- 第四章　再次冠状动脉旁路移植术 (277)
- 第五章　急诊冠状动脉旁路移植术 (280)
- 第六章　心肌梗死并发症的外科治疗 (283)
- 第七章　冠状动脉旁路移植术的危险因素 (288)
- 第八章　冠状动脉旁路移植术的常见并发症及其防治 (300)
- 第九章　冠状动脉旁路移植手术后的药物治疗 (316)

第一篇 冠心病药物治疗

第一章 稳定型心绞痛的药物治疗

慢性稳定型心绞痛是指心绞痛发作的程度、频度、性质及诱发因素在数周内无显著变化，其包括了超过30%的冠心病患者。稳定型心绞痛的患病率随着年龄的增加而增加，在女性患者中，45~54岁的人群中患病率为0.1%~1%，而在65~74岁的老年女性中患病率增至10%~15%；男性患者中，45~54岁的人群中患病率为2%~5%，而在65~74岁的老年男性中患病率高达10%~20%。在老年人群中，慢性稳定型心绞痛是冠心病最主要的表现形式。尽管慢性稳定型心绞痛与急性冠状动脉综合征（急性冠脉综合征）均属于冠心病的亚型，但两者发生发展的病理生理机制截然不同，因此治疗策略也不尽相同。

一、慢性稳定型心绞痛的危险分层

不同的稳定型心绞痛患者，危险程度各不相同，长期预后和应该选择的治疗策略也有较大区别，因此，对慢性稳定型心绞痛患者进行危险分层有助于我们评价患者的预后，并制订正确的临床治疗策略。危险分层可根据临床评估、对负荷试验的反应、左心室功能及冠状动脉造影显示的病变情况综合判断。

1. **临床评估** 病史、症状、体格检查、心电图及实验室检查可为预后提供重要信息。典型的心绞痛是主要的预后因子，与冠状动脉病变的程度相关。有外周血管疾病、心力衰竭者预后不良，易增加心血管事件的危险性。心电图有陈旧性心肌梗死、完全性左束支传导阻滞（LBBB）、左室肥厚、第二至第三度房室传导阻滞、心房颤动、分支传导阻滞表现者，发生心血管事件的危险性也增高。

2. **负荷试验** 运动心电图可以以Duke活动平板评分来评估其危险性。运动早期出现阳性（ST段压低>1mm）预示属于高危患者；而运动试验能坚持进行者是低危患者。超声负荷试验有很好的阴性预测价值，而静息时有室壁运动异常、运动引发更严重的异常时提示为高危患者。

核素检查也是主要的无创危险分层手段，运动时心肌灌注正常则预后良好，心脏性猝死、心肌梗死的发生率每年低于1%，与正常人群相似；相反，运动灌注异常常提示有严重的冠心病，为高危患者，每年死亡率>3%，应该进行冠状动脉造影及血管重建治疗。

3. **根据左室功能进行危险分层** 左室功能是长期生存率的预测因子，左室射血分数（LVEF）<35%的患者死亡率每年>3%。男性稳定型心绞痛及有三支血管病变、心功能正常者5年存活率为93%；心功能减退者则是58%。因此心功能可以作为稳定型心绞痛患者危险分层的评估指标。

4. **冠状动脉造影** 冠状动脉造影是重要的预后预测指标，最简单、最广泛应用的分类方法为单支、双支、三支病变或左主干病变。冠状动脉手术研究（CASS）注册登记资料显示冠状动脉正常患者12年的存活率为91%，单支病变为74%，双支病变为59%，三支病变为50%，无保护左主干病变患者的预后最为险恶。左前降支近端病变也能降低存活率，但血管重建可以降低死亡率。

二、药物治疗在稳定型心绞痛患者中的地位

慢性稳定型心绞痛的治疗方案主要有药物治疗和血管重建治疗。尽管血管重建治疗，包括经皮冠状动脉介入（PCI）和冠状动脉旁路移植术（CABG），在技术和经验上均突飞猛进，但药物治疗仍是稳定型心绞痛治疗的基石。至今没有证据表明，在稳定型心绞痛患者中 PCI 或 CABG 与药物治疗相比能够减少死亡和心肌梗死的预后终点。

ACME 研究是第一个对比 PCI 和药物治疗的随机临床研究。研究将 328 例稳定型心绞痛患者随机分为药物治疗组和经皮血管成形（PTCA）组。在 6 个月随访时，在单支病变患者中，PTCA 与药物治疗相比能够显著改善心绞痛症状，而在双支病变患者中，两组患者的活动耐量改善程度、心绞痛症状以及总体生活质量改善均没有显著差别。

心绞痛随机干预治疗（RITA-2）研究是一个说服力更强的随机对照研究，该研究在患有单支（60%）或多支病变（40%）的心绞痛患者中对比了 PCI 与药物治疗的效果。研究人群中包括无症状心绞痛（20%）或近期发生的不稳定型心绞痛（10%）患者。与 AC-ME 研究一样，与药物治疗相比，采用 PCI 治疗策略的患者在术后 2 年内心绞痛的发生次数明显减少，心绞痛症状明显减少，抗心绞痛药物使用量减少，运动耐量增加，生活质量改善。但 PCI 治疗组死亡和发生非致死性心肌梗死（MI）的风险比药物治疗组增加 1 倍（随访 2.7 年时 6.3% *vs.* 3.3%；$P=0.02$）。

在 RITA-2 研究中，对于有严重症状或运动耐量明显减低的患者，PCI 对症状的改善最为明显。因此，PCI 手术风险较小，但却可以缓解患者的严重心绞痛症状。近年来，影像技术、支架工艺以及抗血小板药物治疗发展较快，这都降低了 PCI 的风险。对于解剖学上适宜的慢性稳定型心绞痛患者，除了药物治疗以外，PCI 治疗不失为一个理想的选择。

Pitt B 等的研究也显示，在稳定型心绞痛患者中给予阿托伐他汀每日 80mg 强化调脂治疗与常规药物治疗联合 PCI 相比，18 个月的缺血性事件反而降低 36%（$P=0.048$），表明强化药物治疗在临床预后上至少与 PCI 同样有效。在 MASS-Ⅱ 研究中，611 例多支血管病变的稳定型心绞痛患者被随机分为药物治疗组（203 例）、PCI 组（205 例）和 CABG 组（203 例）。随访 1 年的结果显示，尽管血管重建治疗在缓解胸痛症状上优于药物治疗（CABG、PCI 和药物组患者无心绞痛生存率分别为：88%、79% 和 46%，$P<0.001$），但在死亡和心肌梗死的预后终点上并未表现出优于药物治疗的优势。药物组、PCI 组和 CABG 组患者的生存率分别为 98.5%、95.6% 和 96.0%，无心肌梗死生存率分别为 97%、92% 和 98%。在随访 5 年后亦发现，尽管 CABG 的首要终点（全因死亡、心肌梗死以及因顽固性心绞痛再次血管重建）以及心肌梗死的发生率显著低于药物治疗患者，但 CABG、PCI 和药物治疗三者之间全因死亡率没有显著性差异。

COURAGE 试验是迄今对稳定型心绞痛治疗策略产生影响最大的研究之一。COURAGE 试验设计启动于 1999 年，当时认为对于稳定性冠心病患者，在理想的药物治疗基础上，PCI 有可能进一步改善患者的预后。在 COURAGE 试验中，2287 例患者均依据指南，接受理想的药物治疗，包括他汀类药物、抗血小板治疗（阿司匹林 81~325mg/d，若不耐受阿司匹林则应用氯吡格雷 75mg/d，PCI 治疗组为阿司匹林和氯吡格雷双联应用）、血管

紧张素转化酶抑制剂（ACEI）或血管紧张素Ⅱ受体拮抗剂（ARB）以及β受体阻滞剂。所有患者应用强化降脂治疗，使低密度脂蛋白胆固醇（LDL-C）达到60～85mg/dl。抗缺血药物治疗包括长效的美托洛尔、氨氯地平和硝酸酯类药物。在此基础上，患者被随机给予PCI治疗（$n=1138$）或单纯药物治疗（$n=1149$）。共随访2.5～7年，随访的中位数时间为4.6年。

预先设计的预后终点为全因死亡以及严重心血管事件（包括死亡、非致死性心肌梗死或卒中）。大部分患者（95%）有心肌缺血的客观证据，69%的患者为多支血管病变，31%的患者为单支血管病变，1/3的患者为左前降支近段病变。5年时64%的患者应用ACEI，93%的患者应用他汀类药物，95%的患者应用阿司匹林，85%的患者应用β受体阻滞剂。平均LDL-C水平降至71mg/dl。两组患者饮食和运动的控制及戒烟的比例都较高。

两组患者的主要终点（死亡或心肌梗死）没有差别，药物加PCI组为211例次（19%），单独药物组为200例次（18.5%）；次要终点也没有差别（死亡、心肌梗死、脑卒中或因急性冠脉综合征住院）。心肌梗死患病率在药物联合PCI组为13.2%，单独药物组为12.3%，因急性冠脉综合征住院的比例两组分别为12.4%和11.8%。

两组患者在随访中心绞痛均显著缓解。加用PCI组的主要获益是心绞痛症状缓解。PCI组患者在接受PCI治疗后早期心绞痛的缓解较明显（1年时：PCI组缓解率为66%，药物组为58%；3年时：PCI组缓解率为72%，药物组为67%）。联合用PCI组的患者在活动受限的评分、生活质量西雅图问卷和心绞痛频发的程度上明显优于单用药物组患者。

COURAGE试验的结果表明，在大多数稳定型心绞痛患者中，在进行强化药物治疗的基础上进行PCI治疗并不能进一步改善患者的远期预后。试验中有2/3的患者在5年之间不需要进行干预治疗。提示对于很多患者，尤其是很多老年患者，药物治疗在5年内有很好的效果。

COURAGE试验的结果在心血管界引起了极大的反响，有些学者甚至据此认为：在进行PCI治疗的稳定型心绞痛患者中有2/3属于过度治疗。也有人认为对稳定型心绞痛患者一律应该先不考虑PCI，只有在药物治疗无效的情况下才能考虑血运重建治疗。但同时有很多学者对COURAGE试验的结果提出了质疑，这是因为COURAGE试验的设计与结果存在诸多局限性。

首先，COURAGE试验的入选患者中排除了严重心绞痛患者（持续性CCS分级为4级心绞痛）、负荷试验强阳性、心功能不全、左室射血分数（LVEF）<30%的患者，而这些相对高危的亚组患者恰好是更能从血运重建治疗中获益的人群，因此该试验对PCI治疗效果的评价在一定程度上被弱化了。其次，COURAGE试验中PCI组的病变处理成功率只有93%，临床成功率只有89%，明显低于我们目前的介入治疗水平。第三，COURAGE试验中仅有31例患者（1.8%）置入了药物洗脱支架（DES），绝大多数患者置入的是裸金属支架（BMS），无法反映目前最新技术条件下PCI和药物的对比。但是，我们也应该认识到，在既往的临床试验中，DES的优势主要体现于明显降低再狭窄发生率和心绞痛复发率，提高患者生活质量，而目前并没有DES能降低PCI患者的死亡和非致死性心肌梗死的证据。因此，我们很难明确提出COURAGE研究采用DES后会改善PCI组患者的临床预后。第四，COURAGE试验中，患者接受的药物治疗达到了很高的强度，冠心

病的各项危险因素均得到很好的控制，而在现实临床实践中，国内绝大多数患者尚未达到这种强度，其药物治疗效果当然比试验中的患者差。

尽管 COURAGE 研究的设计并不完美，但我们必须承认，COURAGE 研究对于我们的临床实践仍然具有极大的指导价值。虽然 COURAGE 试验的结果表明 PCI 与强化药物相比没有取得明显的生存优势，但我们并不能全面否定 PCI 的作用和价值。只是在相对低危的患者中，在强化药物治疗的基础上，在一定时间内可先不行 PCI 治疗。而在部分病变严重或高危的稳定型心绞痛患者中，血管重建治疗仍然是首选的治疗手段。所以，更合理的结论应该是，即使是在接受血管重建治疗的患者，也必须强调强化药物治疗和控制危险因素的重要性。

同时，多个临床研究也证明了血管重建治疗与药物治疗相比在部分稳定型心绞痛亚组人群中存在优势。在 MASS Ⅱ 研究的亚组分析中，尽管 CABG、PCI 和药物治疗组在非糖尿病患者中随访 1 年及 5 年的死亡率无明显差异，但在糖尿病患者中，CABG 和 PCI 组的死亡率较药物组明显降低（$P=0.039$），提示在糖尿病人群中，可能需要更加积极的血管重建治疗。但是，BARI 2D 研究的亚组分析结果与 MASS Ⅱ 研究不尽相同。在 BARI 2D 研究中，血管重建治疗组与药物组在糖尿病和非糖尿病人群中 5 年的死亡率和主要不良心血管事件（MACE）发生率均没有显著性差异。无保护左主干病变患者也是一类高危人群。左主干病变是指病变累及左主干开口、体部或远端分叉部位，狭窄程度≥50%的狭窄病变，可同时累及左前降支或左回旋支开口。由于左主干提供着左心室的大部分供血，因此，无保护左主干（ULMCA）病变患者具有极高的死亡风险。研究显示，ULMCA 病变患者应用药物保守治疗 1 年生存率仅为 79%，3 年生存率仅为 50%。早期的随机对照临床试验显示，冠状动脉旁路移植术（CABG）与药物治疗相比能够明显改善 ULMCA 病变患者的近、远期生存率及生活质量，CABG 可使 2 年生存率提高至 90%，5 年生存率提高至 87%，因此 CABG 一直是 ULMCA 病变治疗方案的"金标准"。近年来，随着对 PCI 围术期及术后抗血小板治疗的充分认识，以及介入器材和技术的进步，介入的适应证范围不断扩大。尤其是药物洗脱支架 DES 的出现，极大增强了介入医生处理 ULMCA 病变的信心，大量研究也显示置入 DES 治疗与 CABG 相比，在 ULMCA 病变患者中具有相同的死亡率和心肌梗死发生率。在 ULMCA 病变患者中，血管重建治疗（PCI 或 CABG）应该作为首选治疗方案。

综合以上研究的结果，我们可以得出：在相对低危的稳定型心绞痛患者中，药物治疗是主要的治疗手段，而血管重建治疗可作为辅助手段；而在某些相对高危的患者，如糖尿病患者、ULMCA 病变患者、多支血管病变且缺血症状严重的患者等，我们仍需要进行更加积极的血管重建治疗。但不管是在低危还是高危的稳定型心绞痛患者中，药物治疗都是所有治疗的基石。

三、慢性稳定型心绞痛患者的药物治疗

慢性稳定型心绞痛药物治疗的主要目的是预防心肌梗死和猝死，改善生存率；减轻症状和缺血发作，改善生活质量。在选择药物时，应首先考虑预防心肌梗死和死亡。此外，在治疗心肌缺血本身的同时，积极控制危险因素也很重要。目前治疗稳定型心绞痛的药物中，按药物的作用价值可大致分为两类：一类为改善预后的药物，即在长期随访中能够明

确降低患者的死亡率及心肌梗死发生率，主要有抗血小板药物、β受体阻滞剂、血管紧张素转化酶抑制剂（ACEI）、他汀类调脂药物等；另一类为缓解缺血症状的药物，这类药物主要作用为缓解心肌缺血，改善生活质量，而对于临床预后的益处无明确证据，此类药物主要包括硝酸酯类、钙通道阻滞剂等。而β受体阻滞剂则兼有改善预后及缓解症状的作用。本章将对这些药物分别进行阐述。

（一）改善预后的药物

1. 阿司匹林

阿司匹林的应用是冠心病治疗史上的一个里程碑。阿司匹林主要通过抑制环氧化酶和血栓烷（TXA_2）的合成达到抗血小板聚集的作用，大量随机对照研究证实了慢性稳定型心绞痛患者服用阿司匹林能够显著降低心肌梗死、脑卒中或心血管性死亡的风险。2006年欧洲心脏病协会（ESC）《稳定型心绞痛诊治指南》（以下简称2006年ESC指南）、2007年美国心脏协会/美国心脏病协会（AHA/ACC）《慢性稳定型心绞痛诊断和治疗指南》和2007年中国《慢性稳定型心绞痛诊断与治疗指南》均建议，所有的稳定型心绞痛患者只要没有用药禁忌证都应该服用阿司匹林。目前，2006年ESC指南和2007年中国《慢性稳定型心绞痛诊断与治疗指南》（以下简称2007年中国指南）建议阿司匹林的最佳剂量范围为75～150mg/d，2007年AHA/ACC《慢性稳定型心绞痛治疗指南》建议阿司匹林剂量为75～162mg，研究显示超过或低于此剂量范围阿司匹林的益处都将减少。其主要不良反应为胃肠道出血或对阿司匹林过敏。高剂量阿司匹林胃肠道出血的风险增加。颅内出血也是阿司匹林少见但严重的并发症之一。尽管服用阿司匹林后颅内出血的相对风险增加30%，但因服用阿司匹林导致的颅内出血的绝对风险不足1/1000。在长期治疗中，阿司匹林的剂量选择应权衡患者的获益以及出血并发症风险的大小。2006年ESC指南和2007年中国指南建议，在因出血或过敏不能耐受阿司匹林的患者，可改用氯吡格雷作为替代治疗（推荐类别Ⅱa，证据水平B）。

2. 氯吡格雷

氯吡格雷和噻氯匹定（抵克力得）同属噻吩吡啶类抗血小板药物。由于噻氯匹定使白细胞和血小板降低的副作用较多，目前已基本被氯吡格雷代替。氯吡格雷通过选择性不可逆地抑制血小板ADP受体而阻断ADP激活依赖的血小板膜糖蛋白（GP）Ⅱb/Ⅲa复合物，有效地减少ADP介导的血小板激活和聚集。

CAPRIE研究是关于氯吡格雷在稳定型心绞痛中作用的主要研究。研究观察人群为动脉粥样硬化患者，包括近期发生过缺血性脑卒中患者、心肌梗死患者以及周围血管疾病患者三个亚组。所有19 185例患者被随机分为氯吡格雷75mg/d组或阿司匹林325mg/d组，平均随访1.9年，观察终点为缺血性脑卒中、心肌梗死以及血管性死亡的复合终点。结果显示，氯吡格雷组患者复合终点的风险较阿司匹林组患者降低了8.7%（5.32% $vs.$ 5.83%，$P=0.043$）。而在亚组分析中，氯吡格雷的优势仅表现在周围血管疾病人群中。氯吡格雷颅内出血和消化道出血的发生率轻度降低，而皮疹和腹泻的发生率轻度升高。研究并未入选对阿司匹林不耐受的患者，因此氯吡格雷与安慰剂相比对消化道出血的影响目前仍缺乏证据。由于氯吡格雷价格昂贵，且尚缺乏优于阿司匹林的证据，因此目前主要用于由于消化道出血和阿司匹林过敏而无法应用阿司匹林的患者。CURE、PCI-CURE以及CREDO研究的结果均显示，在急性冠脉综合征和接受PCI的患者中，氯吡格雷联合阿司匹林（双联）抗血小板治疗预防 MACE 事件的效果明显优于单独应用阿司匹林，但在未接受 PCI 的慢性稳定型心绞痛患者中，双联抗血小板治疗仍缺乏依据。

氯吡格雷起效快，顿服 300mg 后 2 小时即能达到有效血药浓度，24 小时达到最大血小板抑制效应。而如果顿服 600mg，6 小时即可达到最大血小板抑制效应。常用维持剂量为 75mg/d，1 次口服。

3. β 受体阻滞剂

β 受体阻滞剂选择性地结合 β 肾上腺素能受体，竞争性、可逆性地拮抗 β 肾上腺素能刺激物对各器官的作用。人体交感神经活性主要由 $β_1$ 和 $β_2$ 受体介导，不同组织和脏器内 $β_1$ 和 $β_2$ 受体分布不一。抑制交感神经活动和各组织 β 受体兴奋，可解释 β 受体阻滞剂的药理作用。β 受体阻滞剂对静息时心率和心肌收缩力的作用甚小，而交感神经激活（如运动或应激）时，可显著减慢心率和降低心脏收缩力。

β 受体阻滞剂根据对受体的选择可分为非选择性和 $β_1$ 选择性。非选择性 β 受体阻滞剂竞争性阻断 $β_1$ 和 $β_2$ 肾上腺素能受体，主要代表药物为普萘洛尔，目前在冠心病患者中已基本不用；而 $β_1$ 选择性阻断剂是目前冠心病应用的主要类型，对 $β_1$ 受体有更强的亲和力。选择性为剂量依赖的，大剂量使用将使选择性减弱或消失。但有些 β 受体阻滞剂具有微弱的激活反应，称为内在拟交感活性，能同时刺激和阻断 β 肾上腺素能受体。一些 β 受体阻滞剂具有外周扩血管活性，机制为阻断 $α_1$ 肾上腺素能受体（如卡维地洛、阿罗洛尔、拉贝洛尔），或激活 $β_2$ 肾上腺素能受体（如塞利洛尔），或与肾上腺素能受体无关的机制（如布新洛尔、萘比洛尔）。

β 受体阻滞剂亦可分为脂溶性和水溶性两类。脂溶性 β 受体阻滞剂（如美托洛尔、普萘洛尔、噻吗洛尔）可迅速被胃肠道吸收，并在胃肠道和肝被广泛代谢（首过效应），口服生物利用度低（10%~30%），当肝血流量下降（如老年、心力衰竭、肝硬化）时药物容易蓄积，脂溶性药物较易进入中枢神经系统。而水溶性 β 受体阻滞剂（如阿替洛尔）胃肠道吸收不完全，以原型或活性代谢产物从肾脏排泄，与其他肝代谢药物无相互作用，很少穿过血脑屏障，当肾小球滤过率下降（老年、肾功能障碍）时，半衰期延长。

目前 β 受体阻滞剂在冠心病中应用的证据主要来自于在心力衰竭（HF）以及心肌梗死患者中的研究。慢性收缩性 HF 时肾上腺素能受体通路的持续、过度激活对心脏有害。衰竭心脏的去甲肾上腺素的浓度足以产生心肌细胞的损伤，且慢性肾上腺素能系统的激活介导心肌重构，而心肌重构是 HF 发生发展的主要病理生理机制。这就是应用 β 受体阻滞剂治疗慢性 HF 的基础。

β 受体阻滞剂是一种具有很强的负性肌力作用的药物，因此以往一直禁用于 HF。临床试验亦表明，该药治疗初期对心功能有明显抑制作用，使 LVEF 降低；但后期的大量研究表明，如从很小剂量起用，此作用可不明显，且长期治疗（>3 个月）则均能够使心功能改善，LVEF 增加；治疗 4~12 个月，能降低心室肌重量和容量，改善心室形状，提示心肌重构得到延缓或逆转。该药可以有效拮抗交感神经系统、肾素-血管紧张素-醛固酮系统（RAAS）及过度激活的神经体液因子的兴奋作用，在心血管疾病的恶性循环链中起到重要的阻断作用。这种急性药理作用和长期治疗作用截然不同的效应被认为 β 受体阻滞剂改善心肌功能的"生物学效应"。

迄今已有 20 个以上安慰剂对照随机试验，对超过 20 000 例慢性 HF 患者应用 β 受体阻滞剂进行了验证。入选者多为有轻中度收缩功能障碍（LVEF<35%～45%）、NYHA心功能分级Ⅱ～Ⅲ级的患者，也包括病情稳定的Ⅳ级心功能和心肌梗死后 HF 患者。这些试验结果一致显示，在应用 ACEI 和利尿剂的基础上，加用 β 受体阻滞剂长期治疗能改善 HF 患者临床状况和左心室功能，降低住院率，使死亡危险性进一步下降 36%，提示同时抑制两种神经内分泌系统可产生相互叠加的有益效应。在 MERIT-HF 亚组分析中，β 受体阻滞剂在 NYHA 心功能Ⅱ～Ⅲ级人群中可使心源性猝死发生率降低 41%～44%。分析还表明，无论年龄、性别、心功能分级、LVEF、缺血性还是非缺血性病因、有无糖尿病，β 受体阻滞剂均一致地产生临床益处。这充分显示了 β 受体阻滞剂在慢性 HF 治疗中不可取代的地位。脂溶性的 β 受体阻滞剂，不但作用于心脏，使心率减慢，心电活动稳定，而且能作用于中枢，阻断交感神经活性，增强迷走神经对心脏的作用，减少猝死的发生。而对于水溶性 β 受体阻滞剂（如阿替洛尔），目前仍缺乏在 HF 患者中有益的证据。

目前在 3 项关于慢性收缩性 HF 的大型临床试验中，包括 CIBIS Ⅱ、MERIT-HF 和 COPERNICUS 研究，选用的 β 受体阻滞剂分别为选择性 $β_1$ 受体阻滞剂比索洛尔、琥珀酸美托洛尔缓释片和非选择性 $β_1/β_2+α_1$ 受体阻滞剂卡维地洛，阶段结果分析显示，死亡率分别降低 34%、34% 和 35%。3 个试验均因死亡率的显著下降而提前终止。因此，国外指南均推荐应用这 3 种 β 受体阻滞剂。美托洛尔平片与缓释片属同一种活性药物。应用美托洛尔平片治疗 HF 的 MDC 试验显示，主要终点死亡或临床恶化需心脏移植事件的相对危险性，治疗组降低 34%，但因样本量太小，未能达统计学差异（$P=0.058$）；但治疗组较对照组再住院率显著降低。我国自 2002 年临床一直应用美托洛尔平片治疗 HF，根据我国的研究和经验，HF 患者能从治疗中获益，且耐受性良好。因此，结合我国的国情，《中国 2007 年慢性 HF 诊断治疗指南》以及《中国 β 肾上腺素能受体阻滞剂在心血管疾病应用专家共识》仍建议美托洛尔平片可以用来治疗慢性 HF。

一些长期的临床试验对 3.5 万例以上的 MI 后存活患者随访表明，β 受体阻滞剂可降低心源性死亡、心脏性猝死和再梗死发生率，从而提高患者生存率达 20%～25%。与安慰剂相比，普萘洛尔、美托洛尔、噻吗洛尔、醋丁洛尔和卡维地洛的临床试验均得到阳性结果，而其他一些 β 受体阻滞剂如阿普洛尔、阿替洛尔、氧烯洛尔等目前仍缺乏有益的证据。一项对超过 201 752 例 MI 患者的回顾性分析表明，β 受体阻滞剂能使死亡率降低 40%。尽管 β 受体阻滞剂在老年（>80 岁）、2 型糖尿病、严重心力衰竭（LVEF<30%）、肾功能不全（血清肌酐>1.4mg/dl）患者中相对风险降低程度有所下降，但因为这些高危患者死亡的绝对风险更高，因此 β 受体阻滞剂在其中的绝对益处更加明显。

β 受体阻滞剂在高血压病治疗中的地位却曾经一度受到置疑。β 受体阻滞剂在高血压病治疗中的益处主要来自于降低血压本身，阻滞剂降低血压的效果与其他类别降压药物相似。一项对 354 项随机双盲临床试验进行的荟萃分析显示，在采用标准剂量的情况下，噻嗪类利尿剂、β 受体阻滞剂、钙通道阻滞剂、ACEI 和血管紧张素Ⅱ受体拮抗剂（ARB）分别能够使高血压患者的收缩压平均降低 8.8mmHg、9.2mmHg、8.8mmHg、8.5mmHg 和 10.3mmHg，舒张压平均降低 4.4mmHg、6.7mmHg、5.9mmHg、4.7mmHg 和 5.7mmHg。临床试验表明，β 受体阻滞剂单独使用或与利尿剂合用，能够显著降低高血压患者的病残率和死亡率。在 STOP-Hypertension (Swedish Trial in Old Patients with Hypertension) 研究中，1627 例年龄在 70～84 岁的患者被随机分入安慰剂组或 β 受体阻滞剂组，β受体阻滞剂从美托洛尔、阿替洛尔、吲哚洛尔或复方阿米洛利中选用一种，随访平均25个月。结果发现，与安慰剂组相比，β受体阻滞剂的MACE发生率（死亡、MI或脑卒中的复合终点）降低40%（$P=0.0031$），总死亡率降低43%（$P=0.0079$）。

近20多年来，各种新型降压药物不断问世。在一些比较传统降压药物和"新药"的随机双盲临床试验中，β受体阻滞剂和（或）利尿剂的总体疗效与钙通道阻滞剂和（或）ACEI等新药相当。在STOP-Hypertension-2研究中，6614例年龄在70~84岁的患者被随机分入利尿剂组或β受体阻滞剂（阿替洛尔50mg，美托洛尔100mg，吲哚洛尔5mg或氢氯噻嗪25mg联合阿米洛利2.5mg）组或ACEI、钙通道阻滞剂等新型药物组（依那普利10mg、赖诺普利10mg或非洛地平2.5mg、伊拉地平2~5mg），平均随访4.5年。结果显示，在同等程度降低血压的情况下，利尿剂或β受体阻滞剂组的心血管病死亡率和主要心血管病事件的发生率均与ACEI组或钙通道阻滞剂组相近（$P=0.89$）。CAPPP（Captopril Prevention Project）研究中，10 985例年龄在25~66岁的高血压患者随机分组接受常规降压药（利尿剂或β受体阻滞剂）或卡托普利治疗，平均随访6.1年。结果显示，两组的主要终点事件发生率和总死亡率差异均无统计学意义。资料汇总分析也显示，钙通道阻滞剂和ACEI治疗对心血管病主要终点事件的降低程度与利尿剂或β受体阻滞剂相似。上述临床研究的结果均提示我们：抗高血压治疗的收益主要取决于血压水平的降低。因此，在目前多数国家的高血压指南中都把利尿剂、β受体阻滞剂、钙通道阻滞剂、ACEI和ARB并列为第一线的降压药物。

但在有些临床研究及荟萃分析中质疑甚至否定β受体阻滞剂在高血压病治疗中的益处。在英国轻中度老年高血压治疗试验（MRC Old）、氯沙坦干预降低终点事件试验（LIFE）和盎格鲁-斯堪的纳维亚心脏结果试验（ASCOT-BPLA）中，阿替洛尔的临床疗效不如利尿剂、ARB或钙通道阻滞剂等。随后，瑞典学者Lindholm等在2005年进行的荟萃分析再次显示了β受体阻滞剂的不良后果。该分析收集了β受体阻滞剂治疗高血压的20项临床研究，结果显示，与其他降血压药物相比，β受体阻滞剂治疗使卒中的相对危险性增加16%，使2型糖尿病的发病率也显著增加。基于此，2006年6月英国国家健康和临床优化研究所（NICE）和英国高血压学会（BHS）共同发布了《成人高血压治疗指南》的更新版，提出了"β受体阻滞剂不再是多数高血压患者的首选降压治疗药物"。但另有研究表明，阿替洛尔以外的其他β受体阻滞剂有显著减少心血管病事件的循证医学证据，例如在美托洛尔高血压一级预防试验（MAPHY）中，3234例中年男性高血压门诊患者随机分组，接受美托洛尔或氢氯噻嗪治疗平均4.2年。在血压降低程度相似的情况下，与利尿剂组相比，美托洛尔组的总死亡率降低22%（$P=0.028$），冠心病事件减少24%（$P=0.001$），心血管病死亡率降低27%（$P=0.012$）。β受体阻滞剂是一大类药物，其中各种药物的疗效或循证医学证据，以及在不同患者人群中的治疗效益可能不尽相同。因此，我们不能将阿替洛尔疗效不佳的结论简单地类推至其他β受体阻滞剂。2007年欧洲高血压指南再次强调：包括β受体阻滞剂在内的五大类降压药物都可以作为降压治疗的起始用药和维持用药，单独使用或与其他药物联合使用。

β受体阻滞剂用于老年单纯高血压患者的临床效果不如其他类别药物，这可能是因为老年患者的血浆肾素活性偏低和β受体的敏感性下降，也可能与有关试验中的β受体阻滞剂都采用阿替洛尔有关。但是，在联合治疗方案中，β受体阻滞剂与长效二氢吡啶类钙通道阻滞剂合用，不仅能获得协同降压作用，还可以抑制钙通道阻滞剂引起的反射性交感神经兴奋。β受体阻滞剂与噻嗪类利尿剂的组合，曾经是应用最广泛、临床疗效肯定的一种降压药物联合方案。但是近年来的证据显示这种组合有增加新发糖尿病的危险，故应避免用于有代谢综合征或易患糖尿病的高血压患者。

鉴于β受体阻滞剂在上述高危人群中的益处，2006年ESC《慢性稳定型心绞痛诊治指南》将心肌梗死后稳定型心绞痛或心力衰竭患者使用β受体阻滞剂列为Ⅰ类适应证（证据水平A）。2007年AHA/ACC《慢性稳定型心绞痛诊断与治疗指南》也建议，在所有伴心肌梗死、急性冠脉综合征或左心功能不全的患者中，无论有无心力衰竭症状，如无禁忌均应无限期应用β受体阻滞剂（推荐类别Ⅰ，证据水平B）。而对于伴高血压病的患者，指南亦建议初始降压药物宜选择β受体阻滞剂或ACEI（推荐类别Ⅰ，证据水平C）。2007年美国《预防检测评估与治疗高血压全国委员会第7次报告（JNC 7）高血压指南》也建议，高血压病伴慢性稳定型心绞痛患者的降压药物应首选β受体阻滞剂。

β受体阻滞剂对无上述危险因素的稳定型心绞痛患者预后的影响，目前尚缺乏大型临床研究的证据。在大规模临床研究APSIS（The Angina Prognosis Study in Stockholm）和TIBET试验中，均未发现β受体阻滞剂在稳定型心绞痛患者中疗效优于钙通道阻滞剂（硝苯地平或维拉帕米）的证据。在另一项小样本ASIST研究（The Atenolol Silent Ischemia Study）中，306例症状轻微或无症状的稳定型心绞痛患者被随机分为阿替洛尔组和安慰剂组，结果显示，β受体阻滞剂能够显著降低患者的缺血事件，但未发现β受体阻滞剂有改善患者预后的证据。但考虑到β受体阻滞剂在心肌梗死后、高血压病以及心力衰竭患者中的显著益处，以及β受体阻滞剂抗缺血的独特优势，我们仍然认为，即使在低危的稳定型心绞痛患者中，如无禁忌仍应尽量使用β受体阻滞剂。

在应用过程中，β受体阻滞剂的使用剂量应个体化，从较小剂量开始，逐级增加剂量，以能缓解症状、心率不低于50次/分为宜。建议选用无内在拟交感活性、对$β_1$受体选择性较高或兼有阻滞α受体扩血管作用的β受体阻滞剂如美托洛尔、比索洛尔和卡维地洛。这些药物对糖代谢、脂代谢、胰岛素敏感性、支气管和外周血管等的不利影响相对较小，可以较安全地应用于合并有糖尿病、慢性肺部疾病或外周血管疾病的高血压患者。而对于伴代谢综合征或易患糖尿病的低危患者，应尽量避免β受体阻滞剂与大剂量噻嗪类利尿剂的联合使用。

需要注意的是，在服用β受体阻滞剂过程中如需停药，需逐渐减量至停用，突然停药可发生"停药反跳"，表现为高血压、心律失常及心绞痛恶化。而在高危患者中，可能会使慢性HF病情恶化并增加MI和猝死的危险。停药反跳与长期治疗中β肾上腺素能受体敏感性上调有关。因此，《中国β肾上腺素能受体阻滞剂在心血管疾病应用专家共识》建议，β受体阻滞剂整个撤药过程应至少2周，每2～3天剂量减半，停药前最后的剂量至少维持4天。若出现症状，建议更缓慢地撤药。若手术前要停用本品，必须至少在48小时前，除非有特殊情况，如毒性弥漫性甲状腺肿（Graves病）和嗜铬细胞瘤。

总体而言，β受体阻滞剂耐受性较好，但也可发生一些严重不良反应，尤见于大剂量应用时。主要副作用有以下几点。

缓慢性心律失常：β受体阻滞剂减慢心率、抑制异位起搏点自律性、减慢传导和增加房室结不应期，因此可造成严重心动过缓和房室传导阻滞，主要见于窦房结和房室结功能已受损的患者。

周围血管收缩：β受体阻滞剂阻断血管 $β_2$ 受体，α受体失去 $β_2$ 受体拮抗从而减少组织血流量，可出现肢端发冷、雷诺综合征以及已有严重外周血管疾病者病情恶化等。然而对有外周血管疾病的冠心病患者而言，β受体阻滞剂的临床益处更为重要。有血管扩张作用的β受体阻滞剂或选择性 $β_1$ 受体阻滞剂则此种副作用不明显。

影响血糖、血脂代谢：β受体阻滞剂影响糖、脂代谢的确切机制并未被完全阐明。既往研究显示，β受体阻滞剂通过阻断 $β_2$ 受体抑制胰岛素分泌、促进胰高血糖素的释放、促进糖原分解并减少肌肉组织对葡萄糖的摄取，从而干扰糖、脂代谢的过程，升高血糖、胆固醇和三酰甘油（甘油三酯）；但很多研究显示，β受体阻滞剂长期治疗对基线和刺激后的血浆胰岛素的水平并无显著影响。从理论上讲，β受体阻滞剂对 $β_1$ 受体的选择性越高，其对糖、脂代谢的影响越小，但随着用药剂量的增大，选择性β受体阻滞剂仍然存在剂量依赖性的 $β_2$ 受体阻断作用。但在冠心病患者中，常有超过1/3的患者合并糖尿病，鉴于β受体阻滞剂在冠心病患者中的绝对益处，尤其对于心肌梗死后患者及心力衰竭患者，糖尿病并不能作为β受体阻滞剂的禁忌证。

气道阻力增加：β受体阻滞剂可导致危及生命的气道阻力增加，故禁用于哮喘或支气管痉挛性慢性阻塞性肺病（COPD）。但近期大量小样本研究均显示，高选择的 $β_1$ 受体阻滞剂，如比索洛尔，并不显著增加COPD患者的气道阻力，也不会使患者喘憋症状恶化。因此，如COPD患者需应用β受体阻滞剂，应选择高选择性 $β_1$ 受体阻滞剂。

其他：β受体阻滞剂中枢神经系统不良反应包括疲劳、头痛、睡眠紊乱、失眠和多梦，以及情绪压抑等。水溶性药物此类反应较为少见。患者的疲劳可能与骨骼肌血流减少有关，也可能与中枢作用有关。此外，部分患者可出现或加重勃起功能障碍。

4. 调脂治疗

血脂异常引起动脉粥样硬化的机制是目前研究的热点。现有研究结果证实，高胆固醇血症是冠心病及其他动脉粥样硬化性疾病的主要危险因素之一。目前，在动物实验、人体病理学、遗传学、流行病学以及大规模临床降脂治疗试验等各个领域均已证实了高胆固醇血症与冠状动脉粥样硬化间的密切关系。

低密度脂蛋白（LDL）是致动脉粥样硬化的基本因素。LDL通过血管内皮进入血管壁内，在内皮下滞留的LDL被修饰成氧化型LDL（Ox-LDL），巨噬细胞吞噬Ox-LDL后形成泡沫细胞，后者不断地增多、融合，构成了动脉粥样硬化斑块的脂质核心。大量研究提示，在动脉粥样硬化形成过程中，持续发生一系列的慢性炎症反应。所以，有研究认为，动脉粥样硬化是一种慢性炎症性疾病。然而，LDL可能是这种慢性炎症的始动和维持的基本要素。

高密度脂蛋白（HDL）被视为是人体内具有抗动脉粥样硬化的脂蛋白。因为HDL可将泡沫细胞中的胆固醇带出来，转运给肝进行分解代谢。也有研究提示，HDL还可能通过抗炎、抗氧化和保护血管内皮功能而发挥其抗动脉粥样硬化作用。大量的流行病学资料表明，血清高密度脂蛋白胆固醇（HDL-C）水平与冠心病发病呈负相关。流行病学资料发现，血清HDL-C每增加0.40mmol/L（15mg/dl），则冠心病危险性降低2%～3%。HDL-C>1.55mmol/L（60mg/dl）被认为是冠心病的保护性因素。HDL-C的高低也明显受遗传因素的影响。严重营养不良者，伴随血浆TC明显降低，HDL-C也低下。肥胖者 HDL-C 也多偏低。吸烟可使 HDL-C 下降，而少至中量饮酒和体力活动会升高 HDL-C。糖尿病、肝炎和肝硬化等疾病状态可伴有低 HDL-C。高甘油三酯血症患者往往伴有低 HDL-C。

虽然继发性或遗传性因素可升高胆固醇（TG）水平，但临床中大部分血清 TG 升高主要见于糖尿病和代谢综合征。TG 轻至中度升高常反映血浆乳糜微粒（CM）和极低密度脂蛋白（VLDL）残粒增多，这些残粒脂蛋白由于颗粒变小，可能具有直接致动脉粥样硬化作用。但是，多数研究提示，TG 升高很可能是通过影响 LDL 或 HDL 的结构，而具致动脉粥样硬化作用。调查资料表明，血清 TG 水平轻至中度升高者患冠心病的危险性增加。当 TG 重度升高时，常可伴发急性胰腺炎。

近年来非高密度脂蛋白胆固醇（non-high density lipoprotein-cholesterol，非 HDL-C）受到临床重视。非 HDL-C 是指除 HDL 以外其他脂蛋白中含有胆固醇的总和，主要包括低密度脂蛋白胆固醇（LDL-C）和极低密度脂蛋白胆固醇（VLDL-C），其中 LDL-C 占 70% 以上。计算非 HDL-C 的公式如下：非 HDL-C = TC − HDL-C。非 HDL-C 可作为冠心病及其高危人群防治时降脂治疗的第二目标，适用于 TG 水平在 2.27~5.64mmol/L（200~500mg/dl）时，特别适用于 VLDL-C 增高、HDL-C 偏低而 LDL-C 不高或已达治疗目标的个体。

致动脉粥样硬化脂蛋白谱是一组血脂异常，包括 TG 升高、HDL-C 低和 LDL 颗粒增多。这3种血脂异常共同存在，常是糖尿病和代谢综合征所伴随的血脂异常的特征。由于这3种血脂异常同时存在时，发生冠心病的危险性明显增加，因而在临床上引起了重视。

目前，已有大量的临床试验证实了降脂治疗在慢性稳定型心绞痛患者中的巨大益处。主要临床研究有：

（1）北欧辛伐他汀生存研究（Scandinavian Simvastatin Survival Study，4S）：4444 例年龄在 35~70 岁的冠心病患者，随机给予辛伐他汀 20~40mg/d 或安慰剂，平均随访 5.4 年（4.9~6.3 年）。结果为辛伐他汀治疗使总胆固醇（TC）、LDL-C 与 TG 分别平均下降 25%、35% 与 10%，HDL-C 上升 8%，冠心病死亡相对危险减少 42%，总死亡相对危险减少 30%。结论：对冠心病患者，应用辛伐他汀治疗，能有效降低 TC 和 LDL-C，并显著减少冠心病患者的死亡率和致残率，且不增加癌症、自杀等非心血管疾病的危险。

（2）胆固醇和冠心病复发事件试验（Cholesterol and Recurrent Events，CARE）：4159 例（男 3583 例，女 576 例）有心肌梗死史的冠心病患者，随机给予普伐他汀 40mg/d 或安慰剂，随访 5 年。结果表明，与对照组相比，普伐他汀组 LDL-C 水平降低 28%，TC 降低 20%，HDL-C 升高 5%，TG 降低 14%，致死性冠心病与再发心肌梗死的发生率降低 24%，脑血管意外事件发生率降低 31%，而非心血管病事件发生率、总死亡率在两组间差异无统计学意义。结论：对 TC<6.22mmol/L（240mg/dl）的心肌梗死患者进行降脂治疗可显著减少冠心病事件的发生率和死亡率。

（3）普伐他汀对缺血性心脏病的长期干预（Long-term Intervention with Pravastatin in Ischaemic Disease，LIPID）：9014 例（男 7458 例，女 1556 例）原有心肌梗死或不稳定型心绞痛病史的冠心病患者。随机给予普伐他汀 40mg/d 或安慰剂，随访 6.1 年。结果显示与安慰剂组相比，普伐他汀组 LDL-C 水平降低 25%，TC 降低 18%，HDL-C 升高 5%，TG 降低 11%，冠心病死亡率降低 24%，各种原因死亡的危险性降低 22%，脑血管意外事件发生率降低19%，两组间总死亡率有显著性差异而非心血管病事件的发生率无显著性差异。结论：在胆固醇水平差异很大的心肌梗死或不稳定型心绞痛患者中，降胆固醇治疗可使各种冠心病的相关事件的发生率明显减少。

（4）心脏保护研究（Heart Protection Study，HPS）：20 536例发生心血管事件的高危成年人，血清TC≥3.50mmol/L（135mg/dl）。随机给予40mg/d辛伐他汀或安慰剂。平均随访5年。结果显示与安慰剂组比较，辛伐他汀组全因死亡相对危险降低13%，重大血管事件发生率降低24%，冠心病死亡率降低18%，非致死性心肌梗死和冠心病死亡减少27%，脑卒中发生率降低25%，血运重建术需求减少24%，癌症发病率或因其他非心血管病住院率均无明显增多。结论：对心血管高危险人群，TC≥3.5mmol/L（135mg/dl）者长期降低胆固醇治疗可获得显著临床益处。

（5）美国退伍军人管理局HDL-C干预试验（Veterans Administration HDL-cholesterol Intervention Trial，VA-HIT）：对2531例以低HDL-C水平为主要血脂异常表现的平均年龄在64岁的男性冠心病患者，随机给予吉非贝齐（1200mg/d）或安慰剂，随访5年。结果表明，与对照组比较，吉非贝齐使TG降低31%，HDL-C升高6%，LDL-C无明显变化，非致死性心肌梗死或冠心病死亡发生的相对危险下降22%，卒中发生的危险性也下降，死亡的危险性下降（但无统计学意义）；而自杀、癌症死亡的危险性未增加。

（6）阿托伐他汀与血管重建术比较研究（Atorvastatin versus Revascularization Treatment Investigator，AVERT）：入选人群为314例平均年龄58岁，无症状或轻至中度心绞痛，血浆LDL-C≥2.98mmol/L（115mg/dl），经冠状动脉造影证实存在至少一支主要冠状动脉狭窄适合进行经皮冠状动脉介入治疗（PCI）的冠心病患者。随机接受PCI或阿托伐他汀80mg/d降脂治疗，随访18个月后，结果显示介入治疗组中37例（21%）患者发生缺血性事件，药物组中仅有22例（13%），两组相比药物治疗组心肌缺血事件发生危险性降低36%（$P=0.048$）。还观察到药物治疗组发生第一次缺血性事件的时间较介入治疗组晚。结论：对稳定型心绞痛患者预防心脏缺血性事件发生，积极的降脂治疗至少与介入治疗同样有效。

（7）治疗达新目标试验（Treat to New Target，TNT）：10 001例稳定性冠心病患者，血清LDL-C＜2.59mmol/L（100mg/dl）。随机分入阿托伐他汀10mg/d组或80mg/d治疗组，平均随访4.9年。与一般剂量组比，大剂量组主要心血管事件（包括冠心病死亡、与操作无关的非致死性心肌梗死、心脏骤停后的复苏）的相对危险降低22%（$P<0.0001$），非致死性及致死性脑卒中相对危险降低25%（$P=0.02$），肝血清酶增高，药物相关不良事件发生率和撤药率均增高，但肌病或横纹肌溶解发生率未显著增加。研究结果提示：对于稳定性冠心病患者，将LDL-C降至1.81mmol/L（70mg/dl）能够进一步减低心脑血管事件发生的危险。

（8）积极降脂减少终点事件试验（the Incremental Decrease in Endpoints Through Aggressive Lipid Lowering Trial，IDEAL）：8888例心肌梗死患者随机分入强化组（给予阿托伐他汀80mg/d）或标准组（给予辛伐他汀20~40mg/d），平均随访4.8年。治疗后LDL-C水平强化组为2.10mmol/L（81mg/dl），标准组为2.69mmol/L（104mg/dl）。主要冠状动脉事件强化组发生率为9.3%，标准组为10.4%，强化组较标准组有下降趋势，但差异无统计学意义（$P<0.07$）；其他次要终点（如非致死性心肌梗死）强化组发生率

为6.0%，标准组为7.2%，差异有统计学意义（$P=0.02$）；主要心血管事件强化组有533例，标准组608例（$P=0.02$）；任何冠状动脉事件强化组有898例，标准组有1058例（$P<0.001$）。肝血清酶升高≥正常上限3倍和因不良反应撤药率，强化组高于标准组（0.97% vs. 0.11%和1.0% vs. 0.1%）。结论提示：强化降脂有益，但应注意安全性。

（9）中国冠心病二级预防研究（China Coronary Secondary Prevention Study, CCSPS）是在中国人群中具有影响力的降脂研究之一。入选4870例（男性3986例，女性884例）有急性心肌梗死病史的患者，年龄18~75岁，血清TC水平为4.40~6.48mmol/L（170~210mg/dl），平均5.37mmol/L。随机服用血脂康0.6g或安慰剂每天2次，平均随访4年。结果表明：与安慰剂组比较，血脂康组冠心病死亡与非致死性心肌梗死的发生率降低45%，各种原因的总死亡率降低33%，肿瘤死亡率降低55%，PCI和（或）冠状动脉旁路移植术（CABG）的需求减少33%，不良事件未见增加。研究表明老年、合并糖尿病或高血压的患者治疗后获益更显著。

上述研究中，除VA-HIT研究外，其他均为有关他汀类药物的研究，这也充分说明了LDL-C和他汀类药物在冠心病治疗中的重要意义。上述的4S、CARE以及LIPID研究，与他汀类药物应用于冠心病一级预防中的WOSCOPS和AFCAPS/TexCAPS研究一起，成为冠心病防治史上的重要里程碑。其共同特点是这些试验都证实他汀类药物可降低TC、LDL-C和TG水平，升高HDL-C水平，其中特别显著的是LDL-C水平大幅度降低；冠心病死亡率和致残率明显降低，尤其是总死亡率显著降低而非心血管病死亡率（如癌症、自杀等）并未增加。研究结果一致肯定了用他汀类药物进行降脂治疗在冠心病一级和二级预防中取得益处，并提示该类降脂药物长期应用的良好安全性。

由于血脂异常与饮食和生活方式有密切关系，所以饮食治疗和改善生活方式是血脂异常治疗的基础措施。无论是否进行药物调脂治疗都必须坚持控制饮食和改善生活方式。根据血脂异常的类型及治疗目标，选择合适的调脂药物。需要定期进行调脂疗效和药物不良反应的监测。

在决定采用药物进行调脂治疗时，需要全面了解患者冠心病状况及伴随的危险因素。国内外指南均强调，在进行调脂治疗时，应将降低LDL-C作为首要目标。临床上在决定开始进行药物调脂治疗以及拟定达到的目标值时，需要考虑患者是否同时并存其他冠心病的主要危险因素（即除LDL-C以外的危险因素）。分析这些冠心病的主要危险因素将有助于判断罹患冠心病的危险程度，由此决定降低LDL-C的目标值。不同的危险人群，开始药物治疗的LDL-C水平以及需达到的LDL-C目标值有很大的不同。在结合国外指南以及国内循证医学证据的基础上，《中国成人血脂异常防治指南》制定了我国血脂异常患者在各个危险分层开始调脂治疗的TC和LDL-C值及其目标值（见表1-1）。

根据上述的危险分层，低危的稳定型心绞痛患者应属于高危高脂血症人群，而如果合并糖尿病或为急性冠脉综合征，则属于极高危人群。在2007年中国《稳定型心绞痛诊断与治疗指南》中，也强调所有稳定型心绞痛患者均应该接受他汀类药物治疗，LDL-C的目标值为<2.60mmol/L（100mg/dl）（推荐类别Ⅰ，证据水平A）。而对于有明确冠状动脉疾病的极高危患者（年心血管病死亡率>2%），LDL-C控制目标值应为<2.07mmol/L（80mg/dl）（推荐类别Ⅱa，证据水平A）。

表 1-1　我国血脂异常患者开始调脂治疗的 TC 和 LDL-C 值及其目标值

危险等级	治疗性生活方式改变（TLC）开始	药物治疗开始	治疗目标值
低危：10 年危险性＜5%	TC≥6.22mmol/L（240mg/dl） LDL-C≥4.14mmol/L（160mg/dl）	TC≥6.99mmol/L（270mg/dl） LDL-C≥4.92mmol/L（190mg/dl）	TC＜6.22mmol/L（240mg/dl） LDL-C＜4.14mmol/L（160mg/dl）
中危：10 年危险性 5%～10%	TC≥5.18mmol/L（200mg/dl） LDL-C≥3.37mmol/L（130mg/dl）	TC≥6.22mmol/L（240mg/dl） LDL-C≥4.14mmol/L（160mg/dl）	TC＜5.18mmol/L（200mg/dl） LDL-C＜3.37mmol/L（130mg/dl）
高危：冠心病或冠心病等危症，或 10 年危险性 10%～15%	TC≥4.14mmol/L（160mg/dl） LDL-C≥2.59mmol/L（100mg/dl）	TC≥4.14mmol/L（160mg/dl） LDL-C≥2.59mmol/L（100mg/dl）	TC＜4.14mmol/L（160mg/dl） LDL-C＜2.59mmol/L（100mg/dl）
极高危：急性冠脉综合征或缺血性心血管病合并糖尿病	TC≥3.11mmol/L（120mg/dl） LDL-C≥2.07mmol/L（80mg/dl）	TC≥4.14mmol/L（160mg/dl） LDL-C≥2.07mmol/L（80mg/dl）	TC＜3.11mmol/L（120mg/dl） LDL-C＜2.07mmol/L（80mg/dl）

他汀类药物主要通过对 HMG-coA 还原酶的竞争性抑制，使肝细胞内胆固醇的生物合成减慢，并反射性引起细胞膜表面低密度脂蛋白（LDL）受体表达增加，使血浆清除 LDL 加快。同时，胆固醇合成减少也可使肝脏合成载脂蛋白 B（ApoB）100 减少，从而使极低密度脂蛋白胆固醇降低。因此，他汀类药物对降低胆固醇和 LDL-C 具有良好的效果，同时也可以使 VLDL、ApoB100 和血浆甘油三酯下降，而使 HDL-C 有所增加。

除降脂作用外，大量研究显示他汀类具有多种降脂以外的其他作用，即"多效性"。他汀类药物可以减少血管内膜表面的巨噬细胞数量和活性，减少巨噬细胞分泌金属基质蛋白酶 MMP-9，稳定斑块纤维帽，避免斑块破裂，使其转变成稳定斑块，甚至逆转斑块，减少血栓栓塞的危险。此外，研究发现他汀还具有抗炎效应。研究显示，炎症反应与动脉粥样硬化进程和斑块破裂具有密切关系，而炎性标记物，包括 C 反应蛋白（CRP）、白细胞介素-6 以及肿瘤坏死因子等的增高与心血管事件发生的危险性呈正相关。在 CARE 试验中，首次证实了他汀类药物可以降低 CRP 水平，接受普伐他汀治疗后 CPR 水平下降，心血管事件复发的危险性随之下降。此后，大量其他研究也证实了他汀类药物能够降低体内炎症因子水平。他汀类药物还能够对凝血和血小板功能产生有益影响。研究显示，他汀可降低血液中以及粥样斑块局部的组织因子（TF）以及纤溶酶原激活物抑制剂 1（PAI-1）的表达，并增加血管内皮细胞内氧化亚氮（一氧化氮）合成酶（eNOS）的含量及活性。eNOS 促进必需氨基酸精氨酸的氮胍基转变为一氧化氮（NO），NO 通过松弛血管平滑肌，扩张血管而促进血流，同时通过内皮细胞释放 NO 增加，抵抗血小板聚集。

国内已上市的他汀类药物有：洛伐他汀（lovastatin）、辛伐他汀（simvastatin）、普伐他汀（pravastatin）、氟伐他汀（fluvastatin）和阿托伐他汀（atorvastatin）。已完成临床试验的有瑞舒伐他汀（rosuvastatin），正在进行临床研究的有匹他伐他汀（pitavastatin）。他汀类药物使 LDL-C 降低 18%～55%，HDL-C 升高 5%～15%，TG 降低 7%～30%。5

种在我国已上市的他汀类药物降低 TC、LDL-C 和 TG 以及升高 HDL-C 的不同剂量疗效比较见表 1-2 和表 1-3。他汀类药物降低 TC 和 LDL-C 的作用虽与药物剂量有相关性，但不呈直线相关关系。当他汀类药物的剂量增大一倍时，其降低 TC 的幅度仅增加 5%，降低 LDL-C 的幅度增加 6%～7%。临床研究的证据表明：几种常用他汀类药物能够降低死亡率的每日剂量为辛伐他汀 40mg、普伐他汀 40mg、阿托伐他汀 10mg，若采用这几种他汀类药物的上述治疗剂量不足以使患者的胆固醇和 LDL 达标时，则需要增加他汀类药物的治疗剂量尽量使患者在能够耐受的情况下达到理想治疗目标。另外，国产中药血脂康胶囊含有多种天然他汀成分，其中主要是洛伐他汀。常用剂量为 0.6g，2 次/日，可使 TC 降低 23%，LDL-C 降低 28.5%，TG 降低 36.5%，HDL-C 升高 19.6%。

表 1-2 他汀类药物对高胆固醇血症患者脂质和脂蛋白影响的比较

他汀类药物（mg）					脂质和脂蛋白的改变水平（%）			
阿托伐他汀	辛伐他汀	洛伐他汀	普伐他汀	氟伐他汀	TC	LDL-C	HDL-C	TG
—	10	20	20	40	−22	−27	4～8	−(10～15)
10	20	40	40	80	−27	−34	4～8	−(10～20)
20	40	80	—	—	−32	−41	4～8	−(15～25)
40	80	—	—	—	−37	−48	4～8	−(20～30)
80	—	—	—	—	−2	−55	4～8	−(25～35)

表 1-3 现有他汀类药物降低 LDT-C 水平 30%～45%所需剂量（标准剂量）

药物	剂量（mg/d）	LDL-C 降低（%）
阿托伐他汀	10	39
洛伐他汀	40	31
普伐他汀	40	34
辛伐他汀	20～40	35～41
氟伐他汀	40～80	25～35
瑞舒伐他汀	5～10	39～45

在进行他汀类药物降脂治疗时，应根据患者的心血管疾病和等危症、心血管危险因素、血脂水平判定治疗的目标值。根据患者血中 LDL-C 或 TC 的水平与目标值间的差距，考虑是否单用一种他汀类药物的标准剂量可以达到治疗要求，如可能，按不同他汀类药物的特点（作用强度、安全性和药物相互作用）及患者的具体条件选择合适的他汀类药物。如血 LDL-C 或 TC 水平甚高，估计单用一种他汀类药物的标准剂量不足以达到治疗要求，可以选择他汀类药物与其他降脂药合用。他汀类药物随剂量增大，降脂作用增大，但另一方面不良反应也会增多。因此，不宜为片面追求提高疗效而过度增大剂量。东方人的治疗用合适剂量甚至药代动力学可能与西方人会有所不同，但目前不同他汀类药物在我国人群中最合适的治疗剂量，包括疗效和安全性仍缺乏相关资料。

大多数人对他汀类药物的耐受性良好，副作用通常较轻且短暂，包括头痛、失眠、抑郁以及消化不良、腹泻、腹痛、恶心等消化道症状。有 0.5%～2.0%的病例发生肝转氨酶如丙氨酸氨基转移酶（ALT）和天冬氨酸氨基转移酶（AST）升高，且呈剂量依赖性。由他汀类药物引起并进展成肝衰竭的情况罕见。减少他汀类药物剂量常可使升高的转氨酶回落；当再次增加剂量或选用另一种他汀类药物后，转氨酶常不一定再次升高。胆汁郁积和活动性肝病被列为使用他汀类药物的禁忌证。在开始服用他汀类药物前，要检测肝转氨酶（ALT、AST）和肌酸激酶（CK），治疗期间定期监测复查。但轻度的转氨酶升高［少于3×ULN（upper limits of normal，ULN，表示酶学指标的正常上限）］并不看做是治疗的禁忌证。

他汀类药物可引起肌病，包括肌痛、肌炎和横纹肌溶解。肌痛表现为肌肉疼痛或无力，不伴CK升高。肌炎有肌肉症状，并伴CK升高。横纹肌溶解是指有肌肉症状，伴CK显著升高超过正常上限的10倍（10×ULN）和肌酐升高，常有褐色尿和肌红蛋白尿，这是他汀类药物最危险的不良反应，严重者可以引起死亡。在安慰剂对照试验中，不同他汀类药物的肌肉不适发生率不同，一般在5%左右。有些患者无肌肉不适而有轻至中度的CK升高，由于CK升高不具特异性，与药物的关系必须经仔细分析后判定。接受他汀类药物治疗的患者出现严重的肌炎（以肌肉疼痛、触痛或无力，通常伴CK水平高于10×ULN为特征）可导致横纹肌溶解、肌红蛋白尿和急性肾坏死，威胁生命。肌炎最常发生于合并多种疾病和（或）使用多种药物治疗的患者。单用标准剂量的他汀类药物治疗，很少发生肌炎，但当大剂量使用或与其他药物（包括环孢霉素、贝特类、大环内酯类抗生素、某些抗真菌药和烟酸类）合用时，肌炎的发生率增加。多数他汀类药物由肝细胞色素（CYP450）进行代谢，因此，同其他与CYP药物代谢系统有关的药物同用时会发生不利的药物相互作用。联合使用他汀类和贝特类有可能会增加发生肌病的危险，必须合用时要采取谨慎、合理的方法。

患者在服用他汀类药物期间出现肌肉不适或无力症状以及排褐色尿时应引起足够的重视，并进一步检测CK。如果发生或高度怀疑肌炎，应立即停止他汀类药物治疗，改服其他降脂药物。下列人群应用他汀会增加药物相关的肌病的风险，因此在服用他汀类药物期间应该提高警惕：①高龄（尤其大于80岁）患者（女性多见）；②体型瘦小、虚弱；③多系统疾病（如慢性肾功能不全，尤其由糖尿病引起的慢性肾功能不全）；④合用多种药物；⑤围术期；⑥合用下列特殊的药物或饮食，如贝特类（尤其是吉非贝齐）、烟酸（罕见）、环孢霉素、吡咯抗真菌药、红霉素、克拉霉素、HIV蛋白酶抑制剂、奈法唑酮（抗抑郁药）、维拉帕米、胺碘酮和大量西柚汁及酗酒（肌病的非独立易患因素）；⑦剂量过大。

除他汀类降脂药物外，其他降脂药物还有贝特类、烟酸类、树脂类以及胆固醇吸收抑制剂等。其中贝特类和烟酸类降脂药物在临床试验中也显示出了一定的益处。

贝特类亦称苯氧芳酸类药物，此类药物通过激活过氧化物酶增生体活化受体α（PPARα），刺激脂蛋白脂酶（LPL）、Apo AⅠ和Apo AⅡ基因的表达，以及抑制Apo CⅢ基因的表达，增强LPL的脂解活性，有利于去除血液循环中富含TG的脂蛋白，降低血浆TG和提高HDL-C水平，促进胆固醇的逆向转运，并使LDL亚型由小而密颗粒向大而疏松颗粒转变。

目前有少量临床研究已经证实了贝特类在冠心病患者中的益处。赫尔辛基心脏研究（HHS）、美国退伍军人管理局HDL-C干预试验（VA-HIT）、苯扎贝特心肌梗死预防研究（BIP）等均显示，贝特类药物可能延缓冠状动脉粥样硬化的进展，减少主要冠状动脉事件。冠心病一级预防研究HHS证实，吉非贝齐降低TG 43%，也降低了冠心病事件发生率。VA-HIT以低HDL-C水平为主要的血脂异常类型的稳定性冠心病患者为研究对象，其目的是观察应用药物升高HDL-C和降低TG是否能减少冠心病事件的发生率。结果表明，吉非贝齐治疗 5 年后 TG 降低 31%，HDL-C 升高 6%，LDL-C 无明显变化；非致死性心肌梗死或冠心病死亡（一级终点）发生的相对危险性下降 22%；同时发生卒中的危险性下降；但死亡的危险性下降未达到统计学意义；自杀、癌症死亡的危险性没有增加。有研究者对有心肌梗死或心绞痛病史者应用苯扎贝特治疗 6.2 年，与安慰剂组比较，致死性和非致死性心肌梗死/猝死（一级终点）相对危险性降低 9%（$P>0.05$）；亚组分析表明，基线 TG>2.26mmol/L（200mg/dl）者，苯扎贝特治疗组一级终点的相对危险性降低 40%（$P<0.05$）。

烟酸属 B 族维生素，当用量超过作为维生素作用的剂量时，可有明显的降脂作用。烟酸的降脂作用机制尚不十分明确，可能与抑制脂肪组织中的脂解和减少肝中 VLDL 合成和分泌有关。已知烟酸增加 Apo A I 和 Apo A II 的合成。

冠心病药物治疗方案（CDP）、降低胆固醇和动脉硬化研究（CLAS-I）、家族性粥样硬化治疗研究（FATS）、高密度脂蛋白粥样硬化治疗研究（HATS）、降胆固醇治疗时观察动脉生物学研究（ARBITER2）等几项临床研究已证实，烟酸能降低主要冠状动脉事件，并可能减少总死亡率。CDP 的入选患者经过 6 年治疗，单用烟酸治疗与安慰剂组相比，可使非致死性心肌梗死的危险性降低达 27%；随访 15 年，烟酸组与安慰剂组相比，总死亡率降低 11%。冠状动脉血管造影显示，烟酸能延缓冠状动脉粥样硬化斑块的进展。在 CLAS-I 中，两年的烟酸/考来替泊联合治疗明显减缓冠状动脉粥样硬化进程，并促使斑块消退，治疗组斑块消退 16.2%，而对照组为 2.4%。继续治疗两年（CLAS-II）后也证实了这些益处，治疗组只有 14%，而对照组有 40% 发生新的冠状动脉粥样硬化斑块；已存在冠状动脉斑块的患者中治疗组斑块消退率有 18%，而对照组只有 6%。在 FATS 研究中，对照组中 46% 受试者冠状动脉病变有进展，11% 有粥样硬化斑块消退，而烟酸/考来替泊联合治疗组 25% 有进展，39% 有粥样硬化斑块消退。在 HATS 中，治疗 3 年后，安慰剂组平均冠状动脉狭窄进展 3.9%，而烟酸加辛伐他汀治疗组消退 0.4%，临床事件相对减少 60%。一项使用高分辨核磁共振的研究显示，与对照组相比，烟酸治疗组的颈动脉斑块脂质核心区域变小，脂质成分减少。在 ARBITER2 研究中，对伴有低 HDL-C 水平的冠心病患者，在已常规使用他汀类药物的基础上，加用缓释烟酸治疗，检测颈动脉内中膜厚度（CIMT）变化来评估粥样硬化进程。联合治疗组加用中量烟酸（1g/d）治疗 12 个月后，HDL-C 水平提高了 21%（39～47mg/dl），对照组的平均 CIMT 增长明显（0.044mm±0.100mm），而联合治疗组 CIMT 无改变（0.014mm±0.104mm）。结果表明，联合烟酸治疗减缓了 CIMT 即动脉粥样硬化发展进程。

鉴于贝特类和烟酸类药物在上述临床试验中的证据，2006 年 ESC 和 2007 年中国《慢性稳定型心绞痛诊断与治疗指南》均建议，糖尿病或代谢综合征合并低 HDL-C 和高甘油三酯血症的患者应该接受贝特类或烟酸类药物治疗（推荐类别 IIb，证据水平 B）。

目前临床上可供选择的贝特类药物有：非诺贝特（片剂 0.1g，3 次/日；微粒化胶囊 0.2g，1 次/日）；苯扎贝特 0.2g，3 次/日；吉非贝齐 0.6g，2 次/日。贝特类药物平均可使 TC 降低 6%～15%，LDL-C 降低 5～20%，TG 降低 20%～50%，HDL-C 升高 10%～20%。其适应证为高甘油三酯血症或以 TG 升高为主的混合型高脂血症和低高密度脂蛋白血症。烟酸有速释剂和缓释剂两种剂型。速释剂不良反应明显，一般难以耐受，现多已不用。缓释型烟酸片不良反应明显减轻，较易耐受。轻中度糖尿病患者坚持服用，也未见明显不良反应。烟酸缓释片常用量为 1~2g，1 次/日。一般临床上建议，开始用量为 0.375~0.5g，睡前服用；4 周后增量至 1g/d，逐渐增至最大剂量 2g/d。烟酸可使 TC 降低 5%~20%，LDL-C 降低 5%~25%，TG 降低 20%~50%，HDL-C 升高 15%~35%。适用于高甘油三酯血症、低高密度脂蛋白血症或以 TG 升高为主的混合型高脂血症。

为达到更好的降脂效果，在他汀类治疗基础上，可加用胆固醇吸收抑制剂依折麦布 (ezetimibe) 10mg/d。依折麦布口服被吸收后广泛地结合成依折麦布-葡萄糖苷酸，作用于小肠细胞的刷状缘，有效地抑制胆固醇和植物固醇的吸收。由于减少胆固醇向肝的释放，促进肝 LDL 受体的合成，又加速 LDL 的代谢。常用剂量 10mg/d 可使 LDL-C 降低约 18%，与他汀类合用对 LDL-C、HDL-C 和 TG 的作用进一步增强。但目前仍缺乏依折麦布进一步降低临床事件的临床证据。在近期的 ENHANCE 研究中，720 例家族性高胆固醇血症患者被随机给予普伐他汀 80mg/d 或普伐他汀 80mg/d 联合依折麦布 10mg/d，随访 24 个月显示，尽管联合依折麦布能够使 LDL-C 在普伐他汀基础上进一步降低 16.4%，CRP 进一步降低 25.7%，但两组患者的主要终点，即颈动脉内中膜厚度未见显著性差异。然而，多数学者质疑 ENHANCE 研究对临床实践的指导意义，依折麦布在稳定型心绞痛人群中能够改善临床预后的作用仍有待进一步的临床证据。

5. 血管紧张素转换酶抑制剂（ACEI）

早期的 SAVE、AIRE、TRACE 等研究已证实 ACEI 可改善心肌梗死患者的预后，明显减少远期病死率、心力衰竭和再梗死率。2000 年发表的 HOPE 研究和 2003 年公布的 EUROPA 研究进一步确认 ACEI 在冠心病治疗中的地位。HOPE (Heart Outcomes Prevention Evaluation) 研究的主要目的是评估雷米普利（ramipril）在无左心功能不全的高危人群中的益处。研究入选的患者均为超过 55 岁的有明确冠心病、脑卒中、外周血管疾病或糖尿病伴至少一项其他心血管危险因素（高血压病、高胆固醇血症、低高密度脂蛋白血症、吸烟或微量蛋白尿）但无心力衰竭的患者。共入选患者 9541 例（男性 6996 例，女性 2545 例），随机给予雷米普利每日 10mg 或安慰剂，共随访 5 年。研究的主要终点为心肌梗死、脑卒中或心源性死亡的复合终点。结果显示，雷米普利能在无心力衰竭的高危血管疾病患者中表现出全面的优势。与对照组相比，雷米普利组的主要终点事件相对危险性降低 22% (14.0% $vs.$ 17.8%，$P<0.001$)，心源性死亡发生率降低 26% (6.1% $vs.$ 8.1%，$P<0.001$)，心肌梗死发生率降低 20% (9.9% $vs.$ 12.3%，$P<0.001$)，脑卒中发生率降低 32% (3.4% $vs.$ 4.9%，$P<0.001$)，全因死亡发生率降低 16% (10.4% $vs.$ 12.2%，$P=0.005$)，血管重建率降低了 15% (16.3% $vs.$ 18.8%，$P<0.001$)，心源性猝死发生率降低了 38% (0.8% $vs.$ 1.3%，$P=0.02$)，心力衰竭的发生率降低了 23% (9.1% $vs.$ 11.6%，$P<0.001$)，糖尿病并发症发生率降低了 16% (6.4% $vs.$ 7.6%，$P=0.03$)。在 HOPE 的亚组分析 MICRO-HOPE 研究中，在 3577 例糖尿病亚组人群中，雷米普利与安慰剂相比表现出同样的益处。

鉴于 ACEI 在高危冠心病治疗中的有力证据，2002 年 AHA/ACC《慢性稳定型心绞痛诊断和治疗指南》以及 2006 年欧洲心脏病（ESC）《慢性稳定型心绞痛治疗指南》均建议，在所有合并糖尿病、心力衰竭、左心室收缩功能不全、高血压、心肌梗死后左室功能不全的患者中，使用 ACEI 类药物（推荐类别Ⅰ，证据水平 A）。

然而，低危慢性稳定型心绞痛患者是否应该常规应用 ACEI 目前尚无定论。从 1997

年10月开始，法国、德国、英国等24个欧洲国家的424个临床中心，共同开展了培哚普利（perindopril）在稳定性冠心病患者［包括心绞痛和（或）曾经发生心肌梗死的患者］中降低心血管事件双盲、随机的安慰剂对照研究——EUROPA（European Trial on Reduction of Cardiac Events with Perindopril in Stable Coronary Artery Disease）研究。与HOPE研究不同，EUROPA研究验证了ACEI在低危的稳定型心绞痛患者中的益处。研究共入选了13 655例低危的冠心病患者，在经过2周洗脱期后，12 218例患者被随机分为培哚普利每日8mg组或安慰剂组，心力衰竭、低血压、高血压及计划进行血管重建的患者均被排除在外。研究采用intention to treat分析方式，平均随访4.2年。研究的首要终点是心血管死亡、心肌梗死以及心源性猝死的复合终点。研究结果显示，培哚普利能使无心力衰竭的稳定型心绞痛患者主要终点事件的相对危险性降低20%（$P=0.0003$）。EUROPA研究的结果提示，对年轻、低危的稳定型心绞痛患者，ACEI同样具有显著的益处。然而，PEACE（Prevention of Events with Angiotensin Converting Enzyme Inhibition）研究的结果却不尽相同。PEACE研究同样入选低危的稳定性冠心病患者，所有患者的心功能正常或左心功能轻度受损。8290例患者被随机分为群多普利（trandolapril）每日4mg组或安慰剂组，研究的首要终点事件为心源性死亡、非致死性心肌梗死和冠状动脉血运重建，随访的中位时间为4.8年。结果则显示，群多普利组患者首要终点的相对危险比安慰剂组仅降低4%，差异无统计学意义（21.9% $vs.$ 22.5%，$P=0.43$）。在PEACE试验中，安慰剂组的年事件发生率低于HOPE和EUROPA，接受的基础治疗也更为充分。这也可能是PEACE研究中ACEI益处不明显的原因之一。

在2006年ESC指南中，将所有慢性稳定型心绞痛患者均服用ACEI推荐为Ⅱa适应证（证据水平B）。2002年AHA/ACC指南中仅建议ACEI在非高危患者中用于控制血压和症状，而在2007年AHA/ACC指南中进一步强化了ACEI的应用，并重新界定了低危的定义（低危患者是指左心功能正常，心血管因素控制良好，且未接受血管重建治疗的患者）。新指南建议，在非高危稳定型心绞痛患者中，除非有使用禁忌，否则也应该应用ACEI（推荐类别Ⅰ，证据水平B）。而在低危稳定型心绞痛患者中应用ACEI也是合理的（推荐类别Ⅱa，证据水平B）。

6. 钙通道阻滞剂

钙通道阻滞剂在慢性稳定型心绞痛治疗中对预后的益处目前一直缺乏临床证据，但在缓解心绞痛症状方面具有较好的疗效。钙通道阻滞剂可大致分为两类：二氢吡啶类和非二氢吡啶类（包括维拉帕米和地尔硫䓬），不同的钙通道阻滞剂药代动力学特点和临床疗效各不相同。早期的DAVIT Ⅱ和MDPIT亚组分析显示，维拉帕米和地尔硫䓬在无心功能不全的梗死后患者中表现出改善预后的益处。而对于二氢吡啶类药物，早期的研究显示短效硝苯地平在冠心病患者中不仅不能改善预后，大剂量时还可导致死亡率增加。因此，短效硝苯地平目前已基本不被单独应用于患者的长期治疗。但长效的二氢吡啶类药物在近期的临床研究中同样未能对患者预后产生显著影响。ACTION试验将7665例稳定型心绞痛患者随机分为长效硝苯地平组和安慰剂组，共随访4.9年。结果显示，硝苯地平控释片没有显著降低一级疗效终点（全因死亡、急性心肌梗死、顽固性心绞痛、新发心力衰竭、致残性脑卒中及外周血管成形术的联合终点）的相对危险，但就一级疗效终点中的多个单项终点而言，硝苯地平控释片组降低程度达到统计学差异或有降低趋势。尽管硝苯地平组患者需要行血管重建的比例有升高趋势（$P=0.073$），但硝苯地平组患者需要行 CABG 的风险降低了 21%（$P=0.0021$）。值得注意的是，亚组分析显示，占 52% 的合并高血压的冠心病患者中，一级终点相对危险下降 13%。CAMELOT 试验在 1991 例稳定型心绞痛患者中随机给予氨氯地平、依那普利或安慰剂，随访 2 年的结果显示，氨氯地平组与安慰剂组相比主要终点事件（即心血管性死亡、非致死性心肌梗死、冠状血管重建、由于心绞痛而入院治疗、由于慢性心力衰竭入院、致死或非致死性卒中及新诊断的周围血管疾病的联合终点）的相对危险性降低了 31%，差异有统计学意义（$P=0.003$）。但其主要源于对血管重建和因心绞痛再次入院的降低，而对死亡率和心肌梗死的发生未见有显著影响。

因此，二氢吡啶类钙通道阻滞剂在慢性稳定型心绞痛患者中并未表现出明确的改善预后的优势。由于在早期的研究中显示，在无心功能不全的梗死后患者中维拉帕米和地尔硫䓬具有一定优势，因此可用于对 β 受体阻滞剂无法耐受的患者。

（二）减轻症状、改善缺血的药物

在稳定型心绞痛的治疗中，除改善临床预后，减少死亡和心肌梗死外，改善缺血症状、提高生活质量也是重要的治疗目的。改善缺血的药物应与预防心肌梗死和死亡的药物联合使用，其中有一些药物，如 β 受体阻滞剂，同时兼有两方面的作用。目前减轻症状及改善缺血的主要药物包括三类：β 受体阻滞剂、硝酸酯类药物和钙通道阻滞剂。

1. β 受体阻滞剂

β 受体阻滞剂能抑制心脏 β 肾上腺素能受体，从而减慢心率、减弱心肌收缩力、降低血压，以减少心肌耗氧量，可以减少心绞痛发作和增加运动耐量。用药后要求静息心率降至 55～60 次/分，严重心绞痛患者如无心动过缓症状，可降至 50 次/分。

只要无禁忌证，β 受体阻滞剂应作为稳定型心绞痛的初始治疗药物。β 受体阻滞剂能降低心肌梗死后稳定型心绞痛患者死亡和再梗死的风险。目前可用于治疗心绞痛的 β 受体阻滞剂有很多种，当给予足够剂量时，均能有效预防心绞痛发作。目前更倾向于使用选择性 $β_1$ 受体阻滞剂，如美托洛尔、阿替洛尔及比索洛尔。同时具有 α 和 β 受体阻滞的药物，在慢性稳定型心绞痛的治疗中也有效。

在有严重心动过缓和高度房室传导阻滞、窦房结功能紊乱、有明显的支气管痉挛或支气管哮喘的患者，禁用 β 受体阻滞剂。外周血管疾病及严重抑郁是应用 β 受体阻滞剂的相对禁忌证。慢性肺心病的患者可小心使用高度选择性 $β_1$ 受体阻滞剂。没有固定狭窄的冠状动脉痉挛造成的缺血，如变异型心绞痛，不宜使用 β 受体阻滞剂，这时钙通道阻滞剂是首选药物。推荐使用无内在拟交感活性的 β 受体阻滞剂。β 受体阻滞剂的使用剂量应个体化，从较小剂量开始。常用药物剂量见表 1-2。

2. 硝酸酯类

硝酸酯类药物是临床上最古老的心血管药物之一，在治疗心肌缺血方面一直发挥着重要的作用。其安全性和有效性经过了历史的检验，展现了强大的生命力。对硝酸酯类药物的药理学和临床应用的研究在近 20 年来也得到了重视。硝酸甘油除扩张冠状动脉、增加心肌血流灌注外，还可作为扩血管药物降低心脏前后负荷、改善心功能。自 1875 年至 1950 年 70 多年间，由于硝酸酯类都是短效制剂，因此主要用于缓解心绞痛，1950 年以后临床有了预防心绞痛的理念，长效的硝酸酯类制剂开始投入使用。1970 年开始又涉足新的治疗领域，即应用其血管扩张的作用治疗急性左心衰竭和急性心肌梗死。目前发现，硝酸酯不仅仅具有扩血管作用，还具有抑制血小板聚集、改善血液黏稠度、使缺血性受损心肌的代谢正常化等作用。20 世纪 80 年代后期，发现血管内皮依赖性舒张因子（EDRF）即是一氧化氮（NO），证明了硝酸盐在分子水平的作用机制与 NO 有关，这为心血管疾病发病机制及防治提供了广阔的前景。由于硝酸酯类药物会反射性增加交感神经张力使心率加快。因此常联合负性心率药物如 β 受体阻滞剂或非二氢吡啶类钙通道阻滞剂治疗慢性稳定型心绞痛。联合用药的抗心绞痛作用优于单独用药。

硝酸酯类药物的基本作用是扩张血管平滑肌，其缓解心肌缺血的主要机制在于两个方面：减轻心肌耗氧量及增加心肌血供。硝酸酯对静脉和动脉均有扩张作用，对静脉的扩张作用大于动脉。小剂量时，硝酸酯即可扩张静脉，降低前负荷；随着剂量的增加，肺循环阻力下降，周围小动脉扩张，后负荷亦下降。前后负荷的下降共同导致心肌耗氧量的下降。硝酸酯类药物也可以直接扩张冠状动脉，增加心肌血流，预防和解除冠状动脉痉挛。对于已有严重狭窄的冠状动脉，硝酸酯类药物可通过扩张侧支血管增加缺血区血流灌注，改善心内膜下心肌缺血，并可能预防左心室重塑。硝酸酯使平滑肌舒张的机制主要是通过生物转化释放 NO，而起到扩血管的作用。当冠状动脉粥样硬化病变以及急性冠状动脉内皮损伤时，内皮细胞释放内皮细胞舒张因子（EDRF）即 NO 的功能受损，外源性硝酸酯可通过巯基和硝酸酯相互作用，于平滑肌细胞内经生物转化、代谢并释放 NO，形成亚硝基硫醇激活鸟苷酸环化酶（cGMP），调控细胞内钙离子，使细胞内钙离子减少，促进血管平滑肌松弛。硝酸酯类药物不依赖于完整的内皮起效，即使冠状动脉血管存在严重的动脉粥样硬化病变，使用硝酸酯类药物也可扩张血管，抑制血小板聚集。有研究发现在无内皮或内皮受损血管，硝酸酯类药物的作用更显著，这提示硝酸酯类药物在病变越重的部位可能作用越明显。

目前临床上常用的硝酸酯类药物主要有 3 种：硝酸甘油、二硝酸异山梨酯（ISDN）以及 5-单硝酸异山梨酯（5-ISMN）。5-ISMN 是 ISDN 经过肝的代谢产物。三者虽作用机制大致相同，但药代动力学却相差甚远。硝酸甘油作用的半衰期只有 3min，而 ISDN 的半衰期为 30~40min，5-ISMN 的半衰期长达 4~5h，因此，目前的长效硝酸酯类制剂多为 5-ISMN。硝酸甘油的脂溶性最强，5-ISMN 最弱，ISDN 介于二者之间。

根据硝酸酯类药物药代动力学的不同，又可分为快速起效制剂和中长效制剂。临床上可通过不同类型的硝酸酯及不同的给药途径以满足不同需要。

快速起效的制剂主要通过舌下含服和静脉给药以快速起效。舌下给药制剂可以是片剂，如硝酸甘油或 ISDN，也可以是喷雾剂，如 NTG 或 ISDN。特点是起效快，作用时间短，不经过肝的首过代谢作用，主要用于急性心绞痛发作后的症状缓解。要达到快速起效的目的，药物片剂应在短时间内快速化解，而喷雾剂每喷剂量都应准确，且应该告知患者准确的喷雾方法和部位。静脉给药途径亦起效较快，且作用恒定，易于调节剂量，同样不经过肝的首过代谢，主要用于不稳定型心绞痛、心绞痛反复发作、急性心肌梗死、急性左心衰竭及肺水肿等。目前的静脉制剂主要有硝酸甘油和 ISDN，两者的血流动力学效应有细微的差别。ISDN 通常应用剂量较硝酸甘油高，对动脉的扩张效应稍强于硝酸甘油，而对心率加快效应稍弱于硝酸甘油。

中、长效制剂主要用于冠心病的长期治疗，用于心绞痛发作的预防。其可通过以下两种给药途径实现：(1) 口服给药途径：硝酸甘油缓释剂型目前很少应用。ISDN 半衰期为

30~40min，口服生物利用度较低，目前应用也较少。5-ISMN 半衰期 4~5h，口服不经过肝的首过代谢，生物利用度100%，是目前长效制剂的主要类型。5-ISMN 有普通制剂和缓释制剂，而缓释制剂应用更多。目前缓释制剂主要有：长效单硝酸异山梨酯（异乐定，Elantan Long）、依姆多、德明等，不同厂家的产品剂量和药物作用曲线都有着不同的特点。（2）NTG贴片经皮给药，可持续释放药物，不经过肝首过代谢。但国内尚无此产品。

舌下含服或喷雾用硝酸甘油仅作为心绞痛发作时缓解症状用药，也可在运动前数分钟使用，以减少或避免心绞痛发作。长效硝酸酯制剂用于减低心绞痛发作的频率和程度，并可能增加运动耐量。长效硝酸酯类不适宜用于心绞痛急性发作的治疗，而适宜于慢性长期治疗。每天用药时应注意给予足够的无药间期，以减少耐药性的发生。如劳力型心绞痛患者日间服药，夜间停药，皮肤敷贴片白天敷贴，晚上除去。

硝酸酯类药物的不良反应包括头痛、面色潮红、心率反射性加快和低血压，以上不良反应以短效硝酸甘油更明显。第1次含用硝酸甘油时，应注意可能发生体位性低血压。使用治疗勃起功能障碍药物西地那非者24小时内不能应用硝酸甘油等硝酸酯制剂，以避免引起低血压，甚至危及生命。

对由严重主动脉瓣狭窄或肥厚型梗阻性心肌病引起的心绞痛，不宜用硝酸酯类制剂，因为硝酸酯类制剂降低心脏前负荷和减少左室容量，能进一步增加左室流出道梗阻程度，而严重主动脉瓣狭窄患者应用硝酸酯类制剂也因前负荷的降低进一步减少心搏出量，有造成晕厥的危险。

硝酸甘油的耐药是一个不可忽视的临床现象。目前硝酸甘油的耐药机制仍不十分明确。目前的学说主要有巯基耗竭学说、神经激素激活学说、血管内容量扩张学说、超氧阴离子学说等多种解释，但任何一种学说均无法完全对耐药现象进行解释。科学合理地用药是避免耐药的主要方法，即应提供硝酸酯类药物一定的空白间期，而避免长期连续用药。一般建议每日提供 8 小时的低硝酸酯间期。静脉制剂尽量限于危重病例应用，可每日给药 10~16 小时，避免长期用药连续超过 24 小时。口服制剂可 1 日多次应用，且强调"偏时性应用"，如每日 2 次，则早晨 7：00—8：00 服用，下午 3：00—4：00 服用，最后一粒不晚于下午 6：00，以使夜间存在一定的空白间期。或采用 1 日 1 次长效制剂，通过药物本身的药代动力学设计提供低硝酸酯间期。据报道有些药物与硝酸酯类合并使用可助于减少耐药现象的发生，包括含巯基的 ACEI（卡托普利）、肼屈嗪、抗氧化剂、蛋白激酶 C 拮抗剂等。但这些均缺乏确凿的临床证据，因此并不主张单纯为防止硝酸酯的耐药现象而加用其他药物。

3. 钙通道阻滞剂

尽管钙通道阻滞剂在稳定性冠心病患者中未表现出改善预后的益处，但其对心绞痛症状的缓解具有显著优势。早期小规模临床研究，如 IMAGE、APSIS、TIBBS 和 TIBET 等比较了 β 受体阻滞剂与钙通道阻滞剂在缓解心绞痛或增加运动耐量方面的疗效，但结果缺乏一致性。比较两者疗效的荟萃分析显示，在缓解心绞痛症状方面 β 受体阻滞剂比钙通道阻滞剂更有效；而在改善运动耐量和改善心肌缺血方面 β 受体阻滞剂和钙通道阻滞剂相当。二氢吡啶类和非二氢吡啶类钙通道阻滞剂同样有效，非二氢吡啶类钙通道阻滞剂的负性肌力效应较强。

钙通道阻滞剂主要通过扩张血管、减轻心脏负荷和心肌耗氧起到缓解心绞痛的作用。同时，钙通道阻滞剂对冠状动脉也有直接扩张作用，因此对变异型心绞痛或以冠状动脉痉挛为主的心绞痛，钙通道阻滞剂是一线药物。地尔硫䓬和维拉帕米能减慢房室传导，常用于伴有心房颤动或心房扑动的心绞痛患者，这两种药不应用于已有严重心动过缓、高度房室传导阻滞和病态窦房结综合征的患者。

为了避免药物浓度和心脏效应的波动，应尽量避免应用短效钙通道阻滞剂。临床研究也显示，长效钙通道阻滞剂能减少心绞痛的发作。在 ACTION 研究中，尽管硝苯地平未能改善患者的生存率，但能够显著降低因反复胸痛而接受 CABG 的比例。在 CAMELOT 研究中，氨氯地平能够使血管重建的风险降低 27%（$P=0.03$），使因心绞痛再次入院的风险降低 42%（$P=0.002$）。并且通过血管内超声发现，氨氯地平与安慰剂相比能够轻度延缓粥样斑块的进展，而研究中依那普利组患者并未表现出此趋势。2007 年中国《慢性稳定型心绞痛诊断的治疗指南》和 2006 年 ESC《稳定型心绞痛诊治指南》均建议，当 β 受体阻滞剂作为初始治疗药物效果不满意时，可以联合使用长效二氢吡啶类钙通道阻滞剂（推荐类别Ⅰ，证据水平 B）。而对于合并高血压的冠心病患者，可应用长效钙通道阻滞剂作为初始治疗药物（推荐类别Ⅰ，证据水平 B）。

长效二氢吡啶类钙通道阻滞剂常和 β 受体阻滞剂联合用药，其比单用一种药物更有效。两药联用时，β 受体阻滞剂可减轻二氢吡啶类钙通道阻滞剂引起的反射性心动过速不良反应。非二氢吡啶类钙通道阻滞剂地尔硫䓬或维拉帕米可作为对 β 受体阻滞剂有禁忌的患者的替代治疗。但非二氢吡啶类钙通道阻滞剂和 β 受体阻滞剂的联合用药能使传导阻滞和心肌收缩力减弱更加明显，要特别警惕。老年人、已有心动过缓或左室功能不良的患者应避免合用。所有类型的钙通道阻滞剂均具有不同程度的负性肌力效应，因此应避免在心力衰竭的患者中应用。尽管二氢吡啶类药物可以通过扩张血管减轻心脏负荷，但在心力衰竭时也常常容易使心功能恶化。当稳定型心绞痛合并心力衰竭必须应用长效钙通道阻滞剂时，可选择氨氯地平或非洛地平。

钙通道阻滞剂的副作用主要源于其扩血管效应，主要有外周水肿、头痛、面部潮红、低血压等。其他副作用还包括虚弱无力、便秘、心悸等。

4. 其他治疗药物

（1）代谢性药物：主要代表药物为曲美他嗪（trimetazidine）。心肌缺血时常伴随交感神经兴奋和儿茶酚胺水平升高，使血液中游离脂肪酸水平升高，心肌能源供给中游离脂肪酸氧化可由正常时的 60%～70% 增加至 80%～90%，高水平脂肪酸氧化可显著抑制葡萄糖氧化速率，使葡萄糖酵解和葡萄糖氧化的偶联失调，致使心肌细胞内 H^+、Ca^{2+} 及 Na^+ 超载，引起细胞酸中毒和损害，使心肌工作效率降低，同时耗能增加。曲美他嗪能够明显抑制游离脂肪酸代谢，使游离脂肪酸代谢减少，从而使心肌以葡萄糖代谢为主产生能量，当存在冠状动脉病变而心肌供氧受到限制时，提高氧的利用度，产生更多的高能磷酸键，以缓解心肌缺血症状，并维持心肌的存活和心脏的功能。另外，曲美他嗪使游离脂肪酸代谢产生的乙酰辅酶 A 减少，从而刺激丙酮酸脱氢酶，间接使葡萄糖氧化得到加强。同时，曲美他嗪通过减少细胞内 H^+、Ca^{2+}、Na^+ 的超载，提高乳酸的利用率，减少细胞酮体产生和抑制缺氧所致的细胞酸中毒等，对心肌细胞产生直接保护作用。因此曲美他嗪可不通过血流动力学的改变来缓解心肌缺血症状。其可与 β 受体阻滞剂等抗心肌缺血药物联用。

2007年中国慢性心绞痛指南和2006年ESC指南均建议，可以使用代谢类药物曲美他嗪作为辅助治疗或作为传统治疗药物不能耐受时的替代治疗（推荐类别Ⅱb，证据水平B）。曲美他嗪的常用剂量为60mg/d，分3次口服。

其他改善心肌代谢的药物还包括雷诺嗪（ranolazine）、左卡尼丁（L carnitine），但这些药物仍缺乏在稳定性冠心病患者中应用的证据。目前，也未有代谢类药物在冠心病患者中能够改善临床预后的证据。

（2）尼可地尔：尼可地尔（nicorandil）是一种钾通道开放剂，与硝酸酯类制剂具有相似药理特性，对稳定型心绞痛治疗可能有效。在IONA（Impact of Nicorandil in Angina）研究中，在常规治疗上加用尼可地尔能够显著降低稳定性冠心病患者1.6年内的MACE发生率，但其益处主要体现于对因胸痛再次入院率的降低，对心源性死亡和非致死性心肌梗死并未有显著影响。2007年中国《慢性稳定型心绞痛诊断与治疗指南》和2006年ESC《稳定型心绞痛诊治指南》也建议，当患者不能耐受β受体阻滞剂或β受体阻滞剂作为初始治疗药物效果不满意时，可使用尼可地尔作为减轻症状的治疗药物（推荐类别Ⅰ，证据水平C）。而当使用长效钙通道阻滞剂单一治疗或联合β受体阻滞剂治疗效果不理想时，可考虑将长效钙通道阻滞剂换用或加用长效硝酸酯类或尼可地尔（推荐类别Ⅱa，证据水平C）。尼可地尔的常用剂量为6mg/d，分3次口服。

四、结语

在经皮冠状动脉介入治疗迅速发展的今天，药物治疗仍然是慢性稳定型心绞痛患者治疗的基石。即使是对于接受血管重建治疗的患者，我们也不要忘记，优化的药物治疗才是改善预后的根本。在进行药物治疗时，我们应首先侧重于改善患者的临床预后，降低死亡和心肌梗死的风险，但同时不应忽略对临床症状的改善和生活质量的提高。在临床决策中，我们应熟知每种药物的临床试验依据、药理学特点以及副作用，在客观分析各种临床试验结果的同时，具体结合每一位患者的病情，个体化、整体化决定患者的最优治疗方案。

（周玉杰　王志坚）

参考文献

1. Folland ED, Hartigan PM, Parisi AF. Percutaneous transluminal coronary angioplasty versus medical therapy for stable angina pectoris: outcomes for patients with double-vessel versus single-vessel coronary artery disease in a Veterans Affairs Cooperative randomized trial. Veterans Affairs ACME Investigators. J Am Coll Cardiol, 1997, 29 (7): 1505-1511.
2. Henderson RA, Pocock SJ, Clayton TC, et al. Seven-year outcome in the RITA-2 trial: coronary angioplasty versus medical therapy. J Am Coll Cardiol, 2003, 42 (7): 1161-1170.
3. Pitt B, Waters D, Brown WV, et al. Aggressive lipid-lowering therapy compared with angioplasty in stable coronary artery disease. Atorvastatin versus Revascularization Treatment Investigators. N Engl J Med, 1999, 341 (2): 70-76.
4. Hueb W, Soares PR, Gersh BJ, et al. The medicine, angioplasty, or surgery study (MASS-Ⅱ): a randomized, controlled clinical trial of three therapeutic strategies for multivessel coronary artery disease:

one-year results. J Am Coll Cardiol, 2004, 43 (10): 1743-1745.

5. Hueb W, Lopes NH, Gersh BJ, et al. Five-year follow-up of the Medicine, Angioplasty, or Surgery Study (MASS-II): a randomized controlled clinical trial of 3 therapeutic strategies for multivessel coronary artery disease. Circulation, 2007, 115 (9): 1082-1089.

6. Boden WE, O'Rourke RA, Teo KK, et al. Optimal medical therapy with or without PCI for stable coronary disease. N Engl J Med, 2007, 356 (15): 1503-1516.

7. Weintraub WS, Spertus JA, Kolm P, et al. Effect of PCI on quality of life in patients with stable coronary disease. N Engl J Med, 2008, 359 (7): 677-687.

8. Soares PR, Hueb WA, Lemos PA, et al. Coronary revascularization (surgical or percutaneous) decreases mortality after the first year in diabetic subjects but not in nondiabetic subjects with multivessel disease: an analysis from the Medicine, Angioplasty, or Surgery Study (MASS-II). Circulation, 2006, 114 (1 Suppl): I420-I424.

9. BARI 2D Study Group. A randomized trial of therapies for type 2 diabetes and coronary artery disease. N Engl J Med, 2009, 360 (24): 2503-2515.

10. Fox K, Garcia MA, Ardissino D, et al. Guidelines on the management of stable angina pectoris: executive summary: The Task Force on the Management of Stable Angina Pectoris of the European Society of Cardiology. Eur Heart J, 2006, 27 (11): 1341-1381.

11. Fraker TD Jr, Fihn SD, Gibbons RJ, et al. 2007 chronic angina focused update of the ACC/AHA 2002 Guidelines for the management of patients with chronic stable angina: a report of the American College of Cardiology/American Heart Association Task Force on Practice Guidelines Writing Group to develop the focused update of the 2002 Guidelines for the management of patients with chronic stable angina. Circulation, 2007, 116 (23): 2762-2772.

12. 中华医学会心血管病学分会, 中华心血管病杂志编辑委员会. 慢性稳定型心绞痛诊断与治疗指南. 中华心血管病杂志, 2007, 35 (3).

13. CAPRIE Steering Committee. A randomized, blinded, trial of clopidogrel versus aspirin in patients at risk of ischaemic events (CAPRIE). Lancet, 1996, 348 (9038): 1329-1339.

14. Hjalmarson A, Goldstein S, Fagerberg B, et al. Effects of controlled-release metoprolol on total mortality, hospitalizations, and well-being in patients with heart failure: the Metoprolol CR/XL Randomized Intervention Trial in congestive heart failure (MERIT-HF). MERIT-HF Study Group. JAMA, 2000, 283 (10): 1295-1302.

15. Bristow MR. beta-adrenergic receptor blockade in chronic heart failure. Circulation, 2000, 101: 558-569.

16. Lechat. P, Brunhuber. KW, Hofmann. R, et al. The Cardiac Insufficiency Bisoprolol Study II (CIBIS-II): a randomized trial. Lancet, 1999, 353: 9-13.

17. Gottlieb SS, McCarter RJ, Vogel RA. Effect of beta-blockade on mortality among high-risk and low-risk patients after myocardial infarction. N Engl J Med, 1998, 339: 489-497.

18. Law MR, Wald NJ, Morris JK, et al. Value of low dose combination treatment with blood pressure lowering drugs: analysis of 354 randomized trials. BMJ, 2003, 326: 1427.

19. Dahlöf B, Lindholm LH, Hansson L, et al. Morbidity and mortality in the Swedish Trial in Old Patients with Hypertension (STOP-Hypertension). Lancet, 1991, 338: 1281-1285.

20. Hansson L, Lindholm LH, Ekbom T, et al. Randomized trial of old and new antihypertensive drugs in elderly patients: cardiovascular mortality and morbidity the Swedish Trial in Old Patients with Hypertension-2 study. Lancet, 1999, 354: 1751-1756.

21. Hansson L, Lindholm LH, Niskanen L, et al. Effect of angiotensin-converting-enzyme inhibition compared with conventional therapy on cardiovascular morbidity and mortality in hypertension: the Captopril Prevention Project (CAPPP) randomized trial. Lancet, 1999, 353: 611-616.
22. Medical Research Council trial of treatment of hypertension in older adults: principal results. MRC Working Party. BMJ, 1992, 304: 405-412.
23. Lindholm LH, Ibsen H, Dahlöf B, et al. Cardiovascular morbidity and mortality in patients with diabetes in the Losartan Intervention For Endpoint reduction in hypertension study (LIFE): a randomized trial against atenolol. Lancet, 2002, 359 (9311): 1004-1010.
24. Dahlof B, Sever PS, Poulter NR, et al. Prevention of cardiovascular events with an antihypertensive regimen of amlodipine adding perindopril as required versus atenolol adding bendroflumethiazide as required, in the Anglo-Scandinavian Cardiac Outcomes Trial-Blood Pressure Lowering Arm (ASCOT-BPLA): a multicenter randomized controlled trial. Lancet, 2005, 366: 895-906.
25. Lindholm LH, Carlberg B, Samuelsson O. Should β blockers remain first choice in the treatment of primary hypertension? A meta-analysis. Lancet, 2005, 366: 1545-1553.
26. 2006 NICE/BHS guidelines of HYPERTENSION-Management of hypertension in adults in primary care: partial update. P1-94.
27. J Wikstrand Primary prevention in patients with hypertension: comments on the clinical implications of the MAPHY Study. Metoprolol Atherosclerosis Prevention in Hypertensive Study. Am Heart J, 1988, 116 (1 Pt 2): 338-347.
28. Chobanian AV, Bakris GL, Black HR, et al. Seventh Report of the Joint National Committee on Prevention, Evaluation, and Treatment of High Blood Pressure. Hypertension, 2003, 42: 1206-1252.
29. Rehnqvist N, Hjemdahl P, Billing E, et al. Effects of metoprolol vs verapamil in patients with stable angina pectoris. The Angina Prognosis Study in Stockholm (APSIS). Eur Heart J, 1996, 17 (1): 76-81.
30. Dargie HJ, Ford I, Fox KM. Total Ischaemic Burden European Trial (TIBET). Effects of ischaemia and treatment with atenolol, nifedipine SR and their combination on outcome in patients with chronic stable angina. The TIBET Study Group. Eur Heart J, 1996, 17 (1): 104-112.
31. Pepine CJ, Cohn PF, Deedwania PC, et al. Effects of treatment on outcome in mildly symptomatic patients with ischemia during daily life. The Atenolol Silent Ischemia Study (ASIST). Circulation, 1994, 90 (2): 762-768.
32. Goldberg RB, Mellies MJ, Sacks FM, et al. Cardiovascular events and their reduction with pravastatin in diabetic and glucose-intolerant myocardial infarction survivors with average cholesterol levels: subgroup analyses in the Cholesterol and Recurrent Events (CARE) trial. Circulation, 1998, 98: 2513-2519.
33. Long-Term Intervention with Pravastatin in Ischaemic Disease (LIPID) Study Group. Prevention of cardiovascular events and death with pravastatin in patients with coronary heart disease and a broad range of initial cholesterol levels. N Engl J Med, 1998, 339: 1349-1357.
34. Heart Protection Study Collaborative Group. MRC/BHF Heart Protection Study of cholesterol lowering with simvastatin in 20 536 high-risk individuals: a randomized placebo-controlled trial. Lancet, 2002, 360 (9326): 7-22.
35. Rubins HB, Robins SJ, Collins D, et al. Gemfibrozil for the secondary prevention of coronary heart disease in men with low levels of high-density lipoprotein cholesterol. N Engl J Med, 1999, 341: 410-418.

36. Pitt B, Waters D, Brown WV, et al. Aggressive lipid-lowering therapy compared with angioplasty in stable coronary artery disease. N Engl J Med, 1999, 341: 70-76.
37. Waters DD, LaRosa JC, Barter P, et al. Effects of high-dose atorvastatin on cerebrovascular events in patients with stable coronary disease in the TNT (treating to new targets) study. J Am Coll Cardiol, 2006, 48 (9): 1793-1799.
38. Pedersen TR, Faergeman O, Kastelein JJ, et al. High-dose atorvastatin vs usual-dose simvastatin for secondary prevention after myocardial infarction: the IDEAL study: a randomized controlled trial. JAMA, 2005, 294 (19): 2437-2445.
39. Ye P, Lu ZL, Du BM, et al. Effect of xuezhikang on cardiovascular events and mortality in elderly patients with a history of myocardial infarction: a subgroup analysis of elderly subjects from the China Coronary Secondary Prevention Study. J Am Geriatr Soc, 2007, 55 (7): 1015-1022.
40. 中国成人血脂异常防治指南制订联合委员会. 中国成人血脂异常防治指南. 中华心血管病学杂志. 2007, 35 (5): 390-409。
41. Kastelein JJ, Akdim F, Stroes ES, et al. Simvastatin with or without ezetimibe in familial hypercholesterolemia. N Engl J Med, 2008, 358 (14): 1431-1443.
42. Yusuf S, Sleight P, Pogue J, et al. Effects of an angiotensin-converting-enzyme inhibitor, ramipril, on cardiovascular events in high-risk patients. The Heart Outcomes Prevention Evaluation Study Investigators. N Engl J Med, 2000, 342 (3): 145-153.
43. Effects of ramipril on cardiovascular and microvascular outcomes in people with diabetes mellitus: results of the HOPE study and MICRO-HOPE substudy. Heart Outcomes Prevention Evaluation Study Investigators. Lancet, 2000, 355 (9200): 253-259.
44. Fox KM; EURopean trial On reduction of cardiac events with Perindopril in stable coronary Artery disease Investigators. Efficacy of perindopril in reduction of cardiovascular events among patients with stable coronary artery disease: randomized, double-blind, placebo-controlled, multicentre trial (the EUROPA study). Lancet, 2003, 362 (9386): 782-788.
45. Braunwald E, Domanski MJ, Fowler SE, et al. Angiotensin-converting-enzyme inhibition in stable coronary artery disease. N Engl J Med, 2004, 351 (20): 2058-2068.
46. The Danish Verapamil Infarction Trial II-DAVIT II Effect of verapamil on mortality and major events after acute myocardial infarction. Am J Cardiol, 1990, 66: 779-785.
47. The Multicenter Diltiazem Postinfarction Trial Research Group. The effect of diltiazem on mortality and reinfarction after myocardial infarction. N Engl J Med, 1988, 319: 385-392.
48. Poole-Wilson PA, Lubsen J, Kirwan BA, et al. Effect of long-acting nifedipine on mortality and cardiovascular morbidity in patients with stable angina requiring treatment (ACTION trial): randomized controlled trial. Lancet, 2004, 364: 849-857.
49. Nissen SE, Tuzcu EM, Libby P, et al. Effect of antihypertensive agents on cardiovascular events in patients with coronary disease and normal blood pressure: the CAMELOT study: a randomized controlled trial. JAMA, 2004, 292 (18): 2217-2225.

第二章 不稳定型心绞痛的药物治疗

第一节 临床症状与体征

一、临床症状

按照心肌缺血对局部和全身的影响，大致可分为：

（一）缺血心肌本身导致的胸部不适

在缺血缺氧的情况下，心肌内积聚过多的代谢产物，如乳酸、丙酮酸、磷酸等酸性物质或类似激肽的多肽类物质，刺激心脏自主神经末梢，经1~5胸交感神经节和相应的脊髓段，传至神经中枢，产生胸部不适感。胸部不适是急性冠脉综合征（ACS）最常见的症状，典型者表现为胸痛，不典型者仅表现为胸闷，胸部压迫感、紧缩感或烧灼感，少数患者胸部症状不明显，尤其在老年人和糖尿病患者。胸部不适的部位主要在胸骨后和心前区，有时可向上肢、肩背部、颈部、下颌、牙齿或上腹部放射。ACS导致的胸部不适持续时间一般较长，多超过15min。部分患者可有诱因（如劳力、情绪激动、吸烟、饱食、寒冷等），但也有许多患者无明确诱因；休息或含服硝酸甘油后部分患者症状可迅速缓解。

不稳定型心绞痛（UA）可分为初发劳力型心绞痛、恶化劳力型心绞痛、静息心绞痛、心肌梗死后心绞痛和变异型心绞痛。

1. 初发劳力型心绞痛：病程在2个月内，新发生的心绞痛（从无心绞痛或有心绞痛病史但在近半年内未发作过心绞痛）。

2. 恶化劳力型心绞痛：病情突然加重，表现为胸痛发作次数增加，持续时间延长，诱发心绞痛的活动阈值明显减低，按加拿大心脏病学会劳力型心绞痛分级（CCSC）加重1级以上并至少达到Ⅲ级（表1-4），硝酸甘油缓解症状的作用减弱，病程在2个月之内。

表1-4 加拿大心脏病学会劳力型心绞痛分级（CCSC）

CCSC分级	特点
Ⅰ级	一般日常活动例如走路、爬楼不引起心绞痛，心绞痛发生在剧烈、速度快或长时间的体力活动或运动时。
Ⅱ级	日常活动轻度受限。心绞痛发生在快步行走、爬楼、餐后行走、冷空气中行走、逆风行走或情绪波动后活动时。
Ⅲ级	日常活动明显受限，心绞痛发生在平路一般速度行走时。
Ⅳ级	轻微活动即可诱发心绞痛，患者不能进行任何体力活动，但休息时无心绞痛发作。

3. 静息心绞痛：心绞痛发生在休息或安静状态，发作持续时间相对较长，含硝酸甘油效果欠佳，病程在1个月内。

4. 心肌梗死后心绞痛：指急性心肌梗死（AMI）发病24h后至1个月内发生的心绞痛。

5. 变异型心绞痛：休息或一般活动时发生的心绞痛，发作时心电图显示ST段一过性抬高。

AMI的临床表现与UA相似，但通常比UA更严重，持续时间更长。

（二）缺血累及心脏传导系统

若缺血累及心脏传导系统，可出现缓慢性心律失常（如心脏停搏，窦性心动过缓，窦房、房室或束支传导阻滞）或快速性心律失常（如室性心动过速或心室纤颤）的症状，包括心悸、头晕、黑矇、晕厥等。

（三）缺血累及心室乳头肌或腱索

若缺血累及心室乳头肌或腱索，可有急性二尖瓣或三尖瓣关闭不全的表现，如肺循环或体循环淤血。

（四）对心功能及全身脏器的影响

严重的心肌缺血可导致急性心功能不全，还可伴有全身多脏器供血不足，此外还包括出汗、恶心、呕吐和乏力等。

二、体征

通常缺乏特异性体征。伴心律失常者可出现心动过速、心动过缓或心律不齐，急性左心功能不全患者可有肺部啰音或原有啰音增加。急性二尖瓣或三尖瓣关闭不全患者可在相应听诊区闻及瓣膜关闭不全的杂音。

第二节 辅助检查

一、心电图

静息心电图是可疑非ST段抬高型急性冠脉综合征（NSTE-ACS）[包括UA和非ST段抬高型急性心肌梗死（NSTE-AMI）]患者的首要检查手段。应在就诊10min内进行12导联心电图检查，并请有经验的医生分析心电图；应该记录更多的导联（V_{3R}、V_{4R}、V_{5R}以及$V_7 \sim V_9$），如果症状反复，应重复行心电图检查，并在6h、24h和出院前复查心电图。

心电图ST-T动态变化是诊断NSTE-ACS的可靠手段，但是心电图正常也不能完全排除ACS。

非ST段抬高型急性心肌梗死（NSTE-AMI）的心电图表现中ST段压低和T波倒置比UA更明显和持久，并有系列演变过程。

UA和NSTE-AMI的鉴别除了心电图特点外，还要根据胸痛症状以及是否检测到血中心肌损伤标志物升高。

二、心肌损伤标志物

肌红蛋白（myoglobin）敏感性较高，在症状发作后4~8h肌红蛋白阴性有助于排除心肌梗死。

肌酸激酶心肌型同工酶（isoenzyme of creatine kinase，CK-MB）是传统的评估 ACS 患者心肌损伤的血清标志物。

心脏肌钙蛋白 T 或 I（cardiac troponin T or I，cTnT or cTnI）的灵敏性、特异性优于传统的心肌酶（CK、CK-MB）。心肌损伤标志物（cTnT、cTnI 或 CK-MB）水平升高为 NSTE-AMI，心肌损伤标志物（cTnT、cTnI 或 CK-MB）水平正常为 UA。患者入院后应立即采血测定 cTnT 或 cTnI，在 60min 内出结果，第一次结果阴性者应在 6～12h 后重复检查。

三、超声心动图

在急性期，超声心动图对确诊缺血性室壁运动异常有用，但因许多患者存在透声窗不良和室壁运动异常时间不确定等因素，可能无法据此作出确切诊断。超声心动图可准确测定左室收缩功能，预测 NSTE-ACS 患者的预后。NSTE-ACS 急性期应慎做任何形式的负荷试验，这些检查宜放在病情稳定后进行。

第三节　诊断与危险分层

一、诊断

根据病史、典型心绞痛症状、典型的缺血性心电图改变以及心肌损伤标志物（cTnT、cTnI 或 CK-MB）水平，可以作出 UA 定性诊断。

二、Braunwald 心绞痛分型

Braunwald 根据心绞痛的严重程度、有无继发因素和抗胸痛治疗的强度对 UA 进行分型。

1. 根据心绞痛严重程度依次分为：Ⅰ型，初发或恶化劳力型心绞痛；Ⅱ型，亚急性胸痛，近 1 个月至 48h 内发生的静息性心绞痛；Ⅲ型，急性胸痛，近 48h 内发生的静息性心绞痛。

2. 根据有无继发因素分为：A 型，即继发性心绞痛，有心外因素导致的心绞痛，如低血压、休克等；B 型，原发性心绞痛，没有心外因素参与心绞痛的发生；C 型，梗死后心绞痛，心肌梗死后 2 周内发生的心绞痛。

3. 根据药物治疗强度分为：A，未治疗或最小量的抗心绞痛治疗（一种抗心绞痛药物）；B，常规口服抗心绞痛药物治疗，包括 β 受体阻滞剂、钙通道阻滞剂和长效硝酸酯类；C，最大强度的抗心绞痛治疗，包括静脉应用硝酸甘油。

三、早期危险分层

近年来发现，除临床特征外，心电图和某些心肌损伤标志物（如 TnT、TnI）同样具有明显的危险分层意义，与临床预后明确相关（见表 1-5）。

表 1-5 NSTE-ACS 早期危险分层

项目	高度危险性（至少具备下列一条）	中度危险性（无高度危险特征但具备下列任何一条）	低度危险性（无高度、中度危险特征但具备下列任何一条）
病史	缺血性症状在 48h 内恶化	既往有心肌梗死或脑血管疾病，或行冠状动脉旁路移植术，或使用阿司匹林	
疼痛特点	长时间（>20min）静息性胸痛	长时间（>20min）静息胸痛目前缓解，并有重度或中度冠心病可能。静息胸痛（<20min）或因休息或舌下含服硝酸甘油缓解	过去 2 周内新发 CCS 分级 Ⅲ 级或 Ⅳ 级心绞痛，但无长时间（>20min）静息性胸痛，有中度或重度冠心病可能
临床表现	缺血引起的肺水肿，新出现二尖瓣关闭不全杂音或原杂音加重，出现 S_3，新出现啰音或原啰音加重，低血压，心动过缓，心动过速，年龄>75 岁	年龄>70 岁	
心电图	静息性心绞痛伴一过性 ST 段改变（>0.05mV），新出现束支传导阻滞或新出现持续性心动过速	T 波倒置>0.2mV，病理性 Q 波	胸痛时心电图正常或无变化
心脏损伤标志物	明显增高（即 cTnT>0.1μg/L）	轻度增高（即 cTnT>0.01μg/L，但<0.1μg/L）	正常

对个体的危险分层应该是一个动态的过程，随患者的临床情况进展而更新。

第四节　不稳定型心绞痛药物治疗

一、一般治疗

对于不稳定型心绞痛（UA）患者，医生应解除其紧张、恐惧情绪，可给予镇静剂。发作严重者给予吸氧、心电监测。约有 10%～15% 不稳定型心绞痛患者，症状发作与某些诱因有关，常见有高血压、感染、贫血、心律失常，对于这些患者纠正诱因对治疗十分重要。

对于 UA 患者应予吸氧，卧床休息，保持静脉通道，注意饮食和通便。精神紧张和疼痛可使交感神经过度兴奋，使心肌耗氧量增加。应用镇痛剂是缓解疼痛的有效措施之一。镇痛剂以吗啡和哌替啶（杜冷丁）最为常用。吗啡常用剂量为静脉注射 2～4mg，必要时 5～15min 后可重复使用。吗啡副作用包括低血压、心动过缓、恶心、呕吐和呼吸抑制。杜冷丁镇痛作用较吗啡弱，副作用较少，但可致心动过速和呕吐。杜冷丁肌注一般不影响心率，常用 25～50mg 肌注，4～6h 重复。

二、抗血小板、抗凝治疗

1. 阿司匹林

目前有三项临床随机试验已经证实阿司匹林在 ACS 治疗中的作用。Lewis 等对 1266

例不稳定型心绞痛患者随机给予阿司匹林（325mg/d，治疗12周）和安慰剂。结果显示阿司匹林组死亡或心肌梗死发生率较对照组低51%。这个结果在瑞典和加拿大临床试验中也得到了证实。

所有ACS患者，只要没有禁忌证，均推荐使用阿司匹林。急性期剂量应在150～300mg/d之间，3天后可改为小剂量即50～150mg/d维持治疗。

2. 氯吡格雷

氯吡格雷通过抑制ADP介导的血小板激活，干扰纤维蛋白原结合血小板膜糖蛋白Ⅱb/Ⅲa，从而抑制血小板聚集和血小板血栓形成。

CURE试验已经证实了氯吡格雷在NSTE-ACS患者中的作用。CURE试验中，12 562名不稳定型心绞痛或非ST段抬高型心肌梗死患者被随机分为氯吡格雷联合阿司匹林组、安慰剂联合阿司匹林组。30天随访结果显示氯吡格雷联合组较对照组复合终点事件（死亡、非致死性心肌梗死、卒中）发生率较对照组明显降低。

CLARITY-TIMI 28试验证实了氯吡格雷在STEMI患者中的有效性。3491例STEMI患者被随机分为氯吡格雷组（300mg负荷剂量，75mg/d持续）和安慰剂组。研究结果显示氯吡格雷组心血管死亡、心肌梗死或卒中的发生率显著低于安慰剂组（7.5% vs. 12.0%）。

所有ACS患者应推荐立即给予氯吡格雷300～600mg的负荷剂量，以期24h内达到治疗效果，随后每天75mg维持。只要没有严重出血危险，氯吡格雷联合阿司匹林至少联用1个月，亦可维持使用9～12个月。对阿司匹林禁忌的所有患者都应使用氯吡格雷替代。

3. 血小板膜糖蛋白Ⅱb/Ⅲa受体拮抗剂

血小板膜糖蛋白Ⅱb/Ⅲa受体拮抗剂是血小板聚集形成血小板血栓最后共同通道的受体拮抗剂，是最强有力的抗血小板药物。目前常用的有三种制剂：阿昔单抗（abciximab）、埃替巴肽（eptifibatide）和替罗非班（tirofiban）。

EPIC试验首次证明血小板膜糖蛋白Ⅱb/Ⅲa受体拮抗剂在高危经皮腔内冠状动脉成形术（PTCA）患者中的应用价值。结果显示静脉推注联合静脉点滴阿昔单抗组30日复合终点事件较安慰剂组下降35%，6个月下降23%。但是治疗组发生大出血和需要输血者的比例增加了1倍。EPILOG试验是EPIC试验的重要补充。试验显示阿昔单抗联合小剂量肝素（70U/kg）较标准肝素用法（100U/kg）临床效果没有降低，但是出血事件更少。ADMIRAL试验证实了阿昔单抗在急性心肌梗死中的有效作用。

综合已有研究表明，静脉应用血小板膜糖蛋白Ⅱb/Ⅲa受体拮抗剂可以有效降低ACS患者缺血事件复发率。对于择期行PCI治疗的低危患者不需要应用血小板膜糖蛋白Ⅱb/Ⅲa受体拮抗剂，应用高剂量氯吡格雷就可以使该部分人群得到最大获益。因此对于ACS患者危险评估非常重要。

4. 普通肝素

对于ACS，普通肝素的作用已于多个临床随机试验中得到了证实。Oler等对6个有关普通肝素随机试验的荟萃分析显示，普通肝素联合阿司匹林较单独应用阿司匹林可以使心肌梗死或死亡发生率降低33%。

因此ACS患者应该及早静脉应用普通肝素。静脉肝素用法是75U/kg静推，然后1000U/h静点，维持APTT于正常对照1.5～2倍。联合应用阿司匹林可以降低肝素停用心绞痛复发现象。但是由于普通肝素作用具有明显不一致性和不可预测性,需要频繁监测,因此在一定程度上限制了其应用。

5. 低分子肝素

低分子肝素具有良好的生物利用度,抗凝效果具有可预见性,对血小板影响较小,且临床常规治疗剂量皮下注射无需实验室监测。低分子肝素血小板减少症的发生较为罕见。

ESSENCE 试验证实了低分子肝素在治疗不稳定型心绞痛和非 Q 波心肌梗死方面较普通肝素更加优越。试验 14 天低分子肝素组心脏事件明显低于普通肝素组（16.6% *vs.* 19.8%,$P=0.019$）,这种效果在 30 天时依然存在（19.8% *vs.* 23.3%,$P=0.016$）,需要血运重建的患者比例亦明显下降（27.0% *vs.* 32.2%,$P=0.001$）。SYNERGY 试验也得出了类似结果。

ASSENT-3 plus 试验证实了低分子肝素在 STEMI 中的有效性。EXTRACT-TIMI 25 试验入选 20 506 例 STEMI 患者,分为低分子肝素组和普通肝素组。30 日结果显示低分子肝素组在主要终点事件、出血并发症方面均优于普通肝素组。

综合上述分析说明,皮下应用低分子肝素与 APTT 监测的静脉肝素相比,在效果和安全性方面好于或至少相当于普通肝素。

三、抗缺血治疗

1. 硝酸酯类

硝酸甘油：对发作频繁的患者应用静脉途径给药,多数患者心绞痛症状可显著减轻或得到控制。其应用剂量通常自 $10\mu g/min$ 开始,在监测血压条件下,每 5～10min 增量 $10\mu g/min$,最大剂量可达 $240\mu g/min$。连续应用硝酸甘油可以产生耐药性,可以采用暂时停用或加大剂量方法克服此问题。对心绞痛发作不频繁患者,可以口服长效硝酸酯类药物。硝酸酯类药物剂量个体化对于取得满意疗效十分重要。长期规律应用硝酸酯类药物并非强制性,目前没有证据表明此种用法在冠状动脉事件二级预防方面有效。

2. β受体阻滞剂

β肾上腺素能受体阻滞剂可以降低心率、减弱心肌收缩力,从而减少心肌需氧量,缓解患者心绞痛症状。目前已有研究表明β受体阻滞剂可以降低 STEMI 和静息稳定型心绞痛患者死亡率,但还没有证据表明这种效果在 ACS 患者中依然存在。Yusuf 等的一项荟萃分析显示在 ACS 患者中应用β受体阻滞剂可以降低发生 ST 段抬高型急性心肌梗死的风险。

应用β受体阻滞剂治疗不稳定型心绞痛,掌握适当剂量及给药时间是取得满意效果的保证。可根据休息时的心率和血压调整剂量,使心率保持在 60 次/分左右。β受体阻滞剂联合硝酸酯类药物治疗不稳定型心绞痛已积累了丰富的经验。两者剂量和服用时间必须根据病情采取个别化方案。部分不稳定型心绞痛的发病机制有冠状动脉动力性狭窄参与,β受体阻滞剂对此类患者疗效欠佳,应选用钙通道阻滞剂或两者联用。变异型心绞痛不宜用β受体阻滞剂治疗,因其加重冠状动脉痉挛,使严重心律失常发生率增加。β受体阻滞剂因过度抑制心肌收缩力,可以诱发肺淤血,尤其易发生于既往有心肌梗死、心脏明显扩大的患者。

3. 钙通道阻滞剂

硝苯地平、地尔硫䓬、维拉帕米都在治疗不稳定型心绞痛方面取得肯定疗效。其常见作用有扩张冠状动脉和周围动脉，负性肌力，改善缺血心肌的顺应性，增加心内膜下灌注，对再灌注损伤可能有保护作用，电生理作用，影响左室肥厚及功能，延缓动脉粥样硬化。

硝苯地平常与β受体阻滞剂、硝酸酯类药物联合应用，可以增加β受体阻滞剂及硝酸酯类药物治疗不稳定型心绞痛的疗效，减少心肌梗死的发生、死亡或外科治疗风险。单用硝苯地平效果差，所以对于不稳定型心绞痛患者建议与其他药物联合应用。对于有冠状动脉动力性狭窄参与的不稳定型心绞痛患者，尤其是心绞痛发作时有 ST 段抬高者，应首先应用地尔硫䓬或维拉帕米。

四、他汀类调脂药物

他汀类药物是目前国内外最常用、有效和耐受的调脂药物，心脏病一级和二级预防试验的结果表明，他汀类药物单独使用可使冠心病的发生率降低 25%～60%、全因死亡率降低 22%～33%，并使心血管事件发生率减少 24%～34%。

PROVE IT-TIMI 22 试验验证了他汀类药物在 ACS 患者中的作用。PROVE IT-TIMI 22 试验中 4162 例 ACS 患者被随机分为强化调脂组（阿托伐他汀 80mg/d）和标准治疗组（普伐他汀 40mg/d）。结果显示强化调脂组 30 日复合终点事件低于标准治疗组（3.0% *vs.* 4.2%，$P=0.046$）。试验得出如下结论：ACS 患者入院后应及早长期行他汀强化调脂治疗。

（周玉杰 聂 斌）

参考文献

1. Lewis HDJ, Davis JW, Archibald DG, et al. Protective effects of aspirin against acute myocardial infarction and death in men with unstable angina. Results of a Veterans Administration Cooperative Study. N Engl J Med, 1983, 309: 396-403.
2. Wallentin LC. Aspirin (75mg/day) after and episode of unstable coronary artery disease: Long term effects on the risk for myocardial infarction, occurrence of severe angina and the need for revascularization. Research Group on Instability in Coronary Artery Disease in Southeast Sweden. J Am Coll Cardiol, 1991, 18: 1587-1593.
3. Cairns JA, Gent M, Singer J, et al. Aspirin, sulfinpyrazone, or both in unstable angina. Results of a Canadian multicenter trial. N Engl J Med, 1985, 313: 1369-1375.
4. Peters RJ, Mehta SR, Fox KA, et al. Effects of aspirin dose when used alone or in combination with Clopidogrel in patients with acute coronary syndromes: observations from the Clopidogrel in Unstable angina to prevent Recurrent Events (CURE) study. Circulation, 2003, 7; 108 (14): 1682-1687.
5. Sabatine M, Morrow D, Montalescot G, et al. Clopidogrel as Adjunctive Reperfusion Therapy (CLARITY) TIMI 28 trial. Circulation, 2005, 112: 3846-3854.
6. The EPIC Investigators. Use of a monoclonal antibody directed against the platelet glycoprotein Ⅱb/Ⅲa receptor in high risk coronary angioplasty. N Engl J Med, 1994, 330: 956-961.

7. The EPIC Investigators. Platelet glycoprotein Ⅱb/Ⅲa receptor blockade and low-dose heparin during percutaneous coronary revascularization. N Engl J Med, 1997, 336: 1689-1696.
8. Montelescot G, Barragan P, et al. Platelet glycoprotein 2b3a inhibition with coronary stenting for acute myocardial infarction. N Engl J Med, 2001, 344: 1895-1903.
9. Oler A, Whooley MA, Oler J, et al. Adding heparin to aspirin reduces the incidence of myocardial infarction and death in patients with unstable angina. A meta analysis. JAMA, 1996, 276: 811-815.
10. Goodman SG, Cohen M, Bigonzi F, et al. Randomized trial of low molecular weight heparin (enoxaparin) versus unfractionated heparin for unstable coronary artery disease: One-year results of the ESSENCE study. J Am Coll Cardiol, 2000, 36: 693-698.
11. Mahaffey KW, Cohen M, Garg J, et al. High-risk patients with acute coronary syndromes treated with low-molecular-weight or unfractionated heparin: outcomes at 6 months and 1 year in the SYNERGY trial. JAMA, 2005, 294 (20): 2594-2600.
12. Wallentin L, Goldstein P, Armstrong PW, et al. Efficacy and safety of tenecteplase in combination with the low-molecular-weight heparin enoxaparin or unfractionated heparin in the prehospital setting: The Assessment of the Safety and Efficacy of a New Thrombolytic Regimen (ASSENT) -3 PLUS randomized trial in acute myocardial infarction. Circulation, 2003, 108 (2): 135-142.
13. Antman EM, Morrow DA, McCabe C, et al. Enoxaparin versus Unfractionated Heparin with Fibrinolysis for ST-Elevation Myocardial Infarction. N Engl J Med, 2006, 354: 1477-1488.
14. Yusuf S, Wittes J, Friedman L. Overview of results of randomized clinical trials in heart disease Ⅱ. Unstable angina, heart failure, primary prevention with aspirin, and risk factor modification. JAMA, 1988, 260: 2259-2263.
15. Dargie HJ. Effect of carvedilol on outcome after myocardial infarction in patients with left-ventricular dysfunction: The CAPRICORN randomized trial. Lancet, 2001, 358: 1457-1458.
16. MERIT-HF study group. Effect of metoprolol CR/XL in chronic heart failure: metoprolol CR/XL randomized trial in CHF. Lancet, 1999, 353: 2001-2007.
17. Ray KK, Cannon CP, McCabe CH, et al. PROVE IT-TIMI 22 Investigators. Early and late benefits of high-dose atorvastatin in patients with acute coronary syndromes: results form the PROVE IT-TIMI 22 trial. J Am Coll Cardiol, 2005, 46 (8): 1405-1410.
18. Fonarow GC, Wright RS, Spencer FA, et al. Effect of statin use within the first 24 hours of admission for acute myocardial infarction on early mobidity and mortality. Am J Cardiol, 2005, 96 (5): 611-616.
19. de Kam PJ, Voors AA, van den Berg MP, et al. on behalf of the FAMIS CAPTIN and CATS Investigators Effect of very early angiotensin-converting enzyme inhibition on LV dilation after myocardial infarction in patients receiving thrombolysis Results of a meta-analysis of 845 patients. J Am Coll Cardiol, 2000, 36: 2047-2053.
20. Pitt B, Poole-Wilson PA, Segal R, et al. Effect of Losartan compared with captopril on mortality in patients with symptoms of heart failure randomized trial: The Losartan Heart Failure Survival Study ELITE Ⅱ. Lancet, 2000, 255: 1582-1587.
21. McMurray J, Solomon S, Pieper K, et al. The Effect of Valsartan, Captopril, or Both on Atherosclerotic Events After Acute Myocardial Infarction An Analysis of the Valsartan in Acute Myocardial Infarction Trial (VALIANT). J Am Coll Cardiol, 2006, 47: 726-733.
22. Smith SS, et al. ACC/AHA/SCAI 2005 Guideline update for percutaneous coronary intervention. Cath and Cardiovasc Intervent, 2006, 67: 87-112.

第三章 急性心肌梗死的药物治疗

急性心肌梗死（acute myocardial infarction，AMI）依然是目前导致成人死亡最重要的病因之一。美国2009年心脏病与卒中统计报告指出，每3例死亡患者中就有1例死于心血管疾病，每5例死亡患者中有1例死于AMI。根据体表心电图是否有相应导联ST段抬高，可以分为ST段抬高型急性心肌梗死（ST segment elevation acute myocardial infarction，STE-AMI）和非ST段抬高型急性心肌梗死（Non-ST segment elevation AMI，NSTE-AMI）。AMI与不稳定型心绞痛（unstable angina pectoris，UA）病理生理机制非常相似，统称为急性冠状动脉综合征（acute coronary syndrome，ACS），即以冠状动脉粥样硬化斑块破裂（rupture）或糜烂（erosion），继发斑块表面血栓形成（thrombosis）和（或）远端血栓栓塞（embolization），造成完全或不完全的心肌缺血为特征的一组疾病。

STE-AMI患者具有典型的缺血性胸痛症状，且心电图相应导联ST段持续（>20min）抬高。STE-AMI通常反映了冠状动脉急性完全闭塞，血栓成分以纤维蛋白和红细胞为主，即红血栓（red thrombus）。STE-AMI的治疗目标是通过直接血管成形术（primary angioplasty）或溶栓治疗（fibrinolytic therapy）获得快速、完全和持续的心肌灌注。NSTE-AMI患者通常也具有典型的缺血性胸痛症状，但心电图未见ST段持续抬高，而仅表现为ST段压低，T波低平、倒置或假性正常化（pseudonormalization），也可大致正常。NSTE-AMI通常反映了冠状动脉非完全闭塞，血栓成分以血小板为主，即白血栓（white thrombus）。这类患者的初始治疗以抗栓和缓解缺血症状为主，同时动态监测心电图及心肌损伤标志物的变化。STE-AMI与NSTE-AMI在诊断和治疗方面有相似之处，但不完全相同。

第一节 NSTE-AMI的药物治疗

NSTE-AMI急性期主张卧床休息1～3天，吸氧，持续心电监护。低危患者如留院观察期间未再发生心绞痛，心电图也无缺血改变，无左心衰竭的临床证据，12～24h内未发现CK-MB升高，肌钙蛋白正常，可留院观察24～48h后出院。对于中危或高危患者，特别是cTnT或cTnI升高者，住院时间相对延长，内科治疗也应强化。急性期强化药物治疗包括：抗血小板治疗、抗凝治疗、抗缺血治疗及调脂治疗等。有些患者经过强化的内科治疗，病情即趋于稳定；另一些患者经保守治疗无效，可能需要早期行介入治疗。

一、抗血小板治疗

1. 阿司匹林　阿司匹林是AMI抗栓治疗的基石，它通过不可逆地抑制血小板内环氧化酶-1，防止血栓烷A2形成，从而阻断血小板聚集。使用阿司匹林有效的循证医学证据来自于里程碑式的国际心肌梗死生存研究（ISIS-2），该试验证明，阿司匹林能够显著降低患者的死亡率。此研究结果公布后，阿司匹林已经用于几乎所有的 AMI 患者，而其他临床试验也提供了其用于不稳定型心绞痛和 NSTE-AMI 有效的强有力证据。建议的常规剂量是每天 325mg。对于长期使用的患者，每天剂量 75～81mg 是安全、有效的最佳平衡点。所有 NSTE-ACS 患者，只要没有禁忌证，均推荐使用阿司匹林。起始负荷剂量为 160～325mg（非肠溶制剂），急性期剂量应在 150～300mg/d 之间，3 天后可改为小剂量即 75～100mg/d 维持治疗。

2. 二磷酸腺苷（ADP）受体拮抗剂　噻氯匹定和氯吡格雷是 ADP 受体拮抗剂，它们对血小板的抑制是不可逆的，噻氯匹定作用不如阿司匹林快，需要数天才能达到最大作用。噻氯匹定的副作用限制了其应用，其副作用包括：胃肠道反应（腹泻、腹痛、恶心、呕吐），中性粒细胞减少和罕见的血栓性血小板减少（TTP）等。因此在使用噻氯匹定时，需要每 2 周监测全血细胞计数。至于氯吡格雷，CAPRIE（the Clopidogrel versus Aspirin Patients at Risks of Ischemia Events）研究共入选 19 185 例患者，随机口服阿司匹林 325mg/d 或氯吡格雷 75mg/d，缺血性卒中、心肌梗死或血管性死亡的相对危险度，氯吡格雷组与阿司匹林组相比降低了 8.7%（$P=0.043$），提示氯吡格雷的疗效等于或大于阿司匹林，因而对不能耐受阿司匹林者，氯吡格雷可作为替代治疗。此外，CURE（Clopidogrel in Unstable Angina to Prevent Recurrent Events）试验证明，阿司匹林联合使用氯吡格雷，心血管死亡、心肌梗死或卒中的发生率明显低于单用阿司匹林 [9.3% *vs.* 11.5%，相对危险度（RR）=0.80，$P<0.01$]。PCI-CURE 试验证明，PCI 患者中阿司匹林联合使用氯吡格雷与单用阿司匹林比较，PCI 后 30 天的心血管死亡、心肌梗死或急诊靶血管重建治疗发生率明显降低（4.5% *vs.* 6.4%，RR=0.70，$P=0.03$），1 年的上述终点事件也明显降低。因此在 PCI 患者中应常规使用氯吡格雷。所有无禁忌证的患者推荐立即给予氯吡格雷 300～600mg 的负荷剂量，然后每天 75mg 维持。只要没有严重出血危险，氯吡格雷应维持使用 12 个月。对阿司匹林禁忌的所有患者都应使用氯吡格雷替代。在考虑行 PCI 治疗的患者，可使用 600mg 氯吡格雷作为负荷剂量以更迅速地抑制血小板的功能。阿司匹林＋氯吡格雷可以增加择期 CABG 患者术中、术后大出血危险，因而准备行 CABG 者，应停用氯吡格雷 5～7 天。

双联抗血小板治疗（阿司匹林加氯吡格雷）在初发事件后应持续应用 12 个月。不鼓励在症状发生后的最初 12 个月内短时间停用双重抗血小板药（阿司匹林＋氯吡格雷）。发生大出血、危及生命的出血或在即使轻微的出血也可导致严重后果的部位进行外科手术（如颅脑或脊柱手术）时，必须短时间停用抗血小板药。不鼓励长时间或永久停用阿司匹林、氯吡格雷或两者同时停用，除非有临床需要。需要根据最初判断的危险性、是否置入支架及其类型、事件发生和（或）血运重建术与建议停用抗血小板药之间的时间窗、其他因素来对再次发生缺血事件的危险性作出考虑。

3. 血小板 GPⅡb/Ⅲa 受体拮抗剂：血小板 GPⅡb/Ⅲa 受体拮抗剂有阿昔单抗（鼠科动物单克隆抗体的 Fab 片断）、依替巴肽（eptifibatide，环状七肽）和替罗非班（tirofiban，非肽类）。阿司匹林、氯吡格雷和 GPⅡb/Ⅲa 受体拮抗剂联合应用是目前最强的抗血小板措施。GUOSTO-Ⅳ-ACS、PRISM、PRISM-PLUS、PURSUIT、CAPTURE 等试验研究了各种 GPⅡb/Ⅲa 受体拮抗剂对 ACS 的疗效。结果显示 GPⅡb/Ⅲa 受体拮抗剂在行 PCI 的 NSTE-AMI 患者中可能明显受益。而对不准备行 PCI 的低危患者，获益不明显。因此 GPⅡb/Ⅲa 受体拮抗剂只建议用于准备行 PCI 的 ACS 患者，或不准备行 PCI，但有高危特征的 ACS 患者。而对不准备行 PCI 的低危患者不建议使用 GPⅡb/Ⅲa 受体拮抗剂。

在中危和高危的患者，尤其是存在肌钙蛋白升高、ST 段压低或糖尿病者，建议在使用口服抗血小板的基础上，加用 GPⅡb/Ⅲa 受体拮抗剂。在冠状动脉造影前的初始治疗中使用了 GPⅡb/Ⅲa 受体拮抗剂者，PCI 术中和术后应维持应用原来的药物。在未预先使用 GPⅡb/Ⅲa 受体拮抗剂而计划进行 PCI 的高危患者，建议在造影后立即使用 GPⅡb/Ⅲa 受体拮抗剂。GPⅡb/Ⅲa 受体拮抗剂应该和抗凝药联合应用。

二、抗凝治疗

NSTE-AMI 中早期使用肝素，可以降低患者 AMI 和心肌缺血的发生率，联合使用阿司匹林获益更大。低分子肝素（low molecular heparin，LMWH）与普通肝素疗效相似，疗效优于普通肝素。LMWH 可以皮下注射，无需监测活化部分凝血活酶时间（APTT），较少发生肝素诱导的血小板减少，因此在某些情况下可以替代普通肝素。普通肝素和 LMWH 在 NSTE-AMI 治疗中都是作为Ⅰ类建议被推荐的。在急诊介入治疗方案中，应立即开始使用普通肝素或 LMWH；PCI 术时，无论最初使用的抗凝药是普通肝素还是 LMWH，应在术中继续使用；PCI 术后 24h 内可以停用抗凝药物。在药物治疗方案中，LMWH 可持续使用至出院时。

其他直接抗凝血酶制剂只是用于肝素诱导的血小板减少患者的抗凝治疗。CARS 等试验显示，华法林低强度或中等强度抗凝不能使 UA/NSTE-AMI 患者受益，因而不宜使用。但是如果有明确指征，如合并心房颤动和人工机械瓣，则应当使用华法林。

根据 2007 年中国《不稳定型心绞痛和非 ST 段抬高型心肌梗死诊断与治疗指南》，NSTE-AMI 抗血小板与抗凝治疗的建议如下。

Ⅰ类

（1）应当迅速开始抗血小板治疗。首选阿司匹林，一旦出现胸痛的症状，立即给药并持续用药（证据水平 A）。

（2）阿司匹林过敏或胃肠道疾病不能耐受阿司匹林的患者，应当使用氯吡格雷（证据水平 A）。

（3）在不准备行早期经皮冠状动脉介入治疗（PCI）的住院患者，入院时除了使用阿司匹林外，应联合使用氯吡格雷 9~12 个月（证据水平 B）。

（4）准备行 PCI 的住院患者，置入金属裸支架者，除阿司匹林外还应该使用氯吡格雷 1 个月以上，置入药物支架者除使用阿司匹林外还应该使用氯吡格雷 12 个月（证据水平 C）。

（5）准备行择期冠状动脉旁路移植术（CABG）并且正在使用氯吡格雷的患者，若病情允许，应当停药 5~7 天（证据水平 B）。

（6）除了使用阿司匹林或氯吡格雷进行抗血小板治疗外，还应当使用静脉普通肝素或皮下低分子肝素（LMWH）抗凝（证据水平 A）。

（7）准备行 PCI 的患者，除使用阿司匹林和普通肝素外，还可以使用血小板膜糖蛋白（GP）Ⅱb/Ⅲa 受体拮抗剂（证据水平 A）。

Ⅱa类

(1) 持续性缺血、肌钙蛋白升高、不准备行有创治疗但有其他高危表现的患者，除了使用阿司匹林和 LMWH 或普通肝素外，应加用 GPⅡb/Ⅲa 受体拮抗剂依替巴肽或替罗非班（证据水平 A）。

(2) 不准备在 24h 内行 CABG 的患者，使用低分子肝素作为 UA/NSTE-AMI 患者的抗凝药物（证据水平 A）。

(3) 已经使用普通肝素、阿司匹林和氯吡格雷，并且准备行 PCI 的患者，使用 GPⅡb/Ⅲa 受体拮抗剂。也可以只是在 PCI 前使用 GPⅡb/Ⅲa 受体拮抗剂（证据水平 B）。

Ⅱb类

对于没有持续性缺血并且没有其他高危表现的患者或不准备行有创治疗的患者，除了使用阿司匹林和低分子肝素或普通肝素以外，使用依替巴肽或替罗非班（证据水平 A）。

Ⅲ类（不推荐应用）

(1) 没有急性 ST 段抬高、正后壁心肌梗死或新发左束支传导阻滞的患者，进行静脉溶栓治疗（证据水平 A）。

(2) 不准备行 PCI 的患者使用阿昔单抗（证据水平 A）。

各种抗血小板和抗凝药物的使用方法如表 1-6 所示。

表 1-6 各种抗血小板和抗凝药物用法

药物	用法
阿司匹林	开始剂量 150～300mg，然后 75～150mg/d
氯吡格雷	负荷剂量 300mg，然后 75mg/d
噻氯匹定	负荷剂量 500mg；然后 250mg，每日 2 次；2 周后改为 250mg/d，治疗期间监测血小板和血细胞计数
普通肝素	60～70IU/kg，静脉团注（bolus），最大剂量 5000IU。然后静脉滴注 12～15IU/（kg·h），最大剂量 1000IU/h。将 APTT 控制在对照值的 1.5～2.5 倍
达肝素	120IU/kg，皮下注射，每 12 小时 1 次；最大剂量 10 000IU，每 12 小时 1 次
依诺肝素	1mg/kg，皮下注射，每 12 小时 1 次，首剂可以 1 次静脉滴注 30mg
那屈肝素	0.1ml/10kg，皮下注射，每 12 小时 1 次，首剂可 1 次静脉滴注 0.4～0.6ml
替罗非班	0.4μg/（kg·min）静脉滴注 30min，继以 0.1μg/（kg·min）静脉滴注 48～96h

三、抗缺血治疗

中高危患者的抗缺血治疗：进行性缺血且对初始药物治疗反应差的患者，以及血流动力学不稳定的患者，均应入监护病房进行监测和治疗。血氧饱和度（SaO_2）＜90%，或有发绀、呼吸困难或其他高危表现患者，给予吸氧。连续监测心电图，以及时发现致死性心律失常和缺血，并予以处理。

1. 硝酸酯类 硝酸酯能降低心肌需氧，同时增加心肌供氧，对缓解心肌缺血有帮助。心绞痛发作时，可舌下含服硝酸甘油，每次 0.5mg，必要时每间隔 5min 使用一次，可以连用 3 次，或使用硝酸甘油喷雾剂。使用硝酸甘油后症状无缓解且无低血压的患者，可从静脉滴注硝酸甘油中获益。

NSTE-AMI 患者使用硝酸酯类是基于病理生理学和广泛、非对照的临床观察结果，没有随机、安慰剂对照的试验来证实其有减轻症状或减少心脏事件的作用。尽管如此，硝酸酯类仍是控制 NSTE-AMI 心肌缺血的重要药物。一项对溶栓前使用硝酸酯类药物的临床试验的综述提示，其可使 AMI 患者的死亡率显著降低 35%。获益可能与缩小梗死面积、改善局部心肌功能以及减轻左/右心室前负荷有关。更新的大规模临床试验均未能显示出静脉硝酸酯或长效口服硝酸酯对 AMI 患者的益处。然而，在这些试验中，对照组的大部分患者在入院前几天也使用了硝酸酯类制剂，从而混淆了对药物作用的评价。

应用硝酸酯类药物后症状不缓解或是充分抗缺血治疗后症状复发，且无低血压及其他不能耐受的情况时，一般可静脉注射硫酸吗啡 3mg，必要时 5～15min 重复使用 1 次，以减轻症状，保证患者舒适感。

2. β受体阻滞剂　β受体阻滞剂通过负性肌力和负性频率作用，降低心肌需氧量和增加冠状动脉灌注时间，因而有抗缺血作用。大部分的使用 β 受体阻滞剂治疗 AMI 的数据来自于再灌注治疗时代之前。已有广泛的证据支持使用 β 受体阻滞剂能减少心肌缺血的复发和心律失常发生率并提高生存率。静脉使用 β 受体阻滞剂的最大规模试验 ISIS-1，提示了其主要获益是减少了心脏破裂的发生。数年之前，两个再灌注时静脉使用 β 受体阻滞剂的相对小型的安慰剂对照临床试验结果显示：早期静脉及随后口服美托洛尔（美多心安），可以减少心肌缺血复发。此试验规模相对较小，然而，其主要终点——保护心功能没有获得有意义的结果。VandeWerf 等进行的第二个试验中，发现使用美多心安组不仅结果是阴性的，而且发现 β 受体阻滞剂有增加肺水肿的风险。最新且非常大型的临床试验 COMMIT，共入选了 45 852 例 AMI 患者（其中 ST 段抬高或者束支传导阻滞患者的比例有 93%），结果发现静脉使用美多心安组的死亡率并没有减少；反而发现静脉使用美多心安增加了心源性休克的风险。在 GUSTO-Ⅰ试验中，静脉使用 β 受体阻滞剂（该组占试验总人数的 44%）与临床不良预后有关，包括更高的死亡率和充血性心力衰竭。CAPRICORN 试验共入选了心肌梗死症状出现 3～21 天内的 1959 例患者，他们中的大多数接受再灌注治疗。在长达 2 年的随访期间，发现对于射血分数低于 40% 的患者使用 β 受体阻滞剂卡维地洛可以减少 23% 的死亡率。因此，对于梗死后射血分数降低的患者应该考虑使用 β 受体阻滞剂。重要的一点是，此时所用剂量同心肌梗死急性期所用剂量不同。

没有禁忌证时应当早期开始使用 β 受体阻滞剂，高危及有进行性静息性疼痛的患者，应先静脉使用，然后改为口服。中低危者可以口服 β 受体阻滞剂。应当优先选用无内源性拟交感活性的 β 受体阻滞剂。使用 β 受体阻滞剂的禁忌证为：第一度房室传导阻滞（AVB）（P-R 间期 >0.24s）、任何形式的第二度或第三度 AVB 而无起搏器保护、严重的心动过缓（<50 次/min）、低血压[收缩压（SBP）<90mmHg（1mmHg=0.133kPa）]、有哮喘病史或严重慢性心力衰竭。慢性阻塞性肺病（COPD）患者应当非常小心地使用 β_1 受体阻滞剂。β 受体阻滞剂使用剂量及方法具体见表 1-7。以下给药方案可供选择：缓慢静脉推注 5mg 美托洛尔（1～2min 内），每 5min 给药 1 次，共 3 次。最后一次静脉注射后开始口服治疗，美托洛尔 25～50mg，每 6～8h 1 次，共 48h，之后维持量用 25～100mg，每日 2 次，有条件应使用缓释片。使用 β 受体阻滞剂治疗期间，应经常监测心律、心率、血压及心电图，并且听诊肺部有无啰音和支气管痉挛。使用 β 受体阻滞剂的目标心率为 50～60 次/分。NSTE-AMI 患者使用 β 受体阻滞剂受益的证据是基于有限的随机试验资

料、病理生理学机制及其他临床情况（稳定型心绞痛、AMI 或心力衰竭）的经验。

3. 钙通道阻滞剂　硝苯地平禁用于 AMI，因为它有内源性负性肌力作用，反射性激活交感神经，引发心动过速和低血压。在 4 个安慰剂对照的 AMI 后试验中（非再灌注），硝苯地平过多的不良反应提示可能出现了冠状动脉窃血，是血管扩张不平衡和降低了冠状动脉灌注压所致。其他钙通道阻滞剂如维拉帕米（异搏定）或硫氮䓬酮，可用于特殊适应证，如治疗室上性心动过速或当硝酸酯类和 β 受体阻滞剂无效或不能充分耐受时的梗死后心绞痛的发作。ACS 在没有联合使用 β 受体阻滞剂时，应避免使用快速释放的短效钙通道阻滞剂，因其可增加不良事件的发生。肺水肿或严重左心功能不全者，应避免使用维拉帕米和地尔硫䓬。慢性左心功能不全患者可以耐受氨氯地平和非洛地平。所有钙通道阻滞剂在 NSTE-AMI 的获益主要限于控制缺血症状，因此建议将钙通道阻滞剂作为硝酸酯和 β 受体阻滞剂后的第二或第三选择。不能使用 β 受体阻滞剂的患者，可选择减慢心率的钙通道阻滞剂维拉帕米和地尔硫䓬。

根据 2007 年中国《不稳定型心绞痛和非 ST 段抬高型心肌梗死诊断与治疗指南》，NSTE-AMI 抗缺血治疗建议如下。

Ⅰ类

（1）静息性胸痛正在发作的患者，床旁连续心电图监测，以发现缺血和心律失常（证据水平 C）。

（2）舌下含服或口喷硝酸甘油后静脉滴注，以迅速缓解缺血及相关症状（证据水平 C）。

（3）有发绀或呼吸困难的患者吸氧，使手指脉搏血氧仪或动脉血气测定的动脉血氧饱和度（SaO_2）>90%，缺氧时需要持续吸氧（证据水平 C）。

（4）硝酸甘油不能即刻缓解症状或出现急性肺充血时，静脉注射硫酸吗啡（证据水平 C）。

（5）如果有进行性胸痛，并且没有禁忌证，口服 β 受体阻滞剂，必要时静脉注射（证据水平 B）。

（6）频发性心肌缺血并且 β 受体阻滞剂为禁忌证时，在没有严重左心功能受损或其他禁忌证时，可以开始非二氢吡啶类钙通道阻滞剂（如维拉帕米或地尔硫䓬）治疗（证据水平 B）。

Ⅱa 类

（1）没有禁忌证，并且 β 受体阻滞剂和硝酸甘油已使用全量的复发性缺血患者，口服长效钙通道阻滞剂（证据水平 C）。

（2）所有 ACS 患者使用 ACEI（证据水平 B）。

（3）药物加强治疗后仍频发或持续缺血者，或冠状动脉造影之前或之后血流动力学不稳定者，使用主动脉内球囊反搏（IABP）治疗严重缺血（证据水平 C）。

Ⅱb 类

（1）非二氢吡啶类钙通道阻滞剂缓释制剂替代 β 受体阻滞剂（证据水平 B）。

（2）二氢吡啶类钙通道阻滞剂短效制剂与 β 受体阻滞剂合用（证据水平 B）。

Ⅲ类（不推荐应用）

（1）使用西地那非 24h 内使用硝酸甘油或其他硝酸酯类药物（证据水平 C）。

（2）没有 β 受体阻滞剂时使用短效二氢吡啶类钙通道阻滞剂，变异性心绞痛除外（证据水平 A）。

NSTE-AMI 抗缺血治疗的常用药物及使用方法如表 1-7 所示。

表 1-7 NSTE-AMI 时抗缺血治疗常用药物及使用方法

药　物	给药途径	剂　量	注意事项
硝酸酯类			
1. 硝酸甘油	舌下含服	0.5mg，5～10min 后可重复	作用持续 1～7min
	喷雾剂	0.5～1.0mg	作用持续 1～7min
	皮肤贴片	2.5～10mg，每 24h 1 次	持续贴用易致耐药性
	静脉制剂	5～200μg/min，根据情况递增	持续静脉滴注易致耐药性
2. 二硝基异山梨醇	口服片	10～30mg，3～4 次/日	
	口服缓释片	40mg，1～2 次/日	
	静脉制剂	1～2mg/h 开始，根据个体需要调整剂量，最大剂量不超过 8～10mg/h	持续静脉滴注易致耐药性
3. 单硝基异山梨酯	口服片	20mg，2 次/日	
	口服控释/缓释片/胶囊	40～60mg，1 次/日	
β受体阻滞剂			
1. 普萘洛尔	口服片	10～80mg，2 次/日	非选择性β受体阻滞
2. 美托洛尔	口服片	25～100mg，2 次/日	$β_1$ 选择性
3. 阿替洛尔	口服片	25～50mg，2 次/日	$β_1$ 选择性
4. 比索洛尔	口服片	5～10mg，1 次/日	$β_1$ 选择性
钙通道阻滞剂			
1. 硝苯地平缓释/控释片	口服片	30～60mg，1 次/日	长效
2. 氨氯地平	口服片	5～10mg，1 次/日	长效
3. 非洛地平（缓释）	口服片	5～10mg，1 次/日	长效
4. 尼卡地平（缓释）	口服片	40mg，2 次/日	中效
6. 地尔硫䓬（缓释）	口服片	90～180mg，1 次/日	长效
7. 地尔硫䓬（普通片）	口服片	30～60mg，3 次/日	短效
8. 维拉帕米（缓释）	口服片	120～240mg，1 次/日	长效
9. 维拉帕米（普通片）	口服片	40～80mg，3 次/日	短效
硫酸吗啡	静脉	1～5mg，静脉注射，必要时 5～30min 重复 1 次	引起呼吸和（或）循环障碍时，可以静脉注射纳洛酮 0.4～2.0mg 纠正

四、调脂治疗

目前已有较多的证据（PROVE IT、AtoZ、MIRACL 等）显示，在 ACS 早期给予他汀类药物，可以改善预后，降低终点事件，这可能和他汀类药物抗炎症及稳定斑块作用有关。心肌梗死溶栓 22（Pravastatin or Atorvastatin Evaluation and Infection—Thrombolysis in Myocardial Infarction 22，PROVE-IT 22）研究中，4162 例 ACS 患者随机分入常规降脂组（普伐他汀 40mg/d）或强化降脂治疗组（阿托伐他汀 80mg/d），平均随访 24 个月。结果表明，与常规降脂组比，强化降脂组的复合终点（各种原因死亡、心肌梗死、需要再住院的确诊不稳定型心绞痛、随机分组后 30 天发生血运重建和脑卒中）发生率降低

16%（P<0.005），强化组的 LDL-C 降低至 1.86mmol/L（72mg/dl）。结论：对 ACS 患者，强化降脂治疗在减少重大心血管事件方面优于常规治疗。A 到 Z 试验（A to Z study）的 Z 阶段为降脂治疗试验，目的为比较他汀早期积极治疗与一般治疗对 ACS 的结果。4497 例 ACS 患者，血 TC<6.22mmol/L（240mg/dl），随机双盲分入：（1）积极治疗组（2265 例），给辛伐他汀 40mg/d，1 个月后增至 80mg/d；（2）一般治疗组（2232 例），先给予安慰剂 4 个月，再给予辛伐他汀 20mg/d，随访 2 年。治疗中 LDL-C 水平在一般组服安慰剂时为 3.16mmol/L（122mg/dl），服辛伐他汀 20mg/d 后为 1.99mmol/L（77mg/dl）；而在积极治疗组中服辛伐他汀 40mg/d 后为 1.76mmol/L（68mg/dl），80mg/d 后为 1.63mmol/L（63mg/dl）。积极治疗组与一般治疗组相比，复合终点事件（心血管死亡、非致死性心肌梗死、急性冠状动脉综合征、卒中）的发生率下降（14.4% vs. 16.7%，$P=0.14$），心血管死亡率下降（4.1% vs. 5.4%，$P=0.05$）；治疗的前 4 个月两组无差异，治疗 4 个月后积极治疗组优于一般治疗组（$P=0.02$）。肌病的发生：辛伐他汀 80mg/d 时有 9 例，其中 3 例有横纹肌溶解；20～40mg/d 时 0 例，安慰剂时 1 例。结论：早期积极开始他汀类药物治疗趋向于有益，但未达到预期终点目标。大剂量辛伐他汀治疗，肌病的发生有所增多。积极降脂治疗减少心肌缺血事件研究（Myocardial Ischemia Reduction with Aggressive Cholesterol Lowering，MIRACL）观察了 3086 例不稳定型心绞痛或无 ST 段抬高型急性心肌梗死住院患者，于住院 96h 内随机分为阿托伐他汀（80mg/d）治疗组和安慰剂组，平均观察 16 周，观察结果为主要联合终点（死亡、非致死性心肌梗死、心肺复苏或再次发作心绞痛并需住院治疗）发生的危险性。阿托伐他汀组（14.8%）比对照组（17.4%）降低 16%（$P=0.048$），研究表明 ACS 患者早期应用他汀类药物治疗可显著减少心肌缺血事件再发。因此无论胆固醇水平如何，建议在所有的 NSTE-AMI 患者中使用他汀类药物（在无禁忌证的情况下），入院后早期开始使用（在 1～4 天内），LDL-C 的目标值是<2.6mmol/L（100mg/dl）。LDL-C 目标值为<1.81mmol/L（70mg/dl）的强化降脂治疗可在入院后 10 天内开始。

五、血管紧张素转化酶抑制剂（ACEI）

在过去的 10 年里，心血管药物的最重要进展之一就是证明了血管紧张素转换酶抑制剂可以提高左心功能不全患者的生存率。在几项 AMI 的临床试验中，已经证实各种 ACEI 总体可提高生存率，减少心力衰竭发生率，而且在某些特定研究中，减少了再梗死发生率和需要血运重建率。建议对前壁（近端或中段左前降支）AMI，AMI 并发心力衰竭或射血分数小于 40%，或同时具有这两种情况的患者，在发病后 24h 内开始使用 ACEI。宜从小剂量开始逐渐加量，以免导致低血压，特别是首剂给予的时候。应在患者住院第一天血压稳定后即开始治疗。心脏结果预防评价试验发现雷米普利同安慰剂相比，对于广泛的冠心病患者人群，能使死亡、再发心肌梗死、卒中或需要血运重建的发生率降低 20% 或更多。联合使用 ACEI 和 β 受体阻滞剂治疗 AMI 后无症状的左心室功能低下患者，还可产生附加益处。最近，对于心肌梗死合并心力衰竭或者射血分数小于 40% 的心肌梗死患者使用缬沙坦或者卡托普利进行了研究。在 VALIANT 试验中，入选了 14 703 例患者，选择死亡率作为主要的终点事件。缬沙坦组、缬沙坦合并用药组、对照组三组之间死亡率没有差别，而且缬沙坦和其合并用药组除了发现有较低的咳嗽发生率或者血管神经性水肿（仅针对缬沙坦）外，没有其他的临床获益。如果心肌梗死患者不能耐受 ACEI，缬沙坦或许是一个替代的选择。

2007 年中国《不稳定型心绞痛和非 ST 段抬高型心肌梗死诊断与治疗指南》建议：ACEI 用于左心室收缩功能障碍或心力衰竭、高血压患者，以及合并糖尿病的 ACS 患者（推荐类别Ⅰ，证据水平 B）。

六、溶栓治疗

对于 NSTE-AMI 后患者，除非其是真正的后壁心肌梗死，通常无梗死相关动脉闭塞，所以溶栓治疗未能显示获益。TIMI-ⅢB，ISIS-2，GISSI-1 等试验均证明 NSTE-AMI 时使用溶栓疗法不能明显获益，相反会增加心肌梗死的危险。原因是冠状动脉附壁血栓为非闭塞性血栓，有可能使纤溶酶原激活剂产生自由凝血酶促进血小板的聚集和自动级联反应生成凝血酶。从本质上这种溶栓治疗的促血栓生成作用具有导致冠状动脉闭塞的风险，应该避免使用。

七、二级预防

NSTE-AMI 的急性期通常 2 个月。在此期间演变为心肌梗死或死亡的危险性最高。急性期后 1~3 个月，多数患者的临床过程与慢性稳定型心绞痛者相同，可按慢性稳定型心绞痛指南进行危险分层和治疗。NSTE-AMI 的平均住院时间应视病情而定。一般低危患者可住院观察治疗 3~5 天，高危患者可能需要延长住院时间。早期 PCI 可能缩短高危患者的住院时间。

出院后患者应坚持住院期间的治疗方案，但是必须适合门诊治疗的特点，同时消除和控制存在的冠心病危险因素。所谓的 ABCDE 方案［A：阿司匹林、ACEI、血管紧张素Ⅱ受体拮抗剂（ARB）和抗心绞痛；B：β受体阻滞剂和控制血压；C：降低胆固醇和戒烟；D：合理膳食和控制糖尿病；E：给予患者健康教育和指导其进行适当的运动］对于治疗有帮助。

出院后的药物治疗：出院后药物治疗的目的：①改善预后：如阿司匹林、β受体阻滞剂、调脂药物（特别是他汀类药物）、ACEI（特别对 LVEF＜40% 的患者）、糖尿病等；②控制缺血症状：如硝酸酯类、β受体阻滞剂和钙通道阻滞剂；③控制主要危险因素：如吸烟、高脂血症、高血压和糖尿病等。

根据 2007 年中国《不稳定型心绞痛和非 ST 段抬高型心肌梗死诊断与治疗指南》，出院后长期二级预防建议如下。

Ⅰ类

（1）无禁忌时，阿司匹林 75~150mg/d（证据水平 A）。

（2）由于过敏或胃肠道严重不适而不能耐受阿司匹林，而且无禁忌证时，使用氯吡格雷 75mg/d（证据水平 A）。

（3）NSTE-AMI 后，联合应用阿司匹林和氯吡格雷 9~12 个月（证据水平 B）。

（4）无禁忌证时使用 β 受体阻滞剂抗缺血（证据水平 A）。

（5）β 受体阻滞剂治疗缺血无效时（证据水平 B）或 β 受体阻滞剂有禁忌或发生严重副作用时（证据水平 C）使用钙通道阻滞剂，避免使用短效的二氢吡啶类钙通道阻滞剂，变异型心绞痛除外。

(6) ACS 患者包括血管重建治疗的患者，出院后应坚持口服他汀类降脂药物和控制饮食，低密度脂蛋白胆固醇（LDL-C）目标值<2.59mmol/L（100mg/dl），高危患者可将 LDL-C 降至 2.07mmol/L（80mg/dl）以下（证据水平 A）。

(7) LDL-C 达标后，单独出现高密度脂蛋白胆固醇（HDL-C）<1.04mmol/L（40mg/dl）或同时存在其他血脂指标异常，可联合使用贝特类或烟酸类药物（证据水平 B）。

(8) 慢性心力衰竭、左心功能不全（LVEF<40%）、高血压或糖尿病的患者口服 ACEI（证据水平 A）。

(9) 控制高血压<140/90mmHg（证据水平 B）。

(10) 糖尿病患者严格控制血糖水平［糖化血红蛋白（HbA1C）<6.5%］（证据水平 B）。

(11) 用硝酸酯类控制心绞痛（证据水平 C）。

(12) 鼓励患者戒烟，同时还应当鼓励与患者一同生活的家庭成员戒烟，以强化戒烟效果和降低被动吸烟的危险（证据水平 B）。

(13) 肥胖的患者应当减重，重点是强调控制饮食和适当运动（证据水平 B）。

(14) 给予患者运动指导（证据水平 C）。

Ⅱa 类

(1) HDL-C<1.04mmol/L（40mg/dl）和甘油三酯（TG）>5.2mmol/L（200mg/dl）的患者，使用贝特类或烟酸类药物（证据水平 B）。

(2) 绝经后妇女 ACS 发病前已开始雌激素替代治疗（HRT）者，继续该治疗（证据水平 C）。

(3) 所有 ACS 患者使用 ACEI（证据水平 B）。

Ⅱb 类

(1) 合用或不合用阿司匹林的低强度华法林抗凝（证据水平 B）。

(2) 用抗抑郁药治疗抑郁症（证据水平 C）。

Ⅲ类（不推荐应用）

绝经后妇女在 ACS 后开始雌激素替代治疗（证据水平 B）。

第二节 STE-AMI 的药物治疗

STE-AMI 急性期一般治疗与 NSTE-AMI 相似，但 STE-AMI 患者的临床事件多在起病前后短期内发生，因此更加强调早期心电、血压监测的重要性。患者入院后应立即开始一般治疗，并与诊断同时进行，重点是监测和预防不良事件和并发症，及时发现和处理心律失常、血流动力学异常和低氧血症。卧床休息可降低心肌耗氧量、减少心肌损害。对血流动力学稳定且无并发症的 STE-AMI 患者一般卧床休息 1~3 天，对病情不稳定极高危患者卧床时间应适当延长。建立静脉通道：保持给药途径畅通。在抗血小板、抗凝、抗缺血、调脂治疗及长期预防等方面，STE-AMI 与 NSTE-AMI 相似，不同之处主要在于 STE-AMI 可采用溶栓及其辅助抗栓治疗。

一、溶栓治疗

近年来介入治疗技术的快速发展使溶栓在心肌梗死急性期治疗中的地位受到轻视，但是溶栓治疗具有简便、经济、易操作的特点。在欧美国家，接受再灌注治疗的AMI患者溶栓治疗与直接PCI治疗的比例相当。在目前国内经济和医疗资源分布不均衡的条件下，溶栓治疗仍然具有重要地位。而且，新型溶栓药物的研发大大改进了溶栓的开通率和安全性。

1. 溶栓药物的分类　血栓主要成分之一是纤维蛋白原，溶栓药物能够直接或间接激活纤维蛋白溶解酶原，变成纤维蛋白溶解酶并降解纤维蛋白。纤溶酶能够降解不同类型的纤维蛋白（原），包括纤维蛋白原、单链纤维蛋白，但对交链纤维蛋白多聚体的作用弱。在此过程中，纤溶酶原激活剂抑制物也参与调节，活化的纤溶酶受a-抗纤溶酶的抑制以防止纤溶酶原过度激活。溶栓药物多为纤溶酶原激活物或类似物。溶栓药物的发展经历从非特异性纤溶酶原激活剂到特异性纤溶酶原激活剂，从静脉持续滴注药物到静脉注射药物。

（1）第一代溶栓药物：第一代溶栓药物常用的有链激酶（SK）和尿激酶（UK）。SK进入机体后与纤溶酶原按1:1的比例结合成SK-PLG复合物而发挥纤溶活性，SK-PLG复合物对纤维蛋白的降解无选择性，常导致全身性纤溶活性增高。SK为异种蛋白，可引起过敏反应，应避免再次应用链激酶。尿激酶（UK）是从人尿或肾细胞组织培养液中提取的一种双链丝氨酸蛋白酶，可以直接将循环血液中的纤溶酶原转变为有活性的纤溶酶，非纤维蛋白特异性。无抗原性和过敏反应，与SK一样对纤维蛋白无选择性，价格较便宜。

（2）第二代溶栓药物：人重组组织型纤溶酶原激活剂（rt-PA）是临床应用最广泛的溶栓药物，通过基因工程技术制备。可选择性激活血栓中与纤维蛋白结合的纤溶酶原，主要降解血栓中的纤维蛋白，对全身性纤溶活性影响较小。该药半衰期短，需要同时使用肝素，但无抗原性，这类药物价格较高。

（3）第三代溶栓药物：第三代溶栓药物主要采用基因工程改良天然溶栓药物，多为组织型纤溶酶原激活剂（t-PA）的衍生物。溶栓治疗的选择性更强，血浆半衰期延长，适合弹丸式静脉推注，药物剂量和不良反应均减少，使用更方便。已用于临床的t-PA的突变体有瑞替普酶（r-PA）、兰替普酶（n-PA）和替耐普酶（TNK-tPA）等。GUSTO-Ⅰ和GUSTO-Ⅲ研究资料提示，阿替普酶和瑞替普酶开通冠状动脉的作用均优于链激酶。

瑞替普酶（r-PA）是利用基因定点突变克隆技术获得的t-PA突变体，无抗原性。与t-PA比较半衰期较长，可静脉推注，使用更加方便。

不同溶栓药物的比较见表1-8。

2. 溶栓治疗　人们于一个世纪以前发现冠状动脉阻塞的临床表现，但直到1980年才证实梗死动脉血栓性栓塞是ST段抬高型心肌梗死的主要原因。如果溶栓治疗能够迅速完全恢复梗死相关动脉血流和梗死区心肌灌注，则受益最大。溶栓治疗开始治疗时间越早，疗效越好，如有条件可以进行院前溶栓。而且无论性别，有无糖尿病，血压、心率或既往心肌梗死史如何，溶栓治疗均可降低死亡率。对非ST段抬高型心肌梗死及不稳定型心绞痛，溶栓治疗不但无益，可能有害。

表 1-8 不同溶栓药物的比较

	尿激酶	链激酶	阿替普酶	瑞替普酶	替奈普酶
剂量	60min 150万U	30~60min 150万U	90min内可达100mg	10MU×2,每次>2min	30~50mg 根据体重
负荷剂量	无需	无需	无需	需	需
抗原性	无	有	无	无	无
过敏反应	无	有	无	无	无
纤维蛋白原消耗	明显	明显	轻度	中度	极小
90min再通率（%）	未知	50	75	83~85	75
TIMI3级血流恢复率（%）	未知	32	54	60	63

溶栓治疗的获益取决于开始溶栓的时间。心肌梗死发生后，血管开通时间越早，就能挽救更多的心肌。因此，患者一旦确诊后在救护车上进行溶栓治疗能挽救更多的生命。但院前溶栓需要具备以下条件：①急救车上有内科医生。②良好的医疗急救系统，配备有传送心电图的设备，有能够解读心电图的一线医务人员。有能进行远程医疗指挥的负责医生。目前，国内还都是在医院内进行溶栓治疗。

（1）适应证：①STE-AMI 症状出现 12h 内，心电图两个相邻胸前导联 ST 段抬高≥0.2mV 或肢体导联 ST 段抬高≥0.1mV，新出现或可能新出现左束支传导阻滞。②STE-AMI 症状出现 12~24h 内，而且仍然有缺血症状以及心电图仍然有 ST 段抬高。③下列情况首选溶栓：就诊早（发病≤3h 而且不能及时进行导管治疗）、不具备及时进行介入治疗的条件（就诊-球囊开通与就诊-溶栓时间相差超过 1h、就诊-球囊开通时间超过 90min）。④对于再梗死的患者应该及时进行血管造影并根据情况进行血运重建治疗，包括 PCI 或 CABG。如果不能立即进行血管造影和 PCI（症状发作后 60min 内），则给予溶栓治疗。对于 STE-AMI 症状出现 12h 以上，但已无症状以及无心电图 ST 段抬高的患者，不应考虑溶栓治疗。

如果患者到达的首诊医院既可以进行直接 PCI 也可以进行溶栓治疗，根据症状发作的时间和危险性、出血并发症的危险和转运至导管室所需时间综合考虑选择恰当的血管开通策略。如果发病时间<3h，而且导管治疗无延误，则溶栓和直接 PCI 效果没有明显差别。症状发作超过 3h，直接 PCI 优于溶栓治疗。如不能在 90min 内进行直接 PCI，若没有禁忌证应首先进行溶栓治疗。

溶栓后立即进行 PCI 治疗是易化 PCI 的一种。研究没有发现易化 PCI 能够减少梗死面积和改善预后，低危患者无益，而高危患者出血并发症也明显增加，尤其是老年人，不主张常规应用。

（2）禁忌证和注意事项：在考虑进行溶栓之前，了解患者是否存在溶栓禁忌证非常重要。STE-AMI 患者如伴有颅内出血（ICH）高风险应当采用 PCI 而非溶栓治疗。心肺复苏过程中进行溶栓可能无效。①溶栓治疗的绝对禁忌证：既往脑出血病史；脑血管结构异常（如动静脉畸形等）；颅内恶性肿瘤（原发或转移）；3 个月内的缺血性卒中（不包括 3h 内的缺血性卒中）；可疑主动脉夹层；活动性出血，出血素质（不包括月经来潮）；3 个月内的严重头部闭合性创伤或面部创伤。②溶栓治疗的相对禁忌证：慢性、严重、没有得到良好控制的高血压，或目前血压严重控制不良［收缩压≥180mmHg（24.0kPa）或者舒张压≥110mmHg（14.7kPa）］；超过3个月的缺血性脑卒中、痴呆或者已知的其他颅内病变；创伤（3周内）或者持续＞20min的心肺复苏，或者3周内进行过大手术；近期（2～4周）内脏出血；不能压迫的血管穿刺；曾经有链激酶用药史（＞5天前）或者既往有过敏史；妊娠；活动性消化系统溃疡；目前正应用抗凝剂；INR水平越高，出血风险越大；≥75岁患者首选介入，选择溶栓时剂量酌情减量。

（3）常用溶栓药物剂量和用法（见表1-9）：患者明确诊断后应该尽早用药，理想的就诊-静脉用药时间是30min内，但是很难达到，应该越早越好。

表1-9 常用溶栓药物剂量和用法

	剂量	辅助溶栓
尿激酶	1 500 000U（22 000U/kg）溶于100ml注射用水，30～60min内静脉滴入	溶栓结束12h皮下注射普通肝素7500U或低分子肝素，共3～5天
链激酶	链激酶1 500 000U，30～60min静脉滴注	
阿替普酶	两种给药方案 1. 全量加速给药方法：100mg溶于100ml。15mg于2min推注；其后50mg，于30min静滴；35mg，于60min静滴 2. 半量给药方法：50mg溶于50ml，静脉注射8mg，其后42mg于90min内静脉滴注	溶栓前静脉推注负荷剂量普通肝素60U/kg（不超过4000U），随后静脉注射12U/kg，调整APTT至50～70s
瑞替普酶	10MU瑞替普酶溶于5～10ml注射用水，静脉推注＞2min，30min后重复上述剂量	同上

（4）出血并发症：溶栓治疗最大的危险是出血，尤其是颅内出血（ICH），致死率很高。降低出血并发症的关键是除外有严重出血倾向的患者（参见禁忌证）。一旦患者在开始治疗后24h内出现神经系统状态变化，应怀疑颅内出血，并采取积极的措施。①应当停止溶栓治疗、抗血小板和抗凝治疗。②立即进行影像学检查排除ICH。③请神经内科和（或）神经外科和血液科专家会诊。④根据临床情况，ICH患者应当输注冻干血浆、鱼精蛋白、血小板或冷沉淀物。一旦明确脑实质出血、脑室内出血、蛛网膜下腔出血、硬膜下血肿或硬膜外血肿，给予10单位冷凝蛋白质，新鲜冰冻血浆可以提供V因子和Ⅷ因子。使用普通肝素的患者，用药4h内可给予鱼精蛋白（1mg鱼精蛋白对抗100U普通肝素）。如果出血时间异常，可输入6～8个单位的血小板。⑤同时控制血压和血糖。使用甘露醇、气管内插管和高通气降低颅内压力。也可考虑外科抽吸血肿治疗。

（5）疗效评估：溶栓开始后60～180min应当监测心电图ST段抬高程度、心律和临床症状。血管再通的指标包括症状缓解、评价冠状动脉及心肌血流和（或）心电图改善。临床主要的间接判定指标包括：症状、再灌注心律失常、心肌损伤标志物峰值前移、心电图，其中心电图和心肌损伤标志物峰值前移最重要。①最为简便的方法是治疗后60～90min ST段抬高至少降低50%。②心肌损伤标志物的峰值前移，血清CK-MB峰值提前到发病12～18h内，肌钙蛋白峰值提前到12h内。③患者在溶栓治疗后2h内胸痛症状明显缓解，但是症状不典型的患者很难判断。④溶栓治疗后的2～3h内出现再灌注心律失常，如加速性室性自主心律、房室或束支传导阻滞突然改善或消失、下壁心肌梗死患者出现一过性窦性心动过缓和（或）窦房阻滞伴或不伴低血压。冠状动脉造影TIMI 2级或3

级血流是评估冠状动脉血流灌注成功的"金标准"。但临床中并非常规用于评价是否溶栓成功，而临床判断溶栓治疗失败时可以进行补救性 PCI。

3. 溶栓的辅助治疗

（1）抗血小板治疗：①阿司匹林：所有 STE-AMI 患者，只要没有阿司匹林过敏，立即嚼服阿司匹林 300mg，此后应当长期应用阿司匹林每天 75～160mg。阿司匹林过敏者，应用噻吩吡啶类药物替代。②ADP 受体拮抗剂：目前常用的 ADP 受体拮抗剂有氯吡格雷和噻氯匹定，但噻氯匹定发生粒细胞减少症和血小板减少症的发生率高于氯吡格雷，在患者不能应用氯吡格雷时可以用噻氯匹定替代。因阿司匹林过敏或胃肠道不能耐受而不能使用阿司匹林的溶栓治疗患者，建议使用氯吡格雷。COMMIT-CCS2 和 CLARITY-TIMI28 研究评价了药物溶栓治疗的患者联合应用氯吡格雷和阿司匹林的效果，证实其优于单用阿司匹林。溶栓治疗的患者如没有明显出血危险，可以联合氯吡格雷（75mg/d）治疗。正在使用噻氯匹定/氯吡格雷并准备进行 CABG 的患者，应当暂停氯吡格雷至少 5 天，最好 7 天，除非紧急血管再通的益处超过出血风险。③GP Ⅱb/Ⅲa 受体拮抗剂：GP Ⅱb/Ⅲa 受体拮抗剂与溶栓联合可提高疗效，但出血并发症增加。阿昔单抗和半量瑞替普酶或替奈普酶联合使用进行再灌注治疗可能对下列患者预防再梗死有益：前壁心肌梗死、年龄＜75 岁、没有出血危险因素。对 75 岁以上的患者，因为 ICH 风险明显增加，不建议药物溶栓与 GP Ⅱb/Ⅲa 受体拮抗剂联合。

（2）抗凝治疗：①溶栓治疗的患者需要将抗凝血酶治疗作为辅助治疗。应用纤维蛋白特异性的溶栓药物需要联合静脉普通肝素治疗。普通肝素剂量：溶栓前给予冲击量 60U/kg（最大量 4000U），溶栓后给予每小时 12U/kg（最大量 1000U/h），将活化部分凝血活酶时间（APTT）调整至 50～70s，持续 48h。②应用非选择性溶栓药物（链激酶、尿激酶）治疗的高危患者（大面积或前壁心肌梗死、心房颤动、既往栓塞史或左室血栓）也给予普通肝素皮下注射（溶栓 12h 后），或低分子肝素，约 7 天。③应当每天监测血小板计数，避免肝素诱导的血小板减少症。

低分子肝素与普通肝素比较存在用药方便、无需监测等优势，EXTRAC-TIMI25 研究为低分子肝素与多种溶栓（链激酶、r-PA、t-PA、TNK）治疗的联合应用提供了证据，依诺肝素 30mg 静脉注射，随后 1mg/kg 皮下注射，每日 2 次。年龄＞75 岁以上或肾功能不全的患者，依诺肝素剂量减少至 0.75mg/kg。

对发生或怀疑肝素诱导的血小板减少症的患者应当考虑用直接凝血酶抑制剂替代肝素，国内目前有阿加曲班。剂量：阿加曲班，30～100μg/kg 静脉推注，然后 2～4μg/(kg·min) 滴注 72h，根据 APTT 调整剂量。

虽然经皮介入治疗在冠心病应用越来越广泛，但是溶栓治疗对没有条件进行直接 PCI 的医院仍然是减少心肌梗死患者死亡率和改善预后的重要方法，选择恰当的适应证，减少出血并发症，在最短的时间内溶解血栓开通血管治疗仍然具有不可替代的价值。溶栓药物种类较多，不同药物在不同适应证时的用药方法也存在较大差异。溶栓辅助抗栓治疗还在不断地探索中，例如低分子肝素替代普通肝素的治疗。在临床实践中应该严格筛选适应证，科学地进行溶栓治疗。

二、β受体阻滞剂在 STE-AMI 患者中的应用

1. 在 STE-AMI 急性期的应用　早期的两项大样本临床试验（ISIS-1 和 MIAMI），以及再灌注治疗广泛应用于 STE-AMI 后的大型临床研究如 TIMI-Ⅱ、美国国家 MI 注册登记 2、GUSTO-Ⅰ、PAMI 和 CADILLAC 等均证实，β受体阻滞剂口服或静脉给予可降低 STE-AMI 急性期病死率，改善长期预后。晚近颁布的 COMMIT/CCS-2 试验是迄今β受体阻滞剂应用于 STE-AMI 领域规模最大的临床研究，共有 1 250 家医院，纳入 45 825 例患者。中国的一些医院也参与了此项国际多中心、安慰剂对照的随机研究。中度 HF（KillipⅡ或Ⅲ级）未作为禁忌证。治疗组首剂静脉给予美托洛尔 5mg，如收缩压＞90mmHg 且心率＞50 次/分，同样剂量可给予第 2 次和第 3 次。末次静注后 15min，口服美托洛尔缓释片 50mg，并在随后 24h 内每 6h 给药 1 次，而后每日应用 200mg，共 4 周。结果主要终点事件（死亡、再梗死或心脏骤停）美托洛尔组和安慰剂组并无差异；静脉应用美托洛尔虽减少了各类再梗死的发生率，降低了致死性心律失常和心室纤颤的危险，但增加了心源性休克的危险。这一结果表明，STE-AMI 患者应用静脉注射的β受体阻滞剂必须严格掌握适应证，即必须排除有禁忌证包括可能发生心源性休克的患者，并采用适当的给药剂量和速度，才能使患者获益，又确保安全。

2. 在 STE-AMI 长期二级预防中的应用　一些长期的临床试验对 3.5 万例以上的 STE-AMI 后存活患者随访表明，β受体阻滞剂可降低心源性死亡、心脏性猝死和再梗死发生率，从而提高患者生存率达 20%～25%。与安慰剂相比，普萘洛尔、美托洛尔、噻吗洛尔、醋丁洛尔和卡维地洛的临床试验均得到阳性结果，而其他一些β受体阻滞剂如阿普洛尔、阿替洛尔、氧烯洛尔等未获得有益的阳性结果。对多达 82 项随机研究（其中 31 项为长期随访）所进行的荟萃分析表明，长期应用β受体阻滞剂的患者，尽管同时也用了阿司匹林、溶栓药物或 ACEI，STE-AMI 后的发病率和死亡率均显著降低。β受体阻滞剂治疗每年每百例患者可减少 1.2 例死亡，减少再梗死 0.9 次。在心血管合作项目中对超过 20 万例 STE-AMI 患者的回顾性分析表明，β受体阻滞剂的应用与死亡率降低有关，并与其他因素如年龄、种族、伴肺部疾病或糖尿病、血压、左室射血分数（LVEF）、心率、肾功能以及冠状动脉血运重建术等无关。还有证据显示，β受体阻滞剂长期应用降低死亡率和再梗死的益处显著大于风险，即使在伴 2 型糖尿病、COPD、严重外周血管疾病、P-R 间期达 0.24s 以及中度心室功能障碍患者中也是如此。

β受体阻滞剂用于 STE-AMI 患者的建议如下：ST 段抬高型 AMI 急性期口服β受体阻滞剂适用于无禁忌证的所有患者（Ⅰ类推荐，证据水平 A）。静脉应用β受体阻滞剂适用于较紧急或严重情况如急性前壁 MI 伴剧烈缺血性胸痛或显著的高血压，且其他处理未能缓解的患者（Ⅰ类推荐，证据水平 B）。所有的患者急性期后仍应长期口服β受体阻滞剂（Ⅰ类推荐，证据水平 A）；早期因禁忌证未能使用者，出院前应进行再评估，以便应用β受体阻滞剂进行二级预防（Ⅰ类推荐，证据水平 C）。

口服从小剂量开始，逐渐递增，可达到下列剂量并维持应用：美托洛尔平片 25～50mg 每日 2 次，或缓释片 50～100mg 每日 1 次；比索洛尔 5～10mg 每日 1 次；阿替洛尔 25～50mg 每日 2 次；普萘洛尔 10～80mg 每日 2～3 次。静脉给药：美托洛尔首剂 2.5mg 缓慢静注（5～10min），如需要，30min 后可重复 1 次。其他静脉制剂亦可应用，但经验较

少；艾司洛尔首剂 0.25mg/kg 缓慢静注（5～10min），必要时以 0.025～0.15mg/（kg·min）维持；拉贝洛尔 5～10mg 静注（3～5min），必要时以 1～3mg/min 维持。静脉给药后均应口服 β 受体阻滞剂维持。

必须注意，2007 年美国 ACC/AHA 主要根据 COMMIT/CCS-2 研究的结果，对此以前颁布的 ST 段抬高型 MI 指南作了修改，首先强调了应用 β 受体阻滞剂的禁忌证，具有禁忌证的患者不得静脉应用 β 受体阻滞剂。

β 受体阻滞剂的禁忌证为：有 HF 临床表现（如 Killip≥Ⅱ级）、伴低心排血量状态如末梢循环灌注不良、伴较高的发生心源性休克风险（包括年龄＞70 岁、基础收缩压＜110mm Hg、心率＞110 次/分等），以及第二、三度房室传导阻滞。对于伴严重的 COPD 或哮喘、基础心率＜60 次/分的患者，β 受体阻滞剂亦须慎用。

ST 段抬高型 MI 应用 β 受体阻滞剂对患者有益，也有风险，但显然利大于弊。应用的基本原则是：既积极又慎重。积极指的是无禁忌证的患者均可应用；慎重指的是主要应用口服制剂，只有少数急重患者伴难以控制的剧烈胸痛和高血压才适用静脉制剂，以及应用前必须评估是否有上述禁忌证，β 受体阻滞剂不得应用于有禁忌证的患者，应用静脉制剂尤其要从严掌握适应证和禁忌证。

三、ACEI 在 STE-AMI 患者中的应用

ACEI 治疗 STE-AMI 患者的循证医学证据更加充分，在 STE-AMI 患者中曾进行过两类关于 ACEI 的大型临床研究，即早期和晚期干预试验。早期干预试验多为短期研究，包括第二次新斯堪的那维亚依那普利生存协作研究（CONSENSUS-2）、第四次心肌梗死生存率国际研究（ISIS-4）、第三次意大利急性心肌梗死研究（GISSI-3）、心肌梗死后生存率长期评价（SMILE）和第一次中国心脏研究（CCS-1）。晚期干预试验包括 SAVE、急性梗死雷米普利研究（AIRE）和群多普利心脏评价研究（TRACE）。这两类临床研究结果均显示 ACEI 可降低 STE-AMI 患者的死亡率。

1. 早期干预试验（＜24～36h）：显示死亡率降低程度较小，可能是因为入选的是非选择性的患者，而且治疗时间较短。

ISIS-4 试验入选 58 050 例发病后 24h 内（平均 8h）的 STE-AMI 患者，随机分组接受卡托普利或安慰剂治疗。5 周后卡托普利组死亡率降低 7%（$P=0.02$），高危患者亚组如既往有心肌梗死病史的患者和心力衰竭患者获益较大，且治疗效益至少持续 1 年。GISSI-3 试验入选 19 394 例发病后 24h 内的 STE-AMI 患者，赖诺普利组治疗 6 周后死亡率降低 12%（$P=0.03$），治疗效益至少维持 6 个月。SMILE 试验入选 1556 例发病后 24h 内的前壁 STE-AMI 患者，佐芬普利治疗 6 周使主要终点事件（死亡或严重心力衰竭）的发生率降低 34%（$P=0.018$），1 年后随访时的死亡率仍显著低于安慰剂组（$P=0.011$）。CCS-1 试验入选我国的 13 634 例发病后 36h 内的 STE-AMI 患者，随机分组接受卡托普利或安慰剂治疗 4 周。两组的死亡率分别为 9.05% 和 9.59%（$P=0.3$），相当于用卡托普利治疗 1000 例患者 1 个月，可避免 5.3 人死亡。CCS-1 试验结束后，研究者对其中 6749 例患者随访平均 23.4 个月。结果发现，与安慰剂组相比，卡托普利组的总死亡率、心血管病死亡率和心力衰竭致死率均显著降低，提示 AMI 急性期用卡托普利治疗 4 周，能显著降低长期死亡率。CONSENSUS-2 试验入选 6090 例发病后 24h 内的前壁 STE-AMI 患

者，随机分组接受依那普利或安慰剂治疗。依那普利组患者先静脉滴注依那普利，随后口服依那普利。依那普利组有较多患者发生低血压，1个月及6个月的死亡率均略高于安慰剂组，但无统计学差异。心肌梗死协作组汇总分析98 496例患者的资料，显示ACEI组和安慰剂组的30天死亡率分别为7.1%和7.6%（$P<0.004$），相当于用ACEI治疗1000例患者4～6周，可以减少4.8例死亡。心力衰竭或前壁梗死等高危患者得益更大，而低危患者（如不伴有心力衰竭的下壁梗死）未能显著获益。

2. 后期干预试验　这些试验入选STE-AMI后有心力衰竭或左室收缩功能异常证据的高危患者，ACEI治疗开始较晚（发病后>48h）但持续时间较长，患者获得较大的益处。

SAVE试验入选2231例LVEF<40%的患者，在STE-AMI发病后3～16天分组接受卡托普利或安慰剂治疗，平均随访42个月，卡托普利组的死亡率降低19%（$P=0.019$）。TRACE试验入选1749例LVEF<35%的患者，在STE-AMI发病后3～7天分组接受治疗，随访24～50个月，群多普利组的死亡率降低22%（$P=0.001$）。AIRE试验入选2006例有心力衰竭症状的STE-AMI患者，平均治疗15个月，雷米普利组死亡率降低27%（$P=0.002$）。Flather等汇总分析上述三项临床试验的资料，共5986例患者，平均治疗31个月。ACEI治疗使心肌梗死后患者的总死亡率降低26%（$P<0.0001$），相当于每1000例患者治疗30个月可避免大约60例死亡。此外，再发心肌梗死减少20%（$P=0.0057$），心力衰竭再住院率减少27%（$P<0.0001$）。

ACEI用于STE-AMI患者的建议：

Ⅰ类适应证

（1）AMI最初24h内的高危患者（心力衰竭、左室功能异常、无再灌注、大面积心肌梗死）（证据水平A）。

（2）AMI超过24h的心力衰竭或无症状左室功能异常患者（证据水平A）。

（3）AMI超过24h的糖尿病或其他高危患者（证据水平A）。

（4）所有心肌梗死后患者带药出院并长期使用（证据水平A）。

Ⅱa类适应证

AMI最初24h内的所有患者（证据水平A）。

ACEI临床应用中的几个常见问题：①尽早口服使用：临床研究表明，STE-AMI早期口服ACEI可降低死亡率，这种效益在AMI发生后最初7天内特别明显。因此，ACEI应在发病24h内开始应用。在无禁忌证的情况下，溶栓治疗后病情稳定即可开始使用ACEI。合并心力衰竭、左室功能异常、心动过速或前壁心肌梗死等高危患者得益最大。CONSENSUS-2试验在发病第1天即采用静脉注射依那普利的方案，未能显示效益。因此，AMI早期24h内不应静脉注射ACEI。②是否长期用药：STE-AMI后ACEI长期治疗的临床试验，入选了合并有心力衰竭或左室收缩功能异常的患者。关于ACEI长期治疗对非选择性心肌梗死后患者的确切效益，目前还缺乏证据，曾经认为只有合并心力衰竭等高危患者才需长期用药。但是在HOPE试验结果发表之后，大多数专家认为，所有STE-AMI后的患者都需要长期使用ACEI。STE-AMI早期因各种原因而未使用ACEI的患者，应该带药出院并长期使用。③给药方法：ACEI治疗应从小剂量开始，逐渐增加剂量。早期干预方案通常在24～48h内用到足量。例如在ISIS-4中，卡托普利的用法为首剂

6.25mg，能耐受者 2h 后给 12.5mg，10～12h 后给予 25mg，然后 50mg 每日两次，治疗 28 天。在 GISSI-3 中，赖诺普利首剂 5mg，24h 后再给 5mg，如能耐受，以后 10mg 每日一次治疗 6 周。血压偏低者最初几天的剂量为 2.5mg/d，维持量可用 5mg/d。后期干预方案同样采用剂量逐渐递增的方法。例如在 SAVE 中，卡托普利的起始剂量为 6.25～12.5mg，住院期间上调到 25mg 每日三次，出院后再逐渐增加到目标剂量 50mg 每日三次。在 AIRE 中，雷米普利起始剂量为 2.5mg 每日两次，能耐受者 2 天后改为 5mg 每日两次，不能耐受者用 2.5mg 每日两次维持。不能耐受初始剂量 2.5mg 者先予 1.25mg 每日两次，2 天后改为 2.5mg 每日两次，最后酌情增加到 5mg 每日两次。

（周玉杰　杨士伟）

参考文献

1. Zips DP, Libby P, Bonow RO, et al. Braunwald's Heart Disease. 7th ed. 北京：人民卫生出版社，2006.
2. Anderson JL, Adams CD, Antman EM, et al. ACC/AHA 2007 Guidelines for the Management of Patients with Unstable Angina/Non-ST-Elevation Myocardial Infarction-Executive Summary A Report of the American College of Cardiology/American Heart Association Task Force on Practice Guidelines (Writing Committee to Revise the 2002 Guidelines for the Management of Patients with Unstable Angina/Non-ST-Elevation Myocardial Infarction). J Am Coll Cardiol，2007，50：e1-e157.
3. Antman EM, Hand M, Armstrong PW, et al. 2007 Focused Update of the ACC/AHA 2004 Guidelines for the Management of Patients With ST－Elevation Myocardial Infarction：A Report of the American College of Cardiology/American Heart Association Task Force on Practice Guidelines (Writing Group to Review New Evidence and Update the ACC/AHA 2004 Guidelines for the Management of Patients With ST－Elevation Myocardial Infarction). J Am Coll Cardiol，2008，51：210-247.
4. Antman EM, Anbe DT, Armstrong PW, et al. ACC/AHA guidelines for the management of patients with ST-elevation myocardial infarction; a report of the American College of Cardiology/American Heart Association Task Force on Practice Guidelines (Committee to Revise the 1999 Guidelines for the Management of patients with acute myocardial infarction). J Am Coll Cardiol，2004，44：e1-211.
5. Smith SC Jr., Feldman TE, Hirshfeld JW Jr., et al. ACC/AHA/SCAI 2005 guideline update for percutaneous coronary intervention a report of the American College of Cardiology/American Heart Association Task Force on Practice Guidelines (ACC/AHA/SCAI Writing Committee to Update the 2001 Guidelines for Percutaneous Coronary Intervention). J Am Coll Cardiol，2006，47：e1-121.
6. Naghavi M, Libby P, Falk E, et al. From vulnerable plaque to vulnerable patient：a call for new definitions and risk assessment strategies：Part Ⅰ. Circulation，2003，108：1664-1672.
7. Naghavi M, Libby P, Falk E, et al. From vulnerable plaque to vulnerable patient：a call for new definitions and risk assessment strategies：Part Ⅱ. Circulation，2003，108：1772-1778.
8. Braunwald E. Unstable angina：a classification. Circulation，1989，80：410-414.
9. Campeau L. Letter：grading of angina pectoris. Circulation，1976，54：522-413.
10. Rouan GW, Lee TH, Cook EF, et al. Clinical characteristics and outcome of acute myocardial infarction in patients with initially normal or nonspecific electrocardiograms (a report from the Multicenter Chest Pain Study). Am J Cardiol，1989，64：1087-1092.

11. Lee TH, Cook EF, Weisberg MC, et al. Impact of the availability of a prior electrocardiogram on the triage of the patient with acute chest pain. J Gen Intern Med, 1990, 5: 381-388.
12. Adams JE, Abendschein DR, Jaffe AS. Biochemical markers of myocardial injury: is MB creatine kinase the choice for the 1990s? Circulation, 1993, 88: 750-763.
13. Matetzky S, Freimark D, Feinberg MS, et al. Acute myocardial infarction with isolated ST-segment elevation in posterior chest leads V7-9: "hidden" ST-segment elevations revealing acute posterior infarction. J Am Coll Cardiol, 1999, 34: 748-753.
14. Boden WE, Kleiger RE, Gibson RS, et al. Electrocardiographic evolution of posterior acute myocardial infarction: importance of early precordial ST-segment depression. Am J Cardiol, 1987, 59: 782-787.
15. Zalenski RJ, Rydman RJ, Sloan EP, et al. Value of posterior and right ventricular leads in comparison to the standard 12-lead electrocardiogram in evaluation of ST-segment elevation in suspected acute myocardial infarction. Am J Cardiol, 1997, 79: 1579-1585.
16. de Zwaan C, Bar FW, Janssen JH, et al. Angiographic and clinical characteristics of patients with unstable angina showing an ECG pattern indicating critical narrowing of the proximal LAD coronary artery. Am Heart J, 1989, 117: 657-665.
17. Tsung SH. Several conditions causing elevation of serum CK-MB and CK-BB. Am J Clin Pathol, 1981, 75: 711-715.
18. Christenson RH, Vaidya H, Landt Y, et al. Standardization of creatine kinase-MB (CK-MB) mass assays: the use of recombinant CK-MB as a reference material. Clin Chem, 1999, 45: 1414-1423.
19. Mair J, Morandell D, Genser N, et al. Equivalent early sensitivities of myoglobin, creatine kinase MB mass, creatine kinase isoform ratios, and cardiac troponin I and T for acute myocardial infarction. Clin Chem, 1995, 41: 1266-1272.
20. Jaffe AS, Babuin L, Apple FS. Biomarkers in acute cardiac disease: the present and the future. J Am Coll Cardiol, 2006, 48: 1-11.
21. James SK, Lindahl B, Armstrong P, et al. A rapid troponin I assay is not optimal for determination of troponin status and prediction of subsequent cardiac events at suspicion of unstable coronary syndromes. Int J Cardiol, 2004, 93: 113-120.
22. Hamm CW, Goldmann BU, Heeschen C, et al. Emergency room triage of patients with acute chest pain by means of rapid testing for cardiac troponin T or troponin I. N Engl J Med, 1997, 337: 1648-1653.
23. Antiplatelet Trialists' Collaboration. Collaborative overview of randomized trials of antiplatelet therapy—I: prevention of death, myocardial infarction, and stroke by prolonged antiplatelet therapy in various categories of patients (published erratum appears in BMJ 1994; 308: 1540). BMJ, 1994, 308: 81-106.
24. Ridker PM, Cushman M, Stampfer MJ, et al. Inflammation, aspirin, and the risk of cardiovascular disease in apparently healthy men (published erratum appears in N Engl J Med 1997; 337: 356). N Engl J Med, 1997, 336: 973-979.
25. Lewis HDJ, Davis JW, Archibald DG, et al. Protective effects of aspirin against acute myocardial infarction and death in men with unstable angina: results of a Veterans Administration Cooperative Study. N Engl J Med, 1983, 309: 396-403.
26. Cairns JA, Gent M, Singer J, et al. Aspirin, sulfinpyrazone, or both in unstable angina: results of a Canadian multicenter trial. N Engl J Med, 1985, 313: 1369-1375.
27. Théroux P, Ouimet H, McCans J, et al. Aspirin, heparin, or both to treat acute unstable angina. N Engl J Med, 1988, 319: 1105-1111.

28. The RISC Group. Risk of myocardial infarction and death during treatment with low dose aspirin and intravenous heparin in men with unstable coronary artery disease. Lancet, 1990, 336: 827-830.
29. Ferguson JJ, Califf RM, Antman EM, et al. Enoxaparin vs unfractionated heparin in high-risk patients with non-ST-segment elevation acute coronary syndromes managed with an intended early invasive strategy: primary results of the SYNERGY randomized trial. JAMA, 2004, 292: 45-54.
30. Yusuf S, Mehta SR, Chrolavicius S, et al. Comparison of fondaparinux and enoxaparin in acute coronary syndromes. N Engl J Med, 2006, 354: 1464-1476.
31. Stone GW, McLaurin BT, Cox DA, et al. Bivalirudin for patients with acute coronary syndromes. N Engl J Med, 2006, 355: 2203-2216.
32. Carlberg B, Samuelsson O, Lindholm LH. Atenolol in hypertension: is it a wise choice? Lancet, 2004, 364: 1684-1689.
33. Dahlof B, Sever PS, Poulter NR, et al. Prevention of cardiovascular events with an antihypertensive regimen of amlodipine adding perindopril as required versus atenolol adding bendroflumethiazide as required, in the Anglo-Scandinavian Cardiac Outcomes Trial-Blood Pressure Lowering Arm (ASCOT-BPLA): a multicentre randomized controlled trial. Lancet, 2005, 366: 895-906.
34. Dargie HJ. Effect of carvedilol on outcome after myocardial infarction in patients with left-ventricular dysfunction: the CAPRICORN randomized trial. Lancet, 2001, 537: 1385-1390.
35. Yusuf S, Wittes J, Friedman L. Overview of results of randomized clinical trials in heart disease. II. Unstable angina, heart failure, primary prevention with aspirin, and risk factor modification. JAMA, 1988, 260: 2259-2263.
36. Ellis K, Tcheng JE, Sapp S, et al. Mortality benefit of beta blockade in patients with acute coronary syndromes undergoing coronary intervention: pooled results from the Epic, Epilog, Epistent, Capture and Rapport trials. J Interv Cardiol, 2003, 16: 299-305.
37. de Lemos JA, Blazing MA, Wiviott SD, et al. Early intensive vs a delayed conservative simvastatin strategy in patients with acute coronary syndromes: phase Z of the A to Z trial. JAMA, 2004, 292: 1307-1316.
38. Cannon CP, Braunwald E, McCabe CH, et al. Intensive versus moderate lipid lowering with statins after acute coronary syndromes. N Engl J Med 2004, 350, 1495-1504.
39. Nissen SE, Nicholls SJ, Sipahi I, et al. Effect of very high-intensity statin therapy on regression of coronary atherosclerosis: the ASTEROID trial. JAMA, 2006, 295: 1556-1565.
40. Stenestrand U, Wallentin L. Early statin treatment following acute myocardial infarction and 1-year survival. JAMA, 2001, 285: 430-436.

第四章　无症状心肌缺血的药物治疗

一、定义和发生率

无症状性心肌缺血（silent myocardial ischemia，SMI）亦称隐匿型冠心病、无症状性冠心病、静息性心肌缺血，指无临床症状，但客观检查有心肌缺血表现的冠心病，作为心肌缺血的一种表现形式，普遍存在于冠心病各种不同类型中。其心肌缺血的心电图表现可于静息、心脏负荷增加时出现，常为动态心电图记录所发现。1974年Schang和Pepine通过分析冠状动脉粥样硬化性心脏病（冠心病）患者的心电图，发现这些患者的日常生活心电图记录中，会出现短暂的ST段改变（发作时ST段可以显著下移超过2mm），但这些患者并不出现相关的症状，因此，他们提出了无症状性心肌缺血这一概念。随着对SMI的认识，目前已知SMI不是一个偶发的事件，它可能发生在稳定型心绞痛、不稳定型心绞痛、心肌梗死和其他缺血性心肌病等病程中。

二、流行病学

资料显示，很多患者的心肌缺血在发生过程中不伴相关的症状，有些冠心病患者从未发生过有症状的心肌缺血，有些患者甚至直接发生了AMI或猝死，其可能的原因是患者一直存在SMI。各型SMI总的年发病率为0.25%~1%，在稳定型心绞痛患者中，SMI占各型心肌缺血发作的24%~82%，不稳定型心绞痛患者中90%的患者有SMI发生，25%的心肌梗死急性期和恢复期的患者可发生SMI。SMI占稳定型心绞痛患者因劳累诱发心肌缺血的75%，在AMI发生前后30%的患者存在着SMI。此外，有研究显示SMI的发生率随着年龄的增加明显增高。

三、发生机制

SMI确切机制尚不十分清楚。但根本原因与有症状性心肌缺血一样，也是由于心肌耗氧量增加及心肌血供减少导致。SMI不产生疼痛可能与下列因素有关：①缺血程度轻、持续时间短，未达到疼痛的阈值；②不同个体对疼痛的感受不同或个体的疼痛阈值升高，老年人、糖尿病患者、AMI后的患者、冠状动脉旁路移植术后的患者、长期精神紧张者、痛觉不够敏感者，在其心肌发生缺血改变时，神经传入信号变弱、疼痛阈值升高，特别是AMI后的患者，其感觉神经可能由于心肌梗死等弥漫性冠状动脉病变而被破坏，因而对于疼痛不敏感；③SMI发生早期，患者体内的内啡肽、脑啡肽浓度增加，具有很强的镇痛作用；④近年研究表明，心脏一次或短暂缺血后会对随后长时间且更为严重的缺血性损伤产生耐受性，使心肌的超微结构改变减轻，这一现象称为缺血预适应，在持续性冠状动脉阻塞前，反复多次出现的短暂心肌缺血，使心脏产生缺血预适应，表现为心肌顿抑或心肌冬眠，使心肌功能受损减轻；⑤心外因素如情绪或性格等，也可导致传入信号在中枢皮层处理过程中出现异常，此外，大脑皮层的感觉"闸门"对疼痛的传入信号的调节可能有阻碍作用。

四、临床特征

1. 易患人群　资料表明，60岁以上的老年人、冠心病合并糖尿病患者、高血压患者、心肌梗死后的患者、冠状动脉旁路移植术后的患者、长期精神紧张者均属于SMI的易患人群，其原因可能为这些患者的传入神经系统受损、精神焦虑、痛觉不够敏感。2004年Laitio报道了一些老年人在进行非心脏手术的前后发生了SMI，并分析为上述原因引起。

2. 无症状性心肌缺血的节律　SMI的发生具有昼夜节律性，其中SMI发作以上午6时至12时最多，夜间0时至上午6时最少，具体原因不很清楚，可能与下列因素有关：①上午6时至12时儿茶酚胺的分泌量最大；②上午6时至12时冠状动脉对儿茶酚胺最敏感；③上午6时至12时患者的心肌缺血的阈值降低；④上午6时至12时血小板聚集力最强而纤溶功能最低。

3. 无症状性心肌缺血的频率依赖性　与有症状性心肌缺血一样，80%的SMI具有快频率依赖性，20%的SMI具有慢频率依赖性，两者的发生机制不同。SMI的快频率依赖性与心率增快、心肌耗氧量增加导致心肌缺血有关；慢频率依赖性则与迷走神经张力增加，导致冠状动脉阻力增加、血流缓慢、血小板凝聚力增加有关。

4. 无症状性心肌缺血发作的特征　SMI发作具有以下特点：多发生在轻体力和脑力劳动后，例如在办公、打电话、会客、吸烟等，亦可发生在剧烈活动时。发作持续时间可以较长，有时超过20min。发作时心率多不增快，大部分低于当日最高的窦性心律下的心率水平。发作频繁者，可能预后不良。经同位素铊心肌显像证实，SMI发生时心电图ST段改变的持续时间较短，ST段改变的程度较轻，可逆性损伤的范围局限，损伤的程度轻，而患者的运动耐量高，从运动到诱发缺血的时间间隔长。

5. SMI临床表现有三种类型　根据有无心绞痛发作、心肌梗死病史，将其分为3种临床类型：①完全无临床症状，也无心绞痛或心肌梗死病史者。患者完全无临床症状，做相关检查时被偶然发现存在心肌缺血的证据，如心电图运动试验、核素运动心肌灌注显像阳性或冠状动脉造影显示存在明显血管狭窄但无任何症状。②心肌梗死后出现自发或诱发的客观缺血证据，而缺血时无临床症状。通常见于以下情况：临床未被发现或无症状性心肌梗死；既往无症状但有陈旧性心肌梗死；心肌梗死后有心绞痛发作，但也有无症状心肌缺血发作。③心绞痛同时伴有无症状心肌缺血。常见于：慢性稳定型心绞痛患者心肌缺血发作时症状时有时无；不稳定型心绞痛患者缺血发作时可无症状。

五、诊断

对于有冠心病家族史者或中老年患者，如有下列1个或1个以上危险因素时应进行检查：高血压、高血脂、吸烟、糖尿病。临床上用于诊断SMI的检查方法有心电图、动态心电图、运动负荷试验、单光子发射计算机体层显像和冠状动脉造影等。心电图不能连续记录，因而应用价值有限。运动负荷试验假阳性率高，且无法用于残疾、严重肺部疾病或不能完成足量运动负荷者。单光子发射计算机体层显像有较高的敏感度和特异度，对于不能耐受亚极量运动负荷试验的患者可以作为替代检查，但是该检查设备昂贵、检查费用高且有放射损害。冠状动脉造影虽然可以直接观察冠状动脉的病变，但为有创检查，有一定的并发症，且不能提供心肌血流灌注的具体信息。动态心电图是最常用的方法，可在病人从事日常活动时或在医院外长时间记录患者的心电图，是目前临床诊断 SMI 最常用的方法，其敏感度高达 70%～85%，并可对 SMI 的发生规律、频率、持续时间、严重程度进行全面的评估。

六、治疗及预后

近年来研究显示，无症状心肌缺血与心绞痛发作有同样的预后意义，因此对冠心病患者的治疗应包括控制心绞痛发作及无症状心肌缺血的发作。最大限度地减少心肌缺血发作，预防心脏事件的发生及改善预后。

SMI 的发生频率是冠心病患者预后的独立预测因子：如果在 48h 的动态心电图监测中，SMI 的发作次数超过 6 次，则 1 年内的心血管事件发生率会高达 32%；如果在 48h 的动态心电图监测中，SMI 的发作次数为 2～5 次，则 1 年内心血管事件发生率降为 25%；如果在 48h 的动态心电图监测中，SMI 的发作次数少于 2 次，则 1 年内的心血管事件发生率仅为 13%。因此，降低 SMI 的发作次数可以改善患者的预后。一旦确诊 SMI，就应当予以治疗。

SMI 的防治，包括以下几方面：①治疗高血压、高血脂、糖尿病，戒烟、酒和避免诱发心肌缺血的活动；②应用抗心绞痛药物，如硝酸酯类药物、β 受体阻滞剂、钙通道阻滞剂、抗凝药及抗血小板聚集药；③应用他汀类药物；④除药物治疗外，应用血管重建术治疗 SMI 也逐渐受到重视，如经皮腔内冠状动脉成形术、置入药物支架、冠状动脉旁路移植术等均可应用。

SMI 的预后与冠状动脉的病变程度、心功能以及患者的应激强度有关。有关预后的文献资料较少，有报告 SMI 的年病死率为 27%。美国 Framingham 研究中心的一项报告显示，5127 例冠心病患者中有 708 例发生 AMI，其中 50%（354/708）为 SMI。另据报道，SMI 患者中心率快、左心室肥大者发生猝死的几率高。

1. 完全无症状性心肌缺血

对此型患者应积极进行抗动脉粥样硬化治疗，对高脂血症者，应用他汀类药物调脂治疗，防止斑块加重和促进粥样斑块消退。控制高血压、糖尿病和吸烟等危险因子，防止其发展成为严重的冠心病类型并降低心脏事件发生率。对静息、运动心电图或核素心肌显像显示有明显心肌缺血改变者，应适当减轻体力活动，选用硝酸酯类、β 受体阻滞剂、钙通道阻滞剂等（CCB）药物进行抗心肌缺血治疗。资料显示，β 受体阻滞剂在减少日常活动诱发的心肌缺血发作、心肌缺血时间方面优于 CCB 类药物，尤其对于凌晨发生的心血管高危事件有特殊价值，其机制与控制晨起高血压和过快心率有关。长效 β 受体阻滞剂可能作用更为突出。

SIM 发作时应密切观察心率变化。如心肌缺血发作时心率不快，反映冠状动脉血管张力大，以心肌供血减少为主，可选择 CCB 或硝酸酯＋CCB 治疗。多数心肌缺血发作时心率加快，机制为血管病变严重，心肌需氧和供氧失衡，可选择硝酸酯＋β 受体阻滞剂。动态心电图检测有助于选择药物,对于心肌供血时心率时快时慢的患者,在缺血发作处于高阈值期时应选用硝酸酯+β受体阻滞剂,在缺血发作处于低阈值期时应选用硝酸酯、CCB或两者联合使用。另外,冠状动脉造影检查发现的左主干等主要冠状动脉血管有严重病变的患者可行 PCI 或 CABG 治疗。

2. 心绞痛患者发生的无症状心肌缺血

应重视减轻全部心肌缺血负荷,动态心电图或运动负荷试验监测 SIM 的发作时段、发作次数、持续时间、ST 段下降的程度。避免或消除导致心肌缺血发作的诱因。对于稳定型心绞痛患者,SIM 的发作多为心肌需氧量增加所致,可选择硝酸酯和 β 受体阻滞剂联合治疗。不稳定型心绞痛患者的 SIM 发作与痉挛有关,故对发作时 ST 段抬高或有其他证据提示其发作主要由冠状动脉痉挛引起者,可选用硝酸酯与 CCB 联合应用。小剂量阿司匹林抑制血小板聚集、减少心肌缺血发作,可明显降低 SIM 患者心脏事件的发生率。

对药物治疗后仍有 SIM 发作的患者,应及时行冠状动脉造影检查,明确血管病变严重程度和心功能状况,必要时行 PCI 或 CABG 治疗。

3. 心肌梗死后发生的无症状心肌缺血

β 受体阻滞剂可减慢心率,降低心肌收缩力,降低心肌耗氧量,有心肌保护作用,可提高患者运动耐力,减轻运动时 SIM 发作,从而减少梗死后心源性猝死,降低死亡率,改善预后。对于频繁、持续的药物治疗无效的心肌缺血发作,行冠状动脉造影检查,必要时行 PCI 或 CABG 治疗。

综上所述,SMI 与心绞痛发作有同等的不良预后,甚至更差,SMI 发生的严重心律失常、AMI、猝死,因为没有心绞痛症状,很容易因漏诊而延误治疗。因此,应提高对 SMI 的认识以降低其病死率。如何有效治疗 SMI 仍是临床医生亟待解决的难题。

(周玉杰 葛海龙)

参考文献

1. Burch GE, GilesTD, ColcoloughHL. Ischemic cardiomyopathy. AmHeartJ, 1970, 79: 291-292.
2. Vandormael MG, Chaitman BR, Ischinger T, et al. Immediate and short-term benefit of multilesion coronary angioplasty: influence of degree of revascularization. Jam Coll Cardio, 1985, 6: 983-991.
3. Bourassa MG, Holubkov R, Yeh W, et al. Strategy of complete revascularization in patients with multivessel coronary artery disease (a report from the 1985-1986 NHLBIPTCA Registry). Am J Cardio, 1992, 70: 174-178.
4. RodriguezA, BernardiV, NaviaJ, et al. Argentine Randomized Study: Coronary Angioplasty with Stenting versus Coronary Bypass Surgery in patients with Multiple-Vessel Disease (ERACI Ⅱ): 30-day and one-year follow-upresults. J Am Coll Cardiol, 2001, 37: 51-58.
5. Pigott JD, Kouchoukos NT, Oberman A, et al. Late results of surgical and medical therapy for patients With coronary artery disease and depressed left ventricular function. J Am Coll Cardiol, 1985, 5 (5): 1036-1045.
6. 胡盛寿,张怀军,吴清玉,等. 重症缺血性心肌病病人的冠状动脉旁路移植术. 中华胸心血管外科杂志, 2002, 16 (6): 332-334.
7. Perin EC, Dohmam HF, Borojevic R, et al. Transendocardial, autologous bone marrow cell transplan-

tation for severe, chronic ischemic heart failure. Circulation, 2003, 107 (18): 2294-2302.
8. Wu CC, Lin YB, Lin LC, et al. Ultrasonic tissue characterization with integrated backscatter during intropic stimulation [J]. Ultrasound Med Biol, 2000, 26 (6): 413-420.
9. Lin LC, Wu CC, Ho YL, et al. Ultrasonic tissue characterization in predicting residual ischemia and myocardial viability for patients with acute myocardial infarction [J]. Ultrasound Med Biod, 1998, 24 (8): 1107-1120.
10. Rodriguez A, Bemardi V, Navia J, et al. Argentine Randomized Study: Coronary Angioplasty with Stenting versus Coronary Bypass Surgery in patients with Multiple-Vessel Disease (ERACI Ⅱ): 30-day and one-year follow-up results. JAm Coll Cardiol, 2001, 37: 51-58.
11. Ikuno Y, Hibino S, Bando H, et al. Retinal glial cells stimulate microvascular pericyte proliferation via fibroblast growth factor and platelet-derived growth factor in vitro. Japanese Journal of Ophthalmology. 2002, 46 (4): 413-418.
12. Hohnloser SH, Kuck KH, Dorian P, et al. Prophylactic use of an implantable cardioverter defibrillator after acute myocardial infarction [J]. N Engl J Med, 2004, 351: 2481.
13. Kolodgie FD, Burlce AP, Farb A, et al. The thin-cap fibroatheroma a type of vulnerable plaque the major precursor lesion to acute coronary syndromes [J]. Curr Opin Cardiol, 2001, 16: 285-292.
14. GorsysTY, Jacobsen SJ, Belau PG, et al. Validation of death certificate diagnosis of out of hospital coronary heart disease deaths in Olmsted County, Minnesota. Mayo Clin Proc, 2000, 75: 681-687.
15. Escobedo LG, Caspersen CJ, Risk factors for sudden coronary death in United States. Epidemiology, 1997, 8: 175-180.
16. Achilli A, Turreni F, Gasparini M, et al. Efficacy of cardiac resynchronization therapy in very old patients: the Insync/Insync ICD Italian Registry. Europace, 2007, 7: 18.

第五章 心源性猝死的药物治疗

心源性猝死（sudden cardiac death，SCD）是指由于心脏原因引起的无法预料的自然死亡。患者过去有或无心脏病史，在急性症状开始的1小时内发生心脏骤停、意识丧失，直至生物学死亡。心源性猝死的临床表现包括：前驱症状、终末事件、心脏骤停和生物学死亡。心源性猝死的病理生理最常见的是心室纤颤（室颤），其次是缓慢性心律失常或心室停顿、持续性室性心动过速，较少见的是电机械分离。

心源性猝死发生时及时快速进行心肺复苏可挽救患者生命，其中药物治疗是心源性猝死患者抢救的重要措施，合理的药物选择和应用可大大提高患者抢救的成功率和远期存活率。近年来随着循证医学的发展，心源性猝死的药物治疗也出现了一些新的观念和理论。

2005年"美国心脏学会（AHA）心肺复苏（CPR）和心脏急救指南"指出心脏停搏时复苏药物应在脉搏检查后、除颤器充电时或除颤后尽早给药，给药时不应中断CPR。

一、血管活性药物

血管活性药物主要的作用包括提高心率、增加心肌收缩力、升高血压或降低心脏的前后负荷等，增加心输出量，特别是心脑的血流量。常用的血管活性药物包括肾上腺素、血管加压素、去甲肾上腺素、多巴胺、多巴酚丁胺等药物。

1. 肾上腺素 肾上腺素（adrenaline，epinephrine，AD）是一种同时具有α和β肾上腺素能活性的内源性儿茶酚胺，具有增加全身血管阻力、提高动脉收缩压和舒张压、增强心肌收缩力、加快心率及增强心脏传导的作用；同时可增加冠状动脉和脑动脉的血流。另外，室颤时肾上腺素能使细颤转为粗颤，有利于复律。肾上腺素是CPR的首选药物，可应用于对电击治疗无效的室颤及无脉性室速、心脏停搏或无脉性电生理活动等情况。

肾上腺素是CPR中最常用的血管升压素，但在人类和动物试验中表明它既有益处也有毒性作用，并且不增加存活率，目前没有前瞻性的临床试验证明肾上腺素能改善心脏骤停患者的长期预后。

目前肾上腺素用于心脏骤停的复苏多采用美国心脏病学会推荐的成人标准剂量，为5min内静注1mg（10ml的1∶10 000溶液），称为标准剂量肾上腺素（standard-dose epinephrine，SDE）。自20世纪80年代以来，以Brown为代表的一批学者，进行大剂量肾上腺素（high-dose epinephrine，HDE）（0.2mg/kg）治疗心脏骤停的研究。这些小规模的动物实验、临床研究表明，在心肺复苏治疗中，与标准剂量相比，大剂量肾上腺素可以明显增加脑灌注及心肌灌注，提高自主循环恢复（return of spontaneous circulation，ROSC）率以及电除颤的成功率。但这些研究均为非对照的病例研究和回顾性研究。近年来一些前瞻性、随机临床试验没有证实大剂量的肾上腺素要比标准剂量的肾上腺素更能提高成人或儿童心肺复苏患者的出院存活率。对包括6339例患者的5个临床试验进行荟萃分析，发现大剂量肾上腺素并没有提高心脏骤停患者的存活率和神经系统功能。研究结果表明，CPR后神经系统功能欠佳与大剂量肾上腺素的应用有关。大剂量肾上腺素可引起复苏后中毒性高肾上腺素状态，引起心律失常，增加肺内分流，增加死亡率，可加重复苏后心功能不全，对脑细胞有直接毒性作用。总之，初始大剂量的肾上腺素可以增加心脏骤停患者的冠状动脉灌注压，改善自主循环的恢复率，但不能改善长期预后和神经系统的不良反应。目前不推荐常规静脉应用大剂量的肾上腺素，但是如果初始1mg的剂量失败的话，可以考虑应用高剂量的肾上腺素。但是否需要初始应用大剂量肾上腺素治疗尚无定论。因此，要作出最后结论，还需要进行一系列临床前瞻性对比研究。

基于临床资料，美国心脏病协会继续建议在成人复苏时可静脉给予标准剂量的肾上腺素。不建议常规应用高剂量的肾上腺素，但是如果1mg的剂量失败可以考虑应用高剂量的肾上腺素。可逐渐增加剂量（1mg、3mg、5mg），也可直接使用5mg。

CRP时肾上腺素常规给药方法为首次静脉推注1mg，每3～5分钟重复1次。从周围静脉给药时应在推药后再快速推注5～10ml液体，以保证药物能够到达心脏。对心脏骤停患者有时可能需要持续静脉滴注肾上腺素，剂量与标准静脉推注法［1mg/（3～5min）］相似，可以将1mg肾上腺素加入250ml生理盐水中，以1μg/min的速度静点，每min增加3～4μg。应该通过中心静脉途径持续静点肾上腺素，以降低外渗的危险，并确保良好的生物利用度。另外，肾上腺素不应该被加入含有碱性溶液的输注袋或输注瓶中。

对心动过缓、心脏停搏或无脉性心脏骤停的儿科患者，推荐的肾上腺素剂量为静脉或经骨内给予0.01mg/kg（1∶10 000溶液），或经气管内（ET）途径给予0.1mg/kg（1∶1000溶液）。心内给药只在开胸心脏按压时或当其他途径均无效时考虑应用。心内注射增加冠状动脉撕裂、急性心包压塞和气胸的危险，可导致胸外心脏按压和通气的中断。

肾上腺素也可用于需要强心、升压的非心脏骤停患者。例如可用于阿托品无效、经皮起搏失败、不能立即植入起搏器的窦性心动过缓患者。治疗心动过缓和低血压时，将1mg盐酸肾上腺素加入500ml生理盐水或5%葡萄糖液中持续静滴，成人首次剂量1μg/min持续滴注，可调节至2～10μg/min达到预期血流动力学反应。

2. 血管加压素　血管加压素（vasopressin）是由下丘脑合成的九肽神经垂体激素，是一种抗利尿激素，其升高血压的作用主要通过V_1和V_2两种受体介导。V_1受体又进一步分为V_{1a}和V_{1b}受体。V_{1a}受体主要分布于血管平滑肌、子宫平滑肌、肾、脾和中心静脉系统；V_{1b}受体分布在腺垂体；V_2受体主要分布于肾集合管细胞上。V_1受体主要调节升压作用；V_2受体主要调节抗利尿作用。血管加压素在人体中的生理浓度很低，对正常的血压调节没有重要意义，但当给药剂量远远大于其发挥抗利尿激素效应时，可作为一种非肾上腺素能的周围血管收缩药发挥作用。

近年来，Lindner等对接受复苏患者的血浆中促肾上腺皮质激素、糖皮质激素、加压素及肾素进行测定，发现复苏成功者血浆中这些物质的含量高于复苏失败者。Paradis等制作狗心脏骤停的模型，观察心脏骤停及CPR期间血浆加压素、血管紧张素受体及心钠素的水平，发现三者的含量与基础值比较均有显著提高，并与ROSC存在正相关关系，表明加压素可能有助于改善CPR的疗效。在猪室颤动物模型的闭胸按压CPR以及人的CPR中，加压素可比肾上腺素产生更高的冠状动脉灌注压和心肌血流量。基于这些观察结果，目前已经开始考虑在人的CPR过程中应用加压素以维持冠状动脉灌注压。

血管加压素可直接通过V_{1a}受体和（或）通过增加内源性儿茶酚胺、非儿茶酚胺类介质、血管紧张素Ⅱ及内皮素的缩血管效应，使外周血管收缩，从而提高冠状动脉灌注压，降低冠状静脉PCO_2，增加心肌血流量，提高ROSC率。短暂室颤后行CPR时，血管加压素可增加冠状动脉灌注压、重要器官的血流量、室颤增幅频率和大脑氧的输送。类似结果也在心脏骤停和电机械分离时间较长的患者中出现。而且血管加压素在ROSC后不会造成心动过缓，因该药没有β肾上腺素能样活性，故CPR时不会引起骨骼肌血管舒张，也不会导致心肌耗氧量增加。重复给予血管加压素对维持冠状动脉灌注压高于临界水平的效果较肾上腺素好，而这一压力水平的维持与自主循环的恢复密切相关。在复苏后期，血管加压素不增加心肌耗氧量。尽管复苏成功患者应用血管加压素后可以导致内脏血流的减少，但CPR后静滴小剂量的多巴胺在60min内可使血流恢复至基础状态。

基础研究表明，与肾上腺素相比，血管加压素能够更好地增加重要器官的血液灌流，增加脑组织的供氧，改善复苏成功率和复苏后的神经功能。临床上有些初步研究表明，血管加压素会使院外室颤患者恢复自主循环的可能性增加。而且对标准ACLS反应差的心脏骤停患者，血管加压素有时可以升高血压和恢复自主心律。一项小型前瞻性、随机性关于院外室颤患者对除颤无反应的临床试验中（$n=40$），应用血管加压素复苏成功，且生存24h的患者人数明显多于使用肾上腺素者。后续的一项较大规模（$n=200$例）的关于血管加压素和肾上腺素进行院内复苏比较的研究显示，血管加压素和肾上腺素在患者1小时生存率、存活出院率和神经功能恢复方面无明显差别。新近发表的一项国际多中心的研究中，1219例院外心脏骤停的患者被随机分至静注40U的血管加压素组和静注2mg的肾上腺素组，对这些室颤或无脉性电活动的患者，两组患者的存活入院率和出院率是相似的，无明显差别。这一试验结果说明，血管加压素和肾上腺素对CPR的治疗都可以产生较好的疗效，二者在心脏停搏短时间内的治疗效果相似。动物实验研究、临床试验研究和体外实验研究均表明，如果心脏停搏时间较长，血管加压素治疗效果特别好，这是因为酸中毒时肾上腺素样缩血管药物作用迟钝，而血管加压素作用不受影响。

联合应用血管加压素和肾上腺素与单独应用血管加压素相比，两者对左心室心肌血流量的影响相似。Voelckel等的研究表明，在对小猪室颤模型进行心肺复苏时，与单用血管加压素或单用肾上腺素相比，联合应用肾上腺素和血管加压素显著增加小猪左室心肌血流；血管加压素单用或与肾上腺素合用，还可显著提高心肺复苏时小猪的全脑血流量。在法国的一项多中心临床试验中，1500例患者被随机分配至血管加压素组和血管加压素联合应用肾上腺素组中，研究结果表明如果给予1mg肾上腺素不能使患者的自主循环恢复，随后给予40U的血管加压素效果会比单独应用血管加压素的效果好。

2005年"AHA心肺复苏和心血管急救指南"指出由于血管加压素是一种有效的血管加压药，与肾上腺素作用相同，也可作为心肺CPR的一线选择药物，在治疗无脉性心脏骤停中，无论是第一次还是以后，都可以用40U的血管加压素代替等效的肾上腺素。另外，血管加压素与肾上腺素合用效果优于单用肾上腺素或者单用血管加压素。血管加压素也可应用于感染性休克和脓毒血症等造成的血管扩张性休克，血管加压素可能对维持血流动力学有效。血管扩张性中毒性休克标准的治疗措施包括抗炎、扩容、缩血管和增加心肌收缩力，这种情况下，正性肌力药和缩血管药物常常会因酸中毒而减弱其缩血管效应，所以，此时如果标准治疗未见明显疗效，持续静滴血管加压素可能会有助于治疗。

血管加压素的作用时间可达10~20min，所以只推荐使用1剂，剂量为40U静脉注射。给药后如果没有发生ROSC应重新开始应用肾上腺素。

目前，还不清楚儿童或婴儿是否可应用加压素。由于评价加压素安全性和有效性的证据还不充分，因此，目前美国心脏病协会并未建议在婴儿或儿童中应用加压素。

3. 去甲肾上腺素　去甲肾上腺素主要作用于α肾上腺素能受体，而刺激β肾上腺素能受体的作用轻微。去甲肾上腺素作为一种血管收缩药和正性肌力药，药物作用后心排血量可以增高，也可以降低，其结果取决于血管阻力大小、左室功能状况和各种反射的强弱。

在入选50例院外室颤患者的小规模随机试验中，应用去甲肾上腺素后患者循环恢复情况明显优于应用肾上腺素的患者。而在包括816例患者的随机试验中，结果却证实接受大剂量（15mg）肾上腺素和大剂量去甲肾上腺素（11mg）两组患者的入院率和出院率没有明显差别。目前尚无可靠证据认为在抢救心脏骤停时去甲肾上腺素可常规替代肾上腺素。

严重低血压（收缩压<70mmHg）和周围血管低阻力是其应用的适应证，其应用的相对禁忌证是低血容量。去甲肾上腺素在低血容量时应用不当可增加心肌氧需求量，在缺血性心肌病的患者中应用时应小心。当去甲肾上腺素渗漏至血管外可致组织坏死，表面组织脱落，应快速给予含5~10mg酚妥拉明的盐水10~15ml，以免发生坏死和组织脱落。

去甲肾上腺素的具体用法：将去甲肾上腺素4mg或重酒石酸去甲肾上腺素8mg（2mg重酒石酸去甲肾上腺素效价与1mg去甲肾上腺素相同）加入250ml含盐或不含盐的平衡液中，起始剂量为0.5~1.0μg/min，逐渐调节至有效剂量。顽固性休克需要去甲肾上腺素量为8~30μg/min。需要注意的是，给药时不能在同一输液管道内给予碱性液体，后者可以使药效失活。

4. 多巴胺　多巴胺属于儿茶酚胺类药物，是去甲肾上腺素的化学前体，既有α受体又有β受体激动作用，还有多巴胺受体激动作用。生理状态下，该药通过α受体和β受体作用于心脏。在外周血管，多巴胺可以释放储存在末梢神经内的去甲肾上腺素，但去甲肾上腺素的缩血管作用多被多巴胺受体DA_2的活性拮抗，所以生理浓度的多巴胺起扩血管作用。在中枢神经系统，多巴胺是一种重要的神经递质。作为药物使用的多巴胺既是强有力的肾上腺素能受体激动剂，也是强有力的周围多巴胺受体激动剂，而这些效应均与剂量相关。

复苏过程中多巴胺常用于治疗低血压，尤其是由于心动过缓和恢复自主循环后的低血压状态。多巴胺和其他药物合用（包括多巴酚丁胺）仍是治疗复苏后休克的一种方案。如果充盈压改善，低血压持续存在，可以联合使用正性肌力药（如多巴酚丁胺）或血管收缩药（如肾上腺素、去甲肾上腺素），增加心输出量和动脉灌注压。

多巴胺给药的推荐剂量范围为2~20μg/（kg·min），用药剂量为2~4μg/（kg·min）时，主要发挥多巴胺样激动剂作用，有轻度的正性肌力作用和肾血管扩张作用。用药剂量为5~10μg/（kg·min）时，主要起$β_1$和$β_2$受体激动作用，另外在这个剂量范围内5-羟色胺和多巴胺介导的血管收缩作用占主要地位。用药剂量为10~20μg/（kg·min）时，α-受体激动效应占主要地位，可以造成体循环和内脏血管收缩。更大剂量的多巴胺对一些患者可引起内脏灌注不足的副作用。

多巴胺不能与碳酸氢钠或其他碱性液在同一输液器内混合，碱性药物可使多巴胺失活。多巴胺的治疗也不能突然停药，需要逐渐减量。

5. 多巴酚丁胺　多巴酚丁胺是一种合成的儿茶酚胺类药物，具有很强的正性肌力作用，常用于严重收缩性心功能不全的治疗。该药主要通过激动β肾上腺素能受体发挥作用，主要特点是在增加心肌收缩力的同时伴有左室充盈压的下降，并具有剂量依赖性。该药在增加每搏心输出量的同时，可导致反射性周围血管扩张，用药后动脉压一般保持不变。

心脏骤停复苏后，如果患者低血容量已被纠正，无明显的休克征象和症状，而血压在70～100mmHg水平时，可以使用多巴酚丁胺。使用时应根据血流动力学监测来确定最佳剂量，从小剂量［$2\mu g/(kg \cdot min)$］开始，根据病情变化及作用效果逐渐增加剂量，当达到预期效果后应稳定剂量。

常用剂量范围 $2\sim20\mu g/(kg \cdot min)$，但对危重患者而言，不同个体对药物反应的变化范围很大。老年患者对多巴酚丁胺的反应性明显降低。大于 $20\mu g/(kg \cdot min)$ 的给药剂量可使心率增加超过10%，能导致或加重心肌缺血。当给药剂量达 $40\mu g/(kg \cdot min)$ 时，副作用增加，可能导致中毒。

6. 氨力农和米力农　氨力农和米力农是磷酸二酯酶（PDE）Ⅲ抑制剂，具有正性肌力和扩血管作用。研究表明氨力农和米力农对复苏后期血流动力学有益。

氨力农改善前负荷的效应较儿茶酚胺类药更加明显，对血流动力学的改善与多巴酚丁胺相似。磷酸二酯酶抑制剂常合并儿茶酚胺用于严重心力衰竭、心源性休克和对单独儿茶酚胺治疗无反应的各种休克。应用时最好进行血流动力学监测。瓣膜阻塞性疾病是使用该药的禁忌证。

氨力农可在最初 10～15min 内给予 0.75mg/kg 的负荷剂量，随后给予 $5\sim15\mu g/(kg \cdot min)$ 静滴，30min 内可以再次给予冲击量。

米力农治疗效果与氨力农相似，但米力农因半衰期较氨力农短且较少引起血小板减少症而常被应用。其肾清除半衰期为 1.5～2.0 小时，未予负荷剂量时需 4.5～6 小时达到稳定血药浓度。中等剂量米力农可与多巴酚丁胺配伍使用，增加正性肌力作用。用药时可先给予一次静脉负荷量（$50\mu g/kg$，缓慢推注 10min 以上），然后以 $0.375\sim0.75\mu g/(kg \cdot min)$ 维持静滴 2～3 天。肾衰竭时负荷剂量应减少。副作用包括恶心、呕吐和低血压。

7. 硝酸甘油　硝酸酯类药物因其可松弛血管平滑肌而应用于临床。适用于急性冠状动脉综合征、高血压危象和各种原因引起的充血性心力衰竭患者。可用于复苏后期。对于下壁心肌梗死，硝酸酯类药物要谨慎应用。对依赖前负荷的右室心肌梗死，禁用硝酸酯类药物。硝酸甘油的药效主要取决于血容量状态，小部分取决于服药的剂量。低血容量可以减弱硝酸甘油有益的血流动力学效应，同时可以增加发生低血压的危险，而低血压可以减少冠状动脉血流，加重心肌缺血。扩充血容量可以纠正由静滴硝酸甘油诱导的低血压的副作用。

使用方法：静脉持续滴注硝酸甘油（50～100mg 加入 250ml 液体中）的起始剂量为 $10\sim20\mu g/min$，每 5～10min 增加 $5\sim10\mu g/min$，直至达到最佳的血流动力学效应。用药时间持续超过 24h 可能产生耐药性。

静脉应用硝酸甘油的其他副作用包括：心动过速、反常的心动过缓、由于肺通气/血流比例失常导致的低氧血症、头痛。硝酸甘油应该避免应用于心动过缓和严重的心动过速患者。

8. **硝普钠** 硝普钠是一种强效的、反应迅速的周围血管扩张剂，临床上用于治疗严重的心力衰竭和高血压急症。对复苏后期降低心脏后负荷有益。有研究表明，临床上对多巴胺反应不好的低排高阻患者，应用硝普钠治疗有效，但并不能减少其死亡率。对主动脉瓣关闭不全和二尖瓣反流的顽固性心力衰竭，硝普钠治疗有效。硝普钠可以减少高血压和急性缺血性心脏病患者的室壁张力和心肌做功，但是否可用其治疗急性心肌梗死（AMI），目前还有争议。硝酸甘油与硝普钠相比，前者降低冠状动脉灌注压的程度较小，增加缺血心肌血液供应的作用较大。在开展溶栓治疗前，硝酸甘油降低 AMI 死亡率的幅度较硝普钠大（45% *vs.* 23%）。所以，硝酸甘油更适合于 AMI 扩张静脉治疗，特别是合并充血性心力衰竭时。当硝酸甘油不能将 AMI 和 AMI 诱发的急性充血性心力衰竭患者的血压降至正常时，方可考虑加用硝普钠治疗。

临床上可将硝普钠 50～100mg 加入 250ml 溶体中，因为该药遇光分解，静滴时需要将稀释液和输液管道用不透光材料包裹，静滴时要使用输液泵控制滴速。硝普钠的有效剂量为 $0.1\sim5.0\mu g/(kg\cdot min)$，也可能需要更大的剂量，但最大剂量为 $10\mu g/(kg\cdot min)$。

硝普钠最主要的并发症是低血压。有的患者可能还会出现头痛、恶心、呕吐和腹部痉挛性疼痛。如果肝肾功能不全，或使用剂量大于 $3\mu g/(kg\cdot min)$，并且用药超过 72 小时，需注意氰化物或硫氰化物的积累，此时要观察氰化物或硫氰化物引起的中毒迹象。一旦出现中毒，要立即停止静滴硝普钠。如果氰化物血中浓度很高，或出现中毒的症状和体征，应静滴亚硝酸钠和硫代硫酸钠治疗。

9. **溶栓剂** 临床上 70% 的心脏骤停患者原发病为 AMI 和大面积肺栓塞（PE）。研究表明，AMI 和大面积 PE 导致的心脏骤停和随后的 CPR 都会导致凝血系统的激活，而内源性纤溶系统却不能得到相同程度的活化。因此 CPR 时给予溶栓治疗可使冠状动脉和肺动脉的血栓得到溶解，另外，溶栓治疗也可增加微循环的再灌注，尤其是脑循环的再灌注，改善脑组织对于缺血的耐受能力。研究表明，对于 AMI 和大面积 PE 猝死患者 CPR 过程中实施溶栓能够稳定血流动力学、改善长期生存率且有相当数量的存活患者神经功能完全恢复或仅轻度受损。对于血流动力学不稳定的 AMI 和大面积 PE 的患者，溶栓治疗是非常有效的治疗措施。然而，因担心 CPR 时溶栓治疗会导致致命性的大出血，因而其临床应用受到限制。

Fischer 在对猫的心脏骤停模型复苏的过程中使用溶栓和抗凝治疗，发现可以减少血栓形成，使血流更顺畅地到达组织和细胞，从而减少了细胞的急性缺血性坏死。2001 年 Bottiger 等进行的关于猝死患者溶栓治疗的前瞻性、非同期对照研究表明，溶栓组的 ROSC 率和住院存活率显著高于对照组，两组的 24 小时生存率和存活出院率差异无显著性，该研究未发现溶栓导致出血并发症的增加。Lederer 等进行的一项非随机、回顾性研究也证实 t-PA 能够明显增加猝死患者的 ROSC、存活住院率、24 小时生存率和存活出院率。最近公布的 TICA 试验是首个将溶栓剂作为高级生命支持一线药物的前瞻性、双盲、安慰剂对照研究。入选 35 例猝死患者运送至急诊室后进行标准 CPR 同时首先给予替奈普酶（tenecteplase）50mg 或安慰剂，ROSC 为主要终点，结果显示溶栓组的 ROSC 率显著高于对照组。

然而目前全球一项最大规模的临床试验（TROICA 试验）显示院外心脏骤停患者 CPR 时并不能从溶栓治疗中获益。TROICA 试验涉及 10 个欧洲国家的 1300 名患者，

2006年7月，因中期数据分析证实心脏骤停患者行替奈普酶溶栓治疗与安慰剂对比无明显优势而被迫终止。此时，已有1050名患者进入此项随机双盲对照研究，其中827名患者中的412名接受替奈普酶治疗，415名进入安慰剂对照组。试验结果出人意料，试验组与对照组之间的主要终点及次要终点均无显著差异。30天的生存率在试验组与对照组分别为18.2%和20.2%（$P=0.512$），24小时存活率和出院率亦无显著差别。不良事件的发生率在试验组相对较高，但差异没有统计学意义。试验组与对照组的颅内出血发生率分别为1%和0%（$P=0.133$），主要出血事件分别为8.9%和7.4%（$P=0.528$）。在进行亚组分析时提示肺动脉栓塞患者通过替奈普酶溶栓后比对照组病情相对更稳定，但是由于病例太少而不能得出有效结论。

目前，溶栓治疗作为一种重要的较有前途的治疗方法，在CPR中的确切疗效和安全性还存在争议，仍需进行大规模的临床试验进行研究。而最新的CPR指南指出CPR已不是溶栓治疗的禁忌证，当确诊或疑诊心脏骤停是由急性肺栓塞或急性心肌梗死导致时可进行溶栓治疗。

综上所述，肾上腺素仍是目前心肺复苏首选的一线药物，但不推荐常规应用大剂量的肾上腺素。血管加压素由于与肾上腺素作用相同，也可作为心肺CPR的一线选择药物。溶栓治疗不是CPR的禁忌证，当心脏骤停是由急性肺栓塞或急性心肌梗死导致时可进行溶栓治疗。异丙基肾上腺素由于只有在心脏自主收缩恢复后才能发挥作用，并且因该药扩张周围小动脉，对升高血压不利，更主要的是该药在加强心肌收缩力的同时消耗大量的氧，因此，目前已将该药从复苏首选药物中取消。以往采用的"旧三联"、"新三联"的用药方式已经基本废用。

二、抗心律失常药物

1. 阿托品　阿托品为抗副交感神经药物，通过解除迷走神经张力作用而增快心率，改善房室传导，用于逆转胆碱能性心动过缓、血管阻力降低、血压下降。阿托品是心室停搏的一线药物。研究表明无论有无心脏活动，阿托品可以增加心脏骤停患者ROSC率和存活率。

使用方法：治疗心脏停搏和缓慢性无脉的电活动，首次剂量给予1mg静注；若疑为持续性心脏停搏，应在3～5min内重复给药；如仍为缓慢性心律失常，可每间隔3～5min静注，一次0.5～1.0mg，至总量0.04mg/kg。如剂量小于0.5mg时，阿托品有拟副交感神经作用，并可进一步减慢心率。阿托品气管内给药也可很好吸收。

急性心肌梗死患者应慎用阿托品，因致心率加快会加重心肌缺血或扩大梗死范围。

2. 胺碘酮　胺碘酮为Ⅲ类抗心律失常药物，可阻断钠、钾和钙通道以及α受体和β受体，可用于房性和室性心律失常，尤其伴有严重心功能障碍者。对于由持续室颤或室性心动过速（室速）引起的心脏骤停者，在电除颤和应用肾上腺素无效后，建议使用胺碘酮。胺碘酮还可控制血流动力学稳定的室速、伴有正常QT间期的多形性室速和不明原因的宽QRS心动过速。可作为顽固性阵发室上性心动过速、房性心动过速电转复的辅助治疗，以及心房颤动的转复药物。

ARREST试验（Amiodarone in the Resuscitation of Refractory Sustained Ventricular Tachyarrhythmia）为一项评价胺碘酮在心脏骤停中疗效的前瞻性、随机、双盲、对照研

究，共入选 504 例院前心脏骤停患者，所有患者均为室颤或室速经 3 次电转复无效的患者，随机分入胺碘酮或安慰剂治疗组。结果显示胺碘酮组患者的入院存活率高于安慰剂组（44％ vs. 34％，$P=0103$）。胺碘酮治疗被认为是提高入院存活率的独立指标，但出院存活率未显示统计学差异。ALIVE 试验（Amiodarone versus Lidocainein Prehospital Ventricular Fibrillation Evaluation）是另一项比较胺碘酮和利多卡因在心脏骤停中疗效的随机、双盲、对照研究，胺碘酮和利多卡因组入选患者分别为 180 例和 167 例，均为院前室颤或室速经 3 次电转复无效患者。结果显示胺碘酮组患者的入院存活率高于利多卡因组（22.8％ vs. 12.0％，$P=0.009$）。上述两项研究确立了胺碘酮在抗致命性心律失常中的重要位置。对电转复或血管加压素治疗无效的室颤或室速可应用胺碘酮。院前静脉使用胺碘酮治疗室颤或无脉性室速较利多卡因能明显改善存活率，并能预防心律失常复发。

给药方法：心脏停搏患者如为室颤或无脉性室速，胺碘酮初始剂量为 300mg，溶于 20～30ml 生理盐水或葡萄糖内快速推注。对反复或顽固性室颤或室速，3～5min 后可再推注 150mg，维持剂量为 1mg/min 持续静滴 6 小时，再减量至 0.5mg/min，每日最大剂量不超过 2g。

胺碘酮主要副作用是低血压和心动过缓，预防的方法是减慢给药速度，若已出现临床症状，可通过补液，给予加压素、正性变时药或临时起搏来纠正。

3. 利多卡因　利多卡因是治疗室性心律失常的药物，它虽能使原发性室颤的发生率降低 1/3，严重心律失常的发生率降低一半，但总病死率却未降低，故利多卡因并非首选药物。一项数据分析也显示，利多卡因虽能降低室颤发生率，却同时有使病死率增加的趋势，这可能与心脏收缩力减弱有关。近年来，利多卡因对于顽固性室颤/无脉性室速的治疗地位明显下降，目前已有证据显示在终止室速方面，其他药物（胺碘酮、普鲁卡因胺和索他洛尔）的疗效优于利多卡因，利多卡因只作为这些药物无效时的第二选择。当心功能受损，应用胺碘酮无效时可用利多卡因辅助除颤。

给药方法：起始剂量为静注 50～100mg，如为顽固性室颤或室速，可酌情再给予 1 次 50～100mg 的冲击量，5～10min 内给药完毕，总剂量不超过 3mg/kg。静脉滴注速度最初应为 1～4mg/min，若再次出现心律失常应小剂量冲击性给药（静注 0.5mg/kg），并加快静滴速度（最快为 4mg/min）。

中毒反应和副作用包括语言不清、意识改变、肌肉抽动、眩晕和心动过缓。

4. 普鲁卡因胺　普鲁卡因胺可通过减慢心肌组织的传导而抑制房性和室性心律失常。一项随机试验表明在终止自发性室速时普鲁卡因胺的效果优于利多卡因。

对非室颤/室速性心脏骤停可按 20mg/min 的速度静滴至心律失常得以控制，或出现低血压、QRS 宽度较用药前延长 50％，或总剂量达 17mg/kg。冲击量给药可出现毒性反应、严重低血压。维持剂量为 1～4mg/min 静滴。肾衰竭患者需减低维持量。若给药速度过快可能出现血压急剧下降。

5. 索他洛尔　索他洛尔的作用与胺碘酮类似，可延长动作电位，增加心肌组织的不应期，它也有非选择性的 β 受体阻滞作用。一项随机临床试验提示对终止急性持续性室速，索他洛尔要比利多卡因有效。索他洛尔可用于多型性室速。

索他洛尔常用剂量为 1～1.5mg/kg，以 10mg/min 的速度缓慢静脉推注。

副作用包括心动过缓、低血压和心律失常。据报道尖端扭转型室速的发生率为 0.1％。

6. 镁剂 严重缺镁可使患者发生顽固性室颤,导致心脏性猝死。当怀疑患者心律失常是由缺镁所致或发生尖端扭转型室速时推荐应用镁剂。没有证据表明它对非尖端扭转型室速导致的无脉型心脏骤停有效。

给药方法:负荷量为 1~2g(8~16mmol),加入 50~100ml 液体中,5~60min 给药完毕。

镁剂的不良反应为快速给药有可能导致严重低血压和心脏停搏。

7. 异丙肾上腺素 异丙肾上腺素为 β 受体激动剂,可增加心率和心排血量,但同时增加心肌耗氧量,加重心肌缺血、缺氧,还可扩张外周血管,使平均动脉压下降,减少冠状循环血流和脑血流,不利于复苏。目前仅用于阿托品无效并且不能马上进行经胸或心内起搏的缓慢性心律失常。使用量为 2~10μg/min,静脉滴注,根据心率和节律调整剂量。

三、呼吸兴奋剂的应用

目前的研究认为在复苏早期,由于脑组织内氧合血液的灌注尚未完全建立,细胞仍处于缺氧状态,此时用了呼吸兴奋剂,反可刺激细胞的新陈代谢,加重细胞损害,导致呼吸功能恢复困难,甚至出现细胞死亡,因此早期使用呼吸兴奋剂并非必要。复苏成功 20~30min 脑组织逐渐脱离缺氧状态,60min 后,脑细胞有氧代谢恢复,此时使用呼吸兴奋剂可使呼吸中枢兴奋。因此呼吸兴奋剂多在复苏 1h 后才考虑应用或在自主呼吸出现恢复迹象和虽已存在自主呼吸,但呼吸过慢、过浅、不规则或不稳定时应用。

1. 尼克刹米 尼克刹米又名可拉明。可直接兴奋延髓呼吸中枢,也可刺激颈动脉体化学感受器而反射性兴奋呼吸中枢,能提高呼吸中枢对 CO_2 的敏感性,使呼吸加深加快。对血管运动中枢也有较弱的兴奋作用。可用于中枢性呼吸功能不全、各种继发性呼吸抑制、慢性阻塞型肺疾病伴高碳酸血症、循环衰竭等,对肺心病引起的呼吸衰竭及麻醉药和其他中枢抑制药物中毒有较好的效果。

使用方法:每次 0.25~0.5g,可皮下注射、肌内或静脉注射,一次静注作用维持 5~10min,必要时可 1~2h 重复用药,极量为 1.25g。

不良反应:一次静脉注射过量可致血压上升、心动过速、肌震颤及僵直、咳嗽、呕吐、出汗。

2. 洛贝林 又名山梗菜碱。它不直接兴奋延髓,而是通过刺激颈动脉体和主动脉体的化学感受器,反射性地兴奋延髓呼吸中枢。可用于治疗新生儿窒息、小儿感染性疾病引起的呼吸衰竭以及一氧化碳中毒。

使用方法:每次静脉注射 3mg,作用时间短暂,仅数分钟。极量为每次 6mg,每日 20mg。儿童每次 0.3~3mg,必要时每 30min 重复 1 次。

不良反应:大剂量可致心动过速、传导阻滞、呼吸抑制甚至惊厥。

3. 二甲氟林 又名回苏灵。对呼吸中枢有较强的作用,作用强于尼克刹米、贝美格(美解眠)。静脉注射后能迅速增大通气量,使肺换气量及动脉 PO_2 提高,降低 PCO_2。对一切通气功能紊乱、换气功能减退和高碳酸血症均有呼吸兴奋作用。临床用于各种原因引起的中枢性呼吸抑制,包括麻醉药、催眠药所致的呼吸抑制以及外伤手术等引起的虚脱和休克。

使用方法:以 5% 葡萄糖液稀释 8~16mg 后缓慢注入。对重症患者,可用 16~32mg

以生理盐水稀释后静脉滴注。

不良反应：恶心、呕吐及皮肤烧灼感。较大剂量时易引起肌肉抽搐或惊厥，有惊厥病史者禁用，肝、肾功能不全者及孕妇禁用。

4. 纳洛酮　纳洛酮是阿片受体的特异性拮抗剂，能阻断和逆转内源性阿片肽的毒性作用。心脏骤停及 CPR 过程中血液循环停止，机体出现严重缺氧、酸中毒等病理过程，β-内啡肽（β-EP）大量释放，β-EP 对呼吸和循环有抑制作用，增大了心、肺、脑复苏的难度。纳洛酮通过逆转 β-EP 所介导的心肺脑功能抑制使内脏神经放电加强、儿茶酚胺释放增加，使复苏中外源性肾上腺素效应得到更好发挥。此外，纳洛酮还可促进自主呼吸恢复、增加脑缺血区血流量、降低自由基损伤、抗氧化、减轻再灌注的损伤程度，促进复苏成功。

作为 β-EP 的拮抗剂，纳洛酮能大大提高复苏成功率，有报道用纳洛酮治疗心脏骤停者复苏成功率高于常规治疗组，可明显提高心、肺、脑复苏的成功率。

使用方法：纳洛酮 2.0mg 加生理盐水 20ml 静推，可间隔半小时重复使用。

纳洛酮毒副作用小，但在临床应用中个别患者出现恶心、呕吐、血压升高及肺水肿等不良反应，因此，对年龄较大、患有高血压、心功能不全者应慎用。

总之，CPR 早期不应常规使用呼吸兴奋剂，应以保持气道通畅、人工辅助呼吸和维持有效血液循环为主，只有在自主呼吸功能恢复后，为提高呼吸中枢的兴奋性才推荐应用呼吸兴奋剂。

四、纠正酸碱平衡的药物

过去碳酸氢钠作为 CPR 时第三位常用药物，目的在于消除心脏骤停时代谢性酸中毒的损害作用。近年通过实验和临床观察得知，心脏骤停后 10min 以内，主要以呼吸性酸中毒为主，之后才出现代谢性酸中毒。在心脏骤停时，足量的肺泡通气和组织血流的恢复是控制酸碱平衡的基础。因此，这要求我们在 CPR 时要有有效的肺通气及胸部按压以保持足够的心输出量和组织灌注。在心脏骤停和复苏后期，高通气可以减少二氧化碳潴留，纠正呼吸性酸中毒。

目前还没有可信的证据表明在闭式心脏按压过程中应用碳酸氢钠是有益的，并且在动物实验中它并不改善存活率。另外，心脏骤停时给予碳酸氢盐还可有很多不良反应，如①能降低体循环的血管阻力，从而降低 CPR 的成功率；②可产生细胞外碱中毒，使氧解离曲线右移，氧释放减少；③可导致高钠血症和高渗状态；④产生大量的 CO_2 弥散到心肌细胞和脑细胞内，引起反常性酸中毒；⑤可加重中心静脉酸中毒；⑥可使同时应用的儿茶酚胺失活。因此，在 CPR 中，碳酸氢钠并非一线药物。在常规心脏骤停复苏过程中不应给予碳酸氢钠，只有在原来即有代谢性酸中毒、高钾血症、三环类或苯巴比妥类药物过量的情况下，应用碳酸氢钠才会有效。另外，对于心脏骤停时间较长的患者，应用碳酸氢钠治疗可能有益，但只有在除颤、胸外心脏按压、气管插管、机械通气和血管收缩药治疗无效时，方可考虑应用该药。

应用碳酸氢钠以 1mmol/kg 作为起始量，然后每隔 10min 再给予不超过起始剂量二分之一的追加剂量。目前主张碳酸氢钠使用应遵循"宜晚不宜早，剂量宜小不宜大，速度宜慢不宜快"的原则。如有可能应根据血气分析或实验室检查结果得到的碳酸氢盐浓度和计算碱剩余来调整碳酸氢盐用量。为减少发生医源性碱中毒的危险，应避免完全纠正碱剩余。

　　心脏复苏过程中交替使用缓冲碱也不能提高患者的存活率。在一项斯堪的那维亚的研究中，502例成年停搏或室颤的患者首次电除颤失败后进入这项前瞻性、随机双盲的对照试验，以比较联合应用缓冲剂（tribonat，为250ml含有500mmol/L缓冲能力的碳酸氢钠-氨基丁三醇-磷酸盐混合物）和250ml 0.9%的盐水安慰剂的效果。87例（36%）接受缓冲剂治疗的患者入院，24例（10%）患者存活出院；而接受盐水治疗入院的患者有92例（36%），35例（14%）患者存活出院（两组无显著差别）。因此，这个里程碑式的临床试验为碱性药物并不改善常规心脏骤停后患者预后的看法提供了进一步的证据。碳酸氢钠仅在心脏停搏时间较长和在有效通气的情况下应用，目前不作为心脏骤停时的一线抢救药物。

（周玉杰　闫振娴）

参考文献

1. International Liaison Committee on Resuscitation. 2005 International Consensus on Cardiopulmonary Resuscitation and Emergency Cardiovascular Care Science with Treatment Recommendations. Part 4: Advanced life support. Resuscitation, 2005, 67 (2-3): 213-247.
2. Brown CG, Werma HA, Daris EA. The effect of graded doses of epinephine of regional myocardial blood flow during cardiopulmonary resuscitation circulation. JAMA, 1987, 75: 491.
3. Paradis NA, Brown CG. High-dose adrenaline and cardiac arrest [Letter]. Lancet, 1988, 2 (8613): 749.
4. Paradis NA, Martin GB, Rosenberg J, et al. The effect of standard-and high-dose epinephrine on coronary perfusion pressure during prolonged cardiopulmonary resuscitation. JAMA, 1991, 265 (9): 1139-1144.
5. Goetting MG, Paradis NA. High-dose epinephrine improves outcome from pediatric cardiac arrest. Ann Emerg Med, 1991, 20 (1): 22-26.
6. Cipolotti G, Paccagnella A, Simini G. Successful cardiopulmonary resuscitation using high doses of epinephrine. Int J Cardiol, 1991, 33 (3): 430-431.
7. Achleitner U, Wenzel V, Strohmenger HU, et al. The effects of repeated doses of vasopressin or epinephrine on ventricular fibrillation in a porcine model of prolonged cardiopulmonary resuscitation. Anesth Analg, 2000, 90 (5): 1067-1075.
8. Berg RA, Otto CW, Kern KB, et al. A randomized, blinded trial of high-dose epinephrine versus standard-dose epinephrine in a swine model of pediatric asphyxial cardiac arrest. Crit Care Med, 1996, 24 (10): 1695-1700.
9. Gueugniaud PY, Mols P, Goldstein P, et al. A comparison of repeated high doses and repeated standard doses of epinephrine for cardiac arrest outside the hospital. European Epinephrine Study Group. N Engl J Med, 1998, 339 (22): 1595-1601.
10. Carpenter TC, Stenmark KR. High-dose epinephrine is not superior to standard-dose epinephrine in pediatric in-hospital cardiopulmonary arrest. Pediatrics, 1997, 99 (3): 403-408.
11. Choux C, Gueugniaud PY, Barbieux A, et al. Standard doses versus repeated high doses of epinephrine

in cardiac arrest outside the hospital. Resuscitation, 1995, 29 (1): 3-9.
12. Vandycke C, Martens P. High dose vs standard dose epinephrine in cardiac arrest-a meta-analysis. Resuscitation, 2000, 45: 161-166.
13. Lindner KH, Strohmenger HU, Ensinger H, et al. Stress hormone response during and after cardiopulmonary resuscitation. Anesthesiology, 1992, 77 (4): 662-668.
14. Paradis NA, Rose MI, Garg U. The effect of global ischemia and reperfusion on the plasma levels of vasoactive peptides. The neuroendocrine response to cardiac arrest and resuscitation. Resuscitation, 1993, 26 (3): 261-269.
15. Lindner KH, Prengel AW, Pfenninger EG, et al. Vasopressin improves vital organ blood flow during closed-chest cardiopulmonary resuscitation in pigs. Circulation, 1995, 91 (1): 215-221.
16. Morris DC, Dereczyk BE, Grzybowski M, et al. Vasopressin can increase coronary perfusion pressure during human cardiopulmonary resuscitation. Acad Emerg Med, 1997, 4 (9): 878-883.
17. Lindner KH, Dirks B, Strohmenger HU, et al. Randomized comparison of epinephrine and vasopressin in patients with out-of-hospital ventricular fibrillation. Lancet, 1997, 349 (9051): 535-537.
18. Stiell IG, Hebert PC, Wells GA, et al. Vasopressin vs epinephrine for in-hospital cardiac arrest: a randomized controlled trial. Lancet, 2001, 358: 105-109.
19. Wenzel V, Krismer AC, Arntz HR, et al. A comparison of vasopressin and epinephrine for out-of-hospital cardiopulmonary resuscitation, N Engl J Med, 2004, 350: 105-113.
20. Voelckel WG, Lurie KG, McKnite S. Effects of epinephrine and vasopressin in a piglet model of prolonged ventricular fibrillation and cardiopulmonary resuscitation. Crit Care Med, 2002 May, 30 (5): 957-962.
21. 2005 American Heart Association. Guidelines for Cardiopulmonary Resuscitation and Emergency Cardiovascular Care. Circulation, 2005, 112 (24).
22. Dunser MW, Mayr AJ, Ulmer H, et al. Arginine vasopressin in advanced vasodilatory shock: a prospective, randomized, controlled study. Circulation, 2003, 107: 2313-2319.
23. Mutlu GM, Factor P. Role of vasopressin in the management of septic shock. Intensive Care Med, 2004, 30: 1276-1291.
24. Delmas A, Leone M, Rousseau S, et al. Clinical review: vasopressin and terlipressin in septic shock patients. Crit Care, 2005, 9: 212-222.
25. Bellomo R, Giantomasso DD. Noradrenaline and the kidney: friends or foes? Crit Care, 2001, 5: 294-298.
26. Lindner KH, Ahnefeld FW, Pfenninger EG, et al. A epinephrine versus norepinephrine in prehospital ventricular fibrillation. Am J Cardiol, 1991, 67: 427-428.
27. Callaham M, Madsen CD, Barton CW, et al. A randomized clinical trial of high-dose epinephrine and norepinephrine vs standard-dose epinephrine in prehospital cardiac arrest. JAMA, 1992, 268 (19): 2667-2672.
28. Alousi AA, Johnson DC. Pharmacology of the bipyridines: amrinone and milrinone. Circulation, 1986, 73 (suppl III): III 10-III 24.
29. DiDomenico RJ, Park HY, Southworth MR, et al. Guidelines for acute decompensated heart failure treatment. Ann Pharmacother. 2004, 38: 649-660.
30. Vaughan CJ, Delanty N. Hypertensive emergencies. Lancet. 2000, 356: 411-417.
31. Fabian Spohr, et al. Drug treatment and thrombolytics during cardiopulmonary resuscitation. Current opinion in anaesthesiology, 2006, 19: 157-165.

32. Krep H, Bottiger BW, Bock C, et al. Time course of circulatory and metabolic recovery of cat brain after cardiac arrest assessed by perfusion-and diffusion-weighted imaging and MR-spectroscopy. Resuscitation, 2003 Sep, 58 (3): 337-348.
33. Bottiger BW, Bode C, Kern S, et al. Efficacy and safety of thrombolytic therapy after initially unsuccessful cardiopulmonary resuscitation: a prospective clinical trial. Lancet, 2001, 357 (9268): 1583-1585.
34. Lederer W, Lichtenberger C, Pechlaner C, et al. Recombinant tissue plasminogen activator during cardiopulmonary resuscitation in 108 patients with out-of-hospital cardiac arrest. Resuscitation, 2001, 50 (1): 71-76.
35. Fatovich DM, Dobb GJ, Clugston RA. A pilot randomized trial of thrombolysis in cardiac arrest (The TICA trial). Resuscitation, 2004, 61 (3): 309-313.
36. Spohr F, Arntz HR, Bluhmki E, et al. International multicentre trial protocol to assess the efficacy and safety of tenecteplase during cardiopulmonary resuscitation in patients with out-of-hospital cardiac arrest: the Thrombolysis in Cardiac Arrest (TROICA) Study. Eur J Clin Invest, 2005 May, 35 (5): 315-323.
37. Kudenchuk PJ, Cobb LA, Copass MK, et al. Amiodarone for resuscitation after out-of-hospital cardiac arrest due to ventricular fibrillation. N Engl J Med, 1999, 341 (12): 871-878.
38. Paul D, Dan C, Brian S, et al. Amiodarone as Compared with Lidocaine for Shock-Resistant Ventricular Fibrillation. N Engl J Med, 2002 March, 346 (12): 884-890.
39. Gorgels AR, van den Dool A, Hofs A, et al. Comparison of procainamide and lidocaine in terminating sustained monomorphic ventricular tachycardia. Am J Cardiol, 1996; 78: 43-46.
40. Ho DS, Zecchin RP, Richards DA, et al. Double-blind trial of lignocaine versus sotalol for acute termination of spontaneous sustained ventricular tachycardia. Lancet, 1994; 344: 18-23.

第六章 冠状动脉粥样硬化性心脏病诊断治疗标准（草案）

1. 范围

本标准规定了冠状动脉粥样硬化性心脏病的分型及各型的定义、诊断依据、诊断原则和治疗。

本标准适用于医疗机构工作人员对冠状动脉粥样硬化性心脏病的诊断和治疗。

2. 规范性引用文件

下列文件中的条款通过本标准的引用而成为本标准的条款。

3. 术语和定义

下列术语和定义适用于本标准。

（1）冠状动脉粥样硬化性心脏病（coronary atherosclerotic heart disease）

冠状动脉粥样硬化性病变引起血管管腔狭窄或阻塞，造成心肌缺血、缺氧或坏死而导致的心脏病。

（2）稳定型心绞痛 stable angina

在冠状动脉狭窄的基础上，由于心肌负荷的增加引起心肌急剧的、暂时的缺血与缺氧的临床综合征。心绞痛严重度分级见附录A。

（3）非ST段抬高型急性冠状动脉综合征（non-ST-elevation acute coronary syndrome）

不伴有心电图ST段抬高的急性缺血性胸痛。根据血清心肌损伤标记物是否升高分为不稳定型心绞痛（unstable angina，UA）和非ST段抬高型心肌梗死（non-ST-elevation myocardial infarction，NSTEMI）。非ST段抬高型急性冠状动脉综合征患者早期危险分层参见附录B。

（4）ST段抬高型急性心肌梗死（ST-elevation myocardial infarction）

在冠状动脉粥样硬化病变的基础上，发生冠状动脉血供急剧减少或中断，使供血区域的心肌严重而持久地缺血，导致心肌坏死。

（5）无症状性心肌缺血（asymptomatic myocardial ischemia）

存在冠状动脉病变或冠状动脉痉挛的患者具有心肌缺血的客观证据，而临床无心绞痛或心绞痛等同症状。

（6）心脏性猝死（cardiac sudden death）

由心脏原因引起的、急性症状开始1小时内以心脏骤停、意识丧失为前驱表现的自然死亡。

4. 缩略语

下列缩略语适用于本标准。

ACEI（angiotensin converting enzyme inhibitor）血管紧张素转换酶抑制剂

ACS（acute coronary syndrome）急性冠状动脉综合征
ARB（angiotensin Ⅱ receptor blocker）血管紧张素Ⅱ受体拮抗剂
CABG（coronary artery bypass graft）冠状动脉旁路移植术
CCB（calcium channel blocker）钙通道阻断剂
CK-MB（MB isoenzyme of creatine kinase）肌酸激酶同工酶
CTA（computed tomography angiography）CT血管造影
cTnT or cTnI（cardiac troponin T or I）心脏肌钙蛋白T或I
LMWH（low molecular weight heparin）低分子量肝素
LVEF（left ventricular ejection fraction）左心室射血分数
NSTE-ACS（non-ST-elevation acute coronary syndrome）非ST段抬高型ACS
NSTEMI（non-ST-elevation myocardial infarction）非ST段抬高型心肌梗死
PCI（percutaneous coronary intervention）经皮冠状动脉介入治疗
STE-ACS（ST-elevation acute coronary syndrome）ST段抬高型ACS
STEMI（ST elevation myocardial infarction）ST段抬高型心肌梗死
UA（unstable angina）不稳定型心绞痛

5. 稳定型心绞痛

(1) 诊断依据

病史：询问病史时应注意了解患者可能存在的危险因素，同时应注意排除其他可能引发胸痛症状和心电图ST-T改变的心血管疾病及其他非心脏疾病。

临床表现

①症状：心绞痛的发作次数、诱因、发作性质和部位在1～3个月内相对稳定。典型的心绞痛症状有以下特点：

A. 部位：疼痛或不适大多位于胸骨中上段后方或左胸前区，可放射到左肩、左臂，也可放射到上腹部。

B. 范围：手掌或拳头大小。

C. 性质：常呈紧缩感、压迫感、憋闷感、沉重感。

D. 持续时间：呈阵发性发作，持续数分钟，一般不会超过10min。

E. 诱发因素及缓解方式：慢性稳定型心绞痛的发作与劳力、饱餐、寒冷或情绪激动等有关，诱发的劳力负荷相对固定。停止原来诱发症状的活动或舌下含服硝酸甘油，症状可在2～5min内迅速缓解。

也有一些患者表现为不典型症状，如疼痛部位在下颌部、背部、头部、咽部或上腹部，性质为烧灼感或窒息感。

②体征：稳定型心绞痛患者常无明显特异性体征，有时伴随心率加快和血压增高。

辅助检查

①血液生化检查

稳定型心绞痛患者的心肌损伤标记物无异常升高。应常规检查血脂、空腹血糖，必要时行糖耐量试验。

②心电图

所有胸痛患者均应行静息心电图检查，非特异性的ST-T改变不能作为冠状动脉粥样硬化性心脏病的诊断依据。最有临床意义的是胸痛发作时的心电图检查，注意有无缺血性ST-T变化（相邻2个或2个以上导联ST段下移≥0.1mV），胸痛缓解后立即复查心电图，注意动态变化。

③心电图运动负荷试验

静息心电图无明显异常且无运动受限的不典型胸痛患者进行心电图运动负荷试验有助于明确诊断，也可用于对稳定型冠状动脉粥样硬化性心脏病患者进行危险分层。

A. 阳性标准

a. 运动中出现典型心绞痛。

b. 运动中或运动后心电图出现ST段水平或下斜型下移≥1mm（J点后80ms），持续时间≥2分钟。

c. 运动中出现血压下降（≥10mmHg）。

B. 不宜行心电图运动负荷试验的情况

主动脉瓣狭窄、肥厚梗阻型心肌病、主动脉夹层、不稳定型心绞痛、静息心电图ST段下移＞1mm、完全性左束支传导阻滞（LBBB）、预激综合征、心室起搏心律及正在服用地高辛的患者。

④超声心动图检查

有条件的医院可常规进行超声心动图检查，特别是在以下情况时应行超声心动图检查：

A. 有收缩期杂音，怀疑主动脉瓣狭窄、室间隔破裂、二尖瓣反流、二尖瓣腱索断裂、瓣膜脱垂或肥厚型心肌病的患者；

B. 有心肌梗死病史或心电图异常Q波者，可评价有无节段性左心室室壁运动异常；

C. 有陈旧性心肌梗死病史、症状或体征提示有心力衰竭的患者，可通过评价左室功能进行危险分层。

⑤负荷超声心动图检查

负荷超声心动图中以多巴酚丁胺超声心动图应用较多，适用于下肢运动不便和部分行心电图运动负荷试验难以明确诊断的患者，其诊断冠状动脉粥样硬化性心脏病的敏感性高于心电图运动负荷试验。选择负荷超声心动图检查应注意该试验的不良反应，权衡利弊风险。

⑥胸部X线检查

通常无异常发现，但有助于明确是否合并其他心肺疾病，如夹层动脉瘤、肺栓塞、充血性心力衰竭、心脏瓣膜病、心包疾病等。

⑦核素心肌灌注显像

药物负荷（腺苷、双嘧达莫）核素心肌灌注显像的临床适应证与心电图运动负荷试验大致相同，对冠状动脉粥样硬化性心脏病诊断的敏感性和特异性均高于运动心电图。另外，运动核素心肌灌注显像对于已明确诊断的冠状动脉粥样硬化性心脏病患者可提供重要的预后信息。稳定型心绞痛患者核素心肌灌注显像时存在心肌缺血。

⑧冠状动脉多层CT血管造影（CTA）

是显示冠状动脉病变及形态的无创检查方法。随着影像技术的不断发展，冠状动脉CTA已成为冠状动脉粥样硬化性心脏病筛查和诊断的重要手段，具有较高的阴性预测价值，若冠状动脉CTA未见狭窄病变，且患者症状不典型，可不进行有创检查。

⑨冠状动脉造影

对于无创检查难以确诊和高危（合并2个以上的心血管危险因素）的心绞痛患者，冠状动脉造影检查可以明确冠状动脉的病变情况、确定诊断、决定治疗策略及评价临床预后。

为诊断及危险分层进行冠状动脉造影的适应证如下：

A. 严重稳定型心绞痛（CCS Ⅲ级或以上者），特别是药物治疗不能很好缓解症状者；

B. 无创方法评价为高危的患者，不论心绞痛严重程度如何；

C. 心脏骤停存活者；

D. 有严重室性心律失常的患者；

E. 血管重建术后，患者有中等或严重的心绞痛复发；

F. 伴有慢性心力衰竭或左室射血分数明显减低的心绞痛患者；

G. 无创评价为中-高危的心绞痛患者需行较大手术时。

(2) 诊断

①典型心绞痛症状的发作特点，结合患者存在的心血管危险因素，要除外其他原因所致的胸痛。

②胸痛发作时有心电图缺血性ST-T动态改变，或心电图运动负荷试验为阳性改变。发作时心电图检查如能发现在以R波为主的导联中，ST段下移，T波低平或倒置，症状缓解后能逐渐恢复者有助于确立诊断。对于心电图无改变的患者可进行心电图运动负荷试验，如负荷试验能够诱发心绞痛或心电图缺血性改变亦可确诊。

③对于诊断困难的存在心血管危险因素的中高危患者，症状不典型可考虑冠状动脉CTA和（或）冠状动脉造影检查。

稳定型心绞痛患者的心绞痛严重度分级参见附录A。

稳定型心绞痛及其他冠状动脉粥样硬化性心脏病类型的鉴别诊断见附录E。

(3) 治疗

①药物治疗

稳定型心绞痛药物治疗的主要目的是减轻心绞痛症状和心肌缺血发作，改善患者生活质量；预防心肌梗死和猝死，改善患者临床预后。

A. 减轻症状、改善缺血的药物

a. 硝酸酯类药物

硝酸酯类药物能减少心肌耗氧和改善心肌灌注，改善心绞痛症状。

b. β受体阻滞剂

β受体阻滞剂可以减轻症状、改善缺血。如无禁忌证，口服β受体阻滞剂应作为稳定型心绞痛的初始治疗和维持治疗，尤其适用于合并高血压或心率增快者。

c. 钙通道阻滞剂

CCB通过改善冠状动脉血流和减少心肌耗氧缓解心绞痛。

B. 改善预后的药物

a. 抗血小板药

如无禁忌证，所有冠状动脉粥样硬化性心脏病患者均应长期服用阿司匹林治疗。对阿司匹林不能耐受或有禁忌的患者应使用氯吡格雷作为替代治疗。

b. 他汀类药物

所有冠状动脉粥样硬化性心脏病患者都应接受他汀类药物治疗。

c. β受体阻滞剂

β受体阻滞剂可以减少死亡率，改善心绞痛患者的临床预后。

d. 血管紧张素转换酶抑制剂

合并糖尿病、心力衰竭或左心室收缩功能不全的高危患者应该使用 ACEI。不能耐受 ACEI 的患者可以使用 ARB。

②血管重建治疗

对于稳定型心绞痛患者，血管重建治疗的目标是缓解症状、提高生活质量和改善预后。

A. 血管重建治疗的指征

包括药物治疗不能有效控制心绞痛症状和无创检查提示存在较大面积的心肌缺血。

B. 血管重建治疗方法

主要包括 PCI 和 CABG。

a. PCI

PCI 创伤小、恢复快、危险性相对较低。相对药物治疗，PCI 对高危及多支血管病变的稳定型心绞痛患者，在缓解症状方面效果更为显著。

适应证参见卫生部心血管病介入诊疗标准。

b. CABG

相对药物治疗，CABG 可改善中危至高危患者的临床预后。

③危险因素的控制及二级预防

A. 戒烟

B. 控制血压

C. 控制糖尿病

D. 调脂治疗

E. 合理膳食

F. 适量运动

6. 非 ST 段抬高型急性冠状动脉综合征

（1）诊断依据

临床表现

①症状

UA 有以下临床表现：

A. 静息性心绞痛：心绞痛发作在休息时，持续时间通常在 20min 以上，其中包括变异型心绞痛，通常为自发性，其特点是一过性 ST 段抬高，多数自行缓解；

B. 初发心绞痛：1 个月内新发心绞痛，可表现为自发性发作与劳力性发作并存；

C. 恶化劳力型心绞痛：既往有心绞痛病史，近 1 个月内心绞痛恶化加重，发作次数频繁、时间延长或痛阈降低。

NSTEMI 的胸痛与 UA 相似，但是比 UA 更严重、持续时间更长。也有一些患者临床症状不典型，尤其是老年人，以较严重的胸闷、气短为首要症状。

②体征

常伴随胸痛出现心率加快和血压增高。高危患者心肌缺血引起的心功能不全可有新出现的肺部啰音或原有啰音增加，也可能出现第三心音、心动过缓或心动过速，以及新出现二尖瓣关闭不全等体征。

辅助检查

①心电图

对可疑 NSTE-ACS 患者应立即行心电图检查。心电图 ST-T 动态变化是诊断 NSTE-ACS 的可靠手段，但是心电图正常，不能完全排除 ACS。

NSTE-ACS 患者静息心电图可出现相邻 2 个或 2 个以上的导联 ST 段下移 $\geqslant 0.1 \mathrm{mV}$ 和 T 波倒置，NSTEMI 的心电图 ST 段下移和 T 波倒置比 UA 更明显和持久，并有系列演变过程，偶有一过性束支传导阻滞。UA 和 NSTEMI 的鉴别除了心电图外，应根据血清心肌损伤标记物水平是否升高来明确。

②血清心肌损伤标记物

血清心肌损伤标记物包括肌红蛋白、CK-MB、cTnT 或 cTnI。

A. 肌红蛋白

肌红蛋白敏感性较高，开始升高时间和峰值时间较早。

B. CK-MB

CK-MB 升高如果超过正常范围，对心肌梗死有诊断意义。

C. cTnT 或 cTnI

cTnT 或 cTnI 是心肌损伤最特异的标志物，灵敏性和特异性均优于 CK-MB。对 NSTE-ACS 患者，cTnT 和（或）cTnI 和（或）CK-MB 水平升高为 NSTEMI，而心肌损伤标记物水平没有超过正常范围为 UA。cTnT 和 cTnI 是 NSTE-ACS 患者早期危险分层的重要指标之一。

应密切观察心肌损伤血清标记物，注意其动态变化。ACS 时常规选用的血清心肌损伤标记物升高时间参见附录 C，建议检测时间参见附录 D。

③超声心动图

在急性期，超声心动图有助于发现缺血性室壁运动异常，并评估左室收缩功能和患者的临床预后。

④冠状动脉造影

NSTE-ACS 患者具有以下情况时应视为冠状动脉造影的强适应证：

A. 心绞痛反复发作，胸痛持续时间较长，药物治疗效果不满意者可考虑及时行冠状动脉造影，以决定是否行急诊介入治疗或急诊 CABG；

B. 活动耐量明显减低；

C. 梗死后心绞痛；

D. 陈旧性心肌梗死合并新发的由非梗死区缺血所致的劳力型心绞痛；

E. 严重心律失常、LVEF＜40％或充血性心力衰竭。

（2）诊断

A. 典型的缺血性胸痛等临床表现；

B. 典型的缺血性心电图改变（新发生或一过性 ST 段下移≥0.1mV，或 T 波倒置≥0.2mV）；

C. 如果心肌损伤标记物 cTnT 和（或）cTnI 和（或）CK-MB 水平升高，可以诊断 NSTEMI，如果标记物水平没有超过正常范围诊断为 UA。

对 NSTE-ACS 患者应及时进行早期危险分层，以便于对高危患者采取积极介入治疗。详细分层方法见附录 B。

（3）治疗

①药物治疗

NSTE-ACS 标准的强化药物治疗包括：抗血小板治疗、抗凝治疗、抗缺血治疗和调脂治疗。

A. 抗血小板治疗

所有 NSTE-ACS 患者，应当迅速开始抗血小板治疗，只要没有禁忌证，均应服用阿司匹林或同时服用氯吡格雷。

B. 抗凝治疗

对于 NSTE-ACS 患者，应当静脉注射普通肝素或皮下注射 LMWH 抗凝。

对出血高危的患者如高龄、肾衰竭等应适当调整抗凝药物剂量。

C. 抗缺血治疗

胸痛发作不频繁的患者，可口服长效硝酸酯制剂。胸痛发作严重或频繁的患者应静脉滴注硝酸甘油或硝酸异山梨酯。硝酸酯类药物不能缓解症状时可应用吗啡。

在没有禁忌证的情况下应及早常规口服 β 受体阻滞剂，特别是对有高血压或心动过速的患者。

CCB 主要用于已使用足量硝酸酯类药物和 β 受体阻滞剂，但疗效不满意或不能耐受的患者，也可用于缓解由血管痉挛引起心绞痛症状的患者和对 β 受体阻滞剂禁忌的患者。

ACEI 可用于有心肌梗死病史、糖尿病、左心功能不全等高危患者，或是使用 β 受体阻滞剂和硝酸酯类药物后仍血压偏高的患者。如患者不能耐受，可换用 ARB。

D. 调脂治疗

ACS 患者应检查血脂，在确诊 NSTE-ACS 后应尽早给予他汀类药物治疗。

②血管重建治疗

对于 NSTE-ACS 患者进行血管重建的目的是治疗反复发作的心肌缺血，以防止病情加重或发生猝死等心血管事件。

NSTE-ACS 患者如具有下列高危因素之一，应行早期 PCI（<72h）：

A. 已采取强化抗缺血治疗，但仍有静息或低活动量时的心绞痛/心肌缺血；

B. cTnT 或 cTnI 升高；

C. ST 段或 T 波动态变化；

D. 合并糖尿病或肾功能减退；

E. LVEF<40%；

F. 6 个月内行 PCI。

详细适应证参见卫生部心血管病介入诊疗标准。

③危险因素控制及二级预防

参见稳定型心绞痛危险因素的控制及二级预防。

7. ST段抬高型急性心肌梗死

(1) 诊断依据

临床表现

①症状

胸痛部位通常在胸骨后或左胸部，可向左上臂、下颌部、背部或肩部放射。有时疼痛部位不典型，可在上腹部、颈部、下颌等部位。疼痛常持续20min以上，通常呈剧烈的压榨性疼痛或紧迫、烧灼感，常伴有呼吸困难、烦躁不安、出汗、恶心、呕吐或眩晕等。女性不典型胸痛较为常见，而老年人可能以呼吸困难为首发表现。

②体征

心率多增快，少数也可减慢；心尖部第一心音减弱；可出现第三心音或第四心音，甚至出现奔马律。除早期血压可增高外，几乎所有患者血压都较前降低。可有与心律失常、休克或心力衰竭有关的相应体征。

辅助检查

①心电图

对疑诊STEMI的患者应尽快行心电图检查，以确定诊断和处理策略。

A. 心电图特征性改变

STEMI患者心电图的特征性改变包括，相邻2个或2个以上的导联：

a. ST段呈弓背向上抬高；

b. 病理性Q波；

c. T波由高尖到逐渐倒置的动态变化。

部分患者在背向心肌梗死区的导联可出现相反的改变，即R波增高、ST段压低和T波直立并增高，也可出现新发的束支传导阻滞。

B. 心电图动态性改变

起病数小时内，心电图先出现高尖T波。数小时后，ST段出现弓背向上抬高，与直立的T波连接形成单相曲线。数小时至2天内出现病理性Q波，同时R波减低或消失。Q波在3~4天内稳定不变，以后70%~80%永久存在。在早期如不进行治疗干预，ST段抬高持续时间较长，逐渐回到基线水平，T波则变为平坦或倒置。数周至数月后，T波出现对称性倒置，可持久存在，也可在数月至数年内逐渐恢复正常。

②血清心肌损伤标记物

诊断心肌梗死的最佳血清标记物是cTnT、cTnI，如果不能检测肌钙蛋白，替代指标是CK-MB。

STEMI血清心肌损伤标记物应有动态变化。STEMI时常规选用的血清心肌损伤标记物升高时间参见附录C，建议检测时间参见附录D。

③超声心动图

主要改变为梗死区心室壁出现节段性运动减低、无运动甚至反向运动。超声心动图是诊断心肌梗死机械并发症、室壁瘤和梗死后心包炎的重要手段。

(2) 诊断

至少有一项心肌损伤标记物（cTnT、cTnI或CK-MB）典型升高超过正常值上限，同时至少伴有下述情况中的一项，可诊断STEMI：

  A. 心肌缺血症状；

  B. 提示有新发缺血的心电图改变（新发的ST-T改变或新发的左束支传导阻滞）；

  C. 心电图出现病理性Q波；

  D. 有新发的存活心肌丢失或新发的室壁运动异常的影像学证据。

  如果症状明显，心电图表现为明确的ST段抬高，即应尽快开始再灌注治疗，而不必等待血清心肌损伤标记物检测结果。如果心电图表现无确定性诊断意义，早期血清心肌损伤标记物检测结果为阴性，但临床表现高度可疑，则应继续监测心电图和血清标记物，有助于尽早明确诊断。

  宜于入院后每半小时复查心电图，入院后心肌损伤标记物的建议检测时间参见附录D。对高度可疑的患者应进行冠状动脉造影，尽早明确诊断。如临床疑有再发心肌梗死，应连续测定血中存在时间短的心肌损伤标记物，例如肌红蛋白、CK-MB等，以确定再梗死的诊断和发生时间。

  （3）治疗

  ①再灌注治疗

  STEMI的治疗原则是尽快、充分、持续开通梗死相关血管。再灌注治疗是STEMI的核心治疗，能够挽救濒死心肌。对所有在治疗时间窗以内的患者，应尽早积极采取再灌注治疗。再灌注治疗主要包括静脉溶栓、PCI和急诊CABG。

  A. 静脉溶栓治疗

溶栓治疗适应证

  a. 发病12h之内，至少两个相邻胸导联ST段抬高超过0.2mV，或至少两个相邻肢导联ST段抬高超过0.1mV；

  b. 发病12h之内，新出现或可疑新出现心电图左束支传导阻滞；

  c. 持续缺血性胸痛发作12～24h，心电图仍然有ST段抬高；

  d. 若就诊医院无直接PCI条件或不能在就诊后90min内进行PCI时，可考虑溶栓治疗。

溶栓治疗禁忌证

  a. 既往发生过出血性脑卒中，1年内发生过缺血性脑卒中；

  b. 颅内肿瘤；

  c. 近期（2～4周）有活动性内脏出血；

  d. 可疑为主动脉夹层；

  e. 入院时严重且未控制的高血压（>180/110mmHg）；

  f. 目前正在使用治疗剂量的抗凝药或已知有出血倾向；

  g. 近期（2～4周）创伤史；

  h. 近期（<3周）外科大手术史；

  i. 近期（<2周）曾在不能压迫部位的大血管行穿刺术。

国内常用溶栓药物

  尿激酶、链激酶、重组链激酶或重组组织型纤维蛋白溶酶原激活剂（recombinant tissue-type plasminogen activator，rt-PA）。

溶栓时应使用肝素（普通肝素或 LMWH）抗凝。

溶栓再通判断标准

可根据冠状动脉造影直接判断，或根据以下临床情况判断：

a. 心电图抬高的 ST 段于溶栓开始 2h 内回降＞50%；

b. 溶栓 2h 内胸痛基本消失；

c. 溶栓 2h 内出现再灌注性心律失常；

d. 血清 CK-MB 酶峰值提前出现（14h 内）。

如上述标准出现两条以上（如仅具备 b、c 两条则无意义）则提示为血管再通。

B. PCI

STEMI 患者有下列情况之一需进行诊断性冠状动脉造影：

a. 准备行直接 PCI 或补救性 PCI 的患者；

b. 准备血运重建的心源性休克的患者；

c. 并发室间隔破裂或严重二尖瓣关闭不全而准备行外科手术者；

d. 持续血流动力学和（或）心电不稳定的患者。

STEMI 患者 PCI 的适应证参见卫生部心血管病介入诊疗标准。

C. 急诊外科再灌注治疗

STEMI 患者存在以下情况，应进行紧急 CABG：

a. PCI 失败，但持续胸痛或血流动力学不稳定的患者；

b. 药物难以控制病情、有心肌梗死面积扩大危险、不适合溶栓和 PCI 的患者；

c. 合并室间隔穿孔或严重二尖瓣关闭不全需手术修补；

d. ≥50% 的左主干狭窄和（或）三支病变者，或出现威胁生命的室性心律失常。

②药物治疗

A. 止痛

持续胸痛患者可给予吗啡。

B. 硝酸甘油

持续性胸痛患者应舌下含服硝酸甘油，或静脉应用硝酸甘油/硝酸异山梨酯。

C. 抗凝治疗

所有 STEMI 患者均应接受普通肝素或低分子肝素抗凝治疗。

对进行静脉溶栓或急诊 PCI 的患者，需应用普通肝素作为再灌注的辅助治疗，也可应用低分子量肝素替代普通肝素。

D. 抗血小板治疗

对所有 STEMI 且无阿司匹林过敏的患者，均应给予阿司匹林口服，并终身服用，或同时服用氯吡格雷。

E. β 受体阻滞剂

如无禁忌证，应口服 β 受体阻滞剂，特别是对有高血压或心动过速的患者。

F. 血管紧张素转换酶抑制剂

如无禁忌证，应使用 ACEI 治疗。如患者不能耐受，可换用 ARB。

G. 钙通道阻滞剂

对于无心功能不全或房室传导阻滞的患者，如存在持续心肌缺血，或快速心房颤动或扑动，而β受体阻滞剂无效或有禁忌，可应用钙通道阻滞剂。

H. 醛固酮拮抗剂

对STEMI后有心力衰竭的患者，可使用醛固酮拮抗剂。

I. 洋地黄类药物

STEMI患者24h内尽可能避免应用洋地黄制剂。如果合并快速心房颤动且心室率难以控制，或有心力衰竭证据者可酌情使用。

③并发症的治疗

急性心肌梗死极易合并一些严重并发症，如心律失常、心功能不全、心源性休克及机械并发症等，应根据患者的具体情况进行相应治疗。

④危险因素控制及二级预防

参见稳定型心绞痛危险因素的控制及二级预防。

8. 无症状性心肌缺血

(1) 分型

无症状性心肌缺血可分为以下三种类型。Ⅰ型：临床完全无症状的心肌缺血；Ⅱ型：心肌梗死后的无症状心肌缺血；Ⅲ型：临床有心绞痛表现，同时伴有无症状心肌缺血。

(2) 诊断

无症状性心肌缺血的诊断可依据的无创性检查包括：

A. 动态心电图或心电图运动负荷试验发现心肌缺血；

B. 负荷核素心肌显像发现有心肌缺血的改变；

C. 超声心动图或负荷试验发现节段性室壁运动异常。

Ⅱ型和Ⅲ型患者由于已明确冠状动脉粥样硬化性心脏病诊断，故只要以上无创性检查发现心肌缺血的证据，即可诊断。由于以上无创性检查皆有一定的假阳性，故不能单纯依靠这些检查确定Ⅰ型患者，必须进行选择性冠状动脉造影，提示存在有意义的固定狭窄，才能确立诊断，必要时考虑血管内超声检查协助诊断。

(3) 治疗

①药物治疗

无症状性心肌缺血药物治疗的主要目的是预防心肌梗死和猝死，改善患者的长期生存率。治疗参见稳定型心绞痛治疗。

②危险因素的控制

参见稳定型心绞痛危险因素的控制及二级预防。

9. 心脏性猝死

(1) 诊断

心脏骤停患者可在动脉粥样硬化的基础上发生冠状动脉痉挛或血栓栓塞，导致心肌急性缺血，造成局部电生理紊乱，引起严重心律失常（绝大部分是心室纤颤，少部分是心室停搏，也可能出现心脏电-机械分离）。

前瞻性研究显示，约50%冠状动脉粥样硬化性心脏病死亡是猝死，发生在症状开始后短时间（瞬间至1h）内。半数患者事前无症状。部分患者有先兆症状常是非特异性且较轻，如疲劳、胸痛或情绪改变等，未能引起患者警惕和医师的注意。有些患者平素"健康"，夜间死于睡眠之中。部分患者则有心肌梗死的先兆症状。

（2）治疗

①心肺复苏

由于心脏性猝死可以随时随地发生，因此应在机场、车站、地铁等人流密集的地方配备自动体外除颤器，并进行广泛的公众教育，普及心肺复苏知识，不仅医务人员，而且公众都能够掌握这一抢救措施，一旦发现患者立即就地抢救。具体步骤如下：

A. 判断患者反应：患者意识丧失，无心音和大动脉搏动，无血压，呼吸停止，对刺激无任何反应（如眨眼或肢体移动等），即可判定心跳呼吸停止，应立即开始心肺复苏；

B. 开放气道：患者应仰卧在坚固的平面上，采用仰头抬颏法或托颌法开放气道，清除患者口中的异物、呕吐物和义齿；

C. 人工呼吸：包括挤压胸廓、面罩给氧等人工通气措施，目前已不提倡口对口人工呼吸；

D. 胸外按压：持续胸外按压，频率 80～100 次/分。建议人工心肺复苏时间至少持续半小时；

E. 有条件时应立即进行心电监测，发现心室纤颤应立即进行电击除颤，也可盲目除颤；

F. 高级生命支持包括：尽快气管插管纠正低氧血症；建立静脉通道，应用血管活性药物；防治脑缺血和脑水肿。

②基础疾病治疗

治疗冠状动脉粥样硬化性心脏病的药物见稳定型心绞痛治疗部分。

（3）预防

对于非持续性室性心动过速的陈旧性心肌梗死患者、心室纤颤或室性心动过速所致心脏骤停的存活者、持续性室性心动过速引起晕厥的患者，可考虑植入型心律转复除颤器（implantable cardioverter-defibrillator，ICD）治疗，预防心脏性猝死。

控制冠状动脉粥样硬化性心脏病危险因素，参见稳定型心绞痛危险因素的控制及二级预防。

附录 A
（资料性附录）

加拿大心血管学会（CCS）心绞痛严重度分级

加拿大心血管学会（CCS）心绞痛严重度分级见表 1

表 1　加拿大心血管学会（CCS）心绞痛严重度分级

级别	描述
Ⅰ级	一般体力活动不引起心绞痛，例如行走和上楼，但紧张、快速或持续用力可引起心绞痛的发作。
Ⅱ级	日常体力活动稍受限制，快步行走或上楼、登高、饭后行走或上楼、寒冷或风中行走、情绪激动可发作心绞痛或仅在睡醒后数小时内发作。在正常情况下以一般速度平地步行 200m 以上或登一层以上的楼梯受限。
Ⅲ级	日常体力活动明显受限，在正常情况下以一般速度平地步行 100~200m 或登一层楼梯时可发作心绞痛。
Ⅳ级	轻微活动或休息时即可以出现心绞痛症状。

附录 B
(资料性附录)

非 ST 段抬高型急性冠状动脉综合征患者早期危险分层

非 ST 段抬高型急性冠状动脉综合征患者早期危险分层见表 2

表 2 非 ST 段抬高型急性冠状动脉综合征患者早期危险分层

项目	高度危险性 (至少具备下列一条)	中度危险性 (无高度危险特征但 具备下列任何一条)	低度危险性 (无高度、中度危险特征 但具备下列任何一条)
病史	缺血性症状在 48h 内恶化	既往心肌梗死,或脑血管疾病,或冠状动脉旁路移植术,或使用阿司匹林	
疼痛特点	长时间(>20min)静息性胸痛	长时间(>20min)静息性胸痛目前缓解,并有高度或中度冠状动脉粥样硬化性心脏病可能。静息胸痛(<20min)或因休息或舌下含服硝酸甘油缓解	过去 2 周内新发 CCS 分级 Ⅳ 级心绞痛,但无长时间(>20min)静息性胸痛,有中度或高度冠状动脉粥样硬化性心脏病可能
临床表现	缺血引起的肺水肿,新出现二尖瓣关闭不全杂音或原杂音加重,S_3 或新出现啰音或原啰音加重,低血压,心动过缓,心动过速,年龄>75 岁	年龄>70 岁 无特异临床表现	无特异临床表现
心电图	静息性心绞痛伴一过性 ST 段改变(>0.05mV),新出现束支传导阻滞或新出现的持续性心动过速	T 波倒置>0.2mV,病理性 Q 波	胸痛时心电图正常或无变化
心肌损伤标记物	升高超过正常值上限	升高超过正常值上限	正常

附录 C
(资料性附录)

血清心肌损伤标记物升高时间

血清心肌损伤标记物升高时间见表 3

表 3 血清心肌损伤标记物升高时间

血清标记物 升高时间	肌红蛋白	肌钙蛋白		CK-MB
		cTnT	cTnI	
开始升高时间（h）	1~2	2~4	2~4	6
峰值时间（h）	4~8	10~24	10~24	18~24
持续时间（d）	0.5~1.0	5~14	5~10	2~4

注：cTnT，心脏肌钙蛋白 T；cTnI，心脏肌钙蛋白 I；CK-MB，肌酸激酶同工酶

附录 D
（资料性附录）

血清心肌损伤标记物建议检测时间

血清心肌损伤标记物建议检测时间见表 4

表 4 血清心肌损伤标记物建议检测时间

距症状发生时间	肌红蛋白	cTnT/cTnI	CK-MB
即刻	√	√	√
2～6h	√	√	
6～12h			√
12～24h		√	√

附录 E
(资料性附录)

冠状动脉粥样硬化性心脏病鉴别诊断

1. 心包炎：可有性质尖锐而持久的心前区疼痛。但心包炎的疼痛常与发热同时出现，呼吸和咳嗽时加重；听诊心率增快，早期有心包摩擦音；心电图有 ST 段弓背向下抬高，无异常 Q 波；超声心动图检查见液性暗区可确定诊断。

2. 主动脉夹层：胸痛剧烈，常放射到背、肋、腰、腹和下肢，两上肢的血压和脉搏可有明显差别，可有下肢暂时性瘫痪、偏瘫和主动脉瓣关闭不全的表现，但无血清心肌损伤标记物升高。超声心动图检查、X 线和磁共振成像有助于诊断。

3. 左室流出道梗阻性疾病：如肥厚型心肌病、主动脉瓣狭窄，临床可有阵发性胸痛，含服硝酸甘油后症状可加重。胸骨左缘或心尖可闻及Ⅲ～Ⅳ级吹风样收缩期杂音。心电图可有窄而深的异常 Q 波，无 ST-T 动态改变。无血清心肌损伤标记物升高。超声心动图检查可明确诊断。

4. 急性肺血栓栓塞：临床多表现为阵发或持续憋闷、呼吸困难，活动时加重。有右心负荷急剧增加的表现。查体可见颈静脉充盈、肺动脉瓣区第二心音亢进和肝大。心电图示 $S_I Q_{III} T_{III}$、窦性心动过速和右束支传导阻滞。超声心动图检查发现右室扩大、肺动脉增宽。

5. 消化系统疾病：食管疾病（反流性食管炎、食管裂孔疝、食管动力性疾病）、溃疡病、胆道疾病、胰腺疾病、急腹症等，均有胸痛。仔细询问病史、体格检查、心电图检查、纤维胃镜和腹部超声检查可协助鉴别诊断。

6. 胸壁疾病：如肋骨炎、肋软骨炎、胸壁带状疱疹、肋骨骨折、胸锁骨关节炎等，局部常有肿胀和压痛的体征易于同冠状动脉粥样硬化性心脏病心绞痛相鉴别。

7. 颈椎病：也可引发胸痛症状，但疼痛的发生常与颈部和脊椎的运动有关，颈椎 X 线或 CT 检查可明确诊断。

8. 心血管神经症：胸痛短暂或持久，与劳力无明显联系，好叹息，多伴有自主神经功能紊乱的表现，可行运动负荷心电图检查，必要时行冠状动脉造影检查以同心绞痛进行鉴别。

9. 心尖球形综合征：也称为 Tako-tsubo 综合征，其临床特征包括精神应激诱发的伴有胸痛的一过性左心室功能障碍和心尖局部室壁运动异常，类似急性心肌梗死心电图改变和轻度心肌酶升高。冠状动脉造影显示没有冠状动脉闭塞性病变，左室造影示一过性左心室不运动或者运动减弱。

主要参考文献

1. Libby P, Bonow RO. Braunwald's Heart Disease. 8th edition. Philadelphia: Saunders, 2007.
2. Topol EJ, Califf RM, Prystowsky EN, et al. Textbook of Cardiovascular Medicine. 3rd edition. Philadelphia: Lippincot Williams & Wilkins, 2007.
3. 叶任高,陆在英. 内科学(第6版). 北京: 人民卫生出版社, 2004, 263-302.
4. Fraker TD Jr, Fihn SD, Gibbons RJ, et al. 2007 chronic angina focused update of the ACC/AHA 2002 Guidelines for the management of patients with chronic stable angina: a report of the American College of Cardiology/American Heart Association Task Force on Practice Guidelines Writing Group to develop the focused update of the 2002 Guidelines for the management of patients with chronic stable angina. Circulation, 2007, 116 (23): 2762-2772.
5. Fox K, Garcia MA, Ardissino D, et al. Guidelines on the management of stable angina pectoris: executive summary: the Task Force on the Management of Stable Angina Pectoris of the European Society of Cardiology. Eur Heart J, 2006, 27 (11): 1341-1381.
6. 中华医学会心血管病学分会,中华心血管病杂志编辑委员会. 慢性稳定型心绞痛诊断与治疗指南. 中华心血管病杂志, 2007, 35 (3): 195-206.
7. Gibbons RJ, Abrams J, Chatterjee K, et al. ACC/AHA 2002 guideline upgrade for the management of patients with chronic stable angina: a report of the American College of Cardiology/American Heart Association Task Force on Practice Guidelines (Committee on the Management of Patients With Chronic Stable Angina). J Am Coll Cardiol, 2003, 41 (1): 159-168.
8. Eagle KA, Guyton RA, Davidoff R, et al. ACC/AHA 2004 guideline update for coronary artery bypass graft surgery: summary article. A report of the American College of Cardiology/American Heart Association Task Force on Practice Guidelines (Committee to Update the 1999 Guidelines for Coronary Artery Bypass Graft Surgery). J Am Coll Cardiol, 2004, 44 (5): e213-310.
9. ESC Committee for practice guideline. Guidelines for the diagnosis and treatment of non-ST segment elevation acute coronary syndromes. Eur Heart J, 2007, 28: 1598-1660.
10. 中华医学会心血管病学分会,中华心血管病杂志编辑委员会. 不稳定型心绞痛和非ST段抬高心肌梗死诊断与治疗指南. 中华心血管病杂志, 2007, 35 (4): 295-304.
11. Sidney C. Smith, et al. ACC/AHA 2007 Guidelines for the Management of Patients With Unstable Angina/Non-ST-Elevation Myocardial Infarction: Executive Summary. Circulation, 2007, 116: 803-877.
12. 中华医学会心血管病学分会,中华心血管病杂志编辑委员会,中国循环杂志编辑委员会. 急性心肌梗死诊断和治疗指南. 中华心血管病杂志, 2001, 219: 710-725.
13. American College of Cardiology/American Heart Association Task Force on Practice Guidelines (Writing Committee to Revise the 1999 Guidelines for the Management of Patients With Acute Myocardial Infarction). ACC/AHA guidelines for the management of patients with ST-elevation myocardial infarction—executive summary: a report of the American College of Cardiology/American Heart Association Task Force on Practice Guidelines (Writing Committee to Revise the 1999 Guidelines for the Management of Patients With Acute Myocardial Infarction). Circulation, 2004, 110 (5): 588-636.
14. Thygesen K, Alpert JS, White HD, et al. Joint ESC/ACCF/AHA/WHF Task Force for the Redefinition of Myocardial Infarction. Universal definition of myocardial infarction. J Am Coll Cardiol, 2007,

50 (22): 2173-2195.
15. Smith SC Jr, Feldman TE, Hirshfeld JW Jr, et al. ACC/AHA/SCAI 2005 guideline update for percutaneous coronary intervention: a report of the American College of Cardiology/American Heart Association Task Force on Practice Guidelines (ACC/AHA/SCAI Writing Committee to Update 2001 Guidelines for Percutaneous Coronary Intervention). Circulation, 2006, 113 (7): e166-286.

第二篇 冠状动脉介入治疗

第一章 概 述

一、经皮冠状动脉介入治疗的历史回顾

中世纪之前，人们对心脏病的了解还仅仅局限于对现象的描述和对病因的推理，许多当时不能解释的现象往往归结为神的力量。欧洲文艺复兴晚期，William Harvey 于 1628 年以其卓越的开创性工作证明了循环系统的存在，从而为现代心脏病学奠定了坚实的基础。但在此后近 300 年时间里，心脏病学的发展依然步履蹒跚。叩诊和听诊的应用（Auenbrugger & Laëmec，1761）、洋地黄治疗肺水肿（William Withering，1785）成为那个时代的代表！直至 1902 年 Einthoven 将心电图引入到临床心脏病学领域，才开创了人类活体心脏病学研究的先河。1929 年，刚刚大学毕业通过执业医师资格考试、年仅 25 岁的德国医生 Forssmann 在 Berlin 大学医学中心做了一件不可思议的事情——他亲手将一根 65cm 长的导尿管从自己的左肘前静脉插入了右心房，并拍下了医学史上第一张心导管胸片（图 2-1）！这件事情在当时引起了极大的轰动，因为之前人们一直认为心脏是生命的禁区，Forssmann 的行为无论在法律还是伦理上都是被禁止的，肘前静脉穿刺成功以后，护士竟不敢帮他推送导管，所以他只好亲手将导管送入了自己的心脏。Forssmann 先后 17 次在自己身上进行了右心导管术，他这种无畏的精神在当时非但没有受到鼓励，反而引起了众多非议和谴责，迫于压力他离开了医院，并终止了该项研究，转行从事泌尿外科工作。直到 27 年以后，1956 年 Forssmann 的工作终于得到了承认，他与美国人 Cournand 和 Richards 共同获得了诺贝尔医学奖，以表彰其对现代心脏病学的巨大贡献。在领奖的时刻，Forssmann 不无感慨地说："心导管术是打开未知大门的一把钥匙，但在这之前的 20 多年里没有人理解我！"纽约时报曾经撰文指出：Forssmann 是超越他所生活的那个时代的科学家，他拉开了人类心导管检查的序幕。

1958 年，美国医生 Sones 在给 1 例风湿性心脏瓣膜病患者进行主动脉造影时，无意中将 30ml 造影剂注入其右冠状动脉后，患者安然无恙。由此 Sones "意外"地造就了人类首例选择性冠状动脉造影（图 2-2）。1976 年 11 月，另一名德国医生 Gruentzig 在美国心脏协会（AHA）年会上进行冠状动脉血管成形术动物实验报告时被不少人批评为不现实，不具有科学性，甚至有人嘲讽他为"精神病"。面对阻力，Gruentzig 依然执著地进行着探索。1977 年 5 月，Gruentzig 与 Myler、Hanna 医生合作，在美国 San Francisco 进行了人类首例开胸冠状动脉血管成形术。4 个月后，Gruentzig 在瑞士 Zurich 完成了医学史上具有划时代意义的首例经皮腔内冠状动脉成形术（PTCA）。患者是一名叫 Bachmann 的 38 岁男性，频繁发作的心绞痛使其痛苦不堪。Gruentzig 发现，Bachmann 的左冠状动脉前降支狭窄 85%。1977 年 9 月 16 日，Gruentzig 准备了 3 根球囊导管，其中 2 根在术前检测中爆裂，Gruentzig 用仅剩的一根导管成功地为 Bachmann 开通了阻塞的血管。1985 年，Gruentzig 驾驶自己的飞机时不幸罹难，而经他治疗的 Bachmann 一直活到今天。在随访 23 年间 Bachmann 始终拥有一个健康的前降支，2007 年美国心血管介入会议（TCT）30

周年时请到了 Bachmann，当时已经 68 岁的 Bachmann 走上讲台说："谁能想象得到经过 Gruentzig 医生富有想象力的介入手术 30 年后，我还能健康地活着？"Gruentzig 成为新的分支学科——介入心脏病学的奠基人，开辟了冠心病非外科手术治疗的新纪元。20 世纪 80 年代以来，由于器械的不断更新、经验的日趋丰富和新技术的开发，PTCA 术被广泛地应用于冠心病的治疗中。1987 年，瑞士医生 Ulrich Sigwart 首次在冠状动脉内置入支架，成为介入心脏病学新的里程碑。

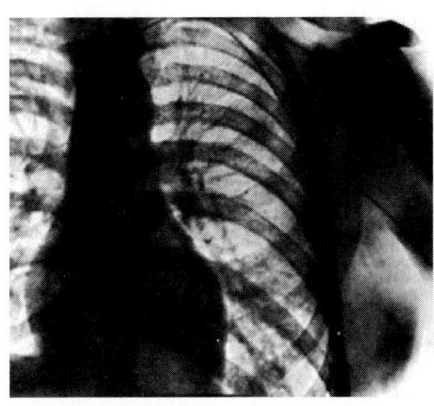

图 2-1　人类首例右心导管胸片（Forssmann，1929）

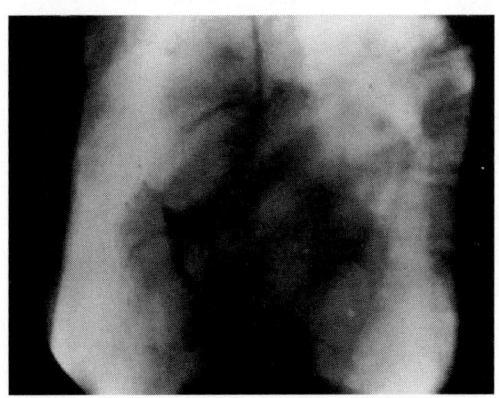

图 2-2　人类首例冠状动脉造影（Sones，1958）

早期 PTCA 是在采用 Seldinger 经皮股动脉穿刺技术和 Judkins 导管的基础上开展起来的。由于股动脉内径大，定位明显，穿刺容易，因此成为常规途径。但随着介入治疗病例的增加，伴随出现的并发症例数也相应增加，严重出血问题使人们认识到经股动脉途径存在一定的缺陷。为了克服这一缺陷，曾有人采取切开肱动脉作为入路途径，但是这种方法有损伤正中神经和影响前臂血供的危险，经皮穿刺肱动脉或腋动脉也未得到普遍接受。1989 年，加拿大医生 Campeau 报道了首例经皮穿刺桡动脉进行冠状动脉造影，发现与股动脉途径相比可以显著降低并发症的发生率。入路的改变不仅提高了手术的安全性，患者术后可以立即下床活动成为巨大的优势。但由于当时器械的限制和学习曲线较长，这一技术没有被广泛采用，仅在部分研究中用于冠状动脉造影。1992 年和 1993 年荷兰医生 Kiemeniji 相继报告了首例经桡动脉途径开展 PTCA 及支架置入术，引领介入心脏病学进入了又一个发展阶段。

二、经皮冠状动脉介入治疗当前面临的问题与解决办法

从1977年到现在，经皮冠状动脉介入治疗经历了三个里程碑式的飞跃，即PTCA、金属裸支架（BMS）和药物洗脱支架（DES）。

PTCA术后靶血管再狭窄率高达30%～50%，弥漫性血管病变、慢性完全闭塞病变以及纤维化或钙化斑块病变手术成功率低，而冠状动脉支架置入术的临床应用解决了大部分PTCA术后急性血管闭塞问题，并且通过改善血管的负性重塑使靶血管再狭窄率较PTCA下降了15%～20%左右。支架置入术虽然有效地阻止血管弹性回缩和负性重塑，使再狭窄率降低，但由于血管壁损伤、血栓形成以及炎性反应刺激各种生长因子和细胞因子产生，通过血管平滑肌受体使平滑肌细胞分裂，平滑肌细胞增生、基质分泌，向内膜迁移，使新生内膜过度增生，内膜增厚，导致病变血管再狭窄，因而支架置入术后再狭窄发生率仍高达20%～30%左右。通过支架携带抑制平滑肌细胞增生的药物，可以抑制新生内膜增生，从而降低再狭窄的发生率。在已完成的SIRIUS系列研究中，雷帕霉素洗脱支架（SES）治疗单支病变的再狭窄率约5%～9%，在TAXUS I～VI系列研究中，紫杉醇洗脱支架（PES）治疗单支病变的再狭窄率在10%以下。近年来，应用DES治疗复杂病变如弥漫血管长病变、分叉病变、慢性完全闭塞病变、支架内再狭窄、开口病变和无保护左主干病变显示出良好的临床效果，再狭窄率在10%～24%之间。2006年最新ACC会议公布的TYPHOON试验显示，应用SES治疗ST段抬高型AMI，其支架内再狭窄率明显低于金属裸支架（3.5% $vs.$ 20.3%，$P=0.001$）。多项PTCA与CABG的随机对照临床试验显示：在药物洗脱支架问世前，根据RITA研究结果，单支病变患者PTCA与CABG组相比，病死率相同，住院期间心肌梗死发生率CABG组略高于PTCA组，靶病变需血管重建（TLR）者PTCA组显著高于CABG组，然而3年时两组心绞痛发生率相似。ART I研究证实，多支病变金属裸支架置入术与CABG相比，病死率相似，但糖尿病患者CABG组存活率高于支架组，1年主要心脏事件发生率支架组明显高于CABG组。对于多支病变合并左心功能不全患者（射血分数<40%）特别是并发糖尿病、不稳定型心绞痛、高危病变和（或）前降支近端病变者，如果PCI不能达到完全血管重建，最好行CABG治疗。在药物洗脱支架时代，PCI近期和远期疗效较以往有了明显的提高，ART II的结果提示，PCI无疑是多支血管病变患者可供选择的理想治疗手段。经过大量实验和临床研究，药物洗脱支架的临床应用取得了非常显著的效果，使PCI的适应证得以进一步扩展。

虽然DES明显降低了支架内再狭窄的发生率，改善了患者的生活质量，降低了再次TLR的需要，然而DES也同时存在一些未解决的问题：如DES再狭窄、血栓形成、聚合物载体（Polymer）残留在血管内等。对于单支原位病变DES再狭窄发生率在10%以下，如果包括复杂病变，其再狭窄发生率仍在10%～24%之间。对局限性或弥漫性DES内再狭窄，可选择单纯球囊扩张或切割球囊扩张治疗，效果不佳则应选择外科手术治疗，在病变部位再次植入相同或不同类型的药物支架，目前效果还难以肯定。

继2006年ESC/WCC大会之后，DES急性、亚急性和晚期血栓形成已引起相当大的关注，主要原因与DES置入不当、支架内皮化不良、Polymer致敏诱发慢性炎症导致血管内皮损伤或提前停服抗血小板药物等有关。但之后陆续发表的数项研究得出了不同的结

论。2007年美国ACC年会上公布了由政府基金（Funding from Massachusetts Department of Public Health）资助的美国国家心血管注册研究（NCDR）结果。主要终点包括支架置入2年后的死亡、心肌梗死及再次血运重建的发生率，参加该注册研究的患者中，DES组有11 516例（65%），BMS组有6210例（35%）。试验结果表明，未校正的心血管预后DES组显著优于BMS组，校正后心血管预后DES组死亡和再次血运重建的发生率优于BMS组，心肌梗死的发生率在两组间没有显著差异。在真实世界中，与BMS比较，使用DES不仅没有增加心肌梗死的发生率，而且显著降低了死亡和再次血运重建的发生率。2009年ACC年会再次公布了NCDR研究随访3年的结果，主要终点包括支架置入3年后的死亡、心肌梗死、再次血运重建、脑卒中及严重出血事件的发生率。参加注册研究的患者中，DES组有217 675例（82.86%），BMS组有45 025例（17.14%）。结果表明，DES组死亡（HR 0.75）、非致死性心肌梗死（HR 0.76）、再次血运重建（HR 0.91）的发生率均显著低于BMS组，脑卒中（HR 0.96）及严重出血（HR 0.91）的发生率在两组间没有显著差异。研究者没有直接评价支架内血栓的发生率，但两组患者随访1年内ST段抬高型心肌梗死（与支架内血栓形成直接相关）的发生率近似，据此间接推测支架内血栓的发生率在两组间也没有显著差异。而DES组所有心肌梗死（包括ST段抬高型心肌梗死和非ST段抬高型心肌梗死）的发生率显著低于BMS组。

针对支架内血栓可能的发生机制——Polymer致敏诱发慢性炎症导致血管内皮损伤，国内已有Polymer可降解的雷帕霉素药物支架Excel，其安全性和有效性已得到初步证实；不带Polymer的药物支架JANUS采用的是在金属支架构架中挖槽放入Tacrolimus药物，挖槽的深浅不同决定了药物洗脱的速度，根据Jupiter Ⅱ临床试验资料，其再狭窄发生率为9.5%，无血栓形成发生。

三、我国经皮冠状动脉介入治疗发展的现状与不足

我国1984年完成了第一例经皮冠状动脉介入治疗，之后该领域逐渐发展，其发展过程也可以大致划分为三个阶段。根据中国心脏协会组织的调查，1984—1996年为第一阶段，该阶段经皮冠状动脉介入治疗只能由少数中心的部分医生开展。到1996年底，全国已有51家医院开展经皮冠状动脉介入治疗，完成了6213例，成功率是91.9%，最常用的技术是球囊成形术，少数几个中心还开展了定向旋切、旋磨和准分子激光血管成形术。1992年开始开展了冠状动脉支架术，到1996年，51.3%的经皮冠状动脉介入治疗术中置入了支架。1997—2001年，中国PCI进入了快速发展的阶段，即第二阶段，该阶段中经皮冠状动脉介入治疗的年递增率达到了30%，2001年完成了16 345例，成功率为97%，2001年一年的病例数超过了过去15年的总和，80%的患者置入了支架，开展经皮冠状动脉介入治疗的医院增加到超过200家医院。第三阶段为2002年至今，经皮冠状动脉介入治疗例数持续增加，据估计，目前已经超过了100 000例。从2002年开始药物洗脱支架（DES）开始投入临床使用，现在置入的支架中大约70%为DES支架，部分中心DES的使用率已经超过了90%。根据临床实践和国际多中心临床试验的证据，2002年颁布了第一个中国经皮冠状动脉介入治疗指南。除了临床经验的积累和病例数的增加，进展还体现在发表了多个研究工作结果，尤其是开展了多中心注册研究。无保护左主干中国注册研究在23家医院入选了224例无保护左主干（ULMCA）支架术的患者，结果表明，长期结果

可以接受，Kaplan-Meier 计算出的 4 年累计生存率是 92.9%，在该高度选择的病人组中，4 年的无 MACE 生存率是 68.4%，结论是无法外科手术的患者、LVEF≥40% 的低危且孤立的左主干病变患者、可以完全血管化的多支病变的 ULMCA 患者可以实施 ULMCA 支架术。中国 Cypher Select 注册研究（CCSR）从全国范围内入选了 1189 例置入 Cypher Select 支架的患者，结果表明 12 个月的 TLR 是 5.13%（包括 PCI 4.8%、CABG 9.6%），造影显示支架内再狭窄率是 4.8%，节段内再狭窄率是 9.6%，总的支架血栓发生率是 1.2%，包括急性血栓 0.17%、亚急性血栓 0.77%、晚期血栓（30 天以上）0.26%。Logistic 多因素回归分析发现节段内最小管腔直径（MLD）≤2.25mm 和开口病变是节段内再狭窄的独立危险因素，Cox 回归分析发现，糖尿病、分叉病变和"杂交"支架是 MACE 累计发生率的独立预测因素。

中国的经皮冠状动脉介入治疗在最近几年获得了长足的进步，但我们完成的病例数仍旧太少，还远不能满足冠心病患者的需要。技术的发展在不同的地区是不平衡的，在某些中心每年能完成超过 5000 例，但绝大多数中心每年完成的病例数仍旧低于 100 例，因此技术培训和学术交流至关重要。除此之外，我们近期还制定了开展经皮冠状动脉介入治疗的机构和个人准入标准，并对此进行监督和管理。

四、对经皮冠状动脉介入治疗未来的展望

任何一项技术从探索、成熟到完美总要经历一个发展过程，新生事物的成长都要经历一个被质疑的过程，质疑本身不是问题，重要的是寻找更多、更有力的证据。以最低的代价、最小的痛苦完成复杂心血管介入手术是我们的总目标，根据患者的实际情况选择最恰当的治疗策略。在未来的发展中我们需要秉持推广、普及、规范、提高的宗旨，共同推动我国介入心脏病学事业的发展。

（周玉杰　杨士伟）

第二章 PCI 的适应证与策略选择

冠状动脉血运重建主要包括经皮冠状动脉介入治疗（PCI）和冠状动脉旁路移植术（CABG）。血运重建的目的在于：减少心肌梗死（MI）和死亡风险；减轻或根除症状。由于经验的积累和新技术、新器械的出现，不同血运重建治疗的适应证都在不断扩展，过去认为困难或风险很大的病变现在已经可以很安全地进行治疗，因此难以界定绝对的适应证和禁忌证。

确定适应证和禁忌证实际上是平衡收益和风险，收益＞风险是相对适应证，反之就是相对禁忌证。平衡收益和风险需要考虑很多因素：（1）患者的全身情况能否耐受操作；（2）心肌缺血的严重程度；（3）手术操作成功的可能性；（4）处理并发症的能力；（5）远期效果；（6）费用。临床医师需要与患者本人和家属客观和认真地讨论 PCI、CABG 与药物治疗的利弊，在讨论过程中要尊重患者本人的意愿进行选择。

美国心脏病学院/美国心脏协会/美国介入心脏病学协会（ACC/AHA/SCAI）分别于 2005 年、2007 年和 2009 年颁布了经皮冠状动脉介入治疗指南，欧洲心脏病学会（ESC）也于 2005 年颁布了经皮冠状动脉介入治疗指南。我国在借鉴欧美指南的基础上，结合在国人中获得的循证医学证据，也于 2009 年更新了中国经皮冠状动脉介入治疗指南。本章节主要参考上述指南及最新的研究进展进行阐述，为了便于读者了解治疗对某一适应证的价值或意义，多因素权衡利弊，表述沿用了国际上通常采用的方式：Ⅰ类：指那些已证实和（或）一致公认有益、有用和有效的操作或治疗，推荐使用。Ⅱ类：指那些有用/有效的证据尚有矛盾或存在不同观点的操作或治疗。Ⅱa 类：有关证据/观点倾向于有用/有效，应用这些操作或治疗是合理的。Ⅱb 类：有关证据/观点尚不能充分证明有用/有效，可以考虑应用。Ⅲ类：指那些已证实和（或）一致公认无用和（或）无效，并对一些病例可能有害的操作或治疗，不推荐使用。对证据来源的水平表达如下：证据水平 A：资料来源于多项随机临床试验或荟萃分析。证据水平 B：资料来源于单项随机临床试验或多项非随机对照研究。证据水平 C：仅为专家共识意见和（或）小规模研究、回顾性研究、注册研究。

第一节 概 述

一、PCI 成功的定义

1. **血管造影成功** 成功的 PCI 使靶病变部位血管管腔明显增大，在支架应用之前，血管造影显示术后残余狭窄＜50%伴 TIMI 3 级血流为血管造影成功。随着包括冠状动脉支架在内的技术的应用，术后残余狭窄＜20%方被视为造影成功。

2. 操作成功　PCI 操作成功指 PCI 达到血管造影成功标准且住院期间无重要临床并发症［如死亡、心肌梗死（MI）、急诊靶病变血管重建（TLR）］。关于死亡、MI 和 TLR 的定义采用学术研究联合会（academic research consortium，ARC）共识的定义：(1) 死亡指 PCI 术中或术后发生的与器械或操作相关的并发症有关的死亡。(2) 围术期 MI 指术后 48h 内新出现的 Q 波和（或）心肌损伤标记物升高。对基线心肌损伤标记物正常的患者，术后肌钙蛋白或肌酸激酶同工酶升高大于 3 倍正常上限定义为 PCI 相关 MI。(3) TLR 指由于有缺血症状或客观证据并且靶病变处管腔狭窄程度＞50% 而进行的血管重建术。

3. 临床成功　(1) PCI 近期临床成功：指操作成功并且患者恢复以后心肌缺血症状和体征缓解。(2) 远期临床成功：要求长期维持近期临床成功的效果，心肌缺血症状和体征缓解持续至 6 个月以上。近期成功以后，再狭窄不能认为是并发症，而是一种对血管损伤的反应。有重要临床意义的再狭窄的发生率可以用术后对靶血管施行血管重建的频率来表示。

二、对开展 PCI 的医疗机构资质及术者的要求

PCI 是一项侵入性治疗技术，具有潜在风险，为规范心血管病介入诊疗技术的临床应用，保证医疗质量和医疗安全，卫生部发布了心血管疾病介入诊疗技术管理规范，该规范要求开展 PCI 的医疗机构应为三级医院，有心血管内科、心脏大血管外科或胸外科，设有心血管造影室和重症监护室，每年完成的心血管病介入诊疗病例不少于 200 例，其中治疗性病例不少于 100 例，血管造影并发症发生率低于 0.5%，心血管病介入诊疗技术相关死亡率低于 0.5%。从事 PCI 的医师应经过卫生部认定的心血管疾病介入诊疗培训基地系统培训并考试合格，作为术者每年需完成 PCI 不少于 50 例。

第二节　PCI 治疗的适应证与策略选择

PCI 最初应用于慢性稳定型心绞痛患者，逐渐扩展到急性冠状动脉综合征（ACS）患者。循证医学的证据表明：在适合行 PCI 的病变条件下，对病情急、重的患者多可增加生存和减少心血管事件。因此，本章 PCI 的适应证按慢性稳定型心绞痛、非 ST 段抬高型 ACS 和 ST 段抬高型 MI（STEMI）分别表述。随着时间的推移，各种适应证均有改变，这些变化既有证据逐渐充足使该指征的风险或获益更为明确，也有随着经验积累，新技术、新器械得到使用和各种药物等辅助手段的改善等因素。所以 PCI 指征在不同时代的指南中的表述有显著的不同。因此，在充分理解指南所推荐的 PCI 指征的同时，还应当结合以下情况进行综合考虑：医院条件、术者经验、对每个患者各种条件的危险评估、心外科支持、患者及家属的期望值及治疗费用等。只有充分评估这些因素，才能使指南中所推荐的 PCI 指征更有效地指导临床实践。

一、慢性稳定型心绞痛

PCI 是缓解慢性稳定型心绞痛患者症状的有效方法之一。与药物治疗相比总体上不能降低死亡及 MI 发生率，但有证据表明，在有较大范围心肌缺血的患者中 PCI 仍比药物治疗具有优势。因此，PCI 应主要用于有效药物治疗的基础上仍有症状的患者以及有明确较

大范围心肌缺血证据的患者。DES的使用，PCI辅助药物治疗的改进，使PCI疗效有可能进一步提高。但规范的药物治疗仍是治疗的基础，相当一部分慢性稳定型心绞痛患者通过规范的药物治疗可避免或推迟PCI。在慢性稳定型心绞痛有较大范围心肌缺血证据的患者中，PCI疗效较为肯定，应尽可能置入支架。较为复杂病变如慢性完全闭塞和外科手术高风险患者，已有较多的临床证据推荐级别有所提升。但糖尿病合并多支血管病变、无保护左主干病变等仍不能充分证明PCI的疗效等同于或优于冠状动脉旁路移植术（CABG）。尽管已有部分证据显示，PCI在一些更为复杂、风险更高的病变中有一定的价值，尤其在亚洲人群中进行的一些有关无保护左主干PCI治疗的研究取得了令人鼓舞的结果，但在临床上，特别是经验不多的医疗中心和术者仍不宜普遍推荐应用PCI治疗此类病变。

1. 危险分层：慢性稳定型心绞痛可根据无创检查结果进行危险分层（表2-1）。无创检查提示高危的患者，发生心血管不良事件的可能性较大，如无血运重建的禁忌证，均应进行冠状动脉造影；而低危患者的预后较好，如症状不严重，不建议进行冠状动脉造影。

表2-1 慢性稳定型心绞痛危险分层

高危（年死亡率＞3%）
1. 静息状态严重的左室功能不全（LVEF＜35%）
2. 平板评分高危（评分≤-11）
3. 运动诱发的严重左心室功能不全（运动状态LVEF＜35%）
4. 负荷诱发的大面积灌注缺损（尤其是前壁）
5. 负荷诱发的多发性中等面积的灌注缺损
6. 大面积固定性灌注缺损伴左心室扩大或肺摄取量增加（Tl201）
7. 负荷诱发的灌注缺损伴左心室扩大或肺摄取量增加（Tl201）
8. 给予低剂量多巴酚丁胺时［≤10μg/（kg·min）］或心率较慢时（＜120次/分）超声心动图检查显示室壁运动障碍（负荷超声心动图显示大面积心肌缺血累及＞2个节段）
9. 负荷超声心动图有广泛心肌缺血的证据

中危（年死亡率1%～3%）
1. 静息状态轻度或中度左心室功能不全（LVEF 35%～49%）
2. 平板评分中危（-11＜评分＜5）
3. 负荷状态下中度灌注缺损但无左心室扩大或肺摄取量增加（Tl201）
4. 仅在大剂量多巴酚丁胺时，负荷超声心动图检查显示心肌缺血伴有室壁运动障碍，累及范围≤2个节段

低危（年死亡率＜1%）
1. 平板评分低危（评分≥5）
2. 静息或负荷状态下心肌灌注正常或小面积缺损
3. 负荷超声心动图检查显示室壁运动正常或静息状态下局限性室壁运动障碍且无改变

冠状动脉造影也是评估预后的重要指标。CASS注册资料显示冠状动脉造影正常的患者的12年生存率为91%，单支病变患者为74%，两支病变为59%，三支病变为50%。左主干病变预后不良，左前降支近段病变的生存率也明显降低，左前降支近段＞95%狭窄合并三支病变的5年生存率为54%，而三支病变未累及左前降支近段患者的5年生存率为79%。

2. PCI适应证 2009年，我国的PCI指南关于慢性稳定型心绞痛PCI适应证见表2-2。

表 2-2　慢性稳定型心绞痛 PCI 适应证

指征	推荐级别	证据水平	证据来源
有较大范围心肌缺血的客观证据	Ⅰ	A	A ACME, ACIP
自体冠状动脉的原发病变常规置入支架	Ⅰ	A	BENESTENT, STRESS
静脉旁路血管的原发病变常规置入支架	Ⅰ	A	SAVED, VENESTENT
慢性完全闭塞性病变	Ⅱa	C	
外科手术高风险患者	Ⅱa	B	AWESOME
多支血管病变无糖尿病，病变适合 PCI	Ⅱa	B	BARI, ART, Hoffman, Takagi
多支血管病变合并糖尿病	Ⅱb	C	Daeum
经选择的无保护左主干病变	Ⅱb	B	SYNTAX, MAIN-COMPARE

二、非 ST 段抬高型 ACS

非 ST 段抬高型 ACS 包括不稳定型心绞痛和非 ST 段抬高型 MI。在这些患者中，可采取早期保守策略和早期介入策略。循证医学证据表明：对危险度高的患者，早期介入治疗策略显示出了明显优势。所以，这些患者 PCI 的指征是建立在危险分层的基础上的。危险分层的方法常用的有 TIMI 危险积分和 GRACE 预测积分，这些危险分层的指标都是将患者症状、体征、心电图、心肌损伤标记物及其他辅助检查指标进行分析，权重后总结而来的。实际上针对不同患者要灵活应用这些指标及组合，其中胸痛持续时间过长、有心力衰竭表现、血流动力学不稳定、高危以上的非 ST 段抬高型 ACS 患者行 PCI 时应遵循首先进行危险分层，合理规范进行术前、术中用药和恰当的 PCI 策略，患者危险度越高越应尽早行 PCI，术前、术中的用药如抗血小板治疗、抗凝治疗等也随着危险度的增加而适当加强。

1. 危险分层　危险分层的方法常用的有 TIMI 危险积分和 GRACE 预测积分，上述危险分层将患者症状、体征、心电图、心肌损伤标记物及其他辅助检查指标纳入模型中进行分析。

极高危患者（符合以下 1 项或多项）：（1）严重胸痛持续时间长，无明显间歇或 >30min，濒临 MI；（2）心肌损伤标记物显著升高和（或）ST 段显著压低（≥2mm）持续不恢复或范围扩大；（3）明显血流动力学改变，严重低血压，心力衰竭或心源性休克表现；（4）严重恶性心律失常：室性心动过速或心室纤颤。

中、高危患者（符合以下 1 项或多项）：（1）心肌损伤标记物升高；（2）心电图有 ST 段压低（<2mm）；（3）强化抗缺血治疗 24h 内反复发作胸痛；（4）有 MI 病史；（5）冠状动脉狭窄病史；（6）PCI 后或 CABG 后；（7）左心室射血分数（LVEF）<40%；（8）糖尿病；（9）肾功能不全（肾小球滤过率<60ml/min）。

2. 早期策略　早期侵入性策略主张早期（多在 4～48h 内）常规行心导管检查和（或）血运重建（包括 PCI 和 CABG）。早期保守策略则主张先予药物治疗，同时行无创检查判断有无心肌缺血，再根据病情和检查结果决定是否行冠状动脉造影和（或）血运重建。

2009 年 ACC/AHA/SCAI 的 PCI 指南更新版建议，对于无严重合并症、冠状动脉病变适合 PCI、存在侵入治疗临床特征（表 2-3）的 UA/NSTEMI 患者，应选择早期侵入性 PCI 策略（Ⅰ，A）。

表 2-3　根据患者特征选择 UA/NSTEMI 的早期策略

首选策略	患者特征
早期侵入	静息时反复发作心绞痛或心肌缺血或充分药物治疗仍活动耐量低下
	心肌损伤标记物（TnI 或 TnT）升高
	新出现 ST 段压低
	出现心力衰竭的体征、症状或新出现二尖瓣反流或原有反流恶化
	无创检查结果显示高危
	血流动力学不稳定
	持续性室速
	6 个月内曾行 PCI
	曾行 CABG
	高危评分（如 TIMI、GRACE）
	左心室功能低下（LVEF<40%）
早期保守	低危评分（如 TIMI、GRACE）
	无高危特征时患者或医生优先选择

3. 介入治疗的适应证　研究证实，对于高危患者早期介入治疗优于保守治疗。中、高危以上的非 ST 段抬高型 ACS 患者行 PCI 应遵循首先进行危险分层，合理规范进行术前、术中用药和恰当的 PCI 策略，危险度越高越应尽早行 PCI 的原则。术前和术中的用药，如抗血小板治疗和抗凝治疗等，也应随着危险度的增加而加强。低危的患者应进行规范的药物治疗，病情稳定后常规进行负荷试验检查，对大面积心肌缺血患者行冠状动脉造影检查，根据结果决定下一步的治疗措施。2009 年，我国的 PCI 指南关于非 ST 段抬高型 ACS 的 PCI 指征推荐见表 2-4。

表 2-4　非 ST 段抬高型 ACS 患者 PCI 指征推荐

指征	推荐类别	证据水平	证据来源
对极高危患者紧急行 PCI（2h 内）	Ⅱa	B	ISAR-COOL, BARI
对早期中、高危患者行 PCI（72h 内）	Ⅰ	A	FRISC11, TACTICS-TIMI18, Hogman2, RITA 3
对低危患者不推荐常规行 PCI	Ⅲ	C	
对 PCI 患者常规置入支架	Ⅰ	C	

三、急性 ST 段抬高型心肌梗死

循证医学证据表明，PCI 能有效降低 STEMI 患者的总体死亡率。但总体死亡率降低的获益仍取决于以下因素：患者发病时间、梗死部位及心功能状况所构成的总体危险度，患者年龄及合并疾病情况，患者用药情况，医生经验及导管室人员配合熟练程度以及进门-球囊扩张（door-to-balloon，D-to-B）时间。所以，合理、有效地使用 PCI 手段是 STE-

MI 再灌注治疗的关键。

1. 直接 PCI　发病 12h 内的 STEMI 采用介入方法直接开通梗死相关血管（IRA）称为直接 PCI，对于 STEMI 患者直接 PCI 是降低死亡率的最有效的治疗。但是尽可能缩短 D-to-B 时间是关键。不能因延缓或等待 PCI 而失去尽早进行再灌注治疗的时间，尤其对于发病 3h 以内的患者。如需延迟 PCI 而患者无溶栓禁忌证则应立即行静脉溶栓治疗。

直接 PCI 是降低 STEMI 患者死亡率最有效的方法，在有条件的医院应大力提倡。及时（<12h）、有效（PCI 后 TIMI 血流 3 级）和持久（较低的再闭塞率）是成功的关键。越危重的患者获益越显著（如心源性休克），但年龄>75 岁、发病时间>12h 以及合并症多时其风险也显著增加，应权衡利弊。对于胸痛已基本缓解，冠状动脉残余狭窄轻，TIMI 血流 3 级的患者的冠状动脉再发事件的风险较低，应十分慎重选择 PCI。2009 年，我国的 PCI 指南关于 STEMI 患者直接 PCI 推荐指征见表 2-5。

表 2-5　STEMI 直接 PCI 推荐指征

指征	推荐类别	证据水平	证据来源
所有 STEMI 发病 12h 内，D-to-B 时间 90min 以内，由有经验术者和团队操作	Ⅰ	A	PAMI, GUSTO Ⅱ b, PRAGUE-1 PRAGUE-2, DANAMI-2
溶栓禁忌证患者	Ⅰ	C	
发病>3h 更趋首选 PCI	Ⅰ	C	
心源性休克，年龄<75 岁，MI 发病<36h，休克<18h	Ⅰ	B	SHOCK
有选择的年龄>75 岁心源性休克患者，MI 发病<36h，休克<18h，权衡利弊后可考虑行 PCI	Ⅱa	B	Dauerman
发病 12~24h 仍有缺血证据，或有心功能障碍、血流动力学不稳定或严重心律失常	Ⅱa	C	
血流动力学稳定不推荐直接行 PCI 干预非梗死相关动脉	Ⅲ	C	
发病>12h 无症状，血流动力学和心电稳定患者不推荐直接行 PCI	Ⅲ	C	
常规支架置入	Ⅰ	A	Suryapranata, PAMISTENT, Stone

2. 转运 PCI（transfer PCI）　转运 PCI 是直接 PCI 的一种，主要适用于患者所处的医院无行直接 PCI 的条件，而患者有溶栓禁忌证，或虽无溶栓禁忌证但发病已>3h，尤其为较大范围 MI 和（或）血流动力学不稳定的患者。

转运 PCI 的获益取决于 D-to-B 时间，转运时间<90min 仍能使绝大多数患者获益，尤其是相对高危患者、不能行其他再灌注治疗和就诊时已发病>3h 而<12h 的患者。转运开始前仍应考虑给予适当的药物治疗（主要是抗血小板和抗凝治疗）。在我国转运 PCI 更应提倡，使 PCI 惠及更多的患者。

STEMI 转运 PCI 的推荐指征：就诊医院无行直接 PCI 条件，尤其溶栓禁忌者，或虽无溶栓禁忌证但是发病>3h 而<12h 患者（Ⅰ类推荐，证据水平 B）。

3. 补救 PCI（rescue PCI）　补救 PCI 是指溶栓失败后 IRA 仍处于闭塞状态，而针对 IRA 所行的 PCI。溶栓剂输入后 45~60min 患者，胸痛无缓解和 ST 段无回落，提示溶栓失败。现已有更多的证据支持补救 PCI 对于 STEMI 患者的益处,尤其对于早期有休克、心力衰竭或恶性心律失常等表现的患者,获益更为显著。尽管有研究提示,补救 PCI 有较高的血栓和出血的风险,但是以往的研究中入选的大多是高危患者,事件发生率本身就较高。2009 年,我国的 PCI 指南关于 STEMI 补救 PCI 的推荐指征见表 2-6。

表 2-6　STEMI 补救 PCI 推荐指征

指征	推荐类别	证据水平	证据来源
溶栓 45～60min 后仍有持续心肌缺血症状或表现	I	B	King, Gershlick
合并心源性休克,年龄<75 岁,发病<36h,休克<18h	I	B	Gershlick, MERLIN
发病 12h 合并心力衰竭或肺水肿	I	B	Gershlick, MERLIN
年龄>75 岁,心源性休克,MI 发病<36h,休克<18h,权衡利弊后可行补救 PCI	IIa	B	Gershlick, MERLIN
血流动力学不稳定或心电不稳定	IIa	C	

4. 易化 PCI（facilitated PCI）　易化 PCI 是指发病 12h 内拟行 PCI 的患者于 PCI 前使用溶栓药物或抗血小板药物,以尽早开通 IRA。易化 PCI 一般使用溶栓剂或血小板糖蛋白 IIb/IIIa 受体拮抗剂或它们的不同组合。理论上讲存在获益的可能性,但目前临床试验尚未证实。ASSENT-4 研究结果表明,易化 PCI 结果劣于直接进行 PCI。因此,目前已不推荐应用全量溶栓剂后立即行易化 PCI 的策略（III 类推荐,证据水平 B）。

而对于出血风险较低的年轻高危 STEMI 患者,如 90min 内不能立即行 PCI 时可考虑应用（IIb 类推荐,证据水平 C）。

5. 早期溶栓成功或未溶栓患者择期（>24h）PCI：此类患者差别较大,有的 IRA 已开通,有的 IRA 仍处于闭塞状态,在后期进一步的干预方案上也有较大的差异。因此,进行必须详细的临床评估。2009 年,我国的 PCI 指南关于早期溶栓成功或未行溶栓患者择期 PCI 的推荐指征见表 2-7。

表 2-7　早期溶栓成功或未溶栓患者择期 PCI 推荐指征

指征	推荐类别	证据水平	证据来源
缺血病变适宜 PCI 且有再发 MI 的表现	I	C	
缺血病变适宜 PCI 且有自发或诱发缺血表现	I	B	DANAMI
缺血病变适宜 PCI 且有心源性休克或血流动力学不稳定	I	B	SHOCK
LVEF<40%,心力衰竭,严重室性心律失常,常规行 PCI	IIa	C	
对无自发或诱发缺血的 IRA 的严重狭窄,发病 24h 后行 PCI	IIb	C	
IRA 完全闭塞,无症状的 1～2 支血管病变,无严重缺血表现,血流动力学和心电稳定,不推荐发病 24h 后常规行 PCI	III	A	DECOPI, OAT, TOSCA-2

对 STEMI 后期患者的处理,主要根据 IRA 是否开通和临床上是否有自发缺血、诱发缺血、再发 MI、休克或血流动力学不稳定等表现。血管开通和有相应临床表现者处理应积极,如果血管未开通和无相应临床表现,处理应趋于保守,尤其是无症状 IRA 完全闭塞的 MI 患者开通 IRA 的获益有限。当然仍需要更大规模和更长时间的临床研究。

PRAGUE-2 研究显示,发病时间在 3h 以内的患者,就地溶栓与转院 PCI 的 30 天死亡率相当（7.4% vs. 7.3%），而发病 3~12h 的患者，转院 PCI 的 30 天死亡率则明显低于就地溶栓（15.3% vs. 6.0%，$P<0.02$）。为此，2005 年，ESC 的 PCI 指南建议，就诊于无条件行 PCI 的医院的 STEMI 患者，若发病时间在 3h 以内，应立即行溶栓治疗，超过 3h 而在 12h 以内的患者，应转院行直接 PCI。就诊于有 PCI 条件医院的患者，均应行直接进行 PCI。

近年来，多项事后分析研究显示，只有将时间延搁控制在 60~120min 以内，才能维持直接 PCI 的临床获益。为此，2008 年欧洲心脏病学会有关 STEMI 处理指南建议，STEMI 患者应在首次医学接触（FMC）后 2h 以内行直接 PCI。对于就诊较早、有大量心肌受累且出血风险较低的患者，应在 90min 内行 PCI。

2009 年，ACCF/SCAI/STS/AATS/AHA/ASNC 联合发布了 ACS 的血运重建的合理标准与建议，对于以下两种情况不推荐行血运重建：首先，对于 STEMI 发病超过 12h、无心肌缺血症状或临床表现稳定的患者即刻行血运重建，同时也表明对于此类患者即刻行冠状动脉造影也是不合适的；再者，对罪犯血管行溶栓治疗或 PCI 后获得成功的再灌注治疗，临床稳定，无复发或可诱发的心肌缺血证据，以及 LVEF 正常的患者于出院前行非罪犯血管血运重建治疗。

四、BMS 与 DES 的选择

PCI 已从单纯 PTCA 时代进入到支架时代。BMS 的安全性和疗效均优于单纯 PTCA，但术后由于内膜增生、支架内再狭窄，导致再次血管重建率高，在小血管、长病变、冠状动脉慢性完全闭塞和分叉病变以及糖尿病患者尤其明显；而 DES 可显著抑制内膜增生，从而大大降低支架术后再狭窄率和再次血管重建率。支架的主要问题是支架内血栓形成。BMS 血栓多发生在急性期（<24h）和亚急性期（术后 1~30 天），主要与支架贴壁不良有关。经过支架置入时球囊高压扩张或后扩张，加上术后至少 4 周的双重抗血小板治疗（阿司匹林＋噻氯匹定类），发生率已降至 0.5% 左右。由于 BMS 置入 4 周时，内膜多已完全修复，并覆盖支架表面，所以晚期血栓（1 个月至 1 年）极少。而 DES 除了急性、亚急性血栓外，还存在晚期，甚至极晚期（>1 年）支架内血栓的问题，发生率每年约 0.5%，可能与内膜愈合延迟有关。

针对 DES 的潜在安全性问题，对早期随机临床试验进行的 4 年荟萃分析结果表明，DES 与 BMS 相比，能明显降低再次血管重建率，轻度地增加了晚期支架内血栓发生率，但死亡和 MI 两者间无显著性差异，提示 BMS 再狭窄和再次血管重建所导致的死亡和 MI 可能抵消了 DES 发生晚期血栓的危害。针对特定亚组（如支架内再狭窄、慢性完全闭塞、糖尿病、小血管病变）患者的研究，也都证明了 DES 比 BMS 优越，促使其临床使用范围远超出了最初临床试验中设定的简单病变的指征，即超适应证（off-label）应用。虽然超适应证应用相关临床试验样本量较小，随访时间较短，对低发生率的支架内血栓、死亡、MI 等终点事件无法判断，大样本"真实世界"的注册登记研究长时间随访结果显示，DES 的疗效优于 BMS，而安全性至少与 BMS 相当。

冠状动脉内支架无论 BMS 还是 DES 置入后，均须预防支架内血栓形成，因为由此产生的冠状动脉事件后果严重，可发生 MI 和猝死。置入 BMS 后重点预防早期血栓，技术上支架应于较高压置入或高压球囊后扩张，必要时以血管内超声指导，确保支架完全贴壁；在药物治疗方面，术前、术后阿司匹林加噻氯匹定类双重抗血小板治疗至少4周。置入DES除预防早期血栓外，还应预防晚期和极晚期血栓。技术上同BMS，药物治疗方面，由于DES抑制内膜增生而延迟内皮修复，术后需双重抗血小板治疗至少1年。因并发出血、外科手术、经济状况不佳和不知情等任何原因提前停用双重抗血小板治疗中氯吡格雷的患者，发生支架内血栓的比例会明显增高。有研究提示，再延长双重抗血小板治疗可能会进一步降低支架内血栓的发生率，但大多数研究目前尚不支持这一观点。

  为了有效预防DES晚期支架内血栓，术前应充分告知患者DES双重抗血小板治疗的必要性和疗程至少1年时间，并强调不得轻易停用；外科择期手术也应推迟到双重抗血小板治疗结束后进行；对双重抗血小板治疗依从性差，以及出血风险大的患者均不应选择DES，否则后果比BMS支架再狭窄更加严重。

  超适应证应用包括完全闭塞病变、长病变、分叉病变、无保护的左主干病变以及急性心肌梗死等情况，已有一些临床试验对DES与BMS或CABG进行了比较。这些研究，如针对完全闭塞病变的PRISON试验、针对长病变的TAXUS Ⅵ试验、针对分叉病变的SCANDSTENT试验以及针对急性心肌梗死患者的TYPHOON试验和SESAMI试验，发现尽管DES组再狭窄发生率、TLR以及心血管事件发生率与既往SIRIUS和TAXUS系列研究（适应证应用）相比较高，但是与BMS相比还是具有显著的优势。而最近公布的SYNTAX试验1年的结果显示，对于无保护左主干病变和（或）3支病变，尽管DES的一级复合终点（包括全因死亡、心脑血管事件、MI或再次血管重建）方面不如CABG，但是硬终点（死亡、MI、卒中）的发生率两种治疗策略并无差异。不过基于对上述亚组患者支架内血栓的担心，对双重抗血小板治疗应更加重视，在规范应用至少1年的基础上，其疗程应该更加个体化。

  支架置入术改进包括使用高压球囊扩张、使支架完全扩张和贴壁。通过IVUS观察DES发现，支架置入术后如支架扩张和贴壁不理想，需要进一步采用高压球囊后扩张，而支架放置不理想尤其是扩张不充分是DES术后发生支架内再狭窄和血栓的重要原因。

  目前，临床上DES和BMS选择的原则是：能耐受至少1年的双重抗血小板治疗患者，特别是易发生再狭窄的病变，可首选DES。对所有置入DES者，术后双重抗血小板治疗均应至少1年；对支架内血栓高风险的患者和病变，如肾功能障碍、糖尿病患者以及多支血管病变、分叉和左主干病变等，术后双重抗血小板治疗可延长至1年以上。按方案停用氯吡格雷后，低剂量的阿司匹林应长期服用。而因各种原因对双重抗血小板治疗难以坚持1年或有较高出血风险者，以及预期进行非心脏手术的患者应选用BMS。关于DES和BMS推荐选择指征见表2-8。

表2-8 DES和BMS推荐选择指征

指征	推荐类别	证据水平	证据来源
DES应用于临床试验证实的DES有效性优于BMS的亚组（病情稳定的原位病变，参考血管直径2.25～4.00mm，病变长度<30mm）患者	Ⅰ	A	RAVEL, SIRIUS, E-SIRIUS, C-SIRIUS, TAXUS-Ⅱ, TAXUS-Ⅳ, TAXUS-Ⅵ
术前，医生应充分告知患者DES后需双重抗血小板治疗的时间，在肯定患者对该治疗的依从性后应用DES	Ⅰ	C	Grines等

续表

指征	推荐类别	证据水平	证据来源
对近期需要进行侵入性操作和外科手术，12个月内必须间断双重抗血小板治疗的患者，应置入BMS或单纯PTCA	I	C	
慢性完全闭塞病变选用DES	I	B	PACTO，PRISON II
BMS置入后再狭窄病变选用DES	II a	B	ISAR-DESIRE，SISR，RIBS-II
分叉病变的主支血管置入DES，侧支球囊扩张	II a	B	SCANDSTENT
有选择的无保护左主干病变选用DES	II a	B	Chieffo等，SYNTAX
长病变（病变长度>30mm）选用DES	II a	B	Dawkins等，TAXUS-V
急性心肌梗死选用DES	II a	B	TYPHOON，SESAMI，HORIZONS-AMI，Garg等
分叉病变计划双支架置入	II b	B	NORDIC
多支血管病变合并糖尿病	II b	B	SYNTAX
DES后再狭窄	II b	C	
旁路移植血管病变	II b	B	Okabe等
任何原因不能使用≥12个月双重抗血小板治疗者，不推荐使用DES	III	C	Grines等

（周玉杰　杨士伟）

参考文献

1. 中华医学会心血管病学分会，中华心血管病杂志编辑委员会. 经皮冠状动脉介入治疗指南（2009）. 中华心血管病杂志，2009，37：4-25.
2. King SB, Smith SC, Hirshfeld JW, et al. 2007 focused update of the ACC/AHA/SCAI 2005 guideline update for percutaneous coronary intervention: a report of the American College of Cardiology/American Heart Association Task Force on Practice guidelines. J Am Coll Cardiol, 2008, 51: 172-209.
3. Van de Werf F, Bax J, Betriu A, et al. Management of acute myocardial infarction in patients presenting with persistent ST-segment elevation: The Task Force on the management of ST-segment elevation acute myocardial infarction of the European Society of Cardiology. Eur Heart J, 2008, 29: 2909-2945.
4. Patel MR, Dehmer GJ, Hirshfeld JW, et al. ACCF/SCAI/STS/AATS/AHA/ASNC 2009 Appropriateness Criteria for Coronary Revascularization: A Report of the American College of Cardiology Foundation Appropriateness Criteria Task Force, Society for Cardiovascular Angiography and Interventions, Society of Thoracic Surgeons, American Association for Thoracic Surgery, American Heart Association, and the American Society of Nuclear Cardiology: Endorsed by the American Society of Echocardiography, the Heart Failure Society of America, and the Society of Cardiovascular Computed Tomography. Circulation, 2009, 119: 1330-1352.
5. Boden WE, O'Rourke RA, Teo KK, et al. Optimal medical therapy with or without PCI for stable coronary disease. N Engl J Med, 2007, 356: 1503-1516.
6. Shaw LJ, Berman DS, Maron DJ, et al. Optimal medical therapy with or without percutaneous coronary

intervention to reduce ischemic burden: results from the Clinical Outcomes Utilizing Revascularization and Aggressive Drug Evaluation (COURAGE) trial nuclear substudy. Circulation, 2008, 117: 1283-1291.

7. Weintraub WS, Spertus JA, Kolm P, et al. Effect of PCI on quality of life in patients with stable coronary disease. N Engl J Med, 2008, 359: 677-687.

8. Schomig A, Mehilli J, de Waha A, et al. A meta-analysis of 17 randomized trials of a percutaneous coronary intervention-based strategy in patients with stable coronary artery disease. J Am Coll Cardiol, 2008, 52: 894-904.

9. Hannan EL, Wu C, Walford G, et al. Drug-eluting stents vs. coronary-artery bypass grafting in multivessel coronary disease. N Engl J Med, 2008, 358: 331-341.

10. Serruys PW, Morice MC, Kappetein AP, et al. Percutaneous coronary intervention versus coronary-artery bypass grafting for severe coronary artery disease. N Engl J Med, 2009, 360: 961-972.

第三章 经皮冠状动脉介入方法的选择

第一节 药物洗脱支架和裸金属支架的选择

在单纯球囊扩张（PTCA）和裸金属支架（BMS）时代，冠状动脉再狭窄及其靶病变再次血运重建（TLR）一直是困扰 PCI 术者的主要问题，也是 PCI 后主要不良心血管事件（MACE）的主要原因。PTCA 年代的再狭窄率高达 50%，植入 BMS 也只能使这一比例降低到 20%～30%。能抑制平滑肌细胞增殖的药物洗脱支架（drug-eluting stents，DES）的问世很好地解决了这一项医学难题，成为了介入心脏病学上的又一突破性进展。在最早公布的 RAVEL 研究中，西罗莫司洗脱支架组的患者竟无一发生再狭窄，远低于 BMS 组的 26.6%。随后公布的大量的多中心、随机、对照临床试验均表明，DES 的应用能使 BMS 的再狭窄率降低 50%～70%。DES 的明显优势极大地刺激了冠状动脉介入技术的发展，在世界范围内手术量和支架置入量均迅速增长，并且，DES 在置入的冠状动脉支架中所占比例也逐年递增。在美国，自 2003 年 Cypher 支架上市以来，至 2005 年两年内 DES 的使用比例已高达 80%～90%。在中国，目前虽没有权威的统计数据，但据信这一比例目前至少也应该在 90% 以上。

一、药物洗脱支架的安全性

随着 DES 的大量应用，人们很快即发现，DES 并非想象得那样完美。DES 置入后晚发性血栓形成是近年来引起关注的最主要问题。尽管在随机对照研究中并未显示 DES 置入后血栓发生率明显高于 BMS，但 DES 置入后极晚期支架内血栓的病例时有报道，这些病例可在支架置入后 1 年甚至 2 年后发生。停用氯吡格雷、曾经血管内放射治疗、肾衰竭、糖尿病、急性心肌梗死、无保护左主干、分叉病变等多种情况下置入 DES 更易发生晚发血栓。2006 年 ACC 大会报道的 BASKET-LATE 试验比较了置入 DES 与裸支架患者停用氯吡格雷 1 年中的情况，试验发现 DES 组 1 年内死亡或非致死性 MI 发病率显著高于 BMS 组（4.9% vs. 1.3%，$P=0.01$），晚发血栓发生率也高于裸支架组，但未达统计学差异。因此，试验得出结论：DES 降低再狭窄率是建立在增加死亡率的代价上的。2006 年 ESC/WCC 会议上 Camenzind 医生和 Nordmann 医生的两项荟萃分析再次在介入学界投下了重磅炸弹，分析再次得出结论：DES 组的死亡率及 MI 发病率均显著高于 BMS 组，其主要原因是由于置入 DES 后支架内血栓的发生率增高。结论公布后，在全球范围内引起了轩然大波。DES 应用的比例大幅度下滑，在瑞典，DES 在该研究公布后应用比例迅速下跌了 50%。

尽管 ESC 的血栓风暴事件引发了全球对 DES 支架血栓问题的担忧，但随后的多项大样本注册研究及荟萃分析并没有得出相似的结果。

2007年新英格兰杂志上发表的 SCAAR 研究，共入选了瑞典 2003—2004 年间 6033 例接受 DES 和 13 738 例接受 BMS 的患者，随访 3 年的结果显示，尽管两组患者 3 年死亡和心肌梗死的复合终点没有差异，但 6 个月至 3 年间 DES 组的死亡率和复合终点的发生率均明显高于 BMS 组（死亡：RR=1.32，95%CI 1.11～1.57；复合终点：RR=1.20，95%CI 1.05～1.37）。然而，近期在 2009 年新英格兰杂志上再次发表了 SCAAR 研究随访 5 年的临床结果，共入选了 2003—2006 年间 294 000 例接受 PCI 的患者，随访 1～5 年，结果发现：这两组患者的主要观察终点，即死亡和心肌梗死联合事件发生率均无明显差别（RR=1.01，95%CI 0.94～1.09）。而 DES 再狭窄的风险明显降低（RR=0.43，95%CI 0.36～0.52）。SCAAR 临床研究虽然并非是一项随机化对照研究，但作为瑞典全国范围内的连续性注册登记研究，样本量大，结果具有相当的说服力。SCAAR 临床研究的结果至少在一定程度上证明了 DES 在"真实世界"中具有良好的安全性。

在 2008 年 ACC 年会上，美国 Ajay J. Kirtane 等系统分析了有关 DES 和 BMS 的 22 项临床随机试验，其中包括 Cypher 支架的 RAVEL、SIRIUS、E-SIRIUS 和 C-SIRIUS 研究及有关 Taxus 支架的 TAXUS II，IV，V 和 VI 等关键临床研究，结果表明，DES 与 BMS 的死亡及心肌梗死发生率均未见显著性差异。而在同时对 30 项注册研究进行的荟萃分析中，与 BMS 相比 DES 死亡风险降低了 20%，心肌梗死风险降低了 11%。由此说明，从现有的临床研究长期随访结果来看，不管是在临床试验人群还是在"真实世界"的患者，DES 均未显示会增加支架血栓的发生风险。

但顾虑并未就此结束。在 Stone GW 等对 4 项 Cypher 和 5 项 Taxus 的临床试验分别进行荟萃分析后发现，尽管两种 DES 在随访 4 年中总血栓的发生率与 BMS 患者无明显差异（西罗莫司洗脱支架 vs. BMS 分别为 1.2% vs. 0.6%，$P=0.20$；紫杉醇洗脱支架 vs. BMS 分别为 1.3% vs. 0.9%，$P=0.30$），但对 1 年以后的支架内血栓（极晚期）进行单独分析后发现，Cypher 和 Taxus 极晚期支架血栓发生率均较 BMS 显著增加（Cypher：5 例 vs. 0 例，$P=0.025$；Taxus：9 例 vs. 2 例，$P=0.028$）。同时其他研究也发现，DES 患者支架血栓的风险在 1 年以后仍然平均以每年 0.2%～0.4% 的速度持续递增。

二、支架内血栓定义的变迁

早期与晚期荟萃分析的结果之所以不同，与采用不同的支架内血栓的定义有很大关系。在早期的临床试验中，支架内血栓定义多不统一，并且，多采用"per protocol"的分析方式，即仅统计分析完成随访的患者中的事件。此类分析方法常易使大量有价值的信息作为删失数据被删除。而在后来的研究中，采用了"intention to treat"的分析方法，即根据最初分组时患者所在的组别进行结果分析，而不是根据后来实际所在的组别或将退出的患者排除。并且，由美国学术联合会（Academic Research Consortium，ARC）统一了支架内血栓的定义。定义根据支架内血栓可能性的大小，将支架内血栓分为明确的（definite/confirmed）、可能的（probable）和不除外的（possible）三类。具体标准如下：
1. 明确的支架内血栓：临床出现急性冠状动脉综合征症状且伴有尸体解剖或造影明确的支架内血栓。必须同时符合两个条件：（1）具有急性冠状动脉综合征的下列表现之一：①新出现的静息缺血症状（典型的心绞痛持续>20min）；②新出现的缺血性 ECG 改变提示急性缺血的发生；③典型的心肌损伤标记物的升高（CK 值＞正常上限的 2 倍）和降低。(2) 尸解证实的支架内血栓或造影明确的血栓，TIMI 血流可以为：①0 级，伴有支架内或支架近端和远端 5mm 内血栓形成造成的闭塞；②1，2，3 级，伴有支架内或支架近端和远端 5mm 内血栓形成。如果仅为偶尔造影发现的支架内闭塞，但没有临床症状（隐匿性或无症状性血栓），不诊断为明确的支架内血栓。2. 可能的支架内血栓：有下列情况时考虑为很可能的支架内血栓：（1）任何 30 天内发生的不明原因的死亡；（2）无论术后何时发生的置入支架的冠状动脉供应区域内与明确的心肌缺血相关的任何心肌梗死，无明显其他原因可以解释，但未经造影证实支架内血栓。3. 不除外的支架内血栓：任何 30 天后发生的不明原因的死亡。在采用新的 ARC 支架内血栓的定义后，Mauri L 等的分析显示，在 4 年随访中 Cypher 支架与 BMS 患者明确/可能的支架内血栓发生率分别为 1.5% 和 1.7%（$P=0.20$，95% CI $-1.5\sim1.0$），而 Taxus 支架与 BMS 患者明确/可能的支架内血栓发生率分别为 1.8% 和 1.4%（$P=0.52$，95% CI $-0.7\sim1.4$）。两种 DES 与 BMS 相比均未增加支架内血栓的发生率。

三、药物洗脱支架的"On-Label"和"Off-Label"应用

出于对安全性的考虑，美国 FDA 于 2006 年召集专家委员会，对关于 DES 应用适应证问题达成了一项共识。根据几个关键临床试验中选择的患者人群，FDA 推荐西罗莫司洗脱支架（Cypher）应用于血管直径在 2.5～3.5mm 之间、长度≤30mm、狭窄程度 50%～99% 的病变；紫杉醇洗脱支架（Taxus）应用于血管直径在 2.5～3.75mm 之间、长度≤28mm、狭窄程度 50%～99% 的病变。上述 FDA 批准应用的病变，我们称为"On-Label"病变，而在此适应证以外的病变，我们称为"Off-Label"病变。"On-Label"病变的患者人群的病变相对简单和低危，因此不能代表我们的临床实践，即"真实世界"中的情况，而"Off-Label"病变虽并非 DES 的应用禁忌，但由于安全性证据目前仍不充分，因此 FDA 不推荐应用。一般情况下，冠状动脉病变越复杂，BMS 的再狭窄几率就越大，因此 DES 降低再狭窄的优势就会更明显。基于此理念，近年来学者们对 DES 在"Off-Label"病变人群中的应用也进行了大量观察，包括小血管（直径＜2.5mm）、左主干病变、分叉病变、慢性闭塞病变、弥漫长病变、支架内再狭窄病变、静脉桥血管病变以及急性心肌梗死患者等。多数研究显示，与 BMS 相比，DES 在"Off-Label"病变中同样能够明显降低主要不良心血管事件。同时也发现，与"On-Label"适应证人群相比，在"Off-Label"适应证人群中支架血栓风险增加。但 DES 在"Off-Label"病变人群中与 BMS 相比是否增加支架血栓的风险仍需要更大样本的证据。

四、药物洗脱支架未来的发展方向

支架内血栓形成原因包括三个部分：手术操作原因、支架设计原因、患者因素。手术操作造成支架血栓原因包括：支架释放后贴壁不良、支架后扩张不充分，尤其在钙化病变、多支架串联、分叉病变中多见。支架致血栓形成因素包括多聚物涂层完整性、过敏反应程度、支架药物效果和内皮化影响程度。支架手术患者如果有较多的危险因素（如合并糖尿病、慢性肾脏病等），患者用药依从性差或存在血小板抵抗问题，其发生血栓事件的风险相对较高。

支架改良设计是减少血栓事件的有效方法。绝大部分药物洗脱支架包括三个要素——支架架构和传送系统、支架药物、药物载体。所有支架改良和设计均基于上述三个方面。支架设计和传送系统是药物洗脱支架的基石。支架设计要求支架壁要薄，减少血管金属负荷，并且支架要有较小的外径、良好的柔顺性、通过性和较小的管壁损伤特性。合理的支架几何外形，可以保证药物在管壁上均一分布。支架置入后断裂问题也逐渐引起医务工作者注意。资料显示支架断裂是支架内再狭窄的危险因素。支架断裂的原因和多个支架串联重叠、支架设计、支架放置部位血管成角及心脏搏动有关。改良支架设计另外一个关键点在于支架材料选择。支架早期应用的主流材质是不锈钢316L，后来出现镍钛合金，到现在试验或临床应用中使用的是可吸收镁合金、含铂镍钛合金、钴铬合金等。不管支架采取何种材质，更好的柔顺性、薄壁、良好的支撑力是其追求目标。如新研发的PERSS支架平台，其材质为含33％铂的不锈钢316L，此平台支架厚度仅有0.0081 cm（0.0032英寸），X线下可视性、通过性、柔顺性均良好。

药物洗脱支架第二要素为药物载体。多聚物涂层是当前应用主流。Virmani等研究显示长期存在的多聚物涂层是导致支架内晚期血栓形成的重要原因之一。它可以引发血管壁表面炎症和高敏反应，从而影响支架表面内皮化进程。多聚涂层的成分、完整性、黏性及厚度均是生物组织反应性的决定因素。此外，支架输送和释放过程中，操作不当容易导致多聚涂层剥脱碎裂，多聚涂层裂损部位血栓形成，脱落的涂层碎片造成冠状动脉微栓塞以及过度慢性炎症反应。基于上述原因，生物可降解多聚物涂层是研发热点。生物可降解多聚物涂层有如下优点：减少涂层长期高敏性、涂层在6月内降解吸收、所携带药物在涂层降解前释放完毕、缩短双联抗血小板药物服用时间。但是可降解生物涂层也有其缺点：炎症反应、在涂层降解同时很难保证平稳的药物释放曲线。目前市场上有多种类型以可降解多聚物涂层为载体的药物洗脱支架，如Nobori、Biomatrix、国产的EXCEL等。EXCEL支架以聚乳酸为载体，3～6个月内降解为二氧化碳和水。Nobori随访结果显示术后两年内无支架血栓事件发生。

药物为药物支架最为关键的一部分。目前认为较为理想的药物应具备如下特征：在保证支架疗效情况下，支架携带药物量要尽量小；合理的药物代谢动力学；为了延长药物组织内滞留时间，更倾向于选择疏水性药物；促内皮愈合药物，如VEGF、eNOS、estradiols等，但这些药物一般不单独应用，通常要联合低剂量抗增生药物，采用双重药物洗脱支架系统，ISAR-TEST2研究结果初步验证了双重药物洗脱支架的安全性和有效性。

药物洗脱支架置入后血管壁内皮化延迟是导致支架内血栓形成的主要原因。选择促内皮化的药物是药物洗脱支架发展方向，内皮组细胞（EPCs）捕获支架是一典型代表。该支架表面涂有EPCs抗体，因此可以迅速捕获血液循环中的EPCs，从而在支架表面和血管壁快速形成内皮层，减少支架血栓事件发生的风险。目前正在进行研究的EPCs捕获支架（商品名：Genous支架）其一年期两项结果显示，该支架无论在治疗急性ST段抬高型心肌梗死还是复杂病变方面都有很好的疗效。值得一提的是，Genous支架在有效降低支架再狭窄率的情况下，并不需要长期应用双联抗血小板药物。除此以外，还有一些支架置入后，可在一段时间内完全被吸收，如ABBOTT公司推出的完全生物可吸收的依维莫司药物洗脱支架。它以聚乳酸为支架基础，采用生物可降解多聚物涂层，药物采用依维莫司。ABSORB研究结果显示应用该支架术后6个月无血栓事件发生，2年结果显示其有较低的 MACE 事件发生率。

五、裸金属支架的应用

由于 DES 与 BMS 相比具有显著优势，DES 的应用在世界范围内均一路高歌猛进，尤其是在发展中中国，DES 的应用比例更是有赶超西方发达国家之势。但我们在大量应用 DES 的同时，不能忽略以下几点：（1）DES 安全性目前证据仍有待进一步明确，大多数"Off-Label"应用的研究均样本量不足，且随访时间短，不足以发现支架血栓发生率之间的差异。（2）聚合物和抗增殖药物所带来的内皮化延迟问题仍未彻底解决，因此支架置入后需长期进行氯吡格雷和阿司匹林双联抗血小板治疗。2007 年 AHA/ACC/SCAI 指南建议，DES 置入后氯吡格雷至少服用 1 年，双联抗血小板的应用不仅极大增加了医疗费用，并且可能增加出血的风险。（3）DES 降低再狭窄的优势主要存在于再狭窄率高的血管，如管径相对细小的血管，而对于直径超过 3.5mm 的血管，DES 的优势降低。（4）由于 DES 外面包被有聚合物涂层，因此支架的硬度增加，通过性较 BMS 降低。（5）DES 价格昂贵，因此 DES 的不恰当使用极大地增加了医疗负担。

因此，认为 BMS 应退出历史舞台目前还为时尚早。在有些病变和人群中，BMS 仍具有独特的优势。在下列情况下，我们仍建议首选 BMS：（1）参照血管粗大，管径超过 3.5mm，且病变局限，患者危险因素少。在这种情况下，即使置入 BMS 发生再狭窄的几率也很小。（2）患者近期需外科手术，或有出血风险，不适合或无法耐受长期双联抗血小板治疗的情况下，此时如置入 DES，则发生支架血栓的风险增加，因此首选 BMS。（3）血栓性病变以及瘤样扩张性病变，DES 在此类病变中应用的证据仍不足，因此建议以置入 BMS。

六、结语

综上所述，DES 的出现极大地减少了冠状动脉再狭窄的发生，但是，DES 的安全性问题目前仍不确定，DES 在有些"Off-Label"情况下的应用证据也仍不充分。在置入 DES 已经成为常规 PCI 方案的今天，我们不应该忘记 DES 的局限性和未知问题。DES 并非适用于所有患者和病变，在有些情况下，BMS 是更好的选择。

第二节　冠状动脉旋磨技术

旋磨在 20 世纪 80 年代早期由 David C. Auth 发明，并于 80 年代晚期首次应用于人类的冠状动脉去斑块技术中。即使在药物洗脱支架大量应用的今天，在一些特殊病变如严重钙化病变，旋磨技术仍是我们顺利完成冠状动脉介入术（PCI）必不可少的工具。但由于器械操作相对复杂、并发症发生率相对较高等原因，其技术在国内仅限于一些大的医疗中心使用。

旋磨的主要装置是由旋磨头、推送导管和控制仪组成。旋磨头一般为铜质，外镀以镍合金，最外层包被以金刚石颗粒，能够以 140 000～190 000rpm 的高速旋转。超高速旋转的旋磨头将动脉粥样硬化斑块磨成很多细小的碎屑，从而达到去除冠状动脉斑块负荷、扩大管腔的目的。其作用机制是差别性切割原理，即旋磨头仅选择性清除无弹性、质硬的动脉粥样斑块组织，如钙化及纤维化斑块，而对有弹性的组织和正常冠状动脉无切割效应。血管内超声已证实，旋磨后 3~6 个月的造影显示旋磨邻近的正常血管段并未表现出过度的内膜增生，提示旋磨对病变邻近的正常组织无明显损伤效应。

旋磨产生的斑块碎屑多数<12μm，这些小碎屑不会对冠状动脉血流产生明显影响，一般在通过毛细血管后在肝、脾和肺部被网状内皮系统清除。当速度<75 000 次/分时，产生的颗粒较大且旋磨头前推时产生的热量会导致管壁损伤。

一、旋磨头的选择和操作

目前旋磨头直径自 1.25mm 至 2.5mm 共有八个规格。几个临床试验的结果得出共同结论：选择旋磨头时一般应使旋磨头/血管内径比例不超过 0.7。

早期 Kaplan 等对接受旋磨治疗的 311 例患者 339 个病变的研究结果显示，旋磨头/血管直径比例在 0.6~0.85 时 6 个月再次靶血管重建（TVR）的发生率最低（比例在 0.6~0.85 时 TVR 为 15%，比例<0.6 或>0.85 时 TVR 为 25%，$P=0.04$）。在 STRATAS 试验中，将 497 例接受旋磨治疗的患者随机分为激进策略组（旋磨头/血管>0.7）和保守策略组（旋磨头/血管<0.7），结果显示，激进策略组的患者不仅围术期心肌梗死（CK 超过正常上限 5 倍）发生率高于保守策略（分别为 11% 和 7%），6~9 个月靶病变重建（TLR）的风险也高于保守策略患者（分别为 31% 和 22%）。同样，在另一项随机对照研究 CARAT 试验中也发现，104 例接受大旋磨头治疗的患者（旋磨头/血管>0.7）较 118 例接受小旋磨头治疗的患者（旋磨头/血管<0.7）术后即刻的造影并发症更为常见（12.7% $vs.$ 5.1%，$P<0.05$），但两者 6 个月 TVR 的发生率并无明显差异。

旋磨操作过程中，旋磨头应逐渐增加直径。磨头不要在病变中停下来或开始，也不要在旋磨即将结束前于病变的远端停下来。在旋磨过程中不要调整转速，在磨头高速转动时不要停留在一个位置，不要将旋转的磨头推进到指引钢丝的尖端，缠绕接触钢丝。在旋磨头高速转动时需要轻柔地前进或后退，避免粗暴操作，过于剧烈地推送旋磨头会增加血管夹层、穿孔、无复流等并发症的发生几率。

二、旋磨在冠状动脉病变中的应用价值

旋磨通过差别性切割原理去除粥样斑块，与单纯球囊扩张相比，能够更好地减少斑块负荷，并减轻血管管壁深层次损伤的程度，因此理论上能够导致更通畅和光滑的管腔和更好的预后。但是，在早期对比 PTCA 和旋磨的几个临床试验中，均未发现旋磨具有明显优势。在 ERBAC 研究、COBRA 研究以及 DART 研究中，分别对比了旋磨和 PTCA 在复杂、钙化及小血管病变中的益处，显示尽管旋磨可获得更好的即刻手术效果，但两者长期临床预后，包括死亡和再次血管重建的发生率均未见显著性差异。由于旋磨不具有降低不良临床事件的益处，因此近年来介入学者对旋磨的热情已经大大消减。而在当今的介入治疗中，旋磨主要应用于一些球囊或支架无法通过或无法充分扩张的病变，以利于后续支架的顺利置入。

1. 旋磨在严重钙化、扭曲或无法通过的病变中的应用

严重钙化病变是介入操作中最棘手的病变之一。首先，纤维钙化的管壁弹性极差，常使支架不能充分贴壁和扩张，使支架最小截面积减小，再狭窄和支架内血栓的风险均增

加。因此，如果在钙化病变中球囊无法充分扩张，应避免置入支架，以免由于支架扩张不良（underexpansion）而导致支架内血栓。其次，钙化的病变常使支架和球囊难以通过，后续操作无法进行。对付钙化病变的常用方法之一就是球囊高压扩张，但高压扩张常加重对血管壁的损伤，增加夹层和血管破裂的危险。并且，有些严重钙化病变通过球囊高压扩张仍无法有效扩张。而旋磨是处理严重钙化病变最有效的策略。旋磨通过去除弹性差的钙化和纤维斑块成分，增大血管内腔，改善血管管壁顺应性，提高支架通过成功率，并且在不明显损伤管壁的情况下增加支架置入后的最小管腔内径（MLD），降低再狭窄和支架血栓的风险。文献显示，在球囊无法通过或扩张的严重钙化病变中，旋磨的手术成功率为89%~98%。SPORT研究观察了旋磨在裸金属支架置入中的应用，735例严重钙化病变患者在支架置入前随机给予PTCA或旋磨，结果显示，旋磨组患者获得了更大的最小管腔内径（1.94mm $vs.$ 1.86mm，$P<0.05$），但两组患者6个月后的造影再狭窄及TLR发生率均未见显著性差异。该结果再次说明，旋磨的主要应用价值在于血管准备而不是改善临床预后。

2. 旋磨在慢性闭塞病变和分叉病变中的应用

慢性闭塞（CTO）病变置入支架后再狭窄的发生率显著高于非闭塞病变，其主要原因之一即CTO病变斑块负荷较重，管壁弹性较差，因此支架常无法充分扩张。通过旋磨去除部分弹性差的组织、对血管进行改良后，可增加血管弹性，减少斑块负荷，利于支架更充分贴壁，并能减少支架释放后支架外的残余斑块量。研究显示，支架外的斑块负荷常与支架内膜的增生量呈正比。

在分叉病变中，支架置入前应用旋磨去除斑块可减少斑块的轴向移位，降低边支受累闭塞的几率。但目前并没有旋磨能够减少边支闭塞或再狭窄的直接证据。

3. 旋磨在支架内再狭窄中的应用

BMS后支架内再狭窄（ISR）的解决策略有PTCA、切割球囊、放射治疗以及置入DES。新生内膜的大量增殖是ISR的主要原因，在动物试验中，旋磨处理ISR病变比PTCA更有效。但在临床研究中，旋磨在ISR中的益处并不确定。在ARTIST试验中，298例弥漫性ISR患者随机分入PTCA组或旋磨辅以PTCA组，结果显示，两组患者即刻手术成功率无差别，但6个月后PTCA患者的再狭窄发生率和生存率均优于旋磨辅以PTCA患者（再狭窄：51% $vs.$ 65%，$P=0.039$；生存率：91.3% $vs.$ 79.6%，$P=0.0052$）。但在ROSTER研究中，旋磨辅以PTCA组患者12个月TLR的发生率显著低于PTCA组（32% $vs.$ 45%，$P=0.042$）。鉴于旋磨在ISR中并无确定结论，目前欧洲心脏病（ESC）PCI指南中并不建议将旋磨应用于ISR病变。

4. 旋磨与药物洗脱支架

DES在严重钙化病变中应用的证据目前仍不充分，在大部分临床试验中，严重钙化病变患者常被排除在研究之外。但与BMS相比，DES在严重钙化病变中有以下顾虑：（1）DES因支架外包被以多聚物，因此通过性更差。在TAXUS Ⅳ试验中，钙化病变中DES无法通过的比例是BMS的2倍（分别为5.8%和2.4%）。（2）在钙化病变中反复抽送DES易造成多聚物的剥脱、碎裂，甚至造成支架脱载。（3）在钙化病变中，发生DES扩张不充分或贴壁不良更容易发生支架内血栓。（4）在钙化病变中，抗增殖药物释放易不均匀，DES减少再狭窄的益处下降。因此，在DES时代，旋磨在钙化病变中的价值更加突出。三项研究对旋磨后置入 DES 在钙化病变中的应用进行了观察,显示手术即刻成功率高达 98%～100%,远期 TLR 发生率低于 10%。研究也显示,在严重钙化病变中,旋磨后置入 DES 与置入 BMS 相比显示出在非钙化病变中同样的优势。

三、旋磨的禁忌证

1. 血栓性病变　在急性冠状动脉综合征时,斑块常常伴有溃疡形成和存在血栓。由于这种溃疡斑块的特有性质,旋磨头会发生偏离,而且磨碎的血栓可以释放血管活性物质,造成远端血流中断或变缓。理论上旋磨会加重血栓倾向及慢血流现象。因此,在大多数临床研究中,血栓性病变常被排除在旋磨适应证之外。

2. 弥漫性长病变　早期的研究显示,对弥漫性长病变施行旋磨术其并发症发生率常较高,其中主要是慢血流现象。尽管可以通过缩短旋磨时间、增加旋磨间隔以及应用血管扩张剂极大减少慢血流现象的发生,但对于 15～25mm 的病变和钙化病变,应仅限于有经验的术者;而对于超过 25mm 的病变,则不宜使用旋磨。

3. 伴有左心功能不全的病变　有研究显示,旋磨可以使左心节段性室壁运动异常加重,因此对于严重左心功能不全(左室射血分数<30%)的患者应慎重使用旋磨技术。

4. 螺旋性夹层病变　在严重夹层的病变,旋磨头可能会缠绕撕裂的内膜而导致夹层扩大、管腔闭塞,因此在出现螺旋夹层时,应避免使用旋磨。

5. 大隐静脉旁路血管(SVG)病变　退行性的静脉桥血管病变常较松脆易碎,介入术中脱落的碎屑常常导致血流中断,形成"无复流"现象。而在 SVG 病变中应用旋磨会增加无复流的发生。因此对于退行性 SVG 病变,应避免使用旋磨。

6. 极度成角病变　对于极度成角的病变,旋磨会伤及深层管壁,使血管穿孔的风险增加,因此应避免使用。

四、旋磨的并发症

1. 无复流或慢血流现象　旋磨过程中发生无复流或血流缓慢的几率为 1.8%～9.5%,最高报道为 17.4%。若为持续性无复流或血流缓慢,可发生死亡或心肌梗死。血流缓慢的机制并不十分明确,可能为旋磨产生的碎屑阻塞远端毛细血管床、小动脉痉挛以及血小板激活等多种因素共同作用的结果。在斑块负荷重、术前远端血流较差以及弥漫长病变更容易发生血流缓慢。文献显示,两周内的心肌梗死、处理病变位于梗死相关血管、有高血压病史、弥漫长病变及总旋磨时间过长等均是血流缓慢的独立预测因素。

2. 其他　冠状动脉夹层的发生率为 4%,其中多数为旋磨头通过狭窄病变时引起,在严重迂曲、成角病变、偏心性病变或弥漫长病变多见。急性闭塞的发生率为 1.1%,其主要原因为夹层所致。此外,冠状动脉的穿孔发生率为 2%,冠状动脉痉挛的发生率为 5%。

总之,由于早期研究中并未显示旋磨改善临床预后的优势,并且其操作复杂费时,因此近年来旋磨的应用热情有所降低。目前旋磨主要用于某些特殊病变支架置入前的血管准备,而并非用于改善预后。在有些病变,尤其是支架无法通过或扩张的严重钙化病变中,旋磨仍然具有不可替代的优势。

第三节 冠状动脉定向旋切

在粥样斑块负荷较重的冠状动脉病变中，通过冠状动脉定向旋切（directional coronary atherectomy，DCA）技术去除阻塞的斑块也是一种理论上有效的介入途径。但是，与旋磨术一样，不管是单独应用还是结合 PTCA 或支架植入，DCA 在临床试验中均未表现出进一步改善临床预后的益处。在 Bittl 等的一项荟萃分析中，分析了有关 DCA 的 AMIGO、BOAT、CAVEAT-Ⅰ、CAVEAT-Ⅱ以及 CCAT 共计 5 项临床研究结果，显示 DCA 与 PTCA 相比仅轻度降低了再狭窄和临床主要不良心血管事件（MACE）的发生率，但均为达到显著性差异（再狭窄：OR 0.9，95％ CI 0.77～1.05；MACE：OR 0.9，95％ CI 0.7～1.07）。DCA 患者 30 天的心肌梗死发生率却显著高于 PTCA 患者（OR 1.85，95％ CI 1.35～2.55）。在多中心试验 AMIGO 研究中，发现不同中心间预后差异非常大，这种不同中心间操作水平的差异可能也是 DCA 在临床研究中结果不理想的原因之一。

近年来，随着药物洗脱支架（DES）的临床应用，再狭窄的发生率已经明显降低，DCA 的重要性下降，因此应用比例已经大大降低。目前，只有很少的中心仍在开展 DCA 技术。由于 DCA 在临床研究中并未显示出改善临床预后的益处，因此与旋磨技术一样，DCA 多数情况下仅作为支架置入前血管准备的一种手段，而很少单独使用。而在某些病变中，DCA 仍显示出一定的应用前景。

1. 分叉病变　分叉病变仍然是冠状动脉介入中的一个巨大的挑战。即使在 DES 大量应用、各种分叉术式层出不穷的今天，分叉病变的再狭窄率仍居高不下，在各临床研究中均在 25％左右。而斑块负荷重、扩张过程中斑块移位则是分支急性闭塞和随访再狭窄的重要原因。在此情况下，通过 DCA 去除偏心的粥样斑块，理论上可以明显减少斑块负荷，降低斑块轴向移位的几率，减少分支闭塞的风险。但在临床研究中，DCA 在分叉病变中的表现并不一致。在 CAVEAT-Ⅰ亚组分析中，DCA 与 PTCA 相比可获得更大的急性管腔获得（acute luminal gain），但分支闭塞和非 Q 波急性心肌梗死的发生率也有所增高。在应用裸金属支架（BMS）后，DCA 的预后有所好转。在 Dauerman 等的观察研究中显示，在置入 BMS 前使用 DCA 可轻度降低再狭窄和 MACE 的发生率，但均未达到统计学差异。与 CAVEAT-Ⅰ研究相同，此研究也发现 DCA 的应用显著增加了住院期间非 Q 波心肌梗死的发生率。在进入 DES 时代以后，并未有随机对照试验对 DCA 的益处进行评价。但在 PERFECT 注册研究中，99 例分叉病变患者在置入 DES 前给予了 DCA 去斑块术，结果显示，DCA 手术操作的成功率为 100％，除 2 例患者外，其余 97 例均采用了简单术式（主支置入支架，边支球囊扩张）；住院期间无 MACE 发生；9 个月主支再狭窄率为 1.1％，边支再狭窄率为 3.4％，靶病变重建率只有 2％；随访 1 年显示，无患者发生死亡、心肌梗死或接受 CABG。在 Tanaka 等的研究中，101 例进行简单支架术式（在左主干-左前降支置入一枚 DES 跨回旋支开口）的左主干分叉病变中，41 例患者在 DES 置入前给予了 DCA，其余患者直接置入 DES。随访 1 年的结果显示，两组患者 MACE 的发生率无显著性差异，但 DCA 组患者 9 个月后回旋支开口的管径狭窄率明显低于单纯 DES 患者。未进行 DCA 的患者有 5 例回旋支开口发生了界定再狭窄，而 DCA 组患者无一发生。上述两项研究的结果表明，DCA 作为 DES 置入前的辅助手段，在分叉病变中仍显示出一定优势。

2. 开口病变　由于开口部位纤维组织致密，介入治疗后出现易弹性回缩，因此治疗效果常常不满意。而通过 DCA 去除部分致密的纤维斑块后，可部分减轻开口病变的僵硬程度，增加急性官腔获得，改善预后。目前研究较多的为左前降支（LAD）开口病变的 DCA 治疗。Airoldi 等的回顾性观察研究显示，在 LAD 开口病变中应用 DCA 与单纯植入支架相比手术即刻能获得更大管腔直径，在 6 个月随访中，DCA 组患者造影再狭窄和 MACE 的发生率均显著降低（再狭窄：13.8% vs. 33.3%，$P=0.031$；MACE：8.7% vs. 23.9%，$P=0.048$）。但是，在另一项前瞻随机、对照研究中，尽管 DCA 患者能够获得更大的即刻管腔直径，但两组患者长期随访中再狭窄的发生率并未见显著性差异（28.1% vs. 36.7%，$P=0.472$）。

3. 左主干病变　由于左主干病变位于冠状动脉近端，管径较粗，因此更适合进行 DCA 治疗。一项早期的研究显示，在无保护左主干（ULMCA）病变中，DCA 操作的即刻手术成功率为 99%，住院期间心源性死亡发生率为 2%，非心源性死亡发生率为 4%，Q 波心肌梗死发生率为 1%，非 Q 波心肌梗死发生率为 8.9%，急诊 CABG 的几率为 0，急诊再次血管成形发生率为 4%。显示 DCA 在 ULMCA 病变中应用时是安全的。但目前仍缺乏随机对照试验的证据。

总之，在目前的 PCI 中，DCA 仅作为其他器械的一种补充手段，很少单独使用。在 DES 大量应用的今天，DCA 的应用范围也越来越小。但在有些病变中，DCA 仍显示出了独特的优势。在 DES 时代，DCA 的益处仍期待更多前瞻性的证据的支持。

第四节　切割球囊的应用

经皮冠状动脉成形术（PTCA）应用到冠心病治疗以来，有关其管腔扩大的机制存在多种假说。血管内超声的研究表明，PTCA 后大部分病变部位会发生血管壁的撕裂，血管壁的被动扩张是其管腔扩大的主要机制。在球囊高压扩张病变的过程中，管壁的撕裂常常是不可控的。因此，在 PTCA 早期，严重冠状动脉撕裂导致的夹层和闭塞是主要并发症之一。基于单纯球囊扩张的此种局限性，切割球囊（cutting balloon）的出现提出了"可控性扩张"的概念。

切割球囊于 1991 年由美国的 Barath peter 开发研制，其外科的微创切开技术与介入治疗中球囊扩张技术进行结合，在普通球囊表面的纵轴上等角度地镶有 3~4 枚高度约为 0.2~0.3mm 的刀片。在进行血管介入操作时，球囊未完全打开之前，刀片先伸出，预先沿血管纵轴方向切开斑块纤维帽、弹力纤维和平滑肌，形成一个纵向切开的几何模型，然后球囊再完全扩张挤压斑块，做到先切后扩，使切口之间的血管内壁在扩张时保持完整，管腔内膜撕开或损伤局限于切口处，这种"可控性"的扩张损伤可以减少内膜的不规则撕裂程度，最大程度地减少内皮细胞损伤以及管腔的弹性回缩。研究发现，在非钙化病变，切割球囊扩张后，血管内径的增加显著大于普通球囊，而血管外截面积的增加小于普通球囊扩张；在钙化病变中，切割球囊扩张后血管内径的增加亦显著大于普通球囊，而血管外截面积的增加与普通球囊相等。通过对比切割球囊与普通球囊后管腔面积与斑块面积改变的不同，指出切割球囊使管腔扩大的主要机制是斑块的压缩，而不是单纯球囊扩张后斑块移位及血管壁扩张。

尽管病理学及影像学资料显示切割球囊对血管壁的损伤明显小于普通球囊，但在早期的临床研究中并未发现切割球囊在降低临床终点方面的优势。在多中心切割球囊全球随机试验（Cutting Balloon Global Randomized Trial）中，1238例患者被随机给予切割球囊扩张（cutting balloon angioplasty，CBA）或普通球囊扩张（PTCA），尽管切割球囊组患者靶血管重建的发生率低于普通球囊组（$P=0.04$），但切割球囊组冠状动脉穿孔的发生率明显高于普通球囊组（0.8% vs. 0，$P=0.03$）。切割球囊组6个月的再狭窄率为31.4%，普通球囊组为30.4%，两组未见显著性差异。切割球囊组患者270天死亡和心肌梗死的发生率均高于普通球囊（死亡：1.3% vs. 0.3%，$P=0.06$；心肌梗死：4.7% vs. 2.4%，$P=0.03$）。由此可以看出，切割球囊与普通球囊相比在普通冠状动脉病变中并未显示出任何优势，因此，目前切割球囊主要作为一些特殊的病变中支架置入前的辅助手段。

1. 支架再狭窄病变

切割球囊应用的临床证据大多数来自于支架内再狭窄病变，这是由于再狭窄病变内膜表面光滑，普通球囊扩张时极易发生滑动移位，增加对内膜的损伤。而切割球囊由于有刀片的抓附，可很好地克服普通球囊的缺点。但目前切割球囊在再狭窄病变中的结论并不一致。RESCUT研究（Restenosis Cutting Balloon Evaluation Trial）回顾性分析了428例支架内再狭窄患者，CBA球囊滑动移位的发生率显著低于常规PTCA（6.5% vs. 25%，$P<0.01$），且CBA组再次置入支架的比例亦低于常规PTCA组，但未达到显著性差异（3.9% vs. 8.0%，$P=0.07$）。但在7个月的造影随访中，界定再狭窄的发生率两组无显著性差异（29.8% vs. 31.4%，$P=0.82$）。在近期的BETACUT研究和一项来自韩国的前瞻性随机对照研究也显示，CBA与PTCA相比并不能减少造影再狭窄率和靶病变血运重建率。但在日本的一项研究中，521例支架内再狭窄病变患者在置入裸金属支架前被随机分为CBA组和单纯PTCA组，结果显示，在血管内超声指引下进行CBA的再狭窄率显著低于造影指引以及血管内超声指引下PTCA（分别为6.6% vs. 18.2% vs. 19.8%，$P<0.05$）。目前，药物洗脱支架已成为支架内再狭窄最有效的处理方式，而CBA由于具有可避免球囊滑动、减少内膜损伤的优势，因此可作为支架置入前的一种辅助手段。

2. 开口分叉病变

开口部位由于血管壁内纤维致密，管壁更易发生弹性回缩，因此开口病变在介入术后更容易发生再狭窄。而在分叉病变处理中，常规PTCA产生的粥样斑块轴向移位常可导致边支闭塞，增加手术复杂程度。切割球囊由于可预先对血管管壁进行均匀切割，能够减少斑块的轴向移位和管腔的弹性回缩，在开口病变和分叉病变中具有一定的优势，可作为支架置入前的有效辅助手段。但目前CBA在DES时代处理开口和分叉病变的益处仍缺乏临床证据。

3. 小血管病变

小血管由于管径细小，介入术后更容易发生再狭窄及不良心血管事件。有研究显示，CBA与PTCA相比在小血管病变中具有一定优势。Umeda等的研究显示，在直径<3mm的小血管病变中，CBA与PTCA相比再狭窄率（32.9% vs. 50.6%，$P=0.059$）以及靶病变重建率（20.0% vs. 37.6%，$P=0.033$）均降低。但在小血管病变中CBA与DES比较，以及在DES置入前CBA与PTCA比较，目前还缺乏相关的临床证据。

第五节 血栓保护装置和血栓抽吸装置

　　慢血流或无复流现象是经皮冠状动脉介入治疗（percutaneous coronary intervention，PCI）的一种重要并发症。无复流是指闭塞的冠状动脉再通后，靶病变局部无内膜撕裂、血栓形成、痉挛或高度残余狭窄，但远端 TIMI 血流 0～1 级，或尽管 TIMI 血流无障碍，但心肌组织仍无有效血液灌注。无复流最常发生于急性冠状动脉综合征（acute coronary syndrome，ACS）和大隐静脉桥血管（saphenous vein graft，SVG）的介入治疗中。如长时间无改善，则可导致新发心肌梗死或梗死面积扩大、严重心律失常、心源性休克甚至猝死。Henriques 等的研究结果显示，与未发生远端栓塞者相比，发生远端栓塞者 5 年内的死亡风险由 9% 增加到 44%（$P<0.001$）；多因素分析也显示，远端栓塞是远期主要不良心血管事件的独立预测因素。尽管无复流预后险恶，但其机制目前仍不明确，可能的原因包括心肌细胞及血管内皮细胞肿胀和炎症反应、毛细血管中性粒细胞栓塞、血小板激活和聚集形成微血栓、肌细胞挛缩以及毛细血管机械性阻塞等，其中由斑块脱落的微栓子导致的远端毛细血管栓塞据认为是最主要的机制之一。早在 20 世纪 80 年代，即有学者通过动物试验发现这种由脱落的栓子导致的微循环闭塞现象。如何通过药物或者机械手段防止栓子脱落到远端一直是介入学者们研究的热点。近年来，血栓抽吸以及远端血栓保护装置引起了人们的极大兴趣。

一、血栓保护装置

　　目前临床应用的血栓保护装置基本都是在普通 0.014inch PTCA 导引导丝基础上改造而成的，具有与普通导引导丝相似的操控能力及推送力，头端可以塑形，可替代普通导丝通过病变以及输送球囊、支架或其他介入器械。机械保护装置通过导丝至病变远端进行操作释放和激活，操作结束后，通过该装置附加的血栓抽吸设备将捕获的栓子引出体外，因此，血栓保护装置又称为"远端保护装置"。

　　1. 血栓保护装置的分类

　　目前临床上常用的远端保护装置根据工作原理的不同分为两大类：远端阻塞保护装置以及滤网保护装置。远端阻塞保护装置采用球囊在病变远端低压扩张以阻塞血流，阻止栓子流向血管远端。在球囊扩张或支架释放完毕后，采用抽吸导管将阻塞于球囊近端的栓子抽出体外。与滤网保护装置相比，球囊闭塞保护装置的主要优点为器械外径相对较小，因此病变通过性相对较好，在通过血栓病变时使栓子脱落的风险较低。其次，球囊闭塞装置在进行血栓抽吸的时候能够同时吸出阻塞于球囊近端的血管活性物质，而血管活性物质也是无复流的重要元凶。其主要缺点为在处理病变及血栓抽吸的时候远端血流始终处于阻塞状态，因此要求术者操作必须熟练、迅速。并且，由于远端血流阻断，操作过程中病变的影像学显示常较差，不利于精确定位。目前球囊阻塞装置主要有 PercuSurge GuaudWire（Medtronic AVE 公司）和 TriActiv（Kensey Nash 公司）。

　　滤网保护装置的核心装置为一聚氨酯滤网结构，该滤网通过附带的 0.014inch 导丝被送至病变远端，在处理病变时，流向远端的栓子被张开的滤网捕获。在操作结束后将栓子同滤网一起收回。滤网保护装置的主要优点是操作过程相对简便，操作过程中始终不阻断血流。但是，滤网装置只能阻断较大的栓子，而直径小于网眼（多100～150μm）的栓子以及由斑块破裂激活的血管活性因子常成为"漏网之鱼"。目前应用的滤网保护装置主要为FilterWire（Boston Scientific公司）和SpideRx（ev3 inc公司）等。

2. 血栓保护装置在ST段抬高型急性心肌梗死患者中的应用

血栓保护装置在血管病变中的应用目前仅限于ST段抬高型急性心肌梗死（STEMI）的直接PCI。这是因为梗死相关血管常存在较重的血栓负荷，在此基础上进行PCI操作必然会增加远端栓塞的可能性，STEMI患者在直接PCI中无复流的发生率高达10%左右，而远端微循环栓塞可能是AMI急诊PCI过程中导致无复流现象最重要的原因。通过血栓保护装置阻断并回收栓子在理论上可以减少无复流的发生，达到减小梗死面积、改善心功能的目的。但在目前的临床研究中，血栓保护装置在直接PCI中的表现并不令人满意。

EMERALD试验（Enhanced Myocardial Efficacy and Recovery by Aspiration of Liberated Debris）和ASPARAGUS试验（ASPiration of Liberated Debris in Acute Myocardial Infarction with GuardWire Plus）均验证了球囊闭塞装置在直接PCI中的疗效。EMERALD是目前评价球囊闭塞保护装置在直接PCI应用的最大研究。研究将501例发病6小时内的STEMI患者随机分为远端保护组和对照组。远端保护组患者在进行直接PCI同时应用GuardWire远端保护装置，对照组仅进行常规PCI。结果显示，尽管在远端保护组患者中有73%能够抽吸出栓子碎片，但两组患者的首要终点，即ST段回落>70%（分别为63.3%和61.9%，$P=0.78$）和心肌梗死面积（分别为12.0%和6.9%，$P=0.15$）均无显著性差异。随访6个月后，两组患者的死亡和主要不良心血管事件（MACE）发生率亦无显著性差异。在另一项来自日本的ASPARAGUS研究中，341例STEMI患者被随机分为保护装置组和对照组，结果显示，尽管两组患者心肌染色指数和校正的TIMI血流帧数未见显著性差异，但保护装置组慢血流或无复流的发生率显著低于对照组（分别为5.3%和11.4%，$P=0.05$）。

PROMISE试验（PROtection Devices in PCI-Treatment of Myocardial Infarction for Salvage of Endangered Myocardium）、UPFLOW试验（Use of Protective Filter Wire to Improve FLOW in Acute Myocardial Infarction）、PREMIAR试验（Protection of Distal Embolization in High-Risk Patients With Acute ST-Segment Elevation Myocardial Infarction）以及DEDICATION试验（Drug Elution and Distal Protection in ST-elevation Myocardial Infarction）均验证了滤网保护装置在直接PCI中的疗效。PROMISE研究中，200例STEMI患者被随机分为滤网保护装置组和常规PCI组，结果显示，两组患者靶血管腺苷诱发后的冠状动脉血流、心肌梗死面积以及30天死亡率均无显著性差异。PREMIAR研究入选了140例TIMI血流0～1级的STEMI患者，随机分为滤网保护装置组和常规PCI组，结果显示，ST段60min内完全回落的比例（61.2% vs. 60.3%，$P=0.85$）、冠状动脉造影心肌染色（67% vs. 70.7%，$P=0.73$）、射血分数（47.4 +/−9.9% vs. 45.3 +/−7.3%，$P=0.29$）以及6个月的死亡、心力衰竭或再梗死的联合终点（14.3% vs. 15.7%，$P=0.81$）均未见显著性差异。UPFLOW研究也发现，在应用FilterWire保护装置的患者中，梗死相关血管的TIMI血流、心肌染色指数以及心电图ST段完全回落比例均与对照组无显著性差异。DEDICATION研究是目前评价FilterWire系统在STEMI患者中的最大研究。该研究将626例发病12小时内的STEMI患者随机分为FilterWire组和

常规 PCI 组，结果显示，两组患者的首要终点，即心电图 ST 段完全回落的发生率没有差别（76% *vs.* 72%，$P=0.29$）。1 个月后 FilterWrie 组患者主要不良心脑血管事件（MACCE）的发生率甚至高于常规 PCI 组，但未达到显著性差异（5.4% *vs.* 3.2%，$P=0.17$）。

鉴于远端保护装置在 STEMI 中的表现，目前并不建议将其作为常规手段应用于直接 PCI 中。远端保护装置在 STEMI 患者中未能发挥益处的原因目前仍不清楚，但可能有以下几点：(1) 在入选的 STEMI 患者中，并非所有的患者均表现为较重的血栓负荷，在血栓负荷小、无复流风险低的患者中应用保护装置可能益处并不明显。但遗憾的是，EMERALD 研究的亚组分析显示，在造影显示血栓明显的高危患者中，保护装置的心肌梗死面积反而大于对照组。对于血栓保护装置在血栓负荷较重的患者中应用的评价，我们还需要更多的证据。(2) 无复流机制复杂，多种因素参与其中，而栓子脱落导致的远端微循环栓塞只是其中之一。部分学者认为，远端微循环的障碍可能只是心肌坏死的一种现象，而不是心肌梗死面积和预后的决定因素。(3) 远端保护装置的使用延缓了球囊开通血管的时间。在 EMERALD 研究中，保护装置组患者 door-to-balloon 时间比对照组延迟了 21min，这部分抵消了保护装置带来的益处。(4) 远端保护装置在通过血栓病变的同时，可能会碰落部分血栓，使部分栓子在远端保护前已经流向了血管远端。(5) 远端保护装置置于病变的远端，其无法阻挡栓子流向病变与装置之间的分支血管。

3. 血栓保护装置在大隐静脉桥血管（SVG）中的应用

与在直接 PCI 中不同，血栓保护装置在静脉桥血管的介入治疗中表现出明显的优势。静脉桥血管病变具有与自身血管截然不同的病理生理特点。与自身血管的动脉粥样硬化斑块相比，桥血管斑块更加弥漫、松软，且富含脂肪。并且，桥血管斑块的纤维帽常较薄甚至缺如，很少有钙化发生。因此，桥血管斑块常松脆易碎，在介入治疗中极易发生碎屑脱落而导致慢血流或无复流的发生。而血栓保护装置的应用可以说是静脉桥血管介入治疗史上的一个里程碑。

SAFER（Saphenous Vein Graft Angioplasty Free of Emboli Randomized Study）将 801 例 SVG 介入患者随机分为血栓保护装置组和常规 PCI 组，血栓保护装置采用 PercuSurge GuardWire 球囊闭塞保护装置。结果显示，与常规 PCI 组相比，应用血栓保护装置能够显著降低 30 天内的首要终点，即死亡、心肌梗死、急诊 CABG 以及靶病变重建的发生率（9.6% *vs.* 16.5%，$P=0.004$），其中主要源于心肌梗死的降低（8.6% *vs.* 14.7%，$P=0.008$）。无复流的发生率也由 9% 降为 3%（$P=0.004$）。SAFER 研究奠定了远端保护装置在 SVG 介入中的地位。在 FIRE（FIlterWire EX Randomized Evaluation）研究中，651 例 SVG 介入患者在 PCI 过程中随机应用 FilterWire EX 滤网装置或 GuardWire 球囊闭塞装置，结果显示，在手术的成功率、术后心外膜血管 TIMI 血流、造影并发症以及 30 天 MACE 发生率上两组患者均无显著性差异，表明两种血栓保护装置在 SVG 病变中同样有效（30 天 MACE 发生率在 FilterWire 组和 GuardWire 组分别为 9.9% 和 11.6%，$P=0.53$）。在将随访期延长至 6 个月后，两组患者的 MACE、全因死亡、心肌梗死和靶血管重建率仍然没有显著性差异。

鉴于血栓保护装置在 SVG 中表现出来的巨大益处，2005 年 ACC/AHA/SCAI PCI 指南将在 SVG 介入治疗中应用远端保护装置建议为Ⅰ，B 类适应证，而在 2005 年 ESC 指南中则把其建议为Ⅰ，A类适应证。远端保护装置在STEMI和SVG介入中表现差异如此之大的原因仍不明确，但可能原因有：（1）STEMI的血栓病变比SVG病变更加松脆，因此在远端保护装置通过时更容易脱落至远端。（2）SVG没有分支，因此栓子更容易被捕获。（3）SVG无复流机制可能较STEMI更加单一。STEMI的无复流机制除毛细血管栓塞外，可能还有毛细血管内皮肿胀坏死、梗死区局部释放血管活性物质等多种因素参与。

4. 近端血栓保护装置

尽管远端保护装置的应用在SVG中已成为常规手段，但其在应用过程中仍具有一定局限性。如远端保护装置无法对分支血管进行保护，装置通过病变过程中易导致斑块碎屑脱落，且对于位于远端的病变无法应用等。而近年来出现的近端保护装置可克服远端保护装置的部分缺点。近端保护装置目前主要有Proxis血栓保护系统（St. Jude Medical公司），其在病变近端即释放球囊阻断血流，造成远端血流停滞。在处理病变完毕后采用抽吸导管将远端停滞血液中碎屑抽出，然后回抽球囊恢复血流。PROXIMAL研究在594例SVG病变的患者中对近端保护装置和远端保护装置进行了对比，显示两者的首要终点，即30天内的死亡、心肌梗死以及靶血管重建的发生率相近。目前，美国FDA已经批准Proxis近端保护装置应用于SVG介入中，但仍缺乏近端保护装置在直接PCI中应用效果如何的更加丰富的资料。

二、血栓抽吸装置

血栓病变是STEMI患者靶病变的主要类型。与保护装置的被动保护不同，血栓抽吸装置是从另外一个角度对血栓性病变的处理进行的尝试。其主要目的是在进行球囊扩张或支架释放前即将部分或全部血栓吸出体外，以减少血栓负荷，降低栓子脱落远端导致无复流的风险。目前的血栓抽吸装置主要有手动抽吸导管和机械抽吸装置。手动抽吸装置的特点是操作迅速、简便，且价格便宜，主要有Diver CE（Invate，意大利）、Export（Medtronic，美国）、QuickCat（Kensey Nash，美国）以及Pronto（Vascular Solutions，美国）等。机械抽吸装置主要由位于导管近端的真空泵完成血栓抽吸，代表产品有美国Boston Scientific的Rescue PT系统和日本TVAC的真空血栓抽吸导管。此外，AngioJet（Possis Medical Inc，美国）和X-Sizer（ev3 Inc，美国）系统也是两种特殊的机械抽吸导管。AngioJet是一种流变去血栓（rheolytic thrombectomy）导管，它的作用是通过Venturi原理从5F中心腔的导管的顶端喷出高速的盐水，将血栓击碎并通过负压吸入导管。X-Sizer导管远端有一螺旋形切割刀片，将血栓切碎后由真空负压将血栓吸入导管。因此，机械抽吸导管更适合对大块血栓的抽吸。

1. 手动血栓抽吸导管

与血栓保护装置不同，血栓抽吸装置在STEMI患者的直接PCI中显示出一定的应用前景，但在多数小样本研究中，尽管发现了血栓抽吸能够改善心肌灌注，但其对临床终点的益处并不明显。在REMEDIA（Randomized Evaluation of The Effect of MEchanical Reduction of Distal Embolization by Thrombus Aspiration in Primary and Rescue Angioplasty）研究中，100例STEMI患者被随机分为血栓抽吸组和常规PCI组，显示血栓抽吸能够显著降低患者的心肌灌注（包括心肌染色指数和心电图ST段回落比例），但临床终点无明显降低。DEAR-MI（Dethrombosis to Enhance Acute Reperfusion in Myocardial Infarction）研究中，血栓抽吸明显降低了无复流现象的发生率（3% vs. 15%，P<0.05），但未能改善住院期间的临床预后。

TAPAS 试验（Thrombus Aspiration during Percutaneous Coronary Intervention in Acute Myocardial Infarction Study）是迄今验证血栓抽吸装置的最大样本的随机对照研究，也是第一个证实血栓抽吸能够同时改善 STEMI 患者心肌灌注和临床预后的研究。研究共入选 1071 名 STEMI 患者，在行冠状动脉造影术前随机分为血栓抽吸组（535 例）和常规 PCI 组（536 例）。血栓抽吸组患者先以 Export 导管进行血栓抽吸再行 PCI，所有患者均置入裸金属支架（BMS）。研究的首要终点是 0 或 1 级心肌染色指数。两组患者基线临床表现和造影特点无显著差异。造影可见明显血栓的患者在抽吸组占 48.6%，在对照组占 44.0%（P=0.14）。72.9% 的患者能够抽出组织学证实的血栓物质。结果表明，尽管两组患者 PCI 术后心外膜血管 TIMI 3 级血流的比例无显著性差异（86% vs. 82.5%，P=0.12），但与常规 PCI 组比较，血栓抽吸组心肌灌注明显改善，0 或 1 级心肌染色指数的比例显著降低（17% vs. 26%，P<0.001），心电图 ST 段完全回落的比例显著升高（56.6% vs. 44.2%，P<0.001）。更重要的是，TAPAS 研究随访 1 年的结果显示，与单纯 PCI 组比较，血栓抽吸组患者心源性死亡（3.6% vs. 6.7%，P=0.020）以及心源性死亡和非致死性心肌梗死的复合终点事件（5.6% vs. 9.9%，P=0.009）均明显降低。

TAPAS 研究是第一个在现代 PCI 条件下进行血栓抽吸的大样本研究。研究中大部分患者都接受了支架置入，并应用了血小板糖蛋白 Ⅱb/Ⅲa 受体拮抗剂，因此研究对目前的临床实践具有重要的指导价值。研究再一次印证了小样本研究中血栓抽吸能够改善心肌灌注的益处，并且第一次证实了血栓抽吸在临床预后上的优势。但是，TAPAS 研究的几点局限性无法忽视：(1) TAPAS 研究为单中心研究，抽吸导管均是由经验丰富的术者操作，door-to-aspiration 和 door-to-balloon 的中位时间都非常短（分别为 28min 和 26min），因此，该研究结果能够推论到其他中心值得商榷。(2) 研究中，抽吸组患者多数采用直接支架置入（direct stenting），而常规 PCI 组患者多先采用球囊扩张后再置入支架，这种处理方式的不同可能会对结果产生一定影响。但是这可能是由于在血栓抽吸后前向血流和病变均改善，因此可以不需球囊扩张而直接置入支架。

近期，De Luca G 等的一项荟萃分析对 9 项临床试验的 2417 例患者进行了分析，显示在 STEMI 患者进行的直接 PCI 中，在常规 PCI 基础上辅以手动血栓抽吸能够进一步改善 TIMI 血流、心肌染色指数，降低远端栓塞，并显著降低 30 天内的死亡率（1.7% vs. 3.1%，P=0.04）。因此，作者认为，手动血栓抽吸应该作为直接 PCI 的常规应用手段。

2. 机械血栓抽吸装置

机械血栓抽吸装置的操作相对较复杂，因此临床应用不如手动抽吸导管普遍。在 X-Amine ST（X-sizer in AMI for Negligible Embolization and Optimal ST Resolution）研究中，将 201 例 STEMI 患者随机分为 X-Sizer 抽吸装置组和常规 PCI 组，结果显示，在常规 PCI 基础上辅以 X-Sizer 机械抽吸装置能够显著降低 1 小时内心电图 ST 段回落的幅度（7.5mm vs. 4.9mm，P=0.033）和回落≥50% 的比例（68% vs. 53%，P=0.037）。但心电图 ST 段回落的改善并未能转化为临床预后的好转，在随访 6 个月后，两组患者的死亡率和 MACE 发生率均未见显著性差异（死亡：6% vs. 4%；MACE：13% vs. 13%）。在另外两项小样本随机对照研究中，结果与 X-Amine ST 研究相似，均显示

X-Sizer可改善心肌灌注，但未能改善临床预后。

关于AngioJet的研究目前仍较少。在一项小样本研究中，100例STEMI患者随机给予直接支架置入或支架置入前辅以AngioJet抽吸，显示AngioJet抽吸能够显著改善患者的ST段回落和校正TIMI血流帧数，并能够明显减小心肌梗死面积。但是，1个月后的MACE事件在两组患者间无差异。然而，在样本量更大的AIMI（AngioJet Rheolytic Thrombectomy in Patients Undergoing Primary Angioplasty for Acute Myocardial Infarction）试验中，在直接PCI中应用AngioJet反而使心肌梗死面积增加，30天的MACE发生率和死亡率增加（MACE：7% vs. 1.7%，$P=0.01$；死亡率：4.6% vs. 0.8%，$P=0.02$）。尽管AIMI研究具有一定的局限性，但该研究结果对机械血栓抽吸装置在STEMI患者中应用的安全性提出了质疑。

近期，Bavry AA等对关于血栓保护装置和血栓抽吸装置的30项临床试验和6415例患者的研究结果进行了荟萃分析，结果显示，在5个月的随访中，手动血栓抽吸导管表现出了明显的益处，使死亡率从常规PCI的4.4%降至2.7%（$P=0.018$），血栓保护装置与常规PCI相比表现为中性结果（死亡率分别为3.1%和3.4%，$P=0.69$），而机械血栓抽吸装置反而使死亡率增加（5.3% vs. 2.8%，$P=0.050$）。

三、结语

综上所述，在不同的患者人群中，不同的血栓辅助装置的益处也各不相同。在退化的SVG病变中，远端保护装置能够明显改善患者的临床预后，因此应作为常规辅助手段应用。而在STEMI患者的直接PCI中，尽管血栓保护装置和血栓抽吸装置均显示能够改善心肌灌注，但目前仍缺乏改善临床预后的证据。尽管手动抽吸导管在有些研究中表现出降低临床事件的优势，但其能否作为直接PCI的常规辅助手段仍需要更多的临床证据。

（周玉杰　王志坚）

参考文献

1. Lagerqvist B, James SK, Stenestrand U. SCAAR Study Group. Long-term outcomes with drug-eluting stents versus bare-metal stents in Sweden. N Engl J Med, 2007, 356: 1009-1019.
2. James SK, Stenestrand U, Lindbäck J. SCAAR Study Group. Long-term outcomes with drug-eluting stents versus bare-metal stents in Sweden. N Engl J Med, 2009, 360 (19): 1933-1945.
3. Stone GW, Moses JW, Ellis SG, et al. Safety and efficacy of sirolimus-and paclitaxel-eluting coronary stents. N Engl J Med, 2007, 356 (10): 998-1008.
4. Mauri L, Hsieh WH, Massaro JM, et al. Stent thrombosis in randomized clinical trials of drug-eluting stents. N Engl J Med, 2007, 356: 1020-1029.
5. Kaplan BM, Safian RD, Mojares JJ, et al. Optimal burr and adjunctive balloon sizing reduces the need for target artery revascularization after coronary mechanical rotational atherectomy. Am J Cardiol, 1996, 78 (11): 1224-1229.
6. Whitlow PL, Bass TA, Kipperman RM, et al. Results of the study to determine rotablator and transluminal angioplasty strategy (STRATAS). Am J Cardiol, 2001, 87 (6): 699-705.
7. Safian RD, Feldman T, Muller DW, et al. Coronary angioplasty and Rotablator atherectomy trial

(CARAT): immediate and late results of a prospective multicenter randomized trial. Catheter Cardiovasc Interv, 2001, 53 (2): 213-220.

8. Lasala JM, Reisman M. Rotablator plus stent therapy (rotastent). Curr Opin Cardiol, 1998, 13 (4): 240-247.

9. vom Dahl J, Dietz U, Haager PK, et al. Rotational atherectomy does not reduce recurrent in-stent restenosis: results of the angioplasty versus rotational atherectomy for treatment of diffuse in-stent restenosis trial (ARTIST). Circulation, 2002, 105 (5): 583-588.

10. Sharma SK, Kini A, Mehran R, et al. Randomized trial of Rotational Atherectomy Versus Balloon Angioplasty for Diffuse In-stent Restenosis (ROSTER). Am Heart J, 2004, 147 (1): 16-22.

11. Bittl JA, Chew DP, Topol EJ, et al. Meta-analysis of randomized trials of percutaneous transluminal coronary angioplasty versus atherectomy, cutting balloon atherotomy, or laser angioplasty. J Am Coll Cardiol, 2004, 43:936-942.

12. Stankovic G, Colombo A, Bersin R, et al. Comparison of directional coronary atherectomy and stenting versus stenting alone for the treatment of de novo and restenotic coronary artery narrowing. Am J Cardiol, 2004, 93: 953-958.

13. Tsuchikane E, Aizawa T, Tamai H, et al; PERFECT Investigators. Pre-drug-eluting stent debulking of bifurcated coronary lesions. J Am Coll Cardiol, 2007, 50 (20): 1941-1945.

14. Tanaka N, Terashima M, Kinoshita Y, et al. Unprotected left main coronary artery bifurcation stenosis: impact of plaque debulking prior to single sirolimus-eluting stent implantation. J Invasive Cardiol, 2008, 20 (10): 505-510.

15. Airoldi F, Di Mario C, Stankovic G, et al. Clinical and angiographic outcome of directional atherectomy followed by stent implantation in de novo lesions located at the ostium of the left anterior descending coronary artery. Heart, 2003, 89 (9): 1050-1054.

16. Kim YH, Hong MK, Lee SW, et al. Randomized comparison of debulking followed by stenting versus stenting alone for ostial left anterior descending artery stenosis: intravascular ultrasound guidance. Am Heart J, 2004, 148 (4): 663-669.

17. Kosuga K, Tamai H, Ueda K, et al. Initial and long-term results of directional coronary atherectomy in unprotected left main coronary artery. Am J Cardiol, 2001, 87 (7): 838-843.

18. Mauri L, Bonan R, Weiner BH, et al. Cutting balloon angioplasty for the prevention of restenosis: results of the Cutting Balloon Global Randomized Trial. Am J Cardiol, 2002, 90 (10): 1079-1083.

19. Albiero R, Silber S, Di Mario C, et al. Cutting balloon versus conventional balloon angioplasty for the treatment of in-stent restenosis: results of the restenosis cutting balloon evaluation trial (RESCUT). J Am Coll Cardiol, 2004, 43 (6): 943-949.

20. Schlüter M, Tübler T, Lansky AJ, et al. Angiographic and clinical outcomes at 8 months of cutting balloon angioplasty and beta-brachytherapy for native vessel in-stent restenosis (BETACUT): results from a stopped randomized controlled trial. Catheter Cardiovasc Interv, 2005, 66 (3): 320-326.

21. Lee SW, Park SW, Hong MK, et al. Comparison of angiographic and clinical outcomes between rotational atherectomy and cutting balloon angioplasty followed by radiation therapy with a rhenium 188-mercaptoacetyltriglycine-filled balloon in the treatment of diffuse in-stent restenosis. Am Heart J, 2005, 150 (3): 577-582.

22. Ozaki Y, Yamaguchi T, Suzuki T, et al. Impact of cutting balloon angioplasty (CBA) prior to bare metal stenting on restenosis. Cir J, 2007, 71 (1): 1—8.

23. Umeda H, Iwase M, Kanda H, et al. Promising efficacy of primary gradual and prolonged balloon an-

gioplasty in small coronary arteries: a randomized comparison with cutting balloon angioplasty and conventional balloon angioplasty. Am Heart J, 2004, 147 (1): E4.

24. Stone GW, Webb J, Cox DA, et al. Distal microcirculatory protection during percutaneous coronary intervention in acute ST-segment elevation myocardial infarction: a randomized controlled trial. JAMA, 2005, 293: 1063-1072.

25. Muramatsu T, Kozuma K, Tsukahara R, et al. Comparison of myocardial perfusion by distal protection before and after primary stenting for acute myocardial infarction: angiographic and clinical results of a randomized controlled trial. Catheter Cardiovasc Interv, 2007, 70: 677-682.

26. Gick M, Jander N, Bestehorn HP, et al. Randomized evaluation of the effects of filter-based distal protection on myocardial perfusion and infarct size after primary percutaneous catheter intervention in myocardial infarction with and without ST-segment elevation. Circulation, 2005, 112: 1462-1469.

27. Cura FA, Escudero AG, Berrocal D, et al. Protection of Distal Embolization in High-Risk Patients with Acute ST-Segment Elevation Myocardial Infarction (PREMIAR). Am J Cardiol, 2007, 99: 357-363.

28. Guetta V, Mosseri M, Shechter M, et al. Safety and efficacy of the FilterWire EZ in acute ST-segment elevation myocardial infarction. Am J Cardiol, 2007, 99: 911-915.

29. Kelbaek H, Terkelsen CJ, Helqvist S, et al. Randomized comparison of distal protection versus conventional treatment in primary percutaneous coronary intervention: the drug elution and distal protection in ST-elevation myocardial infarction (DEDICATION) trial. J Am Coll Cardiol, 2008, 51: 899-905.

30. Baim DS, Wahr D, George B, Leon MB, et al. Randomized trial of a distal embolic protection device during percutaneous intervention of saphenous vein aorto-coronary bypass grafts. Circulation, 2002, 105 (11): 1285-1290.

31. Stone GW, Rogers C, Hermiller J, et al. Randomized comparison of distal protection with a filter-based catheter and a balloon occlusion and aspiration system during percutaneous intervention of diseased saphenous vein aorto-coronary bypass grafts. Circulation, 2003, 108 (5): 548-553.

32. Halkin A, Masud AZ, Rogers C, et al. Six-month outcomes after percutaneous intervention for lesions in aortocoronary saphenous vein grafts using distal protection devices: results from the FIRE trial. Am Heart J, 2006, 151 (4): 915. e1-7.

33. Smith SC Jr, Feldman TE, Hirshfeld JW Jr, et al. ACC/AHA/SCAI 2005 guideline update for percutaneous coronary intervention: a report of the American College of Cardiology/American Heart Association Task Force on Practice Guidelines (ACC/AHA/SCAI Writing Committee to Update the 2001 Guidelines for Percutaneous Coronary Intervention). J Am Coll Cardiol, 2006, 47 (1): e1-121.

34. Silber S, Albertsson P, Avilés FF, et al. Guidelines for percutaneous coronary interventions. The Task Force for Percutaneous Coronary Interventions of the European Society of Cardiology. Eur Heart J, 2005, 26 (8): 804-847.

35. Mauri L, Cox D, Hermiller J, et al. The PROXIMAL trial: proximal protection during saphenous vein graft intervention using the Proxis Embolic Protection System: a randomized, prospective, multicenter clinical trial. J Am Coll Cardiol, 2007, 50 (15): 1442-1449.

36. Burzotta F, Trani C, Romagnoli E, et al. Manual thrombus-aspiration improves myocardial reperfusion: the randomized evaluation of the effect of mechanical reduction of distal embolization by thrombus-aspiration in primary and rescue angioplasty (REMEDIA) trial. J Am Coll Cardiol, 2005, 46: 371-376.

37. Silva-Orrego P, Colombo P, Bigi R, et al. Thrombus aspiration before primary angioplasty improves myocardial reperfusion in acute myocardial infarction: the DEAR-MI (Dethrombosis to Enhance Acute Reperfusion in Myocardial Infarction) study. J Am Coll Cardiol, 2006, 48: 1552-1559.
38. Svilaas T, Vlaar PJ, van der Horst IC, et al. Thrombus aspiration during primary percutaneous coronary intervention. N Engl J Med, 2008, 358 (6): 557-567.
39. Vlaar PJ, Svilaas T, van der Horst IC, et al. Cardiac death and reinfarction after 1 year in the Thrombus Aspiration during Percutaneous coronary intervention in Acute myocardial infarction Study (TAPAS): a 1-year follow-up study. Lancet, 2008, 371 (9628): 1915-1920.
40. De Luca G, Dudek D, Sardella G, et al. Adjunctive manual thrombectomy improves myocardial perfusion and mortality in patients undergoing primary percutaneous coronary intervention for ST-elevation myocardial infarction: a meta-analysis of randomized trials. Eur Heart J, 2008, 29 (24): 3002-3010.
41. Lefèvre T, Garcia E, Reimers B, et al. X-sizer for thrombectomy in acute myocardial infarction improves ST-segment resolution: results of the X-sizer in AMI for negligible embolization and optimal ST resolution (X AMINE ST) trial. J Am Coll Cardiol, 2005, 46 (2): 246-252.
42. Napodano M, Pasquetto G, Sacca S, et al. Intracoronary thrombectomy improves myocardial reperfusion in patients undergoing direct angioplasty for acute myocardial infarction. J Am Coll Cardiol, 2003, 42: 1395-1402.
43. Beran G, Lang I, Schreiber W, et al. Intracoronary thrombectomy with the X-sizer catheter system improves epicardial flow and accelerates ST-segment resolution in patients with acute coronary syndrome: a prospective, randomized, controlled study. Circulation, 2002, 105: 2355-2360.
44. Antoniucci D, Valenti R, Migliorini A, et al. Comparison of rheolytic thrombectomy before direct infarct artery stenting versus direct stenting alone in patients undergoing percutaneous coronary intervention for acute myocardial infarction. Am J Cardiol, 2004, 93: 1033-1035.
45. Ali A, Cox D, Dib N, Brodie B, et al. Rheolytic thrombectomy with percutaneous coronary intervention for infarct size reduction in acute myocardial infarction: 30-day results from a multicenter randomized study. J Am Coll Cardiol, 2006, 48 (2): 244-252.
46. Bavry AA, Kumbhani DJ, Bhatt DL. Role of adjunctive thrombectomy and embolic protection devices in acute myocardial infarction: a comprehensive meta-analysis of randomized trials. Eur Heart J, 2008, 29 (24): 2989-3001.

第四章 冠状动脉成像及血流动力学评价

第一节 冠状动脉造影

早在1945年，人们已采用非选择性冠状动脉造影（coronary arteriography，CAG）的方法来评价冠状动脉病变，但是由于影像不清晰，造影剂用量较大，不能重复多角度造影，临床应用受到较大的限制。1958年Sones首先开展经肱动脉切开行冠状动脉造影。1967年，由Judkins采用Seldinger技术经股动脉穿刺法行选择性冠状动脉造影，使得这一技术变得简单易行，成功率高，并发症少，实用而可靠，并可重复进行。在此技术的基础上，冠状动脉疾病的外科治疗以及冠状动脉疾病的介入治疗开创了冠心病治疗的新领域。我国在1973年首次开展冠状动脉造影。

冠状动脉造影是目前能在活体显示其解剖结构的唯一方法，可以从病理及病理生理的角度评价冠状动脉病变，是目前临床用于诊断冠心病的最佳方法。冠状动脉造影术的主要目的为评价冠状动脉血管的走行、数量和畸形；评价冠状动脉病变的有无、严重程度和病变范围；评价冠状动脉功能性的改变，包括冠状动脉的痉挛和侧支循环的有和无；同时可兼顾评价左心功能。在此基础上可以根据冠状动脉病变程度和范围进行介入治疗，评价冠状动脉搭桥术和介入治疗后的效果，并可以进行长期随访和预后评价。

一、主要指征和禁忌证

1. 冠状动脉造影的主要指征为：已确诊为冠心病，药物治疗效果不佳，拟行介入性治疗或旁路移植手术；心肌梗死后再发心绞痛或运动试验阳性者；有胸痛病史，但症状不典型，或无心绞痛、心肌梗死病史，但心电图有缺血性ST-T改变或病理性Q波不能以其他原因解释者；中老年患者心脏增大、心力衰竭、心律失常、疑有冠心病而无创性检查未能确诊者；急性冠状动脉综合征拟行急诊PCI者。冠状动脉造影未见异常而疑有冠状动脉痉挛的患者，可谨慎地进行麦角新碱试验。

2. 禁忌证　冠状动脉造影一般无绝对禁忌证，如考虑目前医疗行为的规范化问题，患者及其家属不同意属于绝对禁忌证，主要因为冠状动脉造影检查尚有给患者带来并发症的可能性。但临床上主要考虑的是相对禁忌证，包括：未控制的严重的室性心律失常；未控制的高血压；未控制的心功能不全；未纠正的低钾血症、洋地黄中毒、电解质紊乱；发热性疾病；出血性疾病；造影剂过敏；严重的肾功能不全；急性心肌炎。

二、冠状动脉造影手术入路

1. 经股动脉法

由于股动脉的内径大，血液循环不容易受损。5～20F 的造影导管都可以通过穿刺的方法从股动脉置入，大多数的导管拔除后不用手术修复，只需按压一段时间便可，因此股动脉入路曾是冠状动脉介入治疗最常选用的入路。股动脉的自身修复也很快，反复穿刺不致造成很大问题，甚至可以在 12h 内再次置入动脉鞘管。动脉鞘管也可留置 2～3 天而不会损伤血管。

如果因穿刺造成股动脉夹层、腹膜后血肿、腹股沟血肿，无论其后的介入治疗计划得如何好，也不得不终止。特别是对于术中要用溶栓药、术后要加强抗凝，腹股沟血肿是很棘手的。

2. 经上臂动脉法

目前，随着经桡动脉冠状动脉介入治疗技术的广泛开展，经桡动脉途径已成为冠状动脉造影的常见入路。尤其适合以下情况：腹主动脉以下存在血管病变（髂、股动脉），如高度狭窄或闭塞、血管扭曲、夹层等，使经股动脉法操作困难或根本不可能；在门诊做冠状动脉造影或冠状动脉介入治疗，患者当日出院而无需卧床；服用华法林的患者，用经桡、尺或肱动脉法可明显减少出血并发症。

三、冠状动脉造影的分析和诊断

冠状动脉解剖和命名

冠状动脉分成左右冠状动脉两大系统，大致可以说左冠状动脉支配左室前侧壁，右冠状动脉支配左室的下后壁。左冠状动脉进一步可以分成左前降支和左回旋支，这两个大血管还分出一些小血管。右冠状动脉的大分支不多，但在远端分出后降支。

1. 左主干

左冠状动脉起源于左 Valsalva 窦，左主干向左并略向前下走行，故显示左主干的最好角度应是正后前位再加一些向脚的角度（5°～10°），但左主干的长度和走行有较大的变异，如左主干与脊柱重叠应向左或右旋转一点管球，也就是很浅的左前斜位或右前斜位（5°～10°）。

2. 左前降支

左前降支行走在室间沟内，长短、粗细有较大的变异，有的左前降支很粗大，可以绕过心尖，支配下壁的心尖部分，也有的左前降支比第一对角支还细小，因此一旦发生心肌梗死，其梗死面积和症状有很大区别，临床上不乏见到广泛前壁心肌梗死伴下壁梗死，可能就是因为左前降支支配部分下壁所致。其主要分支按先后次序为第一对角支、穿隔支、第二对角支。显示左前降支系统的常用投照角度有：45°LAO，用于显示中、远 1/3 段，但此角度左主干和前降支近 1/3 与 X 线平行，故显示不完全；45°LAO 加 30°向头角度可显示左主干、左前降支近 1/3 的全长，并分开对角支；30°RAO 加 30°向头角度也是显示左前降支近 1/3 较好的投照角度，在大部分患者能把对角支和间隔支与前降支分开；但在某些患者，由于左前降支走行得较高，30°RAO 加 30°向头角度仍不能躲开对角支，这时 30°RAO 加 15°向足角度常能达到目的。有的医师还喜欢用左侧位投照，在这个角度对角支是向下走的，与左前降支完全分开。之所以采用如此多的投照角度，主要是冠状动脉有很大的变异，如果某个角度不能清楚暴露，则要选用另一角度。另外，冠状动脉狭窄不会在所有投照角度显示，有时一个角度显示不清楚在另一角度就可能完全暴露出来。

3. 回旋支

左主干之后分出回旋支和左前降支，左前降支基本是左主干的连续，但回旋支发出的角度几乎是90°，有的甚至大于90°。观察回旋支分出的角度对回旋支PTCA非常重要，小于90°导丝很容易进入回旋支，大于90°导丝很难进入。回旋支分出后走行在房室沟中，其分支有很大的变异，有的终于一支或二支大的钝缘支，有的继续分出后降支，即所谓的"左优势型"。很多角度可以显示回旋支，但显示回旋支与左主干的交接处以及回旋支的近段，则以30°RAO加15°向足角度最为有用；若要显示左回旋支的中远1/3，则以30°RAO较佳。

4. 右冠状动脉

右冠状动脉起自右Valsalva窦，行走在右房室间沟，先发出圆锥支和窦房结支，然后发出一些小的右室支，有时在锐缘处发出一较大的锐缘支，走行在右室的前面，在某些患者这支血管甚至支配室间隔的心尖部分，是一重要血管。在心脏十字交叉前发出后降支，走行在室间沟内，发出穿隔支支配室间隔的基底部和后1/3部分。右冠状动脉的投照角度比较少，30°RAO显示右冠状动脉的中1/3和后降支较好。

四、冠状动脉血流评价

冠状动脉造影反映血管病变较非侵入性检查更直观、更准确。一般认为，管腔直径减少70%～75%以上会严重影响血供，50%～70%者也有一定意义。临床上常以冠状动脉造影来评定冠状动脉狭窄的程度，一般采用心肌梗死溶栓试验（thrombolysis in myocardial infarction，TIMI）试验所提出的分级指标评价冠状动脉血流速度（表2-9），病变分型参考美国AHA分型（表2-10）。

表2-9 TIMI血流速度分级

	TIMI血流速度
0级	无血流灌注，闭塞血管远端无血流
Ⅰ级	造影剂部分通过，冠状动脉狭窄远端不能完全充盈
Ⅱ级	冠状动脉狭窄远端可完全充盈，但显影慢，造影剂消除也慢
Ⅲ级	冠状动脉远端造影剂完全而且迅速充盈和消除，类同正常冠状动脉血流

（一）狭窄

冠状动脉狭窄指有粥样硬化斑块突入的病变血管段直径与"正常"血管段直径的比值，如"正常"血管段的直径是3mm，病变血管段的直径是1mm，狭窄程度便是66%。冠状动脉狭窄常定义为>50%的直径狭窄和>75%面积的狭窄，通常认为可以引起在运动中的血流下降，有临床意义；超过85%的直径狭窄可以引起休息时血流下降。如果在一条血管有数个程度相同的狭窄，对血流产生累加影响。如在LAD只有1个50%的狭窄应无临床意义，但如果有2个以上50%的狭窄，其临床意义应与90%的狭窄相同。在一条血管有数个程度不同的狭窄，应以最重的狭窄为准。如果狭窄程度相同，长管状狭窄对血流的影响大于孤立的狭窄。一般而言，一个 50% 的长管状狭窄或 2 个 50% 的狭窄对血流的影响相当于一个孤立的 70% 的狭窄。

表 2-10　美国 AHA 病变分型

A 型病变	B 型病变	C 型病变
局限性（长度＜10mm）	管状狭窄（长度 10～20mm）	弥漫性（长度＞20mm）
中心性	偏心性	
容易到达	近段血管中度弯曲	近段血管严重弯曲
管壁光滑	管壁不规则	易碎的静脉桥病变
无血栓	冠状动脉内血栓	
无或有轻度钙化	中、重度钙化	
未完全闭塞	完全闭塞（＜3 个月）	完全闭塞（＞3 个月）
非开口处病变	开口处病变	
未累及大分支	分叉处病变，需导丝保护	有重要边支不能保护
非成角病变（＜45°）	成角病变（＞45°，＜90°）	严重成角病变（＞90°）

冠状动脉狭窄的影像学形态特征主要包括：向心性狭窄、偏心性狭窄、局限性狭窄（长度＜10mm）、管状狭窄（长度 10～20mm）、弥漫狭窄（长度＞20mm）。

管腔闭塞：指冠状动脉粥样硬化或伴急性、亚急性血栓形成，导致冠状动脉管腔完全关闭，血流中断，冠状动脉造影显示冠状动脉某处突然截断，远段无造影剂充盈。发生在血管分叉开口处时，极易被误认为该闭塞血管不存在。根据管腔闭塞的形态"鼠尾"状闭塞多为动脉粥样硬化缓慢发展而来，常伴侧支循环供应闭塞远段血管；如为"齐头截断"多为急性血栓形成的闭塞，多不伴侧支循环。

（二）钙化

冠状动脉钙化可在 X 线透视下观察到，一般为沿血管走行的条状影，其亮度和大小反映了钙化的严重程度。观察钙化对判断病变的性质和部位很有帮助，如狭窄处有钙化说明病变比较硬，单纯扩张可能效果不好，可以选择旋磨（rotoblate）加球囊扩张。如果左主干有钙化说明左主干有病变，在导管操作时要十分小心，避免损伤左主干。

（三）溃疡

冠状动脉造影表现为位于血管壁以内的动脉瘤样改变或龛影。冠状动脉溃疡具有重要临床意义，其发生机制为粥样硬化斑块内的破坏缺损，常显示动脉粥样硬化斑块最不稳定的状态，易于诱发局部血栓形成、导致管腔闭塞。

（四）瘤样扩张（ectasia）

冠状动脉瘤样扩张与狭窄一样也是动脉粥样硬化的结果，粥样硬化或先天因素改变破坏了血管壁内层及内弹力纤维层，导致管壁向外扩张。在冠状动脉造影时显示为冠状动脉管壁向外不同程度扩张。如为局限扩张（＜7mm）成为冠状动脉瘤，如为弥漫性扩张（＞7mm）则称为冠状动脉扩张。

（五）夹层

自发的冠状动脉夹层很少见，原因不清。其他多为 PTCA 的并发症。根据夹层的形态可以分成 A、B、C、D、E 五种。A 型：局限性的线形透光区；B 型：与血管平行的条状显影；C 型：血管外的造影剂滞留；D 型：螺旋形的夹层；E 型：血管内的充盈缺损；F 型：完全闭塞。PTCA 后的 A、B 型夹层预后较好，很少发生急性闭塞；C、D、E 型夹层的预后较差，不仅术后心肌缺血事件较多而且残余狭窄重，回弹明显，以后再狭窄的发生率也较高，冠状动脉造影显示为腔内的 X 线透光区。

（六）血栓

指急性、亚急性血栓在冠状动脉内形成，冠状动脉造影显示，造影剂充盈冠状动脉时，血栓存在处可见有被造影剂包绕的低密度影像，造影剂消散后血栓处仍有少量造影剂残留。

（七）心肌桥压迫现象

指冠状动脉某节段在心脏收缩期出现变窄，在舒张期恢复正常的现象，冠状动脉造影显示冠状动脉某节段随心脏的收缩与舒张产生有规律的变窄与正常交替的现象。其成因是行走于心脏表面的冠状动脉某段被心肌所覆盖。覆盖冠状动脉的心肌称为肌桥。

（八）痉挛 指冠状动脉自发或受导管刺激而发生的局限或弥漫性收缩。冠状动脉造影显示，痉挛处呈管壁光滑或不光滑的局限性或弥漫性狭窄改变。自发性痉挛多发生在局部有病变或正常的冠状动脉，可伴胸痛和心电图改变，也可无症状。导管顶端刺激造成的痉挛多发生于右冠状动脉，移走导管或于冠状动脉内注入 $200\mu g$ 的硝酸甘油后，痉挛消失。

（九）冠状动脉畸形 包括冠状动脉起源和分布异常、冠状动脉的支数异常、冠状动静脉瘘，发生率在 6%～16%，多在冠状动脉造影时被偶然发现。如果在冠状动脉造影时发觉动脉缺失，应首先考虑冠状动脉畸形的可能，认识不到时会误诊为某一支冠状动脉完全闭塞。冠状动脉畸形也可以合并心绞痛、心律失常、心力衰竭、心脏骤停、晕厥和心肌梗死。

五、冠状动脉造影的并发症

（一）动脉闭塞

股动脉闭塞表现为股动脉和足背动脉搏动消失，皮肤发凉、苍白，一般没有肢体疼痛，也不会因缺血而发生坏疽，但患者感觉患肢无力、发麻，可有间歇性跛行。处理可从动脉内注射尿激酶溶栓或从动脉内注射罂粟碱扩张血管，一般不需手术治疗。但如果患者出现明显的下肢缺血，应请血管外科医师会诊，必要时行股动脉取栓术。

（二）血肿

腹股沟血肿是介入性冠状动脉诊断和治疗后最常见的并发症，但也是危害性最小的并发症，通常是由于压迫止血不好所致，也可发生于留置动脉鞘后，血液顺动脉鞘流到组织中去形成血肿。血肿的大小各异，小的血肿对患者无任何影响，大的血肿甚至可导致失血性低血压或休克。

（三）腹膜后血肿

如果股动脉穿刺点较高，越过了腹股沟韧带，加上术中应用肝素抗凝或应用溶栓治疗，可在腹膜后形成血肿。腹膜后血肿的临床征象凶险，在术后患者突然出现低血压，伴腰部剧烈疼痛。也有的患者不出现低血压而以血红蛋白降低为主要表现，CT 和超声心动图可见腹膜后片状血肿，为肯定性诊断依据。一般不需要手术治疗，快速补充液体或者输血后血压可迅速恢复,预后一般较好。

(四)假性动脉瘤

假性动脉瘤系动脉与其周围组织中的血肿有异常的交通,动脉血液经异常交通进入血肿内,瘤的颈部一般比较狭小。假性动脉瘤与真性动脉瘤的区别在于前者的瘤壁为血管以外的软组织,而后者的瘤壁为动脉壁。假性动脉瘤一般继发于介入性诊断或治疗后腹股沟大血肿,数天后血肿消退但遗留一搏动性包块,听诊可闻及吹风样血管杂音。切实有效的股动脉压迫止血是预防假性动脉瘤的有效措施。由于冠状动脉造影已广泛采用5F或6F动脉鞘,冠状动脉造影引起的假性动脉瘤已很少见。假性动脉瘤主要见于冠状动脉介入治疗后,这是因为冠状动脉介入治疗常用8F以上的动脉鞘,尤其是冠状动脉旋切术。过去假性动脉瘤常用手术治疗,现在已认识到假性动脉瘤的颈部很窄小,只要在外部稍加压迫就可扭曲其颈部中断其血流,血流停止假性动脉瘤内的血液会逐渐被吸收而痊愈。

(五)动脉夹层

造成动脉夹层的原因较多,主要与术者经验不足有关。穿刺针没有进入股动脉血管腔内,而是刺入股动脉壁,送入的导丝和动脉鞘实际上是插入到动脉壁里。

左主干夹层是非常危险的并发症,患者可突发心肌梗死甚至突然死亡。左主干夹层不只发生于冠状动脉介入治疗时,也可发生于普通冠状动脉造影时。当造影导管深入到左主干内,管尖与左主干不同轴而是对着左主干壁,用力注射造影剂容易发生夹层,这时应在后前位将导管稍微退出,使导管与主干同轴。另外注射造影剂时应先缓慢注射少量造影剂,使导管尖脱离左主干壁,然后快速注射以使冠状动脉显影。如果左主干有动脉粥样硬化斑块,则产生夹层的机会更大,因此无论在造影或是PTCA时都应注意左主干内有无动脉粥样硬化斑块、钙化、造影剂滞留,如果有斑块应注意避开。有左主干狭窄时应注意注射造影剂不要太用力。有时左主干非常窄,以致导管嵌顿于左主干。在任何冠状动脉操作前都要保证冠状动脉的压力与主动脉的压力一致,这说明导管尖"游"在冠状动脉腔内。如果出现左室压力图形,说明导管嵌顿;如果压力波幅变小,说明导管尖顶住了冠状动脉壁,或是顶住了斑块、血栓等物质。

(六)血栓栓塞性并发症

由于导管和导丝都是异物,因此接触血液后有可能在导管的表面和腔内形成血栓,注射进人体后可产生血栓栓塞,如冠状动脉栓塞、脑栓塞,还可能发生其他动脉的栓塞。最常见的是脑栓塞和周围动脉的栓塞,冠状动脉栓塞已很少见。脑栓塞的并发症不难识别,多数发生在操作中间,如栓塞较大患者可突然发生意识障碍和肢体瘫痪,但大多数患者的栓塞较小,意识障碍不重,运动障碍局限而且轻。周围动脉栓塞一般也不严重,可能与血栓较小有关。

最严重也是最难治疗的周围动脉栓塞是粥样硬化斑块栓塞。动脉粥样硬化性栓塞还可并发急性肾衰竭、卒中、心肌梗死和消化道出血。动脉粥样硬化性栓塞的治疗与其他动脉栓塞不同,可以用血小板抑制剂、低分子右旋糖酐和血管扩张剂,但不能用抗凝剂和溶栓药,手术为根治性治疗方法。

血栓栓塞并发症重在预防。如果注意了以下一些操作步骤,可以大大降低血栓栓塞的发生率:适当地应用肝素,一般2500～3000U;在降主动脉内用肝素生理盐水反复抽吸冲洗,以防将血栓带入升主动脉内,因为脑栓塞和冠状动脉栓塞的严重性要明显大于下肢动脉栓塞；导管永远带着"J"导丝前进，此项措施非常重要，既可以避免损伤血管，还可以避免将动脉粥样硬化物质刮下；尽量避免将导管或导丝送入颈动脉，这就要求术者在透视下送导管和导丝过主动脉弓。另外，在术前要对危险性有一定的估计。脑血栓栓塞一般多发生在老年人，因此在操作时就要比较轻柔。

血栓栓塞并发症的治疗主要根据患者当时的情况。冠状动脉栓塞后如发生急性心肌梗死，应迅速采取一切方法开通闭塞的冠状动脉，如溶栓、PTCA、急诊旁路移植术。但采取上述治疗要根据患者的情况，权衡利弊，冠状动脉栓塞后没有明显的症状或梗死面积小，应采取保守治疗，大面积心肌梗死则应不失时机采取再通治疗，否则后果很严重。

（七）造影剂的毒性和过敏反应

1. 造影剂对心血管系统和血流动力学的作用

高渗造影剂对周围血管有明显的扩张作用，降低周围血管阻力，使血压下降，增加血容量，如果患者已有心功能不全，可诱发急性左心衰竭。

第一代造影剂的渗透压高，黏度大，注入冠状动脉后可使心肌收缩受到抑制，影响传导功能，还可引起心动过缓，房室传导阻滞，甚至心脏停搏。第一代造影剂含钠量高，可诱发心室纤颤，如果冠状动脉造影导管嵌顿，使造影剂不能很快被冲走，心室纤颤的危险性进一步增高。

非离子型造影剂没有明显的负性肌力作用，对心脏电生理的影响也比较小，由于渗透压降低所引起的血容量增加的情况较离子型造影剂明显降低。

对于有左心功能不全的患者，必须注意以下几点：①控制造影剂总量和注入速度；②注意观察左室舒张末压，如果压力增高可给予利尿剂或血管扩张剂；③可省略左室造影以减少造影剂的用量，左室射血分数可用其他方法测量。

2. 造影剂对肾脏的毒性

造影剂的高渗透性可造成肾小球动脉扩张，使肾血流量增加，肾小球滤过增加。但很快出现肾血管收缩，使肾血流量和肾滤过减少。高渗还可使红细胞变形，红细胞通过肾毛细血管床的能力下降。造影剂本身对肾的近曲小管细胞和一些血管内皮细胞有直接损害。如果患者既往有肾脏病史，肾毒性明显增加，如糖尿病、高血压病引起的肾病，特别是肌酐已增高的患者，肾移植患者，多发性骨髓瘤患者。诱发因素包括血容量不足（脱水）、心力衰竭、氮质血症、高龄。对既往有肾脏病史的患者尤其要密切观察，术后24～48h要密切观察尿量、肾功能和电解质。可靠的依据是肌酐升高。少尿和无尿往往提示更严重的可逆或不可逆的肾功能损害。肌酐升高通常在3～5天达到高峰，大多数的急性肾衰竭为自限性，可以采用保守治疗，如限制液体摄入，注意电解质的平衡，注意补充各种营养。在急性肾衰竭期，利尿剂和甘露醇已无显著作用。在很少的情况下需要透析治疗，以控制高血钾和水潴留。急性肾衰竭多能恢复，极少转成慢性肾衰竭。

造影剂对肾功能损害的预防：①限制造影剂的注入量，用最少量的造影剂完成必要的检查，即便肾功能正常，造影剂的量也不要超过300ml；②在手术前要保证充足的水分摄入；③在手术前不要用对肾脏有损害的药物；④尽量不要给已有肾功能损害的患者应用造影剂，尽可能采用其他检查方法，如超声、核素等；⑤如果患者有肾功能不全而心血管造影确属必需，可在术前数小时开始输入500ml生理盐水，术后鼓励患者多饮水。

3. 造影剂过敏

造影剂过敏并不常见，但有时却很严重。较轻的过敏反应只有皮疹，重者可出现过敏性休克。在冠状动脉造影时，患者的最初反应通常不是皮疹而是血压下降，因此凡是遇到导管开始后数分钟内出现的低血压都应想到过敏性休克的可能性。明显的皮疹往往出现于心导管开始10余分钟后。造影剂过敏的治疗并不困难，大多数患者对治疗的反应良好。常规处理是：①快速静脉输入盐水、右旋糖酐或其他血浆代用品500ml；②静脉注射1:10 000的肾上腺素、地塞米松5～10mg、非那根25mg。有造影剂过敏史并不是冠状动脉造影的禁忌证，可以用肾上腺皮质激素作术前准备，常规是在术前24h开始服用泼尼松60mg，每6小时1次，共3次。冠状动脉造影术中应严密监测。

第二节　血管内超声

1971年，Bom发明了32晶体、3.2mm直径的电子相控阵型超声换能器，该换能器与9F导管相结合可以提供实时的心脏切面图像。血管内超声（intravascular ultrasound，IVUS）技术的广泛应用是在20世纪80年代末。随着超声显像和介入性心脏技术的迅猛发展，冠状动脉造影（coronary angiography，CAG）已不能满足临床需要，这也大大推动了IVUS显像技术的发展和普及。近年来随着超声仪器和技术的发展，IVUS不仅可以显示血管壁的形态和病变性质，而且可以通过二维平面分析和三维重建对病变大小进行精确测量，为深入了解血管及病变的形态和功能提供了新的视野，也为指导临床诊断和治疗提供了更加翔实可靠的信息。

一、评估血管形态、病变程度

1. IVUS对冠状动脉内血栓的研究

IVUS根据不同的回声特点，能够鉴别血栓和斑块。Chemarin-Alibelli等通过对AMI溶栓后梗死冠状动脉的IVUS、冠状动脉造影与定向旋切的病理组织成分进行对比，证明IVUS在评价血栓上有重要作用。AMI后4～11天的新鲜血栓在IVUS影像上有特征性的显像，与旋切后的血栓组织一致性好，且组间重复性好（83.3%）。IVUS检查显示在30例患者中血栓检出率为70%，97%的血栓是在斑块基础上产生的。

目前，IVUS诊断AMI溶栓后血栓的敏感性为73%～84.2%，特异性为71.4%～85%，阳性预测值为88.8%，阴性预测值为82.5%，假阳性的主要原因可能是病变处血流淤滞，假阴性的主要原因是斑块与血栓边界不清，特别在多处破裂形成多处血栓时。

急性支架内血栓是介入治疗致命的并发症，IVUS在预测急性支架内血栓方面具有重要作用。在大型、回顾性、多中心注册研究中，Uren等探讨了IVUS检查是否能够提供支架内血栓形成的预测因子。在53例IVUS指导下置入支架后发生支架内血栓的患者中，94%的患者IVUS检查至少出现一种异常（支架膨胀不良、支架贴壁不良、夹层或血栓），而只有32%的患者CAG检查可见异常（$P<0.001$）。研究结果显示，在大部分出现急性支架内血栓的患者中，PCI术后IVUS检测出的异常明显多于CAG。

2. 冠状动脉夹层

2001年ACC关于IVUS图像采集、测量和报告标准的临床专家共识指出：冠状动脉介入治疗后，常应用 IVUS 检测冠状动脉夹层并指导夹层的治疗。冠状动脉夹层在 IVUS 图像下可分为以下五种类型：内膜型，夹层只限于内膜或粥样斑块内，没有扩展至中膜；中膜型，夹层扩展至中膜；外膜型，夹层扩展至外膜；壁内血肿，血液在中膜层内聚集，使内弹力膜向内移位，外膜向外移位。支架内夹层：增生的新生内膜与支架分离，通常只见于支架内再狭窄的治疗中。

在诊断自发性冠状动脉夹层以及介入治疗术后继发性冠状动脉夹层方面，IVUS 较冠状动脉造影的敏感性更高。IVUS 可明确夹层的存在、沿血管的纵向和横向撕裂的范围和程度，以及有无血栓存在等。冠状动脉夹层在 IVUS 中的影像表现为：血管壁的环行撕裂呈无回声区，深达内膜下或中层，宽大于 0.5mm；实时成像可见撕裂斑片随心动周期飘动；注射造影剂或生理盐水可见该回声区消失或被充盈。

IVUS 在评价冠状动脉夹层时也存在一定限制，特别指出的是钙化的影响。如果夹层位于钙化后方，后者产生的无回声影会直接影响夹层的评价。另外若夹层斑片较薄，并被超声导管支撑，此时夹层很难被发现，如果合并近场增益设置较低，检查就更为困难。

3. 壁内血肿（intramural hematoma）

壁内血肿是动脉夹层的一种变异。壁内血肿可定义为 PCI 后血液聚集在冠状动脉的中层，导致内弹力膜向内移位，外弹力膜向外移位，伴或不伴可辨认的入口和出口。壁内血肿的发生机制可能为夹层累及血管的中膜，由于缺乏出口，血液聚集在血管的中层。1/3 的 IVUS 识别的壁内血肿冠状动脉造影显示正常，有壁内血肿的患者非 Q 波心肌梗死的发生率较高，需要再次血运重建。

壁内血肿容易发生的部位有病变近端或远端的正常血管壁；偏心病变中斑块对面正常血管壁。壁内血肿可以前向或逆向扩展，其通常停止于冠状动脉分支部。

由于 1/3 壁内血肿冠状动脉造影显示正常，IVUS 有助于识别壁内血肿，表现为均质、新月形的强回声。聚集的血液在超声上表现为静态回声区。血肿占据在血管中层部位，模糊了外弹力膜和外膜的界限。壁内血肿均一回声结构包括动脉内弹力膜、血肿占据的假腔、外弹力膜和外膜结构。当透声的造影剂或生理盐水聚集在中层，血肿超声表现为分层结构。有时候会在血液和造影剂/生理盐水界面出现血液前后运动表现。

Akiko 等应用 IVUS 研究了 PCI 术后壁内血肿的发生率、形态学和临床特征。在 1025 例冠心病患者中有 905 例进行了 PCI 治疗，在 68 例患者的 69 支冠状动脉中应用 IVUS 检测到 72 处壁内血肿，壁内血肿的发生率是 6.7%（69/1025），常发生于糖尿病患者和非严重的冠状动脉病变中。96% 的壁内血肿发生于原发性冠状动脉病变中。壁内血肿位于右冠状动脉的占 47%，位于前降支的占 29%，位于回旋支的为 24%。其中 50% 的壁内血肿位于冠状动脉的近端，22% 位于冠状动脉的中部，20% 位于冠状动脉的远端，8% 位于开口。其中 86% 的壁内血肿可识别出管腔至血肿的入口，相反，只有 8% 的壁内血肿可识别出其出口。60% 的壁内血肿冠状动脉造影显示为夹层，11% 显示为新的狭窄，29% 没有明显的异常。26% 的患者发生了非 Q 波心肌梗死。2 例患者住院期间进行了再次血运重建，2 例患者 1 个月时进行再次血运重建，8 例患者 1 年时进行了再次血运重建。1 年中有 3 例患者发生猝死。

4. 冠状动脉瘤样扩张（coronary artery aneurysm）

冠状动脉瘤样扩张是指动脉粥样硬化或其他因素破坏血管壁内弹力纤维层，导致管壁向外扩张，其腔内直径可达邻近正常节段直径的 1.5~2.0 倍以上。冠状动脉瘤样扩张病因有多种，如先天畸形、感染、炎症、创伤和动脉粥样硬化等，也可继发于 PCI，但最常见的还是继发于冠状动脉粥样硬化性疾病。冠状动脉瘤样扩张可发生严重的并发症，如扩张节段破裂而危及生命，亦可引起急性冠状动脉综合征。另外，冠状动脉瘤样扩张处血流为湍流，易继发血栓。覆膜支架可用于治疗冠状动脉瘤样扩张，封闭管腔的效果优于普通支架，但存在较高的再狭窄率。亦可考虑外科手术治疗。冠状动脉瘤样扩张的 IVUS 表现可分为两类：(1) 真性冠状动脉瘤样扩张：其扩张节段的管腔明显大于近侧和远侧邻近节段，扩张节段可有或无粥样硬化。(2) 假性冠状动脉瘤样扩张：在冠状动脉造影显示为局部扩张，IVUS 显示为斑块破裂。此类病变的形成首先是由于粥样硬化斑块核心坏死或有脂质池形成。当斑块的腔面局部破裂时，其内容物被血流冲刷流失而形成假腔。IVUS 表现多种多样，最常见的是巨大斑块破溃形成的空腔，内有血流与血管真腔在破口处相通，破口处可见残留的纤维性斑块，随血流漂动，常见邻近的远、近段血管节段有严重的粥样硬化。

IVUS 能够清楚地显示血管壁的形态特征，可以有效识别真假冠状动脉瘤样扩张，这对临床治疗方案的选择具有重要意义。Maehara 等应用 IVUS 对冠状动脉造影诊断的冠状动脉瘤进行了形态学研究。共 77 例冠状动脉瘤样扩张（定义为病变管腔直径大于参考血管直径的 25%），IVUS 显示的真性冠状动脉瘤样扩张定义为血管壁完整，并且最大管腔面积大于近端参考血管的 50%（图 2-3）；假性冠状动脉瘤样扩张定义为管壁的完整性丧失，并且损伤到外膜或血管周围组织。复杂斑块为病变合并斑块破裂或自发性夹层。结果显示 21 处病变（27%）为真性动脉瘤样扩张，3 处病变（4%）为假性动脉瘤样扩张，12 处病变（16%）为复杂斑块，其他 41 处（53%）为邻近狭窄的正常冠状动脉节段。最大管腔面积在假性冠状动脉瘤样扩张内最大，为 (35.1 ± 10.4) mm^2，在真性动脉瘤样扩张内为 (22.1 ± 9.9) mm^2，复杂斑块为 (11.2 ± 3.5) mm^2，邻近狭窄的正常冠状动脉节段最大管腔面积为 (13.8 ± 6.4) mm^2，后两者相似。结果表明冠状动脉造影显示的冠状动脉瘤样扩张中只有 1/3 在 IVUS 中表现为真性或假性冠状动脉瘤样扩张，而大部分冠状动脉造影显示的冠状动脉瘤样扩张在 IVUS 中表现为复杂斑块或邻近狭窄的正常冠状动脉节段。

5. 心肌桥（myocardial bridge，MB）

IVUS 对心肌桥的检测具有高度的敏感性及特异性，可检出冠状动脉造影无法发现的心肌桥，因此采用 IVUS 检查可使冠状动脉造影疑似心肌桥而不能确诊的患者得到明确诊断。IVUS 研究发现心肌桥近端动脉粥样硬化斑块的发生率较高。国内葛均波教授分别于 1994 年及 1999 年对两组患者进行 IVUS 检查发现，心肌桥近端动脉粥样硬化斑块的发生率分别为 86%（12/14）和 88%（61/69）。

IVUS 可观察到收缩期冠状动脉受挤压，并且收缩期挤压可持续至舒张中、晚期。肌桥的"挤奶现象"可因于冠状动脉内给予硝酸甘油而增强。国内葛均波教授发现 IVUS 影像上有一个特殊的心肌桥现象，即围绕心肌桥可见收缩期和舒张期呈半月形的低回声区，称为"半月现象"。心肌桥近端及远端血管无此特征。血管内多普勒血流测定显示，心肌桥处血流呈现特征性的舒张早期指尖样前向血流，即所谓的"指尖现象"，其特征为舒张早期血流急剧增加，随后血流迅速下降，舒张中期至末期血流相对平稳。

二、评估冠状动脉造影不明确病变

冠状动脉造影时不明确病变可能包括下列情况：临界病变；开口狭窄；分支病变；迂曲血管病变；左主干病变；局灶性痉挛；斑块破裂；管腔内充盈缺损；冠状动脉造影模糊的病变；局部血流紊乱的病变。IVUS 常被用来检测具有上述特点的病变。其中，IVUS 最有诊断及治疗指导意义的病变是临界病变、分叉病变和血管迂曲病变程度的判断，尤其是左主干病变，对选择治疗策略、明确治疗疗效具有指导意义。

冠状动脉临界病变是指冠状动脉造影显示狭窄程度为 50%～75% 的病变。目前对冠状动脉临界病变是否进行血运重建治疗仍是临床面临的一大挑战，冠状动脉造影提供的信息很难将需要接受血运重建介入和接受药物治疗的患者区分开。IVUS 和血流储备分数（FFR）可提供临界病变的解剖和功能信息，以指导最佳治疗方案的选择。IVUS 不受投照位置的影响，能够提供管腔和管壁的影像图像，准确显示正常血管与病变血管界面，参考血管确切，并能精确定量测定血管直径、血管横截面积，计算狭窄程度，从而识别冠状动脉造影上所见的临界性病变的狭窄程度和斑块性质，尤其能清楚显示冠状动脉造影难以显示的开口处和分叉处病变的特征。IVUS 在评价临界病变，指导其治疗方面有较高价值。

IVUS 对冠状动脉临界病变和不稳定斑块定性、定量分析

在冠心病的发生、发展和转归中，冠状动脉内斑块的性质较其导致的管腔狭窄程度更具有决定意义。急性冠状动脉综合征的病理机制主要是不稳定斑块，而非冠状动脉狭窄。IVUS 由于能够准确显示斑块及管壁情况，在不稳定斑块的早期识别中具有极其重要的作用。应用 IVUS 可对冠状动脉粥样硬化斑块进行定性分析，从而识别出斑块的稳定与不稳定性。不稳定斑块是指易于形成血栓，通过形成持续的或瞬时性的管腔闭塞而导致急性冠状动脉综合征（ACS）的斑块，不稳定斑块的病理特点为斑块核心含有大量脂质，表面为薄层的纤维帽。稳定斑块是指斑块大部分为纤维性斑块，斑块内脂质核心小、平滑肌细胞以及胶原纤维丰富，但泡沫细胞少，性质稳定，不易破裂导致 ACS。

对于临界病变斑块性质稳定且狭窄程度没有造成病变远端血流动力学障碍的患者，介入治疗并发症和再狭窄的风险远大于给患者带来的益处，不宜行介入治疗。对于虽然狭窄程度比较低，但 IVUS 证实为不稳定斑块导致患者出现临床心绞痛症状的，应早期实施积极的干预措施，以防止急性心脏事件的发生。

在冠状动脉造影中，对病变的定量分析是用"狭窄段"和正常"参考段"管腔直径的比值，即狭窄百分比来表示的。"正常"参考段的定义为目标病变近端 5～10mm 内显示无明显病变的血管段，但是从 IVUS 的图像上可以看到，造影上所示的"正常"参考段冠状动脉往往存在着不同程度的粥样硬化病变，因此，冠状动脉造影常常高估管腔面积，而低估病变范围及狭窄程度。而 IVUS 为更直观的血管腔内成像技术，可对病变进行更精确的定量测定。

目前 IVUS 对临界病变的判断遵循以下标准：对除左主干之外的冠状动脉，当最小管腔面积（MLA）<4.0mm^2 或者面积狭窄率≥60% 时应当进行介入治疗；当 MLA≥4.0mm^2 或者面积狭窄率<60% 时，可以推迟介入治疗。而对于左主干临界病变，当 MLA<6.0mm^2 或者面积狭窄率>50% 时均应进行介入治疗；当 MLA≥6.0mm^2 或者面积狭窄率≥50% 时，可以推迟介入治疗。

研究表明，除左主干之外的心外膜近段冠状动脉，当横截面积<4.0mm²时，患者通常伴有心肌血流灌注异常，以此作为识别临界病变的标准，其敏感性为88%，特异性为90%，对这类血管应当进行介入治疗；当横截面积≥4.0mm²时，可以推迟介入治疗。

Abizaid等对300例根据IVUS检查判断为临界病变[MLA≥4.0mm²和（或）最小管腔直径（MLD）≥2.0mm]的患者延迟了介入治疗，平均随访13个月，结果发现只有8%的患者发生了MACE，其中包括2例心源性死亡、4例心肌梗死和18例靶病变血运重建（包括12例PCI，6例CABG）。进行多变量分析发现，IVUS测量的MLA和狭窄面积是MACE的独立预测因子；糖尿病、IVUS测量的MLA和狭窄面积是靶病变血运重建的独立预测因子。在248个MLA≥4.0mm²的病变中，MACE的发生率只有4.4%；靶病变血运重建的发生率只有2.8%。结果表明在IVUS指导的延迟介入治疗的临界病变患者中，长期随访显示事件发生率很低，尤其是MLA≥4.0mm²的患者事件发生率更低。说明IVUS可以准确评估冠状动脉临界病变，并指导治疗方案的选择。

总之，IVUS对冠状动脉临界病变是否进行介入治疗的评估具有重要作用，对于冠状动脉三个主支，当MLA≤4.0mm²或者面积狭窄率>60%时应当进行介入治疗；对于左主干临界病变，当MLA≤6.0mm²或者面积狭窄率>50%时应进行介入治疗。

三、IVUS在冠状动脉病变介入治疗中的应用

IVUS能够精确地反映冠状动脉病变的性质、严重程度、累及范围以及参考血管的直径情况，从而能够指导术者选择正确的策略处理病变并能协助术者选择尺寸合适的支架，同时IVUS可用于评价冠状动脉支架术的效果，有利于术者及时发现和纠正支架置入后存在的某些问题，以达到最佳的介入治疗效果，因此相对于冠状动脉造影指导下的冠状动脉介入治疗，IVUS技术能够进一步"优化"冠状动脉介入治疗的效果。

1. IVUS在冠状动脉支架术中的指导意义　定量冠状动脉造影检查与IVUS检查在评价病变的严重程度方面的相关程度大约为0.77～0.98，但对于冠状动脉临界病变（斑块负荷程度为50%～75%）的患者，冠状动脉造影检查常会低估冠状动脉病变的严重程度。IVUS能够更准确地判断病变的严重程度，并以此指导治疗方案的选择。目前认为，最小管腔横截面积<4mm²可作为患者接受冠状动脉介入治疗的评价指标。

正常参考血管的准确判断对于支架尺寸及长度的选择至关重要，研究发现在冠状动脉造影检查判定为正常参考血管的部位，IVUS检查往往会发现存在严重的病变。IVUS能够更精确地判断正常参考血管，术者可以根据病变近、远端参考血管的直径情况选择支架的尺寸，因此相比于冠状动脉造影检查，IVUS在指导术者选择支架的尺寸方面具有一定的优势。

另外，通过冠状动脉造影检查测量冠状动脉病变的长度往往会受到影像缩短效应的影响，在病变血管扭曲严重的病例造影检查更难以准确判定病变的长度。由于IVUS相对于冠状动脉造影检查受到血管扭曲或影像缩短效应的影响较小，在判定病变长度方面具有明显的优势。因此相对于冠状动脉造影，能够更精确地测定冠状动脉病变的长度，从而更好地协助术者选择长度合适的支架处理病变。

2. IVUS对支架术后效果的评价　支架置入"理想"的IVUS标准包括：（1）支架完全贴壁；（2）支架扩张充分：支架最小横截面积（MSA）与平均参考血管管腔面积（ref-

erence lumen area，RLA）之比＞0.9，其中平均参考血管管腔面积是指近端参考血管 CSA 与远端参考血管管腔 CSA 的平均值；（3）支架展开匀称：即支架展开较为对称，支架柱的分布比较均匀，支架对称指数（即支架最小直径与最大直径之比＞0.7）；（4）支架完全覆盖病变。

其中支架的贴壁情况是判断支架置入效果的重要指标之一。支架的贴壁情况即指支架壁与冠状动脉血管壁之间的贴靠情况，判断支架贴壁良好的标准是 IVUS 检查证实支架完全贴壁，即所有支架柱均与血管壁紧密相接，两者间不存有任何空隙。支贴贴壁不良是指 IVUS 检查发现支架未能完全贴壁，即有 1 个或 1 个以上的支架柱与血管管壁之间存有空隙。IVUS 研究证实，尽管支架置入后冠状动脉造影结果非常理想，但在许多情况下却存在有支架扩张不充分和（或）支架贴壁不良的情况。POSTIT（Postdilatation Clinical Comparative Study）研究通过应用 IVUS 技术评价了几种常用金属裸支架采用常规释放技术置入后的扩张效果，结果发现只有 29％的患者能够达到理想的支架扩张效果（标准为支架最小面积/平均参考血面积＞0.9）。

四、IVUS 指导下后扩张技术的应用

金属裸支架时代，多项研究证明了 IVUS 指导下的冠状动脉支架术能进一步降低靶血管血运重建（target vessel revascularization，TVR）的发生率。CRUISE 研究（Can Routine Ultrasound Impact Stent Expansion）评价了 IVUS 指导下的支架置入术的临床效果，该研究共入选了 497 例拟行支架置入术的患者，经随机分组后，一组患者接受常规的支架置入术（对照组），另一组患者在 IVUS 指导下置入支架（IVUS 指导组），其中 IVUS 指导组患者在支架置入后即刻 IVUS 检查以评价支架置入的效果，如果发现支架扩张不充分（underexpansion）的情况则选用非顺应性球囊进行高压扩张，即应用支架后扩张技术以达到支架充分扩张的效果。结果发现 IVUS 指导组患者术后支架最小面积明显大于对照组患者（7.8 $vs.$ 7.1mm^2，P＜0.001），临床随访发现：IVUS 指导组患者 TVR 率也明显低于对照组患者（8.5％ $vs.$ 15％，P＝0.019），在 IVUS 指导下置入支架能够降低患者术后 TVR 的发生率，这主要获益于 IVUS 指导下的后扩张技术对支架置入效果的改善，尤其是支架最小面积的增加使术后支架再狭窄的发生率明显降低。

AVID 研究（Angiography versus Intravascular Ultrasound-Directed Stent Placement）同样也证明应用 IVUS 指导下的后扩张技术能够进一步改善接受冠状动脉介入治疗患者的临床预后。AVID 研究共入选了 800 名拟行冠状动脉介入治疗的患者，随机分组后，一组患者接受 IVUS 指导下的冠状动脉支架置入术，并根据支架置入后 IVUS 检查结果决定是否应用后扩张处理（IVUS 指导组）；另一组患者常规接受冠状动脉造影指导下的支架置入治疗（冠状动脉造影指导组）。结果发现 IVUS 指导组患者术后的支架最小面积明显大于冠状动脉造影指导组患者（7.54mm^2 $vs.$ 6.94mm^2，P＜0.01），临床随访研究的结果显示：相比于冠状动脉造影指导组患者，IVUS 指导组患者术后的 TLR 率有较显著的降低趋势（8.1％ $vs.$ 12％，P＝0.08），尤其是对于参考血管直径小于 3.25mm 的患者，IVUS 指导降低 TLR 的这种有益作用更为明显，IVUS 指导组患者的 TLR 率仅为 7.9％，明显低于冠状动脉造影指导组患者（14.6％，P＝0.04）。因此 AVID 研究进一步证明：应用 IVUS 指导下的后扩张技术能够增加冠状动脉支架置入后的支架最小管腔面积，进而

有利于减少术后 TLR 的发生。

五、IVUS 在支架内再狭窄病变中的应用

IVUS 在支架内再狭窄患者中的应用包括以下四个方面：明确支架内再狭窄的类型；判断引起支架内再狭窄的可能机制；指导支架内再狭窄治疗；评价治疗后的效果。

IVUS 根据再狭窄病变的累及范围可将再狭窄病变分为四种类型：（1）局限型再狭窄：再狭窄病变的长度小于 10mm，其中又可细分为单一部位局限再狭窄及多部位局限狭窄两种类型；（2）弥漫型再狭窄病变：再狭窄病变长度大于 10mm，但病变未超出原支架段；（3）增生型再狭窄病变：再狭窄病变长度大于 10mm，且病变累及范围已超出原支架段；（4）完全闭塞型再狭窄病变：再狭窄病变已导致管腔的完全闭塞。

IVUS 检查有助于明确支架再狭窄的可能机制，目前研究发现，引起药物洗脱支架（DES）出现支架再狭窄的常见原因包括：支架扩张不充分、支架贴壁不良、支架分布不匀称、支架断裂、支架未完全覆盖病变或置入多个支架时支架间存在间隙以及机体对 DES 所载药物不敏感等因素。应用 IVUS 技术有助于明确发生支架再狭窄的可能机制，从而使术者能够针对不同的情况选择合适的治疗方案。

1. 支架扩张不充分　支架扩张不充分目前被认为是引发支架再狭窄的最常见原因之一，在部分支架再狭窄的患者中，可以利用 IVUS 检查测量支架最小面积与参考血管管腔面积的大小，以此来判断是否存在支架扩张不充分的情况。通常情况下，支架扩张不充分是指支架最小面积与平均参考血管管腔面积之比小于 0.9，但在实际工作中，人们习惯上使用支架最小面积来反映支架扩张的效果，通常认为非左主干病变置入支架后获得的管腔最小面积至少应大于 $5mm^2$，否则就有可能存在支架扩张不充分的情况。在 SIRIUS 研究的 IVUS 亚组患者中，支架最小面积小于 $5mm^2$ 者术后出现再狭窄的风险要明显高于支架最小面积大于 $5mm^2$ 的患者，因此目前认为支架置入后支架最小面积小于 $5mm^2$ 是预测支架术后再狭窄的重要指标。

2. 支架贴壁不良　支架贴壁不良也是导致支架再狭窄的常见因素之一。我们知道，DES 抑制内膜增生的作用主要是通过支架所载药物来实现的，如果存在支架贴壁不良的情况，支架壁与血管壁之间存在一定的间隙，这样就会导致血管壁局部药物浓度的降低，从而影响到药物抑制内膜增生的效果，增加支架内再狭窄的发生风险。

3. 支架分布不匀称　支架展开不匀称会导致支架柱在管腔内分布不均匀，这样就会造成血管壁部分区域无支架柱覆盖。在置入 DES 时如果存在支架分布不匀称的问题同样会引起血管壁局部药物浓度的降低，导致支架内再狭窄的发生。通常用于反映支架分布匀称性的指标有两个：一是两支架柱间的最大成角角度；二是某支架节段切面内支架柱的数目。Takebayashi 等研究认为：支架柱间的最大成角角度以及支架柱数目是预测内膜增生面积的两个独立因素。IVUS 检查可以通过测定支架柱间的最大成角及计算支架柱数目来了解支架分布匀称性的情况以此来协助判断支架内再狭窄的可能原因。

4. 支架断裂　支架断裂在冠状动脉造影上常表现为支架断裂部位局限性狭窄，在 IVUS 表现为原支架节段在支架断裂部位支架影完全消失。支架断裂也是导致 DES 支架内再狭窄的常见原因之一，由于支架断裂会导致断裂部位血管局部的药物浓度降低，而无法发挥有效抑制内膜过度增生的作用，因此在该部位常常会出现局限性的再狭窄。

5. 支架间缝隙　当一个支架难以完全覆盖病变时，常常需要置入多个支架来处理病变，如果相邻支架间没有完全重叠就会在两个支架间存在缝隙，IVUS 表现为两支架间存在一无"支架影"区域。与支架断裂相似，支架缝隙的存在同样会导致 DES 所载药物的浓度在血管局部降低，因此也会表现出支架缝隙处形成局限性狭窄。

6. 支架边缘部位"区域丢失"　在用球囊预扩张病变后，如果 DES 支架未能完全覆盖病变，或球囊预扩张的部位，支架边缘部位出现再狭窄的几率将明显增加，IVUS 常表现为支架边缘部位管腔的狭窄，但这种管腔狭窄主要表现为狭窄部位血管外弹力膜 (EEM) 面积的缩小，而非内膜增生所致，目前认为球囊损伤所致再狭窄主要与管腔的负性重构有关。

六、常见并发症及处理

IVUS 检查是一种较为安全的操作，对于经验丰富的介入医生，并发症的发生率很低。常见的并发症包括：

1. 冠状动脉痉挛　发生率约为 1%～3%。推送和回撤 IVUS 导管过程中动作轻柔是预防冠状动脉痉挛的关键。一旦发生痉挛，需停止操作，经指引导管注射扩血管药物（如硝酸甘油或维拉帕米），待痉挛解除后方可继续操作。

2. 冠状动脉夹层和急性闭塞　发生率 <0.5%，且主要发生在介入治疗过程中，而非 IVUS 诊断检查过程中，避免粗暴操作、确定导引导丝的位置，是避免冠状动脉夹层和急性闭塞的关键，并发症一旦发生，其处理原则与介入治疗过程中发生的并发症相同。

此外，IVUS 导管通过小血管或严重狭窄病变时，还可能导致一过性的冠状动脉缺血。正确的操作技术和战术、简洁轻柔的操作手法是避免发生并发症的关键。

第三节　血流储备分数

Pijls 等人于 1993 年率先提出了血流贮备分数 (fractional flow reserve, FFR) 的概念，并将其定义为在存在狭窄病变的情况下，该冠状动脉提供给心肌区域所能获得的最大血流量与同一区域在正常情况下所能获得的最大血流量之比。换句话说，就是当狭窄存在时冠状动脉可获得的最大血流量和该冠状动脉不存在狭窄时预期可达到的正常最大血流量的比值。FFR 是判断狭窄病变对血管功能影响的一个指标；当 FFR 为 0.6 时，就意味着该冠状动脉的狭窄程度使通过此冠状动脉的最大血流量减少到正常的 60%。当做了介入治疗以后，FFR 的数值从 0.6 增加到 0.9，意味着介入治疗以后，冠状动脉血流量较介入治疗前增加了 30%。

一、FFR 检查设备和压力测定方法

目前临床上常用的压力导丝机器主要由两家公司提供，分别为 SmartMap™、Combo-Map™ 系统 (Volcano Corporation, Rancho Cordova, California) 及 RadiAnalyzer™ 系统 (Radi Medical Systems, Inc., Wilmington, Mass)。有关几种常用导丝的性能特点见表 2-11。

表 2-11 FFR 检查设备

	SmartMap	ComboMap	RadiAnalyzer
FFR 自动计算功能	无	有	有
显示压力波形	无	有	有
多普勒血流显示	无	有	无
冠状动脉血流贮备（CFR）	无	有	有（温度衡释法）
价格	低	高	高

压力导丝的压力传感器均集成于距 0.036cm（0.014 英寸）导丝尖端 3cm 处，其操控性均和普通导丝近似。在进行 FFR 检查时建议使用 6F 或 7F 导引导管。然而新近一项研究结果显示在常规 4F 造影诊断导管中行 FFR 检查也是安全有效的。

行 FFR 检查，压力导丝在送入前，需要按照下列标准步骤进行：

（1）应用硝酸甘油和肝素；

（2）对压力导丝进行调零；

（3）前送导丝至导引导管远端，测定动脉压力；

（4）导丝前送，至少超过病变 2cm；

（5）冠状动脉内团注或持续静脉内注射血管扩张药物，测定 FFR。

二、FFR 临床应用

（一）FFR 诊断价值

1. 临界性病变 FFR 检查对于明确一个临界性病变的生理意义，以及其是否造成冠状动脉缺血方面有较高的准确性。在 FFR 研究领域，Pijls 等于 1996 年公布了一项具有重要意义的结果：对 45 例稳定型心绞痛合并单支血管病变患者的研究表明，病变血管 FFR 低于 0.75 时可有可逆性心肌缺血症状并且和一些非侵入性检查（如运动试验、核素扫描、负荷超声心动检查）有较好的相关性——总体敏感性为 88%，特异性为 100%，预测准确性为 93%。

DEFER 研究也表明入院行冠状动脉球囊成形术的临界性病变患者，如果术前病变 FFR≥0.75，那么其推迟行冠状动脉介入治疗策略也很安全，同时也可以消除手术所致临床事件这一因素。

2. 糖尿病 糖尿病患者的微血管结构异常可能会限制冠状动脉对药物致最大充血的反应，因此在此人群中，FFR 检查对缺血的评价结果可能会不可靠。然而，最近一项日本研究结果显示：以 0.75 作为 FFR 阈值仍然可以很好检出心肌缺血的糖尿病患者。Yanagisawa 等在糖化血红蛋白均值 7.3% 的糖尿病患者中，比较了 FFR 和 SPECT（单光子发射计算机体层显像检查）在发现可逆性心肌缺血方面的差异。结果表明在此人群中 FFR 以 0.75 为阈值仍然可靠，敏感性为 83%，特异性为 75%。

3. 不稳定型心绞痛 有观点认为在不稳定型心绞痛和非 ST 段抬高型心肌梗死患者中其冠状动脉最大充血血流要低于稳定型心绞痛患者，因此在此人群中 FFR 以 0.75 为阈值可能不合适。但最近 Leesar 等进行的一项研究表明，FFR 以 0.75 为阈值在不稳定型心绞痛人群中仍然有效。在临床中以 0.75 为阈值的 FFR 检查较负荷灌注闪烁显像方法更有助于制订治疗策略，并可以明显减少住院时间及住院费用。还需要指出，进行FFR检查并没有增加手术时间、X线曝光时间或临床不良事件。

4. 心肌梗死　FFR阈值（0.75）是由单支病变且既往无心肌梗死患者中得来的。在既往发生心肌梗死患者中，由于存活心肌数量少，以及阻力血管的受损都会影响药物诱发的最大充血反应，从而导致在此部分人群中无法应用0.75阈值。如果在心肌梗死患者中，减少的存活心肌和损害的冠状动脉阻力血管和坏死区域相一致，则FFR仍然是可逆性心肌缺血的一个可以信赖的指标。在心肌梗死的急性期，患者心电图和临床症状变化应该用来指导治疗策略，FFR检查至少要在心肌梗死6天后应用才有价值。

Claeys等研究显示在严重微血管功能不良的患者中FFR受其影响极小，FFR可以较为可靠地应用在新近发生心肌梗死的患者中。另外两个研究也证实了同样的结果。De Bruyne等在新近发生心肌梗死的患者中，比较了FFR方法和心肌灌注单光子发射显像法在发现可逆性心肌缺血方面的差异。结果显示在心肌梗死至少6天后的患者中，FFR以0.75为阈值对于发现可逆性心肌缺血仍然有效，敏感性为82%，特异性为87%。Usui等则比较了FFR方法和铊-201心肌显像法在既往心肌梗死患者中发现可逆性心肌缺血方面的差异。他们的结果也证实FFR方法在既往发生心肌梗死患者中评价冠状动脉狭窄可以信赖，敏感性为79%，特异性为79%。

（二）应用FFR对介入术后获益情况分析

1. FFR指导下冠状动脉球囊成形术（PTCA）　临床表明PTCA术后如果有较高FFR值，那么患者长期临床预后一般较好，因此FFR检查可以用来指导PTCA的进行。Bech等对FFR指导PTCA的作用进行了研究，结果表明如果PTCA术后患者FFR≥0.90且残余狭窄≤35%，患者术后长期预后较好，并且和冠状动脉支架术有可比性。在PTCA术后FFR≥0.90患者，术后6个月、12个月、24个月再狭窄率分别是11%、12%和15%；在PTCA术后FFR<0.90的患者中，相应再狭窄率分别是29%、32%和42%。由此可以看出，若冠状动脉球囊成形术后FFR<0.90，即使造影结果很好，临床不良事件发生率也还可能会比较高，术者需要对病变血管作进一步处理（例如置入冠状动脉支架）以获得更为理想的冠状动脉生理结果。

2. FFR指导下冠状动脉支架置入术　FFR检查也可以用来评价支架置入后的结果。冠状动脉支架置入后理想结果应包括在支架置入冠状动脉节段没有充血相压力梯度，并且FFR值应该接近正常值1.0。一项冠状动脉支架置入后压力梯度测定的多中心注册研究显示：支架置入后FFR值是术后6个月临床事件强力独立预测因子；术后FFR值越高，临床不良事件发生率越低。支架术后FFR>0.95患者临床事件发生率为4.9%；支架术后FFR在0.90～0.95者，临床事件发生率为6.2%；支架术后FFR在0.80～0.90者，临床事件发生率为20.3%；支架术后FFR<0.80患者临床事件发生率为29.5%。

虽然目前对于FFR指导支架最佳置入仍然有争议，但是有一点得到广泛认同：术后FFR值越高，临床不良事件发生率就越低，患者长期预后越好。

（三）FFR和血管内超声（IVUS）

为了了解IVUS是否对确定冠状动脉狭窄方面有作用，Takagi等在41例患者中评价了IVUS参数与FFR的关系。研究结果显示IVUS证实最小管腔面积（MLA）<3.0mm^{2}及面积狭窄率>60%的病变，其FFR常小于0.75，敏感性为92%，特异性为89%。Briguori 等对临界性病变进行评价,研究显示最小管腔直径(MLD)<1.8mm,面积狭窄率>70%,MLA<4.0mm^2 及病变长度>10mm 是预测 FFR<0.75 最好的指标。面积狭窄率<70%病变,FFR 值均大于 0.75。

虽然上述研究中 IVUS 评价冠状动脉生理功能具体标准不一致,但是这些研究结果表明 IVUS 不仅仅可以提供冠状动脉斑块和血管形态学方面的信息,而且它也有助于评价冠状动脉生理功能。

(四)FFR 和复杂冠状动脉病变介入

1. 左主干病变 对于左主干临界病变是否需要行冠状动脉搭桥手术,可以应用 FFR 检查协助决定策略。如果病变处 FFR≥0.75,通常不需要外科手术治疗,药物治疗可能对患者的治疗效果更好。Bech 等对 54 例左主干狭窄 40%~60%病变进行研究。24 例病变 FFR≥0.75,未行外科手术,采取药物治疗,其余病例采取外科治疗。结果显示药物治疗组和手术组 3 年生存率分别是 100%和 97%。药物组无事件存活率为 76%,手术组为 83%。这些结果支持如下观点:FFR 在量化评价左主干临界性病变致可逆性缺血方面是一个可以信赖、特异性高的指标;此类病变如果 FFR≥0.75,延迟外科治疗是安全的。

Jasti 等研究也证实 IVUS 在评价左主干病变功能严重程度方面有一定临床价值。IVUS 下 MLD<2.8mm 和 MLA<5.9mm^2 是预测 FFR<0.75 最佳阈值。以左主干病变 FFR 值 0.75 为治疗策略选择的指标安全可靠,且优于冠状动脉造影。

2. 多支病变 多支病变患者中,如果一个检查方法能够帮助介入术者明确生理意义和引起缺血的靶病变,那它无疑对术者有很大意义。FFR 不仅是评价病变严重性可以信赖和特异性高的指标,它还可以帮助确定罪犯病变。如果多支病变患者所有病变生理评价结果都可以接受,那就可以不需要对患者行血运重建处理,患者可以安全接受药物治疗。因此在多支病变患者中应用 FFR 检查可以帮助确定哪些患者可以真正从外科手术治疗中获益。

Chamuleau 等研究证实临界病变若基于 FFR 标准采取延迟 PTCA 治疗策略也很安全,在多支病变患者中 FFR 较 SPECT(单光子发射计算机体层显像)方法在临床策略决定和危险度分层方面更有优势。

3. 移植血管病变 心脏移植血管病变是血管移植术后第一年发病和死亡的主要原因。移植血管再次血运重建治疗有多个选择,如经皮冠状动脉介入治疗、冠状动脉搭桥术等,但是这些方法长期预后并不理想。

应用冠状动脉内压力测定来指导心脏移植血管球囊介入治疗,术中一旦取得可以接受的生理结果,就可以不需要进一步的治疗。Fearon 等报告了他们在心脏移植患者中应用血管生理评价技术的结果。他们进一步证实了血管生理学评价技术在此类人群中的可行性。但是需要指出的是,在心脏移植患者中应用 FFR 的安全性和可行性还需要更多的研究。

4. 冠状动脉弥漫病变和长病变 De Bruyne 等研究表明在造影显示冠状动脉弥漫粥样硬化病变患者中,冠状动脉压力测定是量化评价病变严重程度的重要指标。在冠状动脉处于最大充血稳定状态时于透视下由远及近回撤压力导丝,通常可以表现为冠状动脉压力梯度缓慢下降,这一现象在正常冠状动脉中不存在。而且在此类病变导丝回撤中有时会观察到压力梯度出现突然明显下降情况,现认为这种情况反映了血流限制病变的血流动力学效应。因此为了量化评价冠状动脉弥漫病变严重程度,就需要获得冠状动脉最大充血稳定状态下的压力回撤曲线。这个曲线代表了动脉全长的压力梯度变化,并且明确了病变的严重程度和其部位,因此 FFR 检查在长病变和弥漫性病变的支架"点治疗"方面非常有用。

5. 支架内再狭窄　较 PTCA 而言,尽管冠状动脉支架治疗术晚期预后有明显改善,但是支架内再狭窄仍然是其一个很大的软肋。虽然目前有多种处理支架内再狭窄的方法,但是最终长期结果依然很差。

支架内再狭窄的主要原因是支架内新生内膜过度增生,其定义通常为造影显示支架处狭窄至少 50% 以上。并非所有的支架内再狭窄都需要处理,如果再狭窄不影响血流,那么就没有必要对其处理,药物治疗可以接受。

Lopez-Palop 等评价了 FFR 检查对确定再狭窄病变是否需要处理方面的作用。这项基于 62 例患者的研究显示对于造影显示的中度支架内再狭窄而 FFR>0.75 病变,术者可以延迟再次血运重建治疗。

6. 串联病变　在串联性病变中,单个病变 FFR 的计算不能简单依据 P_d/P_a 这个经典公式,因为这种情况下这些病变相互影响。串联病变情况下单个病变 FFR 计算需要一个更为复杂的公式。De Bruyne 等针对此种情况推算出一个公式,并且已在动物和人体中验证了其有效性。

三、FFR 局限性

FFR 检查对于介入工作人员是一项很有用的技术,它可以帮助术者决定是否采取血运重建策略。FFR 以 0.75 为阈值可以分辨病变是否可以导致冠状动脉缺血,并且帮助在复杂病变中确定外科手术的取舍。然而 FFR 有两个不可回避的缺点:①左心室肥厚患者中,FFR>0.75 病变并不能排除其致缺血可能。此类人群对药物充血作用反应欠佳,因此 FFR 值可能被高估。②FFR 检查仅仅能评价心外膜冠状动脉处狭窄病变,其不能对微血管系统提供有用信息。在微血管功能异常患者,最大充血期心外膜冠状动脉血流增加受限,从而导致 FFR 值可能较正常情况高。因此在此部分人群,建议同时行 FFR 和 CFR 检查。若 FFR 和 CFR 均低,表明存在一个明显心外膜冠状动脉病变;若 FFR 值高,CFR 值低表明存在明显微血管异常。随着技术方面的进步,现在可以在 0.036cm(0.014 英寸)导丝同时集成压力和温度传感器,后者可以通过温度衡释法计算 CFR。另外一种装置则是在导丝远端集成多普勒传感器,在多普勒传感器近端 3cm 处集成压力传感器。压力传感器计算 FFR,多普勒传感器计算 CFR。

药物洗脱支架的出现是冠状动脉介入治疗一个里程碑。然而鉴于药物洗脱支架较为昂贵,合理应用药物洗脱支架十分必要,特别是在多支血管病变的患者中。介入治疗中应用 FFR 检查有助于术者明确哪些是导致心肌缺血病变,哪些需要介入处理,哪些不需要干预。FFR 检查有助于合理应用药物洗脱支架,预防支架滥用,减少医疗费用,减少患者不必要的手术风险。

FFR 检查在评价冠状动脉疾病生理功能方面具有很重要价值。随着压力导丝技术的不断改进,FFR 检查将成为冠状动脉介入治疗中一个重要的辅助手段。

第四节　光学相干断层成像技术

1991年美国麻省理工学院Huang等首先报道了光学相干断层成像（optical coherence tomography，OCT）技术。2001年美国率先将光学相干断层成像应用于临床。OCT是目前国内外最新、最前沿的生物医学光学影像技术，具有高分辨率，高速动态成像，比血管内超声能更精确测量冠状动脉内膜和纤维帽厚度，提供组织原位和实时影像，它使临床评价冠状动脉粥样硬化斑块的特征成为现实。在冠心病介入治疗中应用OCT能够非常清晰地显示血栓、钙化、脂质核、纤维帽结构及支架贴壁情况，对于评价冠状动脉斑块性质、特征和支架释放状态非常有效，因而是一个最有前景的影像诊断技术。

目前在冠心病介入治疗领域中最常用的血管内成像技术是IVUS，然而常规冠状动脉造影和IVUS对血管微小结构变化提供价值有限，不能识别和诊断<100μm以下的薄纤维帽的易损斑块。OCT却可明确界定动脉壁中超微结构，与组织学检查高度一致，体内成像分辨率可达10μm，接近于组织病理学，从而可以用于探测心脏、脑等以往无法活检的器官和组织，因此，在医学上被称为"光学活组织切片"检查。

一、OCT基本原理

OCT是一种新的高分辨率断层成像模式，利用宽带光源的短程相干特性对活体组织内部结构断层成像，其与IVUS类似，但它是以红外光波代替声波，以光回声延迟时间表示测量的组织距离和深度，光反射回声的强度表示不同的组织结构，将光束扫描组织的光信号转换成电信号，经过计算机处理后显示为灰色图或伪彩色图的二维和三维图像。OCT的最大优势在于它的高分辨率，到目前为止，它是最高分辨率的血管内成像技术，分辨率大约为10～20μm，而且目前最高分辨率可达到4μm，穿透力为2～3mm，足以完成大多数冠状动脉成像。由于OCT使用光源，可和任何一种光谱技术相结合，包括用于分析胶原纤维的偏振光谱分析、脂质的吸收光谱分析、巨噬细胞的斑点分析、对抗张力强度的弹性成像和脂质的离散分析等。

二、基本斑块识别

Yabushita等于2002年对尸解获取357个病变的动脉粥样硬化斑块节段进行OCT成像。应用前50个动脉粥样硬化斑块节段建立纤维斑块、纤维钙化斑块和富含脂质斑块等3个类型斑块的图像标准，进一步评价了其在识别粥样斑块特性中的精确性，并建立OCT成像标准。实验中发现纤维性斑块的影像为丰富均一的高信号区；纤维钙化斑块影像为边界清晰的低信号区；脂质斑块影像为边界模糊的低信号区。根据上述标准，再对其余307个节段进行OCT成像检查并对斑块进行判断，然后将所有这307个斑块也送到病理科进行判定。研究发现：上述OCT成像标准检测纤维斑块的敏感性为71%～79%，特异性为97%～98%；纤维钙化斑块的敏感性为95%～96%，特异性为97%；富含脂质斑块的敏感性为90%～94%，特异性为90%～92%。此后，在其他研究中也获得了类似的结果，这些OCT斑块识别基本标准就得到了大家的共识。

三、易损斑块识别

易损斑块是导致临床急性冠状动脉综合征（ACS）事件发生的主要病理机制，其病理特征主要为：含有丰富的细胞外脂质核心和细胞碎片组成的大的粥样核（大于斑块总体积的 40%，称为软斑块），其外部纤维帽较薄（通常小于 $65\mu m$），特别是病灶与邻近正常内膜交界处（肩区）区最为薄弱，有大量的巨噬细胞和 T 细胞等炎性细胞浸润。识别易损斑块对预防不良心脏事件非常重要。冠状动脉造影发现，ACS 患者有相当一部分冠状动脉并没有明显狭窄，冠状动脉内 OCT 技术可以提供高清晰度的血管腔横断面图像，最小分辨率达 $10\mu m$，适于检测易损斑块纤维帽厚度和纤维帽的细胞成分（巨噬细胞）、脂质核心的大小，测定动脉粥样斑块纤维帽内的巨噬细胞含量，观察斑块表层的糜烂和血小板、巨噬细胞聚集以及纤维蛋白沉积，并可判断这些炎性细胞到底局限于纤维帽还是整个斑块中。因此 OCT 能够较好地识别纤维帽和脂质核（敏感性均达 90% 以上），可能成为对斑块进行危险分层的有力工具。

四、OCT 在 PCI 治疗中的应用价值

早期有关对 OCT 的研究主要集中在评价患者冠状动脉粥样硬化斑块特征方面。随着冠心病介入治疗水平的不断提高和介入器械的不断改进，如何更精确评价介入治疗效果就显得非常重要。在 $<100\mu m$ 范围，传统的冠状动脉造影和血管内超声影像（IVUS）不能评价夹层、组织脱垂和支架的贴壁情况。IVUS 不能为我们提供能够加深对 PCI 急性并发症和再狭窄理解的详细结构信息，而且，由于支架连接体的强回声，与支架相邻的结构，如小的夹层和组织脱垂很难评价。Bouma 等对 PCI 患者进行了 OCT 检查，评价血管夹层、组织脱垂、支架贴壁以及支架的不对称性，并与 IVUS 进行了比较。总计对 39 例患者进行的 OCT 及 IVUS 检查过程中，无一例出现并发症。使用 OCT 比使用 IVUS 观察到了更多的夹层、脱垂和支架贴壁不完全的情况。血管夹层由 OCT 确定的有 8 例，IVUS 确定的有 2 例；支架内组织脱垂 OCT 确定的有 29 例，IVUS 确定的有 12 例，脱垂的范围分别为（$242\pm156\mu m$）和（$400\pm100\mu m$）；支架贴壁不完全 OCT 发现的有 7 例，IVUS 发现的有 3 例。这些结果并不使人意外，因为 OCT 比 IVUS 有更的高分辨率和更少的边缘伪像。

五、OCT 在 PCI 随访中的应用

为克服裸金属支架术后内膜过度增殖而导致的再狭窄，近年来应用药物洗脱支架在减少再狭窄方面取得可喜进步，但是置入药物洗脱支架后，由于支架表面内膜覆盖不全引起晚期血栓的报道逐渐增多。如何检测药物洗脱支架术后内膜覆盖情况是当前大家关注的焦点。应用 OCT 技术评价药物洗脱支架和裸金属支架表面内膜覆盖情况，国内外均未见文献报道。陈步星教授等利用 OCT 成像技术的高分辨率评价药物洗脱支架和裸金属支架后支架支撑杆表面内膜增殖不同情况，结果显示：裸金属支架术后 5～10 个月和术后 23～93 个月相比，其内膜最大增殖厚度、血管腔直径和截面积丢失以及直径和面积再狭窄方面的差异均没有统计学意义。尽管药物洗脱支架长度大于裸金属支架，但在术后 6～10 个月内引起最大内膜增殖厚度、血管直径和截面积的丢失和再狭窄率方面均明显低于裸金属支

架。使用 OCT 评价药物洗脱支架的内膜覆盖情况及其他相关结果为我们提供了更多有关其晚期血栓行程的资料，而这些信息是其他检查手段无法提供的。

六、临床应用的局限性

OCT 技术是有创检查，操作相对复杂，且价格昂贵，不易被患者接受。OCT 采用红外光作为光源，由于其组织穿透力欠佳，应用时容易受到血液的干扰，影响图像质量。此外，其侧向穿透能力只有 1～2mm，当血管壁过厚时，难以清楚分辨血管外膜结构，特别是 3mm 以上直径的冠状动脉，因此不能评价血管的重构性改变，也不利于帮助选择最佳直径的支架。由于需要阻断血流，在某些特殊部位的病变（如前降支开口处、左主干和右冠状动脉开口病变等）患者以及心功能较差患者中应用受到限制。OCT 成像导丝是由光导纤维组成的，由于无扭矩并容易折断损坏，因而操控性欠佳。操作过程中应杜绝像操纵普通经皮冠状动脉介入治疗导丝一样旋转、推送导丝，在高度弯曲的血管中 OCT 导丝容易被损坏。

第五节 多排 CT 成像

近年来，多排 CT 成像（multi-detector computed tomography，MDCT）在冠状动脉血管病变诊断中的应用价值得到普遍肯定，发展迅速，可用于评价冠状动脉狭窄，定性和定量检测冠状动脉斑块，评价支架和桥血管的通畅性，还可用于测量左室功能及局部室壁运动、肺静脉标测、肺栓塞及主动脉夹层的诊断显像等方面。未来 MDCT 在心血管系统检查中会有更大的发展空间。

一、技术发展

MDCT 也称多"层" CT（multi-slice CT，MSCT）。1972 年，Hounsfield 博士把 X 线和计算机技术结合起来发明了断层扫描仪 CT 机，从而把医学引入了空间时代。1998 年世界上第一台 4 排 CT 问世，期间经过 8 排、16 排、32 排、64 排等产品，直至新近问世的双源 CT（dual-source CT，DSCT），发展迅速。目前在心脏检查方面，无论在扫描时间上还是在冠状动脉诊断的敏感性和准确性上都有明显提高。

二、临床应用

1. 冠状动脉病变的诊断　MDCT 冠状动脉成像的主要优势包括先天性冠状动脉发育异常、斑块成像、管腔狭窄的诊断，指导冠状动脉支架、搭桥手术及术后随访，心肌缺血梗死和心功能分析，不典型胸痛的筛查等。与 CAG 检查的有创、价格昂贵、并发症发生率约为 0.08% 相比，MDCT 有无创、经济、简便易行的优点且对冠状动脉管壁的钙化及轻度增厚的诊断方面有独特优势。研究显示 16 层螺旋 CT 对直径≥2mm 进展期非钙化斑块的检出敏感性达 78%，对冠状动脉的主干及其 2～3 级分支显示良好，显示最好的是左主干，其次是左前降支近、中段，而对左回旋支和右冠状动脉显示相对较差。64 层螺旋 CT 对冠状动脉斑块显示更加清晰，可以较准确地检测定位于冠状动脉近段不同类型的斑块。目前采用 MDCT 检查冠状动脉狭窄，作为冠状动脉狭窄介入治疗前的筛选，在多数情况可满足临床需要，特别是对于 MDCT 冠状动脉血管成像阴性的患者，通常不再需做有创的 CAG。

（1）先天性冠状动脉发育异常：冠状动脉造影发现的冠状动脉起源异常的比例为 0.3%～1.3%，尸检发现的冠状动脉起源异常的比例为 0.3%～0.5%。冠状动脉起源异常给冠状动脉介入操作带来一定困难。Shi 等发现 MDCT 对冠状动脉起源异常的检出率为 100%，而 CAG 仅为 53%。MDCT 能在介入术前清晰地提供冠状动脉走行，从而减少手术时间和辐射剂量。左或右冠状动脉可以分别起自肺动脉主干，可以分别起自同一主动脉窦，可以共同起自左或右冠状动脉窦，有时左冠状动脉起自后方的无冠窦。冠状动脉瘘：左、右冠状动脉均可发生，常见为左房瘘、右房瘘和右室瘘。瘘管表现为起自冠状动脉窦的异常增粗和走行，并直接引流入心腔的冠状动脉血管影，此血管影可以有冠状动脉分支。冠状动脉肌桥：CT 因为能够同时显示冠状动脉和邻近心肌组织，因此，在肌桥的显示上优于常规冠状动脉造影，从而避免了冠心病假阳性的诊断。

（2）斑块成像和管腔狭窄的评估：MDCT 借助图像后处理工作站，不仅可以显示冠状动脉斑块的位置、形态和分布，根据斑块 CT 值，可以进一步显示斑块的"成分"，即软斑块（平均 CT 值 20Hu）、纤维斑块（平均 CT 值 84Hu）、钙化斑块（平均 CT 值＞130Hu）或混合斑块（各种成分均有）。进一步研究正在进行，MDCT 有望显示斑块的纤维成分和脂核大小等，对于判定斑块破裂的危险性很有价值。对于冠状动脉管壁、斑块和管腔关系的显示，MDCT 提供了"阳性和阴性重塑"的证据。在斑块的显示上，CT 无疑优于只能显示管腔狭窄的常规冠状动脉造影。

MDCT 借助自动血管分析软件，可以准确地显示冠状动脉管腔狭窄及其程度，直接提供"直径法"和"面积法"的狭窄率数值。CT 三维重建图像的优势是同时将左主干和三支冠状动脉血管显示出来，立体而直观，并可以同时显示钙化斑块和管腔的狭窄。从技术上讲，MDCT 能够胜任在门诊筛查冠心病的作用。

（3）冠状动脉支架术后的评估：由于支架为金属材料，在 CT 图像上为高密度影，对支架内管腔的显示造成不利影响，但是现代的支架材料越来越趋向于使用纤维而低密度的材料。对管腔的显示程度，取决于支架材料而不是管腔的大小。MDCT 对支架的完全闭塞很容易诊断，对支架内的内膜增生的显示有一定困难，但是可以对比显示支架内低密度血栓或再狭窄。根据支架两端管腔的显影程度，配合支架的形态、内部显影情况等，可以基本判定支架的通畅性。MDCT 对支架术后即刻并发症的诊断很有帮助，例如支架阻塞、支架位置不良、夹层和假性动脉瘤等。MDCT 的优点是检查方法无创而安全，患者容易接受，并且能够同时诊断未置入支架的冠状动脉病变发展情况。

（4）冠状动脉搭桥术后的评估：这是 MDCT 心脏检查最好的适应证之一。MDCT 可对 93% 以上的桥血管通畅性作出准确的评估，包括远端吻合口和固有冠状动脉的逆流。适应证主要是 CABG 后的常规复查、新发的心绞痛、胸主动脉新发病变或冠状动脉造影失败病例。CABG 术前行 MDCT 检查，利于了解左乳内动脉的走行和解剖，以及与前降支的关系，确定与前降支吻合口的位置，以及吻合口所对应的肋间隙位置。

（5）胸痛三联征的排除：胸痛三联征主要是指冠心病引起的心绞痛、急性肺动脉血栓栓塞和主动脉夹层。对不典型胸痛患者行急诊的 MDCT 筛查，确诊或除外上述病变是可行的，MDCT 检查的优点是快捷而有效，一次采集完成肺血管、冠状动脉、心脏以及全主动脉的扫描，对确诊或除外上述疾病准确可靠。

（6）外科术前常规冠心病的排查：临床上对大于50岁患者进行换瓣术前，一型和二型甚至三型主动脉夹层术前要求行冠状动脉造影以除外冠心病。

（7）心肌的形态与功能诊断：明确心肌的形态与功能是MDCT对冠心病和缺血性心肌病诊断的一部分。通过良好显示心肌的厚度密度增厚率及收缩功能，MDCT能够判断心肌的存活性。

（8）MDCT对冠心病的诊断价值：CT血管造影对评估中等危险程度患者较稳定钙化斑块患者更有效，对近段病变的评估优于远段，大多数假阳性诊断受钙化影响，假阳性诊断则取决于图像的质量。

2. 肺血管病的MDCT诊断

MDCT肺血管造影和肺的灌注功能可对肺栓塞进行综合诊断，在诊断敏感性上明显优于磁共振，在诊断特异性上优于同位素检查。

MDCT增强扫描不仅可以根据血栓形态及其与管壁的关系，判断是新鲜血栓还是陈旧血栓，指导临床选择治疗方案及复查时限，而且可以准确评价临床治疗的近期和远期疗效。

对肺血管炎的诊断，MDCT能够清晰显示亚段以上肺动脉管壁的增厚、狭窄或中断，结合三维重建图像的直观显示，诊断效果同于DSA造影。但是三维重建图像能够任意角度旋转观察，并且能够显示血管壁增厚造成的肺动脉狭窄，而优于造影，同时可避免血管重叠带来的诊断困难。在临床工作中基本取代了造影的金标准地位。

对肺动脉高压的诊断，MDCT通过显示肺动脉增宽、右心房和心室的增大提示肺动脉高压。

3. 大血管病的诊断

MDCT能够显示主动脉夹层的破口、分支血管受累情况及真假腔的形态走行，显示动脉瘤的形态和径线，以及血栓和外周血管的扩张或狭窄情况，为制订手术或介入治疗方案提供最准确的数据，同时为外科手术和介入治疗的疗效观察和随访提供了简单快捷的影像方法。

4. 先天性心脏病的诊断

MDCT可以清晰客观地显示先天性心脏病心腔内的解剖结构，特别对复杂畸形节段分析有重要价值。目前临床应用MDCT主要目的是为了观察：（1）主动脉弓发育；（2）肺静脉畸形引流；（3）固有肺动脉发育情况；（4）体肺侧支发育情况等。MDCT较超声具有更高的图像空间分辨力，视野大，成像范围广，更利于显示肺动脉和主动脉的发育及畸形情况。

5. 心包和心脏肿瘤

无论是心包还是心腔内或心肌内肿瘤，因为MDCT具有最高的图像空间分辨率，因而能够清晰显示肿瘤部位和起源、累及范围和毗邻关系，以及显示肿瘤基本成分和血供状况等。

三、影响因素

心脏搏动所致的冠状动脉运动是影响冠状动脉CT图像质量的主要因素。患者在检查前一定要将心率控制好，最好在 70 次/分以下，心律基本整齐。严重心律不齐者原则上不宜进行检查，双源 CT 除外，但由于其投入临床不久，目前在国内还未普及。此外，在扫描时应保持身体位置不动，防止呼吸运动变化产生呼吸伪影。金属片、支架、钙化斑块等会产生伪影使 CT 成像受到一定影响。对造影剂严重过敏、呼吸衰竭及肾衰竭的患者不适合作 CT 冠状动脉造影；持续性心律失常（如房颤、多源性室性早搏等）的患者不能进行扫描。

MDCT 是一种很有前景的无创冠状动脉成像技术。64 排 CT 及双源 CT 问世使得 CT 冠状动脉造影术诊断精确度显著提高，比其他无创冠状动脉成像技术更具优势。近年来的研究表明，未来在诊断冠心病方面，MDCT 将会有更大发展空间。

四、局限性

由于时间分辨率和空间分辨率不够高，以及冠状动脉远心端的血管因对比剂充盈欠佳而显像不良，对于直径＜1mm 的冠状动脉远段病变、小分支病变及轻度病变均显示欠佳。CT 扫描时大剂量暴露于放射线下对受检者的损害亦值得关注。

（周玉杰　葛海龙）

参考文献

1. Just H. Coronary arteriography: current technique and standards of equipment. Med Prog Technol, 1977, 5 (3): 119-125.
2. Murphy DA, Craver JM, King SB. Distal coronary artery dissection following percutaneous transluminal coronary angioplasty. Ann Thorac Surg, 1984, 37: 473-478.
3. Zack PM, Ischinger T. Late progression of an asymptomatic intimal tear to occlusive coronary artery dissection following angioplasty. Cathet Cardiovasc Diagn, 1985, 11: 41-48.
4. Werner GS, Diedrich J, Kreuzer H. Sonographic and angiographic features of intramural hematoma as a cause of failed coronary angioplasty. J Invasive Cardiol, 1996, 8: 208-214.
5. Akiko Maehara, Gary S. Mintz, Anh B. Bui, et al. Incidence, Morphology, Angiographic Findings, and Outcomes of Intramural Hematomas After Percutaneous Coronary Interventions: An Intravascular Ultrasound Study. Circulation, 2002, 105: 2037.
6. Maehara A, Mintz GS, Ahmed JM, et al. An intravascular ultrasound classification of angiographic coronary artery aneurysms. Am J Cardiol, 2001, 88: 365-370.
7. Arishiro K, Nariyama J, Hoshiga M, et al. Vascular Beht's Disease with Coronary Artery Aneurysm. Intern Med, 2006, 45: 903-907.
8. Akiko Maehara, Gary S. Mintz, Anh B. Bui, et al. Morphologic and angiographic features of coronary plaque rupture detected by intravascular ultrasound. J Am Coll Cardiol, 2002, 40: 904-910.
9. Ge J, Jeremias A, Rupp A, et al. New signs characteristic of myocardial bridging demonstrated by intracoronary ultrasound and Doppler. Eur Heart J, 1999, 20: 1707-1716.
10. Porter TR, Sears T, Xie F, et al. Intravascular ultrasound study of angiographically mildly diseased coronary arteries J Am Coll Cardiol, 1993, 22: 1858-1865.
11. Smith Jr SC, Dove JT, Jacobs AK, et al. ACC/AHA guidelines for percutaneous coronary intervention (revision of the 1993 PTCA guidelines) —executive summary a report of the American College of Car-

diology/American Heart Association task force on practice guidelines (Committee to Revise the 1993 Guidelines for Percutaneous Transluminal Coronary Angioplasty); endorsed by the Society for Cardiac Angiography and Interventions. Circulation, 2001, 103: 3019-3041.

12. Fearon WF, Yeung AC. Evaluating intermediate coronary lesions in the cardiac catheterization laboratory. Rev Cardiovasc Med, 2003, 4: 1-7.

13. Fearon WF, Takagi A, Jeremias A, et al. Use of fractional myocardial flow reserve to assess the functional significance of intermediate coronary stenoses. Am J Cardiol, 2000, 86: 1013-1014.

14 Pijls NHJ, Van Son JAM, Kirkeeide RL, et al. Experimental Basis of Determining Maximum Coronary, Myocardial, and Lateral Blood Flow by Pressure Measurements for Assessing Functional Stenosis Severity Before and After Precutaneous Transluminal Coronary Angioplasty. Circulation, 1993, 87: 1354-1367.

15. Bech GJW, De Bruyne B, Bonnier HJRM, et al. Long-term follow-up after deferral of percutaneous transluminal coronary angioplasty of intermediate stenosis on the basis of coronary pressure measurement. J Am Coll Cardiol, 1998, 31: 841-847.

16. Yanagisawa H, Chikamor T, Tanaka N, et al. Application of pressure-derived myocardial fractional flow reserve in assessing the functional severity of coronary artery stenosis in patients with diabetes mellitus. Circ J, 2004, 68: 993-998.

17. Leesar MA, Abdul-Baki T, Akkus NI, et al. Use of fractional flow reserve versus stress perfusion-scintigraphy after unstable angina: Effect on duration of hospitalization, cost, procedural characteristics, and clinical outcome. J Am Coll Cardiol, 2003, 41: 1115-1121.

18. Claeys MJ, Bosmans JM, Hendrix J, et al. Reliability of fractional flow reserve measurements in patients with associated microvascular dysfunction: Importance of flow on translesional pressure gradient. Catheter Cardiovasc Interv, 2001, 54: 427-434.

19. De Bruyne B, Pijls NHJ, Bartunek J, et al. Fractional flow reserve in patients with prior myocardial infarction. Circulation, 2001, 104: 157-162.

20. Usui Y, Chikamori T, Yanagisawa H, et al. Reliability of pressure-derived myocardial fractional flow reserve in assessing coronary artery stenosis in patients with previous myocardial infarction. Am J Cardiol, 2003, 92: 699-702.

21. Bech GJW, Pijls NHJ, De Bruyne B, et al. Usefulness of fractional flow reserve to predict clinical outcome after balloon angioplasty. Circulation, 1999, 99: 883-888.

22. Pijls NHJ, Klauss V, Siebert U, et al. Coronary pressure measurement after stenting predicts adverse events at follow up: A multicenter registry. Circulation, 2002, 105: 2950-2954.

23. Takagi A, Tsurumi Y, Ishii Y, et al. Clinical potential of intravascular ultrasound for physiological assessment of coronary stenosis: Relationship between quantitative ultrasound tomography and pressure-derived fractional flow reserve. Circulation, 1999, 100: 250-255.

24. Briguori C, Anzuine A, Airoldi F, et al. Intravascular ultrasound criteria for the assessment of the functional significance of intermediate coronary artery stenosis and comparison with fractional flow reserve. Am J Cardiol, 2001, 87: 136-141.

25. Bech GJW, Droste H, Pijls NHJ, et al. Value of fractional flow reserve in making decisions about bypass surgery for equivocal left main coronary artery disease. Heart, 2001, 86: 547-552.

26. Jasti V, Ivan E, Yalamanchili V, et al. Correlations between fractional flow reserve and intravascular ultrasound in patients with an ambiguous left main coronary artery stenosis. Circulation, 2004, 110: 2831-2836.

27. Chamuleau SAJ, Meuwissen M, Koch KT, et al. Usefulness of fractional flow reserve for risk stratification of patients with multivessel coronary artery disease and an intermediate stenosis. Am J Cardiol, 2002, 89: 3773-3780.
28. Panmethis M, Wangsuphachart S, RerkpattanapipatP, et al. Detection of coronary stenosis in chronicstable angina by multi-detector CT coronary angiography [J]. J Med Assoc Thai, 2007, 908: 1573-1580.
29. Leber AW, Kn A, Ziegler FV, et al. Quantification of obstructive and nonobstructive coronary lesion by 64-slice computed tomography: A comparative study with quantitative coronary angiography and int ravascular ultrasound [J]. J Am Coll Cardiol, 2005, 46: 147-154.
30. Schroeder S, Kopp A F, Baumbach A, et al. Noninvasive detection and evaluation of atherosclerotic. coronary plaques with multislice computed tomography [J]. J Am Coll Cardiol, 2001, 37: 1430-1435.
31. MacNeill BD, Lowe HC, Takano M, et al. Int ravascular modalities for detection of vulnerable plaque: current status [J]. Arterioscler Thromb Vasc Biol, 2003, 23: 1333-1342.
32. Kopp AF, Schroeder S, Baumbach A, et al. Noninvasive characterisation of coronary lesion morphology and composition by multislice CT: first results in comparison with int racoronary ult resound [J]. Eur Radiol, 2001, 11: 1607-1611.
33. Dirksen MS, Bax JJ, de Roos A, et al. Usefulness of dynamic multislice computed tomography of left vent ricular function in unstable angina pectoris and comparison with echocardiography [J]. Am J Cardiol, 2002, 90: 1157-1160.
34. Jongbloed MR, Dirksen MS, Bax JJ, et al. At rial fibrillation: multidetector row CT of pulmonary vein anatomy prior to radiofrequency catheter ablation - initial experience [J]. Radiology, 2005, 234: 702-709.
35. Das KM, EMenyar AA, Salam AM. Contrast enhanced 64-section coronary multi-detector CT angiography versus conventional coronary angiography comparative diagnostic performance of magnetic resphy for stent assessment [J]. Radiology, 2007, 245 (2): 424-432.

第五章 PCI 的药物治疗

第一节 PCI 围术期的药物治疗

冠状动脉介入治疗（PCI）围术期药物治疗的目的在于提高手术安全性，增加手术成功率，减少术中及术后血栓并发症，更好地改善患者的预后。大规模临床研究表明，PCI 围术期药物治疗可明显降低 PCI 患者介入治疗部位并发症及心血管事件和死亡率。近年来，在循证医学的基础上，PCI 围术期药物治疗不断得到更新和完善。PCI 围术期的药物治疗包括抗血小板、抗凝、调脂及其他心血管保护药物的治疗，其中最重要的为抗血小板、抗凝及调脂治疗。

一、支架血栓的定义及分期

（一）美国学术研究协会对支架血栓的定义

2006 年针对 DES 安全性的争议，美国学术研究协会（Academic Research Consortium，ARC）为规范冠状动脉支架血栓的定义标准，提出了支架血栓的新定义。该定义将支架血栓归为三类，即：明确的支架血栓、可能性较大的支架血栓以及有可能的支架血栓，具体定义如下：

1. 明确的支架血栓（definite/confirmed stent thrombosis） 冠状动脉造影证实支架置入部位和支架边缘部（近、远端 5mm 节段）存在血栓，同时患者在冠状动脉造影 48h 内出现下列表现之一：(1) 典型胸痛症状持续 20min 以上者，(2) 急性心肌缺血的心电图改变，(3) 心肌损伤标志物检查呈急性心肌梗死的典型动态改变，即可定义为明确的支架血栓。

2. 可能性较大的支架血栓（probable stent thrombosis） 如有以下情况则定义为可能性较大的支架血栓：(1) 术后 30 天内发生不明原因的死亡，(2) 冠状动脉支架术后任何时间内发生支架置入血管所支配心肌区域的心肌梗死。

3. 有可能的支架血栓（possible stent thrombosis） 冠状动脉支架置入术 30 天后任何时间内发生的难以解释的死亡。

这一新定义的问世为评价冠状动脉支架血栓的临床试验提供了一个统一的标准，从而有助于避免由于对于支架血栓的评价终点不同而造成的不同研究间缺乏可比性的问题；同时该定义也为临床工作者诊断支架血栓提供了明确的标准，因此具有重要的现实意义。

（二）支架血栓的分期

根据支架血栓发生的时间可将其分为三类：

1. 急性支架血栓（acute stent thrombosis） PCI 术后 24h 内发生的血栓称为急性支架血栓。

2. 亚急性支架血栓（sub-acute stent thrombosis） PCI 术后 24 小时至 30 天内发生

的血栓称为亚急性支架血栓。

3. 晚期支架血栓（late stent thrombosis） PCI 术后 30～360 天发生的血栓称为晚期支架血栓。

4. 极晚期支架血栓（very late stent thrombosis） 在 PCI 术后 360 天后发生的血栓称为极晚期支架血栓。

二、PCI 围术期的抗栓治疗

PCI 围术期的抗栓治疗可有效防止 PCI 术中发生导管、冠状动脉及支架内血栓，避免患者 PCI 术后发生急性、亚急性支架血栓，从而防止心血管不良事件的发生，提高患者远期存活率。2006 年 ESC 上 BASKET-LATE 试验以及 Camenzind 和 Nordmann 两个荟萃分析结果的公布，引发了"支架血栓风暴"，使药物洗脱支架（DES）的血栓问题在国内外心血管界引起强烈反响，同时也使患者对 DES 的置入产生巨大恐慌。由此，PCI 围术期的抗栓治疗也被提到了前所未有的重视程度。PCI 围术期的抗栓治疗包括抗血小板及抗凝治疗，近年来抗血小板及抗凝药物在 PCI 围术期的应用取得了很大进展。

（一）PCI 围术期的抗血小板治疗

血小板激活是 PCI 围术期血栓形成过程中最关键的部分，采用有效的抗血小板药物治疗可明显降低患者血栓事件发病率。PCI 围术期的抗血小板治疗药物主要包括阿司匹林、氯吡格雷、血小板糖蛋白（GP）Ⅱb/Ⅲa 受体拮抗剂和西洛他唑，目前抗血小板药物在 PCI 围术期的应用已日趋规范。

1. 阿司匹林

阿司匹林是环加氧酶抑制剂，可抑制血栓素 2 诱导的血小板聚集，防止血栓形成。阿司匹林是 PCI 围术期抗栓治疗的基石，多个临床试验和荟萃分析已经证实了它可降低 PCI 患者围术期及远期心血管事件的发生率。2007 年美国心脏病学会/美国心脏学会/心血管造影与介入联合会（ACC/AHA/SCAI）更新了 PCI 指南，指南中关于 PCI 围术期阿司匹林抗血小板治疗的建议如下：

PCI 术前：

（1）对长期服用阿司匹林的患者，PCI 术前应给予 75～325mg 的阿司匹林。（证据级别：Ⅰ，A）

（2）对未长期口服阿司匹林的患者，PCI 术前至少 2h，最好 24h 内给予阿司匹林 300～325mg。（证据级别：Ⅰ，C）

PCI 术后：

（1）对所有 PCI 支架置入术后的患者，如果没有过敏或出血的风险，应给予阿司匹林 162～325mg，置入 BMS 的患者至少服用 1 个月，置入雷帕霉素药物洗脱支架的患者至少服用 3 个月，置入紫杉醇药物洗脱支架的患者至少服用 6 个月。然后长期服用阿司匹林 75～162mg/d。（证据级别：Ⅰ，B）

（2）如果担心有出血风险，在支架置入后的开始阶段应给予低剂量（75～162mg/d）的阿司匹林。（证据级别：Ⅱa，C）

根据 2007 年美国 AHA/ACC 指南，PCI 术后应该口服阿司匹林 162～300mg 至少 1 个月，以后改为 100mg 口服。我国 2006 年关于抗血小板治疗的专家共识推荐 PCI 术后阿司匹林 100～300mg 口服 1 个月，以后改为 100mg 口服。

2. 氯吡格雷

氯吡格雷为 ADP 受体拮抗剂，它可选择性地抑制 ADP 与血小板受体 P2Y12 结合，从而阻断 ADP 诱导的血小板聚集。

(1) 氯吡格雷和阿司匹林的双联抗血小板治疗

氯吡格雷与阿司匹林具有协同作用，联合应用可更大程度地抑制血小板聚集。早年 CURE、CREDO 两项大规模随机临床研究奠定了 PCI 术后阿司匹林和氯吡格雷联合治疗的基础。随后多项临床试验也提示 PCI 患者使用双联抗血小板治疗可明显降低近远期心血管事件的发生率。目前氯吡格雷和阿司匹林联合的双联抗血小板治疗已成为 PCI 的常规治疗。

(2) 氯吡格雷的最佳负荷剂量

关于氯吡格雷的最佳负荷剂量目前存在一定的争议。2005 年公布的 ARMYDA-2 试验评价了高剂量氯吡格雷（600mg）对 PCI 术的疗效。研究随机分配 255 例进行 PCI 的患者在手术前 4～8h 接受高剂量的氯吡格雷 600mg 或常规剂量 300mg 治疗。结果显示高剂量组 30 天的主要终点事件——死亡、心肌梗死或目标血管的血运重建（TVR）发生率明显低于常规剂量组（4% $vs.$ 12%，$P=0.041$），高剂量组患者 PCI 术后发生心肌梗死的危险降低一半。该研究结果为 PCI 术前应用高剂量的氯吡格雷提供了有力的证据。

2005 年公布的 ALBION 研究评价了 300mg、600mg 和 900mg 负荷剂量氯吡格雷对血小板聚集的抑制情况。结果显示与传统的 300mg 负荷剂量相比，600mg 与 900mg 负荷剂量氯吡格雷能更快及更充分地抑制血小板，其对血小板的抑制作用存在量-效关系。研究还发现和 300mg 剂量比较，600mg 也能增加最初数小时内血小板的抑制率，但抑制效应、起效速度和强度都不如 900mg。900mg 组患者有降低主要心脏事件的趋势，且 PCI 术后两天内肌钙蛋白水平升高的可能性较低。该研究中并未出现严重的出血事件。三组间也没有安全性的差异。ALBION 研究结果进一步证实了高剂量氯吡格雷对 PCI 的有益作用。

由于上述试验结果，2005 年 ESC 关于 PCI 的指南建议使用 600mg 负荷剂量的氯吡格雷，但是，2006 年 ACC/AHA 的指南仍然规定使用 300mg 负荷剂量的氯吡格雷。2007 年 ACC/AHA/SCAI 的 PCI 指南对 PCI 术前氯吡格雷抗血小板治疗的建议为：

1) 在 PCI 术前或 PCI 术开始时，应给予患者负荷剂量的氯吡格雷，通常为 600mg。（证据级别：Ⅰ，C）

2) 对术前 12～24h 内接受过溶栓治疗的患者，可给予 300mg 负荷剂量的氯吡格雷。（证据级别：Ⅰ，C）

3) 对阿司匹林有绝对禁忌证的患者，应在 PCI 术前至少 6h 给予 300～600mg 负荷剂量的氯吡格雷和（或）PCI 时给予 GPⅡb/Ⅲa 受体拮抗剂。（证据级别：Ⅱa，C）

氯吡格雷最佳的负荷剂量，还需要进一步的研究来证实。对于临床中需要尽快接受介入治疗的和高危患者，可给予 600mg 负荷剂量。而那些择期行介入干预的患者，目前仍然普遍使用 300mg 负荷剂量。

(3) 双联抗血小板药物治疗的时程

根据 CURE 的研究结果，推荐在服用阿司匹林的基础上应用氯吡格雷 9～12 个月。早期的 CREDO 试验也观察了 PCI 术后氯吡格雷联合使用阿司匹林 1 年的收益，结果显示在

1年时氯吡格雷组相对危险降低26.9%。CREDO研究证实了PCI术后长期应用氯吡格雷治疗的益处。

自2006年ESC年会出现"支架血栓风暴"以来，DES术后迟发支架内血栓成为近年来介入心脏病学的研究热点问题。2007年ACC、AHA等五大学会发表共识文件，推荐DES术后持续双联抗血小板治疗至少1年以防止血栓事件。目前多数指南推荐置入药物洗脱支架时使用双联抗血小板药物治疗至少1年。

为预防PCI术后极晚期血栓形成，是否应将阿司匹林和氯吡格雷的联合使用时间从目前的9~12个月延长至2年或更长时间？Eisenstein等观察了DES后应用氯吡格雷的长期临床效益，结果显示使用氯吡格雷>12个月组的患者24个月死亡率明显低于使用氯吡格雷<12个月组的患者，死亡和MI的联合终点也低于后者，证实了延长氯吡格雷（>1年）使用时间会给DES患者带来益处。

目前正在进行的INSIGHT试验也比较了DES患者氯吡格雷的标准治疗和延长治疗的疗效，期待它的结果会为我们带来答案。

2007年ACC/AHA/SCAI的PCI指南对PCI术后氯吡格雷抗血小板治疗的建议为：

（1）对置入DES的所有患者，PCI术后应给予氯吡格雷75mg/d，如果没有出血风险至少服用12个月。对置入BMS的患者，PCI术后服用氯吡格雷至少1个月，最好能服用12个月（除非患者有出血风险，此时至少服用氯吡格雷2周）。（证据级别：Ⅰ，B）

（2）对所有STEMI未置入支架的患者，PCI术后应用氯吡格雷至少14天。（证据级别：Ⅰ，B）

（3）对于行PCI的STEMI和NSTEMI患者应长期（如1年）给予氯吡格雷（75mg/d）治疗。（证据级别：Ⅱa，C）

3. 血小板糖蛋白（GP）Ⅱb/Ⅲa受体拮抗剂

血小板GPⅡb/Ⅲa受体拮抗剂通过阻断纤维蛋白原与GPⅡb/Ⅲa受体结合，抑制血小板聚集的最后通路，被认为是目前最强的抗血小板聚集的药物。目前适用于PCI辅助抗栓治疗的三种GPⅡb/Ⅲa受体拮抗的静脉制剂包括阿昔单抗（abciximab）、埃替非巴肽（eptifibatide）和替罗非班（tirofiban）。

ELISA-2研究显示在阿司匹林和氯吡格雷的基础上加用GPⅡa/Ⅲb受体拮抗剂可以进一步改善罪犯血管的血流情况，为NSTE-ACS患者带来有益的作用，其中高危患者受益最大。荟萃分析显示，GPⅡb/Ⅲa拮抗剂能使接受PCI术的患者30天的死亡率降低27%。6个大规模随机临床试验PCI亚组分析显示，GPⅡb/Ⅲa拮抗剂可使接受PCI术的患者30天死亡和心肌梗死的发生率降低38%。GPⅡb/Ⅲa拮抗剂对接受PCI的患者比那些没有接受PCI的患者更有益。因此，对所有PCI的患者都应考虑应用GPⅡb/Ⅲa拮抗剂，尤其是那些有顽固不稳定型心绞痛或其他高危因素者。

2007年ACC/AHA/SCAI的PCI指南对GPⅡb/Ⅲa受体拮抗剂抗血小板治疗的建议为：

（1）UA/NSTEMI患者接受PCI术时，应用静脉GPⅡb/Ⅲa受体拮抗剂是有效的。（证据级别：Ⅰ，C）

（2）如果PCI术时给予氯吡格雷治疗，同时联合应用GPⅡb/Ⅲa受体拮抗剂的抗血小板效果更好。（证据级别：Ⅱa，B）

2007年ACC/AHA的UA/NSTEMI指南也指出：

（1）预行PCI的UA/NSTEMI患者，术前可应用GPⅡb/Ⅲ受体拮抗剂，尤其对高危患者。（证据级别：Ⅰ，A）

（2）对可能行PCI的患者，阿昔单抗是上游GPⅡb/Ⅲa受体拮抗剂的首选药物，否则依替巴肽或替罗非班是首选的药物。（证据级别：Ⅰ，B）

（3）阿昔单抗不应当应用于不准备行PCI的患者。（证据级别：Ⅲ，A）

2007年ESC的UA/NSTEMI指南指出：

（1）GPⅡb/Ⅲa受体拮抗剂应该和抗凝药物联合应用。（证据级别：Ⅰ，A）

（2）在未预先使用GPⅡb/Ⅲa受体拮抗剂而计划进行PCI的高危患者，建议在CAG后立即使用阿昔单抗（证据级别：Ⅰ，A），这种情况下依替巴肽或替罗非班的使用价值较低。（证据级别：Ⅱa，B）

（3）在CAG前的初始治疗中使用依替巴肽或替罗非班者，PCI术中和术后应维持应用原来的药物。（证据级别：Ⅱa，B）

2007年ACC/AHA关于STEMI的PCI指南指出：

对于已接受抗凝、拟行PCI的患者，术前使用普通肝素（UFH）者，根据手术需要可予以UFH再次静脉注射，但同时应考虑GPⅡb/Ⅲa受体拮抗剂的协同抗凝效应。（证据级别：Ⅰ，C）

如术中应用GPⅡb/Ⅲa拮抗剂，一般在术后继续应用一段时间，阿昔单抗一般应用12h，而埃替非巴肽为18h，替罗非班为24~36h。

目前GPⅡb/Ⅲa受体拮抗剂在PCI中的大剂量和早期应用受到关注。2004年公布的ADVANCE研究提示，对于高危PCI患者，与安慰剂相比大剂量替罗非班（使用25μg/kg负荷剂量）是安全的，并且能够有效降低高危PCI患者再发缺血性事件的发生率，可以明显提高造影学及临床获益，尤其对于NSTEMI患者与糖尿病患者。TENACITY研究对比了高危PCI患者中阿昔单抗组与高剂量替罗非班（使用25μg/kg负荷剂量）组的疗效，结果发现，两组患者30天的死亡、心肌梗死、TVR的发生率无差异，提示高剂量替罗非班在高危PCI患者中应用效果至少不差于阿昔单抗，虽然2008年TCT会议上公布的FATA显示在STEMI患者的直接PCI中，大剂量替罗非班的疗效较阿昔单抗稍差，而2008年ACC会议上公布的MULTISTRATEGY研究表明替罗非班的疗效不次于阿昔单抗。因此，对于高危PCI患者可安全应用大剂量替罗非班。

ELISA Ⅰ、EVEREST、TIGER-PA、ON-TIME研究证明在PCI患者中，早期应用（急诊室、监护室或院前）GPⅡb/Ⅲa受体拮抗剂（tirofiban）效果优于晚期应用（导管室）。2008年ACC公布的ON-TIME-2为多中心、随机化、双盲的欧洲研究。研究表明GPⅡb/Ⅲa受体拮抗剂在ACS（包括UA/NSTEMI和STEMI）患者的PCI中应用，利大于弊，并且越早应用效果越好。同时证明高剂量替罗非班在高危PCI患者中应用是安全、有效的，至少不差于阿昔单抗。

2009年ACC公布的EARLY-ACS试验为随机、双盲、对照研究，研究评价了非ST段抬高的ACS患者（9492例）早期应用依替巴肽（入院后即刻静脉应用）和延迟、临时使用（手术中）的疗效，研究结果显示对于NSTE的ACS患者在行PCI术时，早期应用依替巴肽并不优于手术时延迟、临时性应用，而且早期应用组出血事件发生率更高。而同时公布的 AGIR2 研究对 STEMI 行原发 PCI 的患者（320 例）于院前或导管室给予高剂量替罗非班的疗效进行了比较，研究结果显示对于原发 PCI 的患者院前给予高剂量的替罗非班与导管室给药相比不能改善靶血管的血流。最新关于 GPⅡb/Ⅲa 受体拮抗剂的两项研究与之前的研究结论"越早应用效果越好"不符，提示 PCI 手术时可延迟、临时应用 GPⅡb/Ⅲa 受体拮抗剂。

4. 西洛他唑

西洛他唑（cilostazol）是选择性磷酸二酯酶Ⅲ抑制剂，具有抗血小板、扩血管、抑制平滑肌增殖等多种生物学活性。基础研究和临床研究结果均显示，西洛他唑可能具有降低 PCI 术后支架内血栓形成和再狭窄的作用。近年来，一系列临床研究表明，在双联抗血小板治疗的基础上加用西洛他唑的三联抗血小板治疗可显著降低血栓事件及高危病变支架术后再狭窄的发生率。CREST 研究表明成功 PCI 术后口服西洛他唑可显著降低再狭窄率，合并糖尿病和小血管病变的患者也可获益。而 RACTS 研究也证明 PCI 术后西洛他唑与阿司匹林合用安全有效，较噻氯匹定与阿司匹林合用能更显著降低再狭窄率。2008 年公布的 DECLARE-LONG 及 DECLARE-DIABETES 研究结果表明，与标准的双联抗血小板治疗相比，三联抗血小板治疗可显著降低支架内再狭窄率及主要不良心脏事件，且不显著增加出血事件，提示加用西洛他唑的三联抗血小板治疗对于提高高危病人/病变支架术后的长期疗效有益。

目前，西洛他唑预防 PCI 术后急性并发症的研究证据还不充分。目前欧美心血管疾病一级预防、冠心病及卒中指南中尚没有对西洛他唑的推荐。但对于不能应用氯吡格雷的患者，可以考虑用西洛他唑替代。

5. 抗血小板抵抗

（二）PCI 围术期的抗凝治疗

PCI 围术期的抗凝药物主要包括肝素、直接凝血酶抑制剂、新型的抗凝剂——Ⅹa 因子抑制剂。肝素主要通过与抗凝血酶结合来增强其对凝血酶的抑制，包括普通肝素（UFH）及低分子量肝素（LMWH）。直接凝血酶抑制剂主要抑制凝血酶作用于纤维蛋白原的过程，用于 PCI 术中的药物主要是比伐卢定（bivalirudin）。Ⅹa 抑制剂主要为磺达肝癸钠（fondaparinux）。

1. PCI 术前的抗凝治疗

UFH 是临床心血管疾病最常用的抗凝药物，与 LWMH 相比 UFH 具有抗Ⅹa：Ⅱa 活性比值高、血浆半衰期长、生物利用度高、无需实验室监测、血小板减少的副作用少等优点，近年来被广泛应用于临床，在 PCI 抗凝治疗中也发挥了重要作用。

PCI 术前，对于 ACS 急性期抗凝治疗，LMWH 与 UFH 大型研究的荟萃分析总体显示 LMWH 比 UFH 更好。SYNERGY 研究对预计行早期介入治疗的高危 NSTE-ACS 患者于 PCI 前随机接受依诺肝素和 UFH 治疗进行了比较，结果显示依诺肝素组和 UFH 组 30 天死亡或非致死性 MI 发生率无显著差异。该研究提示，对于早期介入治疗的 NSTE-ACS 患者，依诺肝素的效果至少不劣于 UFH。而 ESSENCE 研究显示，与 UFH 相比，依诺肝素能进一步降低 30 天死亡、MI 或复发心绞痛的危险，1 年随访结果证实依诺肝素优于 UFH。ExTRACT-TIMI 25 研究的 PCI 亚组分析显示，对于 48h 内接受 PCI 的患者，与 UFH 相比，依诺肝素使 30 天死亡和（或）MI 危险降低，使患者接受 PCI 的时间延迟，而且不增加大出血危险。

由于多项研究证实了依诺肝素在 ACS 急性期抗凝治疗的有效性和安全性，因此，第七届美国胸科医师协会指南（ACCP 7）针对抗凝治疗指出：NSTE-ACS 患者在抗血小板治疗基础上建议短期应用 UFH（证据级别Ⅰ，A）。NSTE-ACS 急性期应用 LMWH 疗效优于 UFH（证据级别Ⅰ，B），并且无需对 LMWH 的抗凝作用进行常规监测（证据级别Ⅰ，C）。已经应用 LMWH 的 NSTE-ACS 患者，建议 PCI 中继续应用 LMWH（证据级别Ⅱ，C）。对于使用 GP Ⅱb/Ⅲa 受体拮抗剂的患者，LMWH 的安全性优于 UFH（证据级别Ⅱ，C）。ACCP7 对 LMWH 疗程的建议为：目前现有的证据支持 NSTE-ACS 患者应早期行介入治疗，如果冠状动脉干预延迟，则可考虑延长 LMWH 的治疗作为血运重建的"桥梁"。

2008 年美国胸科医师协会更新并颁布了 ACCP 8 指南，更新的指南建议 NSTE-ACS 患者尽快在抗血小板治疗的同时加用抗凝治疗。对选择侵入性治疗的患者，伊诺肝素（证据水平 A）、UHF（证据水平 A）、比伐卢定及磺达肝癸钠（证据水平 B）等抗凝药物的有效性均已得到确认。新指南对磺达肝癸钠作用的肯定填补了既往指南建议的空白。指南指出：

（1）所有 NSTE-ACS 患者应用 UHF、LMWH、比伐卢定或磺达肝癸钠等治疗，抗凝治疗优于不抗凝治疗（证据级别：Ⅰ，A）。若应用 UHF，则应根据体重调整剂量，需监测 APTT，使其控制在 50~70s（证据级别：Ⅰ，B）。若应用 LMWH 则不需常规进行抗凝监测（证据级别：Ⅰ，C），但对于肾功能不全的患者需根据肌酐清除率调整剂量。

（2）对于拟行早期介入治疗的 NSTE-ACS 患者，推荐给予 UHF 联合 GPⅡb/Ⅲa 受体拮抗剂治疗，优于 LMWH 或磺达肝癸钠（证据级别：Ⅰ，B）。对于中高危 NSTE-ACS 患者，若极早期（6h 内）行冠状动脉造影，应用氯吡格雷联合比伐卢定作为初始治疗优于联合普通肝素（证据级别：Ⅱ，B）。

（3）拟行早期保守治疗或延迟介入治疗的 NSTE-ACS 患者，应用磺达肝癸钠优于依诺肝素（证据级别：Ⅰ，A）。

2. PCI 术中的抗凝治疗

（1）肝素　UFH 是 PCI 术中最常用的抗凝剂，UFH 以其廉价、证据充分，成为 PCI 治疗的基石，一直被用来预防导管和血管内的血栓形成，目前 UFH 仍是全球 PCI 治疗的首选方案。

ACCP 7 指南关于 PCI 术中 UFH 抗凝治疗的推荐为：在未联用 GPⅡb/Ⅲa 受体拮抗剂时，建议 UFH 剂量为 60~100U/kg，靶 ACT 为 250~350s；联合使用 GPⅡb/Ⅲa 受体拮抗剂时，建议 UFH 剂量为 50~60U/kg，靶 ACT 为 200~250s。如负荷剂量后 ACT 没有达标，可以追加 2000~5000U，拔除股动脉鞘管应推迟至 ACT 值低于 150~180s。

（2）低分子肝素　STEEPLE 研究是第一个在 PCI 术中应用 LMWH（依诺肝素）的大规模临床试验，对 PCI 术中静脉注射不同剂量依诺肝素（0.75mg/kg 和 0.5mg/kg）和 UFH 进行比较。结果表明，30 天时依诺肝素 2 种剂量组及 UFH 组患者的主要心脏不良事件（MACE）发生率没有显著差异，依诺肝素组严重出血减少 57%。表明在择期 PCI 抗凝治疗中，依诺肝素优于 UFH。EXTRACT-TIMI25 研究对行 PCI 术的 STE-ACS 患者应用依诺肝素与 UFH 进行比较，结果显示与 UFH 相比，依诺肝素可使患者死亡和

（或）非致死性心肌梗死相对风险下降23%，而严重出血没有明显增加。EXTRACT-TIMI25研究为STE-ACS患者介入术中抗凝治疗提供了新的循证医学证据。

目前的研究表明，在PCI术中静脉注射LMWH抗凝效果与UFH相近，甚至优于UFH，并且LMWH的出血风险可能低于UFH。

ACCP 7指南对LMWH的治疗建议为：对PCI术前接受LMWH的患者，根据最后一次使用LMWH的时间来决定PCI术中抗凝治疗策略（证据级别：Ⅰ，C）。如最后一次使用依诺肝素距PCI时间≤8h，PCI术中不需要再追加抗凝治疗（证据级别：Ⅱ，C）；如最后一次使用依诺肝素距PCI时间在8～12h，PCI时静脉推注依诺肝素0.3mg/kg（证据级别：Ⅱ，C）；如最后一次使用依诺肝素距PCI时间>12h，PCI术中采用常规的抗凝方法（证据级别：Ⅱ，C）。

(3) 比伐卢定（bivalirudin） 研究表明在PCI术中直接凝血酶抑制剂比伐卢定与UFH比较，具有降低出血危险的优势。ACUITY研究显示在中高危NSTE-ACS患者的PCI术中，比伐卢定与UFH或依诺肝素相比严重出血事件明显降低，尤其当其与糖蛋白Ⅱb/Ⅲa受体拮抗剂合用时，而且比伐卢定的临床净获益更多。目前公认的直接凝血酶抑制剂适应证为发生UFH诱导血小板减少症（HIT）时比伐卢定可替代UFH。

ACCP 7指南建议：PCI术中未使用GPⅡb/Ⅲa受体拮抗剂的患者，推荐首选比伐卢定优于UFH（证据级别：Ⅰ，A）。对于PCI并发症低危的患者，推荐使用比伐卢定替代UFH，作为GPⅡb/Ⅲa受体拮抗剂的辅助治疗（证据级别：Ⅰ，B）。对于出血高危的PCI患者，推荐使用比伐卢定作为GPⅡb/Ⅲa受体拮抗剂的辅助治疗，不推荐使用UFH（证据级别：Ⅰ，B）。

(4) 磺达肝癸钠（fondaparinux） 磺达肝癸钠是一种合成戊糖，为新型的生物合成Ⅹa抑制剂，具有半衰期长、应用简便的特点。OASIS-6研究的PCI亚组分析显示，在STEMI患者中磺达肝癸钠与UFH比较两组患者主要终点事件没有差异，但磺达肝癸钠组直接PCI术中导管内血栓和冠状动脉并发症高于UFH组，出血并发症两组间也没有差异。因此，根据OASIS6研究的结果，不推荐磺达肝癸钠单独用于PCI术中抗凝。ACCP 8更新指南指出：治疗开始即应用磺达肝癸钠并拟行PCI的患者，推荐在介入治疗中静脉给予磺达肝癸钠2.5mg（如果同时用GPⅡb/Ⅲa受体拮抗剂）或5mg（未用GPⅡb/Ⅲa受体拮抗剂），同时予以静脉肝素50～60U/kg（证据级别：Ⅰ，B）。

3. PCI术后的抗凝治疗

(1) UFH 目前研究表明，PCI术后延长UFH用药时间并不能减少缺血并发症，尚可增加鞘管部位的出血，对简单病变、无合并症的成功PCI，术后不常规应用静脉UFH，尤其是已经合用GPⅡb/Ⅲa受体拮抗剂的患者，但是对于复杂病变、高危或有合并症的患者可以考虑应用。

(2) LMWH 由于PCI术后继续应用LMWH并没有显著减少早期缺血事件，因此，ACCP 7指南对PCI术后LMWH的治疗建议为：在充分抗栓基础上，明确的成功PCI术后可无需抗凝治疗。然而对置入DES的患者如果存在下列情况，PCI术后应进行抗凝治疗：高危人群或术后效果欠理想者、有并发症者可应用LWMH 5～7天；不能确定术前是否充分应用抗血小板药物者，应用LWMH 5～7天；ACS患者未充分抗凝治疗，应继续术后抗凝治疗。

三、调脂治疗

研究表明，即使 PCI 手术非常成功，支架置入术后仍然可以有大约 30% 的患者出现肌钙蛋白和 CK-MB 升高。这些血清标记物的升高与 PCI 术后患者不良事件的发生明显相关。很多资料表明，在支架术前 1 周内使用他汀类药物可以减少肌钙蛋白和 CK-MB 升高的情况发生。较早的 NAPLES I 研究显示在 PCI 术前使用阿托伐他汀 40mg 至少 7 天，可以减少围术期非 Q 波心肌梗死的发生。在 2009 年 ACC 会议公布的 NAPLES II 研究探讨了在 PCI 术前 24h 内使用大剂量的阿托伐他汀是否同样具有保护作用。研究共入选 668 例接受择期 PCI 治疗的患者，随机分入他汀治疗组（术前 24h 内给予阿托伐他汀 80mg）和对照组。结果显示阿托伐他汀组围术期 MI 的发生率明显低于对照组（9.5% *vs.* 15.8%，$P=0.014$）。阿托伐他汀组肌钙蛋白大于 ULN 3 倍患者的比例也明显低于对照组（26.6% *vs.* 39.1%，$P<0.001$）。NAPLES II 研究的结果显示在 PCI 术前 24h 内使用阿托伐他汀 80mg 的负荷剂量可以减少 PCI 术后非 Q 波心肌梗死的发生。该研究支持了他汀类药物可以预防围术期心肌梗死的发生。

早期 ARMYDA 研究显示，在无他汀服用史的稳定型心绞痛患者中，PCI 术前 1 周服用阿托伐他汀 40mg 能够降低围术期心肌梗死的发生率。2007 年 ACC 公布的 ARMYDA-ACS 研究结果证实对于无他汀服用史的 NSTE-ACS 的患者，在 PCI 术前至少 12h 给予大剂量阿托伐他汀（80mg），然后在 PCI 术前即刻再给予 40mg 阿托伐他汀可显著降低 1 个月的主要心血管并发症的发生率。多因素分析后发现，PCI 术前应用大剂量阿托伐他汀治疗可降低上述主要心血管并发症的联合危险性 88%（$P=0.004$）。这种改善主要归因于心脏病发作的危险性明显降低。

而 2009 年 ACC 年会公布的 ARMYDA-RECAPTURE 研究则探讨了在已经长期服用他汀类药物的患者中再次给予负荷量的阿托伐他汀能否使其重获心肌保护的益处。研究共入选 352 例稳定型心绞痛或 NSTE-ACS 的患者，随机分为两组，对一组患者在 PCI 术前 12h 给予阿托伐他汀负荷量 80mg，至手术前再给予 40mg，而另一组患者给予安慰剂。所有患者此后均口服阿托伐他汀每日 40mg。结果显示，与对照组相比，负荷量阿托伐他汀能够使患者 30 天的 MACE（心源性死亡、心肌梗死或 TVR）相对风险降低 48%。并且，负荷量阿托伐他汀组患者术后 CK-MB 和 TNI 高于正常上限的比例均显著低于对照组（CK-MB：13% *vs.* 23%，$P=0.023$；TNI：36% *vs.* 47%，$P=0.032$），术后 C-反应蛋白的升高程度也明显降低（2.1 ± 6.7 *vs.* 3.0 ± 9.5，$P=0.12$）。ARMYDA-RECAPTURE 研究结果显示即使在长期服用他汀类药物的基础上，PCI 术前给予顿服负荷量的阿托伐他汀即能够带来进一步的临床益处。ARMYDA-RECAPTURE 研究在 ARMYDA 研究的基础上，进一步拓宽了阿托伐他汀的适应证，即当患者计划进行 PCI 时，不管是否已经服用他汀类药物，我们都应该在术前再次给予负荷量的阿托伐他汀。然而 ARMYDA-RECAPTURE 研究的观察期限仅为 30 天，这种阿托伐他汀顿服带来的短期益处在长期随访中能否持久目前仍不得而知，仍需进一步临床试验证实。

根据上述研究结果，无论患者术前是否正在服用他汀类药物，PCI 术前给予 80mg 大剂量的阿托伐他汀可明显降低术后心血管事件的发生。

第二节 PCI 术后的二级预防

近年来,随着经皮冠状动脉介入治疗(percutaneous coronary intervention,PCI)技术的发展,接受 PCI 治疗的患者逐年增多。虽然 PCI 能在短期内显著改善冠心病患者的心肌缺血症状,但在 PCI 术后远期,仍有部分患者发生主要心血管事件,因此,PCI 术后进行合理的药物治疗对于预防支架内再狭窄、巩固 PCI 疗效、提高患者远期的生活质量及生存率具有重要意义。2007 年美国心脏病学会/美国心脏学会/心血管造影与介入联合会(ACC/AHA/SCAI)更新了 PCI 指南,指南指出对于所有接受 PCI 术的患者于术后应进行积极的二级预防,包括抗栓、调脂、控制高血压及糖尿病、减轻体重等措施。

一、抗栓治疗

1. 阿司匹林

阿司匹林是 PCI 术后二级预防的基石,是 PCI 术后预防血栓性并发症的标准治疗。多个临床试验表明,阿司匹林有助于降低 PCI 术后缺血事件的发生率。PCI 术后患者停用阿司匹林可增加支架内血栓形成的风险,同时可增加新发心血管事件的发生率。

2007 年 ACC/AHA/SCAI 的 PCI 指南对 PCI 术后阿司匹林抗血小板治疗的建议如下:

对所有 PCI 术后既无阿司匹林过敏也无出血风险增加的患者,应每日给予阿司匹林 162～325mg,置入 BMS 的患者应至少应用 1 个月,置入西罗莫司药物洗脱支架的患者应至少应用 3 个月,置入紫杉醇药物洗脱支架的患者应至少应用 6 个月,此后应长期坚持每日服用阿司匹林 75～162mg。(证据级别:Ⅰ,B)

2. 氯吡格雷

2007 年 ACC/AHA/SCAI 的 PCI 指南对 PCI 术后氯吡格雷抗血小板治疗的建议如下:

(1) 对所有置入 DES 的患者,PCI 术后均应每日给予氯吡格雷 75mg,如果患者无出血的高危风险,应至少应用 12 个月。对置入 BMS 的 PCI 患者,术后应用氯吡格雷至少 1 个月,理想的服药时间为延长至 12 个月(除非患者的出血风险性增加,可将服药时间缩短至最少 2 周)。(证据级别:Ⅰ,B)

(2) 对置入 DES 的患者可考虑给予氯吡格雷治疗 1 年以上。(证据水平:Ⅱb,C)

(3) 对未进行再灌注治疗的 STEMI 和 NSTEMI 患者,PCI 术后应长期(如 1 年)服用氯吡格雷(75mg/d)维持治疗。(证据级别:Ⅱa,C)

3. 抗血小板抵抗

阿司匹林和氯吡格雷是临床最常见的抗血小板药物,目前广泛应用于冠心病等血栓性疾病的防治中。近年来的临床观察及研究发现一部分正在服用两种药物的患者仍会发生血栓事件,一些学者将这种现象称为抗血小板抵抗[阿司匹林抵抗和(或)氯吡格雷抵抗]。近年来,抗血小板抵抗引起了广大心血管医生的关注。

抗血小板抵抗是指在抗血小板药物治疗下其作用靶点的生物学活性没有受到显著抑制而未能有效预防血栓性事件。其中阿司匹林抵抗是指阿司匹林不能抑制 COX-1 依赖的 TXA2 的产生,从而不能抑制花生四烯酸(AA)诱导的血小板聚集。氯吡格雷抵抗是指氯吡格雷不能抑制血小板 P2 Y12 受体。

阿司匹林抵抗的诊断标准要求符合下列 3 个条件中的 2 个：（1）0.5mg/ml AA 诱导的血小板聚集≥20%；（2）5μmol/L ADP-诱导的血小板聚集≥70%；（3）RPFA-ASA 阿司匹林反应单位（ARU）≥550。氯吡格雷抵抗的诊断标准有（1）ADP 诱导的血小板聚集率≤10%；（2）VASP 指数>50%。目前抗血小板抵抗尚无统一的诊断标准，仍需进一步的实验研究进行证实。

因目前抗血小板抵抗的定义及诊断标准尚未统一，临床和实验室报道的抗血小板抵抗发生率差异很大。据文献报道阿司匹林抵抗的发生率为 5%~60%，氯吡格雷抵抗的发生率为 5%~50%。发生抗血小板抵抗的患者临床预后较差，其死亡、心肌梗死和心血管事件的发生率明显高于无抗血小板抵抗的患者。

对于存在阿司匹林抵抗的患者首先要评价患者的服药依从性，对患者进行服药依从性的教育，另外，还要排除可能存在的药物相互作用，如非类固醇样药物或雷尼替丁等药物。对于增加阿司匹林剂量是否可逆转抵抗目前还没有证据，研究发现增加阿司匹林剂量并不能增强对 COX-1 的抑制。对于换用其他抗血小板药物，如氯吡格雷和西洛他唑，目前还没有证据提示可以改善临床预后。

对于存在氯吡格雷抵抗患者的干预主要包括增加氯吡格雷的剂量以及考虑应用新型的 P2Y12 受体拮抗剂。ARMYDA-2 研究提示 PCI 术前给予 600mg 负荷量的氯吡格雷比 300mg 的负荷量能更快、更强地抑制血小板的活化。2005 ACC/AHA/SCAI 的 PCI 指南更新中推荐，对于有发生亚急性支架内血栓的患者，如果血小板聚集的抑制率小于 50%，可考虑将氯吡格雷的剂量增加至 150mg（Ⅱb 类）。2007 年公布的 OPTIMUS 研究提示，对接受阿司匹林（81mg）和氯吡格雷（75mg）标准治疗反应不佳的 2 型糖尿病患者，增加氯吡格雷的剂量（150mg）可增强对 P2Y12 受体的抑制，从而改善氯吡格雷对血小板聚集的抑制；另外，研究提示对这些患者在阿司匹林和氯吡格雷标准治疗基础上加用西洛他唑可更好地抑制 P2Y12 受体。ISAR-CHOICE-2 研究也提示 150mg/d 的氯吡格雷维持量抑制血小板的作用更强。近年来，一些新型抗血小板药物的出现可望为氯吡格雷抵抗患者的抗血小板治疗带来希望。

4. 新型抗血小板药物

近年来研制出的新型 P2Y12 受体拮抗剂包括普拉格雷（prasugrel）、AZD6140 和坎格雷洛（cangrelor）。

普拉格雷为不可逆的 P2Y12 受体抑制剂，与氯吡格雷相比，它能更快速、更有效地抑制血小板聚集。在 JUMBO-TIMI 26 研究中，普拉格雷显示了与氯吡格雷相似的效果和无差异的出血事件率，而 TCT 2008 公布的 TRITON-TIMI 38 研究结果显示，与标准的氯吡格雷疗法（负荷量 300mg/d，维持量 75mg/d）相比，普拉格雷（负荷量 60mg/d，维持量 10mg/d）抗血小板治疗可减少冠状动脉支架术后局部缺血事件的发生率。TRITON-TIMI 38 研究的亚组研究表明，对于合并糖尿病的支架置入术患者普拉格雷的疗效更优。但是 TRITON-TIMI 38 研究却发现普拉格雷的出血发生率明显高于氯吡格雷。因此普拉格雷的临床安全性还有待于进一步的探讨。

AZD6140、坎格雷洛能可逆性抑制 P2Y12 受体，两种药物较氯吡格雷有更持续、更高效的抑制血小板聚集的作用。DISPERSE 研究结果显示，与氯吡格雷相比，AZD6140 能够在动脉粥样硬化患者中提供更快更稳定的血小板抑制。

新型抗血小板药物的疗效和安全性还有待于临床的进一步探讨。

5. 华法林

2007年ACC/AHA/SCAI的PCI指南对PCI术后华法林抗凝治疗的建议如下：

(1) 对阵发性或永久性房颤患者，调整华法林剂量使INR达到2.0～3.0，对心肌梗死后患者如果有临床应用指征（如房颤、左心室血栓）也应给予华法林。Ⅰ，A

(2) 联合应用华法林及阿司匹林和（或）氯吡格雷有增加出血的风险，应严格监测。Ⅰ，B

(3) 对PCI术后需要华法林、阿司匹林和氯吡格雷治疗的患者，建议使INR达到2.0～2.5，此时需要用低剂量的阿司匹林（75～81mg）和氯吡格雷（75mg）。Ⅰ，C

6. PCI术后抗栓治疗的出血风险评估

抗血小板、抗凝治疗是PCI术后二级预防的重要组成部分，能预防支架置入部位血栓并发症的发生，从而改善临床预后。然而在抗栓治疗的同时，随之而来的是出血并发症的发生。如何在血栓和出血事件中找到一个平衡点，正是摆在介入医生面前的一大难题。

CURE研究分析了不同剂量的阿司匹林与严重出血的关系。该研究按服用阿司匹林的剂量将患者分为3组：<100mg/d组，101～199mg/d组及>200mg/d组，结果表明随着阿司匹林使用剂量的增加，主要出血事件亦明显增加，且>200mg/d组的出血事件发生率几乎是<100mg/d组的1倍。此外，单用阿司匹林>200mg/d组的出血事件发生率大于阿司匹林<100mg/d+氯吡格雷组，说明增加阿司匹林剂量是出血事件增加的最重要原因。氯吡格雷引起患者的严重出血虽然显著高于安慰剂组，但危及生命的出血和出血性脑卒中的发生率无显著增加。

一项关于抗血小板药物出血并发症的荟萃分析评估了各类抗血小板药物的出血风险，该分析共收集了51个临床试验，纳入338 191例患者，共分为6组：阿司匹林<100mg组、阿司匹林100～325mg组、阿司匹林325mg以上组、双嘧达莫组、氯吡格雷组、静脉和口服GPⅡb/Ⅲa受体拮抗剂组。结果显示出血并发症的频率与抗血小板药物种类有关；小剂量阿司匹林和双嘧达莫的出血危险最低；当阿司匹林剂量大于100mg时，增加出血事件发生的危险；出血危险性最高的是GPⅡb/Ⅲa受体拮抗剂。

近年来的研究发现PCI围术期出血患者的临床预后较差，出血可增加患者死亡、心肌梗死和卒中的风险。Kinnaird等进行的一项回顾性分析纳入了10 000例以上接受PCI的患者，发现主要出血发生率为5.4%，这些患者住院期间的死亡率增加了3.5倍。同样，对GRACE（>24 000例接受PCI的患者）的研究也发现主要出血发生率为5.4%，这些患者住院期间的死亡率也明显增加。OASIS、OASIS-2及CURE研究显示出血可增加PCI患者的死亡率达5倍以上。

对PCI患者进行出血风险评估有助于临床医生对患者进行个体化抗栓治疗，从而减轻出血风险。Sameer等对美国国家心血管注册研究（NCDR）中的302 152例接受PCI治疗的患者进行研究，发现PCI术后患者出血的发生率为2.4%。出血的危险因素从强到弱依次为女性、年龄（每10年）、GFR（每降低10ml/min）、既往PCI术、心源性休克、急诊PCI、COPD、NYHA心功能分级Ⅲ级、NYHA心功能分级Ⅳ级、NSTEMI/UAP、STEMI、既往瓣膜手术、CVD、主动脉内球囊反搏术（IABP）、外周血管疾病（PVD）、高血压病、体重（每降低5kg）。研究指出术前对准备接受PCI治疗的患者进行出血危险评估将有助于较少围术期抗栓治疗导致的出血，从而改善患者的临床预后。

对于出血风险较高的患者，围术期要注意合理使用抗栓药物，尽量减少联用抗栓药物的种类和剂量，术中、术后严密监测出血情况，防止出血并发症的发生。

二、调脂治疗

临床研究证实，冠心病患者即使接受完全性血运重建，其心血管事件的发生率仍然高于正常人，积极的调脂治疗可明显减少其心血管事件的发生。研究表明，他汀类药物是冠心病患者 PCI 术后调脂治疗的首选药物。PCI 术后早期应用他汀类药物能使患者长期获益，对高危患者行 PCI 后，应强调强化的调脂治疗。FLARE、AVERT 和 LIPS 研究均证明他汀类药物能对 PCI 术后患者提供有效的保护，减少严重心脏不良事件的发生，提高患者的术后生存率。

LIPS 研究是关于 PCI 术后早期应用他汀类药物的第一个大规模临床试验，由全世界 77 个中心共同完成。该试验评价了氟伐他汀对首次接受 PCI 患者严重心脏不良事件的影响。入选有心绞痛或无症状心肌缺血并成功进行首次 PCI 的患者 1677 例，随机分为氟伐他汀治疗组（80mg/d）或安慰剂组，治疗 3~4 年。结果显示氟伐他汀能显著降低首次成功接受 PCI 患者术后发生严重心脏不良事件的相对危险（达 22%），并与基线胆固醇水平无关。亚组分析显示，早期应用氟伐他汀的糖尿病患者，PCI 术后发生严重心脏不良事件的相对危险度下降更大。LIPS 研究结果显示，PCI 术后早期应用他汀类药物能使病人长期获益。

他汀类药物的有益作用可能使其用于 PCI 术后再狭窄的预防，但 PREDICT、FLARE 等研究均未能证实他汀类药物能降低 PCI 术后再狭窄。目前证据表明，他汀类药物对 PCI 术后再狭窄的预防无重要价值，但能显著降低 PCI 术后患者总死亡率和严重心脏不良事件的发生，尤其对高危患者（糖尿病、ACS 患者）受益更大。其作用机制可能为他汀类药物的降脂作用使原有斑块消退，新发病变发生减少；另外他汀类药物的抗炎作用可使心脏事件的发生率降低。

临床中调脂治疗不仅要用他汀类药物将 LDL-C 降至目标水平，同时还应升高 HDL-C。目前升高高密度脂蛋白方法包括改善生活方式、贝特类药物、鱼油和烟酸，其中烟酸作用最强。

2007 年 ACC/AHA/SCAI 指南指出 PCI 术后的调脂目标为：将 LDL-C 控制在 100mg/dl 以下（如果甘油三酯≥200mg/dl，非 HDL-C 应＜130mg/dl）。

1. 建议开始饮食治疗　减低饱和脂肪酸（小于总热量的 7%）、反式脂肪酸和胆固醇（＜200mg/d）的摄入。（证据水平：Ⅰ，B）

2. 可考虑增加植物固醇（plant stanol/sterols）（2g/d）和（或）可溶性纤维（＞10g/d）的摄入，以进一步降低 LDL-C。（证据水平：Ⅱa，A）

3. 建议每天增加体育活动量，控制体重。（证据水平：Ⅰ，B）

4. 鼓励合理增加 omega-3 脂肪酸的摄入，如鱼或片剂（1g/d），以降低危险因素。如为控制增高的甘油三酯，可增加 omega-3 脂肪酸的摄入剂量。（Ⅱb，B）

5. 对所有因急性心血管或冠状动脉事件入院的患者都应在 24h 内进行血脂的快速评价。对住院患者，出院前即开始根据下列推荐给予降脂药物。（证据水平：Ⅰ，A）

(1) LDL-C 应控制在 100mg/dl 以下。（证据水平：Ⅰ，A）

(2) 可将 LDL-C 进一步降至 70mg/dl 以下。（证据水平：Ⅱa，A）

(3) 如果基础 LDL-C≥100mg/dl，应开始给予降低 LDL 的药物。（证据水平：Ⅰ，A）

(4) 如果治疗过程中 LDL-C≥100mg/dl，推荐增强降低 LDL 的药物治疗（可联合使用降低 LDL 的药物）。（证据水平：Ⅰ，A）

(5) 如果基础 LDL-C 在 70～100mg/dl，可将 LDL-C 降至 70mg/dl 以下。（证据水平：Ⅱa，B）

(6) 如果甘油三酯≥150mg/dl 或 HDL＜40mg/d，可控制体重，增加体育活动，强调戒烟。（证据水平：Ⅰ，B）

(7) 如果甘油三酯在 200～499mg/dl，非 HDL-C 应降至 130mg/dl 以下。（证据水平：Ⅰ，B）

(8) 如果甘油三酯在 200～499mg/dl，可将非 HDL-C 进一步降至 100mg/dl 以下。（证据水平：Ⅱa，B）

6. 降低非 HDL-C 的治疗选择包括

(1) 增强降低 LDL-C 的治疗。（证据水平：Ⅰ，B）

(2) 烟酸可能有益（在进行降低 LDL-C 治疗后）。（证据水平：Ⅱa，B）

(3) 贝特类药物可能有益（在进行降低 LDL-C 治疗后）。（证据水平：Ⅱa，B）

7. 如果甘油三酯≥500mg/dl，在给予降低 LDL-C 治疗前可应用贝特类或烟酸类药物进行治疗，以防止胰腺炎的发生，给予降低甘油三酯治疗后将 LDL-C 降至目标水平。建议将非 HDL-C 降至 130mg/dl 以下。（证据水平：Ⅰ，C）

三、其他药物治疗

β受体阻滞剂、血管紧张素转换酶抑制剂（ACEI）以及血管紧张素受体拮抗剂（ARB）等药物为心血管保护性药物，研究表明心血管保护性药物治疗能为接受 PCI 的患者带来直接益处。2007 年 ACC/AHA/SCAI 关于 PCI 指南对这些药物应用的建议如下：

1. β受体阻滞剂

(1) 对所有心肌梗死、急性冠状动脉综合征或左室功能障碍，伴或不伴心力衰竭症状的患者，除非有禁忌证，PCI 术后应开始并长期给予β受体阻滞剂治疗。（证据水平：Ⅰ，A）

(2) 对所有患冠心病或其他血管疾病或糖尿病的患者，除非有禁忌证，PCI 术后应长期给予β受体阻滞剂治疗。（证据水平：Ⅱa，C）

2. 血管紧张素转换酶抑制剂

(1) 对所有 LVEF≤40％的患者以及合并有高血压、糖尿病或慢性肾脏疾病的患者，除非有禁忌证，PCI 术后应开始并长期服用 ACEI。（证据水平：Ⅰ，A）

(2) 对那些非低危患者（低危定义为心血管危险因素得到良好控制，并进行了血运重建且 LVEF 正常），除非有禁忌证，PCI 术后应开始并长期给予 ACEI 治疗。（证据水平：Ⅰ，B）

(3) 在低危患者中（低危指心血管危险因素得到良好控制，并进行了血运重建且 LVEF 正常），PCI 术后应长期给予 ACEI 治疗。（证据水平：Ⅱb，B）

3. 血管紧张素受体拮抗剂

(1) 对不能耐受 ACEI 的心力衰竭患者或 LVEF≤40％的心肌梗死患者，建议 PCI 术

后给予 ARB 治疗。（证据水平：Ⅰ，A）

（2）对不能耐受 ACEI 的高血压患者，PCI 术后应用 ARB 有益。（证据水平：Ⅰ，B）

（3）对收缩功能障碍的心力衰竭患者，PCI 术后可考虑联合应用 ACEI 和 ARB。（证据水平：Ⅱa，B）

4. 醛固酮受体拮抗剂

对心肌梗死后没有明显肾功能障碍或高钾血症的患者，如果已经接受 ACEI 和 β 受体阻滞剂治疗，LVEF≤40%，并且合并有糖尿病或心力衰竭时，建议 PCI 术后应用醛固酮受体拮抗剂。（证据水平：Ⅰ，A）

四、控制血压

2007 年 ACC/AHA/SCAI 指南指出 PCI 术后的血压控制目标为将血压控制在 140/90mmHg 以下，当患者合并糖尿病或慢性肾脏疾病时将血压控制在 130/80mmHg 以下。

1. 当患者血压≥140/90mmHg（合并糖尿病或慢性肾脏疾病时血压≥130/80mmHg）时，建议开始改变生活方式——控制体重、增加体育活动、限酒、限盐、多吃蔬菜和水果及低脂饮食。（证据水平：Ⅰ，B）

2. 当患者血压≥140/90mmHg（合并糖尿病或慢性肾脏疾病时血压≥130/80mmHg）时，可开始药物治疗，如 β 受体阻滞剂和（或）ACEI，必要时可加用其他降压药如噻嗪类利尿剂以达到目标血压。（证据水平：Ⅰ，A）

五、糖尿病的治疗

目前，约 25%～30% 接受 PCI 治疗的患者合并有糖尿病。即使在药物洗脱支架时代，糖尿病患者 PCI 术后靶病变的再狭窄发生率仍然明显高于非糖尿病患者，因此糖尿病可增加 PCI 术后的靶血管重建率。以往的动物实验和临床研究表明，糖尿病患者 PCI 术后易发生冠状动脉内膜过度增生，导致支架内再狭窄，这些与血糖、糖基化终末产物、炎症因子（例如 $HMGB_1$）等因素相关。

PRESTO 试验结果表明，糖尿病患者 PCI 术后 9 个月冠状动脉新生病变发生率（30%）较非糖尿病患者（21%）显著增加，糖尿病可预测 PCI 术后 9 个月死亡、靶血管再次血运重建（TVR）和联合终点（死亡/心肌梗死/TVR）。研究显示，糖尿病是 PCI 术后心脏事件最重要的独立预测因子之一。HbA1c＞7% 是 PCI 术后 12 个月 TVR 的独立预测因素。因此，为了提高糖尿病患者 PCI 的总体疗效，所有患者均需在术后进行充分的二级预防，积极控制血糖。

血糖管理的内容应包括定期、全面的血糖检查以及控制血糖的各种措施，如饮食、运动和药物治疗。患者应在 PCI 术后每半年进行一次口服葡萄糖耐量试验（OGTT）检查，一旦发现 OGTT 中 2h 血糖≥11.1mmol/L，应诊断为新诊糖尿病，应及时按糖尿病治疗方案积极治疗；如 OGTT 检查发现为糖耐量受损（IGT），应建议患者增加运动量，同时给予必要的药物治疗以减少糖尿病发生。

2007 年 ACC/AHA/SCAI 指南指出 PCI 术后的血糖控制目标为 HbA1c＜7%。

（1）为使 HbA1c 接近正常水平，建议开始进行生活方式改变和药物治疗。（证据水

平：Ⅰ，B）

（2）开始积极控制其他危险因素（根据上述建议进行体育锻炼、体重控制、降压和降低胆固醇）。（证据水平：Ⅰ，B）

（3）糖尿病护理与内分泌护理协同效果较好。（证据水平：Ⅰ，C）

六、其他心血管危险因素的控制

2007年ACC/AHA/SCAI指南指出PCI术后应对患者进行吸烟、体育锻炼、减轻体重等控制。

1. 吸烟

目标：完全戒掉，不吸入二手烟。

（1）每次就诊时应询问吸烟情况。（证据水平：Ⅰ，B）

（2）每次就诊时应建议吸烟者及其吸烟的家庭成员戒烟。（证据水平：Ⅰ，B）

（3）对愿意戒烟的患者进行评价。（证据水平：Ⅰ，B）

（4）对吸烟者应辅以戒烟咨询，并制订戒烟计划。（证据水平：Ⅰ，B）

（5）对吸烟者进行随访，推荐戒烟的特定方案或进行药物治疗（包括尼古丁替代品和药物治疗）。（证据水平：Ⅰ，B）

（6）避免在工作场所及家中吸入二手烟。（证据水平：Ⅰ，B）

2. 体育锻炼

目标：每周5次，每次进行30min的体育锻炼，最好每天都能进行体育锻炼。

（1）建议高危患者（如新近的急性冠状动脉综合征或血运重建、心力衰竭患者）进行有医疗监督的锻炼项目（心脏康复）。（证据水平：Ⅰ，B）

（2）对所有患者，建议根据体育锻炼史和（或）运动试验评估危险，指导锻炼。（证据水平：Ⅰ，B）

（3）对所有患者，鼓励进行30～60min的中度至强度的有氧锻炼，如快跑，并增加每天的日常活动。（证据水平：Ⅰ，B）

（4）鼓励患者每周进行2天的抵抗训练。（证据水平：Ⅱb，C）

3. 控制体重

目标：BMI：$18.5\sim24.9kg/m^2$

腰围：男性小于102cm（40英寸），女性小于89cm（35英寸）

（1）为了达到或保持BMI在$18.5\sim24.9kg/m^2$，在每次就诊时都应该评估患者的BMI和（或）腰围，并持续鼓励患者通过合适的体育锻炼、热量摄入和正式的运动项目进行控制或减轻体重。（证据水平：Ⅰ，B）

（2）减轻体重的最初目标应为减少基础体重的10%左右的重量。如果成功，尝试通过进一步的评估再继续进行减重。（证据水平：Ⅰ，B）

（3）如果女性腰围（在髂脊水平进行测量）≥89cm（35英寸），男性腰围≥102cm（40英寸），有必要开始进行生活方式改变，并根据上述建议考虑进行代谢综合征的治疗。（证据水平：Ⅰ，B）

4. 流感疫苗接种

研究报道PCI术后患者接种流感疫苗后死亡率下降20%。

心血管疾病的患者应每年进行流感疫苗接种。(证据水平：Ⅰ，B)

(周玉杰　闫振娴)

参考文献

1. Pfisterer M, Brunner-La Rocca HP, Buser PT, et al. Late clinical events after clopidogrel discontinuation may limit the benefit of drug-eluting stents: an observational study of drug-eluting versus bare-metal stents. J Am Coll Cardiol, 2006, 48 (12): 2584-2591.
2. Camenzind E, Steg PG, Wijns W. Stent thrombosis late after implantation of first-generation drug-eluting stents: a cause for concern. Circulation, 2007, 115 (11): 1440-1455.
3. Nordmann AJ, Briel M, Bucher HC. Mortality in randomized controlled trials comparing drug-eluting vs. bare metal stents in coronary artery disease: a meta-analysis. Eur Heart J, 2006, 27 (23): 2784-2814.
4. Spencer B. King, Ⅲ, Sidney C, et al. 2007 Focused Update of the ACC/AHA/SCAI 2005 Guideline Update for Percutaneous Coronary Intervention: A Report of the American College of Cardiology/American Heart Association Task Force on Practice Guidelines: 2007 Writing Group to Review New Evidence and Update the ACC/AHA/SCAI 2005 Guideline Update for Percutaneous Coronary Intervention, Writing on Behalf of the 2005 Writing CommitteeCirculation, 2008, 117: 261-295.
5. Fox KA, Mehta SR, Peters R, et al. Benefits and risks of the combination of clopidogrel and aspirin in patients undergoing surgical revascularization for non-ST-elevation acute coronary syndrome: the Clopidogrel in Unstable angina to prevent Recurrent ischemic Events (CURE) Trial. Circulation, 2004, 110 (10): 1202-1208.
6. Steinhubl SR, Berger PD, Mann JT Ⅲ, et al. for the CREDO Investigators. Early and sustained dual oral antiplatelet therapy following percutaneous coronary intervention: A randomized controlled trial. JAMA, 2002, 288: 2411-2420.
7. Patti G, Colonna G, Pasceri V, et al. Randomized trial of high loading dose of clopidogrel for reduction of periprocedural myocardial infarction in patients undergoing coronary intervention: results from the ARMYDA-2 (Antiplatelet therapy for Reduction of MYocardial Damage during Angioplasty) study. Circulation, 2005, 111 (16): 2099-2106.
8. Montalescot G, Sideris G, Meuleman C, et al. A randomized comparison of high clopidogrel loading doses in patients with non-ST-segment elevation acute coronary syndromes: the ALBION (Assessment of the Best Loading Dose of Clopidogrel to Blunt Platelet Activation, Inflammation and Ongoing Necrosis) trial. J Am Coll Cardiol, 2006, 48 (5): 931-938.
9. Eisenstein EL, Anstrom KJ, Kong DF, et al. Clopidogrel use and long-term clinical outcomes after drug-eluting stent implantation. JAMA, 2007, 297 (2): 159-168.
10. Rasoul S, Ottervanger JP, de Boer MJ, et al. A comparison of dual vs. triple antiplatelet therapy in patients with non-ST-segment elevation acute coronary syndrome: results of the ELISA-2 trial. Eur Heart J, 2006, 27 (12): 1401-1407.
11. Kong DF, Hasselblad V, Harrington RA, et al. Meta-analysis of survival with platelet glycoprotein Ⅱb/Ⅲa antagonists for percutaneous coronary interventions. Am J Cardiol, 2003, 92 (6): 651-655.
12. Boersma E, Harrington RA, Moliterno DJ, et al. Platelet glycoprotein Ⅱb/Ⅲa inhibitors in acute coronary syndromes: a meta-analysis of all major randomized clinical trials. Lancet, 2002, 359 (9302):

189-198.

13. Cohen M, Diez JE, Levine GN, et al. Pharmacoinvasive management of acute coronary syndrome: incorporating the 2007 ACC/AHA guidelines: the CATH (cardiac catheterization and antithrombotic therapy in the hospital) Clinical Consensus Panel Report—Ⅲ. J Invasive Cardiol, 2007, 19 (12): 525-538.

14. Ferguson JJ, Wilson JM, Diez J. Antithrombotic therapy and the transition to the catheterization laboratory in UA/NSTEMI. Minerva Cardioangiol, 2007, 55 (5): 529-556.

15. Valgimigli M, Percoco G, Barbieri D, et al. The additive value of tirofiban administered with the high-dose bolus in the prevention of ischemic complications during high-risk coronary angioplasty: the ADVANCE Trial. J Am Coll Cardiol, 2004, 44 (1): 14-19.

16. Serebruany V, Malinin A, Pokov A, et al. Effects of escalating doses of tirofiban on platelet aggregation and major receptor expression in diabetic patients: hitting the TARGET in the TENACITY trial? Thromb Res, 2007, 119 (2): 175-181.

17. Marzocchi A, Manari A, Piovaccari G, et al. Randomized comparison between tirofiban and abciximab to promote complete ST-resolution in primary angioplasty: results of the facilitated angioplasty with tirofiban or abciximab (FATA) in ST-elevation myocardial infarction trial. Eur Heart J, 2008, 29 (24): 2972-2980.

18. Valgimigli M, Campo G, Percoco G, et al. Comparison of angioplasty with infusion of tirofiban or abciximab and with implantation of sirolimus-eluting or uncoated stents for acute myocardial infarction: the MULTISTRATEGY randomized trial. JAMA, 2008, 299 (15): 1788-1799.

19. Van't Hof AW, Ten Berg J, Heestermans T, et al. Prehospital initiation of tirofiban in patients with ST-elevation myocardial infarction undergoing primary angioplasty (On-TIME 2): a multicentre, double-blind, randomized controlled trial. Lancet, 2008, 372 (9638): 537-546.

20. Giugliano RP, White JA, Bode C, et al. Early versus delayed, provisional eptifibatide in acute coronary syndromes. N Engl J Med, 2009, 360 (21): 2176-2190.

21. Bonnefoy E. Comparison of Pre-hospital or Cath lab Administration of High Dose Tirofiban in Patients Undergoing Primary Angioplasty (The AGIR2 Study). American College of Cardiology Scientific Sessions, 2009.

22. Douglas JS Jr, Holmes DR Jr, Kereiakes DJ, et al. Coronary stent restenosis in patients treated with cilostazol. Circulation, 2005, 112 (18): 2826-2832.

23. Lee SW, Park SW, Kim YH, et al. Comparison of triple versus dual antiplatelet therapy after drug-eluting stent implantation (from the DECLARE-Long trial). Am J Cardiol, 2007, 100 (7): 1103-1108.

24. Lee SW, Park SW, Kim YH, et al. Drug-eluting stenting followed by cilostazol treatment reduces late restenosis in patients with diabetes mellitus the DECLARE-DIABETES Trial (A Randomized Comparison of Triple Antiplatelet Therapy with Dual Antiplatelet Therapy After Drug-Eluting Stent Implantation in Diabetic Patients). J Am Coll Cardiol, 2008, 51 (12): 1181-1187.

25. White HD, Kleiman NS, Mahaffey KW, et al. Efficacy and safety of enoxaparin compared with unfractionated heparin in high-risk patients with non-ST-segment elevation acute coronary syndrome undergoing percutaneous coronary intervention in the Superior Yield of the New Strategy of Enoxaparin, Revascularization and Glycoprotein Ⅱb/Ⅲa Inhibitors (SYNERGY) trial. Am Heart J, 2006, 152: 1042-1050.

26. Fox KA, Antman EM, Cohen M, et al. Comparison of enoxaparin versus unfractionated heparin in pa-

tients with unstable angina pectoris/non-ST-segment elevation acute myocardial infarction having subsequent percutaneous coronary intervention. Am J Cardiol, 2002, 90: 477-482.

27. Antman EM, Morrow DA, McCabe CH, et al. Enoxaparin versus unfractionated heparin as antithrombin therapy in patients receiving fibrinolysis for ST-elevation myocardial infarction. Design and rationale for the Enoxaparin and Thrombolysis Reperfusion for Acute Myocardial Infarction Treatment - Thrombolysis In Myocardial Infarction study 25 (ExTRACT-TIMI 25). Am Heart J, 2005, 149: 217-226.

28. Montalescot G, White HD, Gallo R, et al. Enoxaparin versus unfractionated heparin in elective percutaneous coronary intervention. N Engl J Med, 2006, 355: 1006-1017.

29. Morrow DA, Antman EM, Murphy SA, et al. Effect of enoxaparin versus unfractionated heparin in diabetic patients with ST-elevation myocardial infarction in the Enoxaparin and Thrombolysis Reperfusion for Acute Myocardial Infarction Treatment - Thrombolysis In Myocardial Infarction study 25 (ExTRACT-TIMI 25) trial. Am Heart J, 2007, 154 (6): 1078-1084.

30. Kereiakes DJ, Montalescot G, Antman EM, et al. Low-molecular-weight heparin therapy for non-ST-elevation acute coronary syndromes and during percutaneous coronary intervention: an expert consensus. Am Heart J, 2002, 144: 615-624.

31. Stone GW, White HD, Ohman EM, et al. Bivalirudin in patients with acute coronary syndromes undergoing percutaneous coronary intervention: a subgroup analysis from the Acute Catheterization and Urgent Intervention Triage strategy (ACUITY) trial. Lancet, 2007, 369: 907-919.

32. Yusuf S, Mehta SR, Chrolavicius S, et al. Effects of fondaparinux on mortality and reinfarction in patients with acute ST-segment elevation myocardial infarction: the OASIS-6 randomized trial. JAMA, 2006, 295: 1519-1530.

33. Briguori C, Colombo A, Airoldi F, et al. Statin administration before percutaneous coronary intervention: impact on periprocedural myocardial infarction. Eur Heart J, 2004, 25 (20): 1822-1828.

34. Carlo Briguori. Impact of a Single High Loading Dose of Atorvastatin on Periprocedural Myocardial Infarction (NAPLES II). American College of Cardiology 2009 Scientific Sessions, 2009.

35. Pasceri V, Patti G, Nusca A, et al. Randomized trial of atorvastatin for reduction of myocardial damage during coronary intervention: results from the ARMYDA (Atorvastatin for Reduction of MYocardial Damage during Angioplasty) study. Circulation, 2004, 110 (6): 674-678.

36. Patti G, Pasceri V, Colonna G, et al. Atorvastatin pretreatment improves outcomes in patients with acute coronary syndromes undergoing early percutaneous coronary intervention: results of the ARMYDA-ACS randomized trial. J Am Coll Cardiol, 2007, 49 (12): 1272-1278.

37. Giuseppe Patti. Prospective, multicenter, randomized, double blind trial investigating efficacy of atorvastatin reload in patients on chronic statin therapy undergoing PCI. (ARMYDA-RECAPTURE). American College of Cardiology 2009 Scientific Sessions, 2009.

38. Spencer B. King, Sidney C, et al. 2007 Focused Update of the ACC/AHA/SCAI 2005 Guideline Update for Percutaneous Coronary Intervention: A Report of the American College of Cardiology/American Heart Association Task Force on Practice Guidelines: 2007 Writing Group to Review New Evidence and Update the ACC/AHA/SCAI 2005 Guideline Update for Percutaneous Coronary Intervention, Writing on Behalf of the 2005 Writing Committee. Circulation, 2008, 117: 261-295.

39. Ferrari E, Benhamou M, Cerboni P, et al. Coronary syndromes following aspirin withdrawal A special risk for late stent thrombosis. J Am Coll Cardiol, 2005, 45 (3): 456-459.

40. Patti G, Colonna G, Pasceri V, et al. Randomized trial of high loading dose of clopidogrel for reduction of periprocedural myocardial infarction in patients undergoing coronary intervention: results from the

ARMYDA-2 (Antiplatelet therapy for Reduction of MYocardial Damage during Angioplasty) study. Circulation, 2005, 111 (16): 2099-2106.

41. Smith SC, Feldman TE, Hirshfeld JW, et al. ACC/AHA/SCAI 2005 Guideline Update for Percutaneous Coronary Intervention-Summary Article: A Report of the American College of Cardiology/American Heart Association Task Force on Practice Guidelines (ACC/AHA/SCAI Writing Committee to Update the 2001 Guidelines for Percutaneous Coronary Intervention). J Am Coll Cardiol, 2006, 47 (1): 216-235.

42. Angiolillo DJ, Shoemaker SB, Desai B, et al. Randomized comparison of a high clopidogrel maintenance dose in patients with diabetes mellitus and coronary artery disease: results of the Optimizing Antiplatelet Therapy in Diabetes Mellitus (OPTIMUS) study. Circulation, 2007, 115 (6): 708–716.

43. Steinhubl SR. Optimizing antiplatelet therapy for the ACS patient: reacting to clinical trial data from the ISAR-REACT-2 studies. Rev Cardiovasc Med, 2006, 7 Suppl 4: S12–9.

44. Wiviott SD, Antman EM, Winters KJ, et al. Randomized comparison of prasugrel (CS-747, LY640315), a novel thienopyridine P2Y12 antagonist, with clopidogrel in percutaneous coronary intervention: results of the Joint Utilization of Medications to Block Platelets Optimally (JUMBO) -TIMI 26 trial. Circulation, 2005, 111 (25): 3366–3373.

45. Antman EM, Wiviott SD, Murphy SA, et al. Early and late benefits of prasugrel in patients with acute coronary syndromes undergoing percutaneous coronary intervention: a TRITON-TIMI 38 (TRial to Assess Improvement in Therapeutic Outcomes by Optimizing Platelet Inhibition with Prasugrel-Thrombolysis In Myocardial Infarction) analysis. J Am Coll Cardiol, 2008, 51 (21): 2028-2033.

46. Cannon CP, Husted S, Harrington RA, et al. Safety, tolerability, and initial efficacy of AZD6140, the first reversible oral adenosine diphosphate receptor antagonist, compared with clopidogrel, in patients with non-ST-segment elevation acute coronary syndrome: primary results of the DISPERSE-2 trial. J Am Coll Cardiol, 2007, 50 (19): 1844-1851.

47. Peters RJ, Mehta SR, Fox KA, et al. Effects of aspirin dose when used alone or in combination with clopidogrel in patients with acute coronary syndromes: observations from the Clopidogrel in Unstable angina to prevent Recurrent Events (CURE) study. Circulation, 2003, 108 (14): 1682-1687.

48. Serebruany VL, Malinin AI, Eisert RM, et al. Risk of bleeding complications with antiplatelet agents: meta-analysis of 338, 191 patients enrolled in 50 randomized controlled trials. Am J Hematol, 2004, 75 (1): 40-47.

49. Kinnaird TD, Stabile E, Mintz GS, et al. Incidence, predictors, and prognostic implications of bleeding and blood transfusion following percutaneous coronary interventions. Am J Cardiol, 2003, 92 (8): 930-935.

50. Moscucci M, Fox KA, Cannon CP, et al. Predictors of major bleeding in acute coronary syndromes: the Global Registry of Acute Coronary Events (GRACE). Eur Heart J, 2003, 24 (20): 1815-1823.

51. Comparison of the effects of two doses of recombinant hirudin compared with heparin in patients with acute myocardial ischemia without ST elevation: a pilot study. Organization to Assess Strategies for Ischemic Syndromes (OASIS) Investigators. Circulation, 1997, 96 (3): 769-777.

52. Yusuf S. Design. baseline characteristics, and preliminary clinical results of the Organization to Assess Strategies for Ischemic Syndromes-2 (OASIS-2) trial. Am J Cardiol, 1999, 84 (5A): 20M–25M.

53. Fox KA, Mehta SR, Peters R, et al. Benefits and risks of the combination of clopidogrel and aspirin in patients undergoing surgical revascularization for non-ST-elevation acute coronary syndrome: the Clopidogrel in Unstable angina to prevent Recurrent ischemic Events (CURE) Trial. Circulation, 2004,

110 (10): 1202-1208.
54. Sameer K. Mehta, MD, Andrew D, et al. Bleeding in Patients Undergoing Percutaneous Coronary Intervention. The Development of a Clinical Risk Algorithm From the National Cardiovascular Data Registry. Circ Cardiovasc Intervent, 2009, 2: 222-229.
55. Serruys PW, Foley DP, Jackson G, et al. A randomized placebo-controlled trial of fluvastatin for prevention of restenosis after successful coronary balloon angioplasty: final results of the fluvastatin angiographic restenosis (FLARE) trial. Eur Heart J, 1999, 20 (1): 58-69.
56. Waters DD. Medical therapy versus revascularization: the atorvastatin versus revascularization treatment AVERT trial. Can J Cardiol, 2000, 16 Suppl A: 11A-13A.
57. Serruys PW, de Feyter P, Macaya C, et al. Fluvastatin for prevention of cardiac events following successful first percutaneous coronary intervention: a randomized controlled trial. Lescol Intervention Prevention Study (LIPS). JAMA, 2002, 287 (24): 3215-3222.
58. Mathew V, Gersh BJ, Williams BA, et al. Outcomes in patients with diabetes mellitus undergoing percutaneous coronary intervention in the current era: a report from the Prevention of REStenosis with Tranilast and its Outcomes (PRESTO) trial. Circulation, 2004, 109 (4): 476-480.

第六章 对比剂的选择和应注意的问题

20世纪80年代以来，人民生活方式和生活水平不断提高，但不合理的膳食结构、人群体力活动减少、体重上升、血清胆固醇升高、血压升高、吸烟率上升、生活节奏加快等危险因素使我国心血管病发病率和死亡率呈逐年上升趋势。2004年全国因冠心病住院有186万人次，2005年完成冠状动脉介入治疗术的有95 912例。冠心病患者冠状动脉介入诊疗数量也呈快速增长趋势，含碘对比剂越来越广泛地应用在介入手术和无创影像学方面（如计算机断层显像）。

伴随而来的就是临床医生对含碘对比剂安全性和有效性的关注。综合当前有关对比剂不良反应研究的结果，其副作用主要集中在如下两个方面：对比剂应用后肾脏损害，即对比剂肾病［现亦称为对比剂致急性肾损伤（AKI）］、对比剂致变态反应。

第一节 对比剂肾病（对比剂致急性肾损伤）

Nash等发现在4622名综合医院住院患者中，发生肾功能不全的概率为7.2%。其中由对比剂引起肾功能不全是医院获得性肾衰竭的第三大常见原因，仅次于肾前性肾衰竭和肾毒性药物所致肾衰竭，占全部病例的11%，其死亡率达到14%。McCullough等研究也证实了对比剂AKI患者的高死亡率：住院对比剂AKI患者死亡率为7.1%，而需要透析的对比剂AKI患者死亡率高达35.7%。需要透析的对比剂AKI患者的2年死亡率为81.2%。不仅如此，对比剂AKI与晚期心血管事件、死亡风险增加相关。

对比剂简介

对比剂指临床检查和治疗中为了增加某一内脏组织或腔道对比度，更加清晰地显示器官或腔道的形态、轮廓及病变特征，而需要应用某些特殊物质，这种物质俗称对比剂（control medium）。对比剂主要分为阴性对比剂和阳性对比剂两大部分，空气、氧气、二氧化碳、氮气等无害、无菌的气体因透X线属阴性对比剂，阳性对比剂的代表有含钡及含碘的两种。

冠状动脉介入诊疗中常用的对比剂是含碘对比剂。含碘对比剂的发展总体上概括来讲如下：从无机碘化物到有机碘化物，从单聚体到二聚体，从高渗对比剂到符合人体生理特性的低渗对比剂。碘对比剂最初是以碘化钠（1924年）、碘化钾这样的无机形式出现的，后来就出现以泛影葡胺为代表的有机碘化物，以及后来的碘葡胺（优维显）、碘海醇（欧乃派克）、碘克沙醇（威视派克）。所谓单聚、二聚指有机碘对比剂中一分子有机碘含一个或两个三碘苯环，分子结构中含碘量越高，造影的清晰度就相对越好，所以单从此角度讲二聚对比剂造影清晰度要高于单聚对比剂，我们常用的优维显、欧乃派克属于单聚对比剂，威视派克属于二聚对比剂。对比剂的渗透压一直是临床关注的问题，最早高渗对比剂其渗透压是正常血浆渗透压的 5～7 倍，后来出现的"低渗"对比剂渗透压是正常的 2～3 倍，90 年代后出现了真正与血浆渗透压相同的等渗对比剂，代表物为碘克沙醇。

对比剂的理化性质重点介绍如下：（1）电离特性：有机碘对比剂在溶液中离解成阴阳离子称为离子型（ionic）对比剂，70 年代后研制出非离子型（nonionic）对比剂，它克服了前者的许多缺点，渗透压显著降低，毒副作用少，生物安全性大，对神经系统毒性低。（2）渗透压：溶液的渗透压取决于溶液中所含的离子数，液态离子型对比剂会离解成阳离子和阴离子，因此离子型对比剂渗透压高于非离子型。二聚体对比剂的每一分子含两个三碘苯环，相当于两个分子单体对比剂的含碘量，所以单体对比剂的渗透压高于二聚体渗透压。（3）碘对比剂代谢：主要分布在细胞外液，主要经肾脏排泄（通常 24h），不能被代谢，原形存在（无蛋白结合），可以被透析。（4）其他：临床中离子型对比剂多以每毫升溶液含碘毫克数表示其浓度，如 370 就表示每毫升溶液含碘 370mg。含碘对比剂中黏度也是一个重要特性。二聚体分子大于单聚体分子，故黏度也大。

需要指出的是所谓的"低渗"对比剂是在等渗对比剂出来前对当时一些对比剂的称谓，其渗透压显著低于高渗对比剂，代表物有优维显、欧乃派克等。但是其渗透压仍远大于正常血浆渗透压，所以称其为"次高渗"对比剂可能更为合适。

对比剂肾病（CIN）是指排除其他肾脏损害因素后使用对比剂后 2～3 天内发生的急性肾功能损害。目前本病尚无统一诊断标准，一般认为血清肌酐（Cr）水平较使用对比剂前升高 25%～50% 或升高 0.5～1mg/dl 便可诊断。发病机制目前倾向于认为是肾缺血、肾小管毒性及血管活性介质的综合作用。据估计普通人群中发生率低于 2%，但是具体发病率高低取决于患者合并危险因素多少。

对比剂 AKI 发生和对比剂的两个主要特性——渗透压和黏度有关。高渗透压可以诱发腺苷、内皮素和其他肾血管收缩剂的释放，从而引起急性血管收缩。通过以上机制，肾脏血流量在短暂升高后会持续下降约 50%，并维持数小时。碘对比剂在肾小管和集合管中浓缩，荧光透视可见持久肾图表现。积聚在肾内的对比剂会直接损伤细胞，导致肾小管细胞死亡。除了肾脏血管收缩和直接细胞毒性作用外，氧化应激在对比剂肾损伤中的作用不可忽视。氧化应激发生在慢性肾衰竭和糖尿病患者中，是导致内皮功能损伤的重要因素。对比剂滞留是导致 AKI 发生的重要原因之一。目前认为对比剂滞留和对比剂的黏度有重要关系，动物实验和人体试验研究显示应用高黏度对比剂、肾损伤和（或）年龄 >73 岁的患者中对比剂滞留比例和 AKI 发生率较高。因此，在使用对比剂的术前、术中和术后，保持高的尿流率非常重要。究竟哪种对比剂特性在影响对比剂 AKI 方面占有主导地位目前还有争议，也可能是两种特性在 AKI 方面有联合协同作用。

由于患者人群和基线危险因素的差异，不同文献报道对比剂 AKI 发生率差异很大。此外，在所有临床事件中，由于定义标准的不同，发生率也各不相同。在近期文献中，对比剂 AKI 通常定义为：对比剂给药后 24h 内，发生血清肌酐（SCr）升高，并在 5 天后达峰值。在大多数情况下，SCr 的升高可用绝对值（0.5～1.0mg/dl）表示，也可用升高超过基线值的比例（25% 或 50%）表示。临床试验中最常用的定义是，术后 48h 评价，SCr 升高 0.5mg/dl 或比基线值升高 25%。欧洲泌尿生殖放射学会关于对比剂 AKI 的定义是：肾功能受损（对比剂血管内给药后 3 天内，无其他原因的情况下，SCr 升高 >0.5mg/dl 或 >25%）。急性肾损害网所采用的定义是：SCr 升高 ≥0.3mg/dl 伴无尿，或许可作为一个新标准，可大大增加临床 AKI 发生率以及引起临床医生对对比剂 AKI 的重视。

对比剂给药前评价肾功能非常重要，这能确保采取适当的步骤来降低风险。由于 SCr 不能单独作为肾功能的测量指标，因此依据美国国家肾脏病基金会制定的"肾脏病患者预后及生存质量指导（K/DOQI）"建议，临床医师需根据血清肌酐计算 eGFR 值作为评估肾功能的指标，代替 SCr 作为评价肾功能的指标。我国肾脏病学者已经将该公式进行调整，使之更适合我国人群，目前正在进行外部验证。

对比剂 AKI 预防一直是临床工作的重点。我们的经验是在行冠状动脉介入诊疗操作前，一定要对患者行危险性评估。术前患者经过评价分为低度危险和高度危险。低度危险患者简单讲就是无肾功能损害病史，肌酐<120μmol/L（1.36mg/dl）。高度危险患者包括如下两项任意一项：①肾功能损害：肌酐>120μmol/L（1.36mg/dl）；②满足以下几项中任何 3 项：年龄>70 岁，糖尿病且伴蛋白尿，心功能衰竭，肝硬化，肾病综合征，肾毒性药物，高血压，高胆固醇血症，高尿酸血症，多发性骨髓瘤。低度危险患者术前只要保证患者有充分的水化状态即可，其余不需要特殊处理。高危患者术前处理相对较为复杂。

对于高危患者降低风险的措施如下：(1) 暂停肾毒性药物：在对比剂给药前几天，应尽可能暂停使用非甾体抗炎药物、神经钙蛋白抑制剂、大剂量髓袢利尿剂、氨基糖苷类药物和其他肾毒性药物。在所有使用对比剂的手术前，应常规暂停使用二甲双胍。(2) 扩容水化：水化可以明确降低造影剂肾病的发生率。目前建议采用的方法为：对于有 AKI 危险因素的住院患者应该在造影前 12h 并持续至术后 6~24h 给予等渗晶体液 [1~1.5ml/(kg·h)]，对非住院病人，则至少术前 3h 开始输液。(3) 对比剂用量：对比剂的用量是对比剂 AKI 的危险因素之一。一般原则是，以毫升为单位，对比剂的用量不得使 eGFR 超过基线 eGFR 值的两倍。有明显 CKD 的患者，诊断性导管术计划使用的对比剂应少于 30ml，如果继而进行 PCI，合理用量应少于 100ml。(4) 合理选择对比剂。对于拟行血管造影的慢性肾功能不全患者，临床证据支持这部分患者选用非离子型等渗对比剂。这已经得到 2007 ACC/AHA/SCAI 的支持，被列为 I 类证据。(5) 给药途径。大量研究提供的详细证据表明，动脉途径注射对比剂后，对比剂 AKI 的发生率高于静脉途径注射对比剂。(6) 透析和血液滤过。透析可清除对比剂，但目前还没有临床证据证明预防性透析能降低 AKI 的风险。另外血液滤过高额费用及相关的副作用和需要在 ICU 中进行都会限制此预防措施的使用。(7) 药物因素。到目前为止，尚未证明有哪种药理学制剂能确切、有效预防 AKI。在一些使用碘对比剂的小型试验中进一步研究了一些药理学制剂 [包括抗氧化剂维生素 C 和氮-乙酰半胱氨酸（NAC）、他汀类、氨茶碱/茶碱和前列腺素 E1] 的作用。虽然 NAC 使用广泛，但其有效性尚未得到一致的证明。维生素 C 在多中心、盲法、安慰剂对照试验中被证明其能降低对比剂 AKI 的发生率。

目前在对比剂 AKI 防治方面尚有明显不足之处。首先，SCr 作为基线肾功能和 AKI 的指标，既不直接也不灵敏。因此，需要寻找一种高特异、能反映 AKI 的血液和尿液生物标记物，中性粒细胞明胶酶相关脂质运载蛋白（NGAL）目前来看是一个不错的选择。NGAL 是载脂蛋白家族的成员之一，由于其分子量小（25kDa）而且不易降解，因此易于从尿液中排泄并被检出。当发生肾毒性或发生缺血性损伤（如接触对比剂）后，皮质肾小管、血液、尿液中会出现 NGAL 大量蓄积。全血 NGAL 可能是一个早期、敏感的 AKI 标记物，其可在导管室现场使用。另外半胱氨酸蛋白酶抑制剂 C（Cystatin C）也可作为肾功能的检测指标，其为肾脏从血液中滤出的一种血清蛋白。体内所有有核细胞都能稳定产生半胱氨酸蛋白酶抑制剂 C。由于它的分子量很小，所以在肾内能自由通过肾小球膜滤过，其血液浓度与肾小球滤过率有关。半胱氨酸蛋白酶抑制剂 C 的水平与身高、体重、肌肉量、年龄、性别无关。作为肾小球滤过率和肾功能的标记物，半胱氨酸蛋白酶抑制剂 C 优于 SCr，且已经被美国食品和药品管理局批准应用。可以预计，将来这种标记物有望取代 SCr 作为肾脏滤过功能的血液标记物。当然这些新的预测 AKI 生化标记物在应用之前，还需要对其进行更深入的研究和认识。

对比剂 AKI 研究的最终目标是预防和减少此种危害发生。目前有前景的研究策略有：口服或静脉使用抗氧化剂〔包括一种强效抗氧化剂，去铁酮（Deferiprone）〕；使用导流导管向肾内输入肾血管扩张剂；强化水化以增加尿量，从而缩短碘对比剂在肾小管内的停留时间；全身降温；不透射线且肾毒性较低的新型对比剂。另一种较为新颖的方法是冠状动脉注射后，冠状窦回收回流血液和对比剂，这样可减少流入肾脏的对比剂量，从而减少 AKI 风险。

对比剂应用的一个焦点为高危患者应用等渗对比剂和低渗对比剂孰优孰劣。早期 NEPHRIC 研究结果提示对于肾功不全高危患者建议应用非离子等渗对比剂，随后的 RE-COVER 等多个研究结果以及荟萃分析也支持这个观点。但是 2008 年报告的 CONTRAST 和 CARE 研究结果却提示在肾功能受损人群应用两种对比剂后 AKI 发生率并没有明显差异。这提示渗透压和黏度作为对比剂的重要特性，在对比剂致 AKI 方面可能都有显著作用。

预防对比剂致急性肾损伤可以简单以十字概括：分层、水化、限量、等渗、低黏。具体讲就是患者术前必须进行危险度分层，围术期水化，术中严格限制对比剂用量，推荐等渗和（或）低黏度对比剂。

冠状动脉介入手术普及和医学影像学不断发展，使得对比剂 AKI 问题不容忽视，术前评估患者 eGFR 应当被列为一个常规检测指标，且应使用更为灵敏的生化指标。虽然在对比剂 AKI 领域我们已经取得一定成果，但是其研究亟须围绕预防策略开展多中心、大型随机试验，以评价肾功能的改变和临床结局。研制无毒的理想影像学对比剂，甚至取代对比剂是未来的一个重要发展方向。

第二节　对比剂与变态反应

虽然目前冠状动脉介入诊疗前并不要求行对比剂碘过敏试验，但在临床实际工作中对比剂造成的变态反应并不罕见，不及时处理可以导致严重后果。

一、对比剂变态反应机制

此反应与剂量及浓度无明显关系。反应出现迅速，与已知过敏反应相似。其表现均是释放以组织胺为代表的各种生物活性介质，引起一系列过敏样症状，甚至死亡。特异性反应按严重程度可分为轻度、中度及严重反应三种。

对比剂引发组织胺等释放的方式有：（1）对比剂的物理-化学性状直接刺激或损伤细胞，尤其是离子型对比剂渗透压可高出人体渗透压 7 倍，又带有电荷，当注射速度快，且用量大时，可直接刺激细胞引起变性和损伤而释放组织胺。这种直接释放作用主要由高渗透离子型对比剂引起。（2）对比剂是一种补体激活物质，可能是通过替代途径激活补体而产生 C3a、C5a 和 C2a，引起组织胺释放等反应。离子型对比剂的补体激活作用明显高于非离子型。（3）有机碘对比剂，特别是离子型对比剂可具有半抗原性，和蛋白质结合后可以成为一种完全抗原而引起免疫应答，产生 IgE 抗体，使机体处于致敏状态。当对比剂再次进入人体后，便和吸附在肥大细胞上的 IgE 抗体结合，引起脱颗粒而释放组织胺，产生 I 型超敏反应，即过敏反应。但初次接触对比剂的人就可能产生过敏反应，这可能是对比剂和其他某种抗原的抗体有交叉反应。

组织胺可引起毛细血管扩张和通透性增加，导致充血、水肿、荨麻疹和痒感。如果大量释放，将导致广泛的血管充血和通透性改变，血容量急剧下降以致休克。组织胺又能使平滑肌收缩，引起哮喘、呕吐、腹泻等症状。

二、对比剂变态反应预防

1. 过敏试验

目前临床上过敏检查种类繁多，但很难通过结果来判断假阳性或假阴性的存在。大多数过敏反应因免疫应答引起。国外大多数医院不主张进行过敏试验。但目前在我国，碘过敏试验仍是术前准备之一，静脉注射方法是常见选择。

2. 药物预防性应用

对对比剂较为敏感患者，在注射对比剂前 10~15min 使用皮质类固醇及抗组织胺药物，此对预防或减轻过敏反应发生有一定效果，如在高危病人造影前口服 H_1 受体阻滞剂、H_2 受体阻滞剂或静脉注射地塞米松等。

三、对比剂变态反应治疗

1. 常规处理：①一旦确定发生副作用，应立即停止注射对比剂。②保持呼吸道通畅，有资料显示，过敏所致死亡 40% 是因为呼吸代偿失调所致，故气道通畅尤为重要，如有喉头水肿表现，应立即行气管插管，喉头水肿严重时，可行环甲膜切开或气管切开，尽早行人工辅助呼吸。③吸氧：根据有无肺部疾病，给予不同流量氧气，氧流量的调整应根据血气情况而定。④保持静脉通畅，及时给予液体治疗。静脉输液，快速扩容，使收缩压维持在 90mmHg 以上。优先选用胶体溶液，亦可使用晶体溶液。因为外周血管阻力急剧下降，血管通透性增加以及过敏反应早期静脉回流减少，这时补液是重中之重。⑤肾上腺皮质激素的使用，虽然起效需要一定时间，但可减少延迟复发的症状。

2. 对症处理：①轻度反应：立即停止注药，安慰患者不要紧张，张口深呼吸，根据症状可给予止吐药、H_1 或 H_2 受体阻滞剂，必要时肌注地塞米松、抗组织胺类药物，多在短时间内治愈。②中度反应：表现较危急，虽多较短暂，但仍应及时处理。除采取上述措施外，将患者置头低足高位，吸氧，观察患者的血压、脉搏和心率变化，如血压下降合并心动过缓，用 0.125~0.15mg 异丙肾上腺素缓慢静脉注射；如血压下降伴呼吸困难者可用氨茶碱 0.125g 静脉注射。此类反应如出现喉头水肿、喉痉挛、支气管痉挛及肺水肿时，应及时给予肾上腺素 0.5~1.0mg 皮下注射，地塞米松 20mg 静脉注射，异丙嗪（非那根）25mg 肌肉注射。③重度反应：除采取以上措施外，立即停止检查并进行抗过敏、抗休克处理，同时通知急诊科、麻醉科配合抢救，可行气管插管，呼吸循环停止者应立即进行心肺复苏术。脑水肿可用甘露醇对症处理。出现休克者立即静脉注射肾上腺素 0.5~1.0mg，补充血容量。有惊厥者，予以抗惊厥等对症治疗，采用抗过敏、补充血容量等治疗手段。

对比剂不良反应已经成为当前研究的热点，正确认识对比剂特点、副作用，掌握不良反应的处理和预防措施，才能够把对比剂造成的危害降到最低，避免介入治疗患者遭受再次伤害。

（周玉杰　聂　斌）

参考文献

1. 吕树铮，宋现涛，陈韵岱，等. 中国大陆 2005 年度经皮冠状动脉介入治疗登记调查研究结果初步分析. 中华心血管病杂志，2006，34：966-970.
2. Nash K, Hafeez A, Hou S. Hospital-acquired. renal insufficiency. Am J Kidney Dis, 2002, 39: 930-936.
3. Mueller C, Buerkle G, Buettner HJ, et al. Prevention of contrast media-associated nephropathy: randomized comparison of 2 hydration regimen in 1620 patients undergoing coronary angioplasty. Arck Intern Med, 2002, 162: 329-336.
4. 全国 eGFR 课题协助组. MDRD 方程在我国慢性肾脏病患者中的改良和评估［J］. 中华肾脏病杂志，2006，22（10）：589-595.
5. Kane GC, Doyle BJ, Lerman A, et al. Ultra-low contrast volumes reduce rates of contrast-induced nephropathy in patients with chronic kidney disease undergoing coronary angiography. J Am Coll Cardiol, 2008, 51: 89-90.
6. Anderson JL, Adams CD, Antman EM, et al. ACC/AHA 2007 guidelines for the management of patients with unstable angina/non-ST-elevation myocardial infarction-executive summary. A report of the American college of cardiology/American heart association task force on practice guidelines (writing committee to revise the 2002 guidelines for the management of patients with unstable angina/non-st-elevation myocardial infarction) developed in collaboration with the American college of emergency physicians, the society for cardiovascular angiography and interventions, and the society of thoracic surgeons endorsed by the American Association of cardiovascular and pulmonary rehabilitation and the society for academic emergency medicine. J Am Coll Cardiol, 2007, 50: 652-726.
7. Aspelin P, Aubry P, Fransson SG, et al. Nephrotoxic effects in high-risk patients undergoing angiography. N Engl J Med, 2003, 348: 491-499.
8. Solomon RJ, Natarajan MK, Doucet S, et al. Cardiac angiography in renally impaired patients (CARE) study: A randomized double-blind trial of contrast-induced nephropathy in patients with chronic kidney disease. Circulation, 2007, 115: 3189-3196.
9. Jo SH, Youn TJ, Koo BK, Park JS, et al. Renal toxicity evaluation and comparison between visipaque (iodixanol) and hexabrix (ioxaglate) in patients with renal insufficiency undergoing coronary angiography: The RECOVER study: A randomized controlled trial. J Am Coll Cardiol, 2006, 48: 924-930.
10. Briguori C, Airoldi F, D'Andrea D, et al. Renal Insufficiency Following Contrast Media Administration Trial (REMEDIAL): a randomized comparison of 3 preventive strategies. Circulation, 2007, 13; 115 (10): 1211-1217.
11. Zagler A, Azadpour M, Mercado C, et al. N-acetylcysteine and contrast-induced nephropathy: a meta-analysis of 13 randomized trials. Am Heart J, 2006, 151 (1): 140-145.

第七章　复杂病变和特殊人群的治疗策略

对无保护左主干、分叉病变、慢性完全闭塞病变、桥血管病变、小血管病变、长病变、再狭窄病变、多支血管病变、糖尿病患者、心肾功能不全患者、高龄患者进行介入治疗（PCI），由于风险较大、并发症发生率较高，属于高风险介入治疗。临床所谓的"复杂病变"一般是指病变本身介入操作较为复杂，如无保护左主干、分叉病变、慢性完全闭塞病变及桥血管病变的 PCI。除了新技术新器械的进步使成功率提高、并发症减少，近年来药物洗脱支架的广泛应用大大改善了临床预后。本章将对上述复杂病变和特殊人群的介入治疗进展进行讨论。

第一节　左主干病变的治疗策略

一、左主干病变的定义及分类

左主干（left main，LM）病变是指左冠状动脉主干的病变，主要由动脉粥样硬化引起，另外多发大动脉炎、纵隔放疗或手术损伤等也可导致左主干病变。冠状动脉左主干病变约占冠状动脉造影病例的 3%～5%。

左主干开口于左冠状动脉窦。在解剖上分为三个部分：（1）开口部，即冠状动脉左主干开口于主动脉部分；（2）干或体部；（3）末段或分叉部。大多数左主干病变累及左主干末端分叉病变。按侧支情况分为保护和无保护左主干病变两种亚型，前者指以前经冠状动脉移植有至左冠状动脉一支或多支主干的通畅血管桥或自身存在自右向左的良好侧支循环；后者指不存在上述的移植血管桥和自身的侧支循环。

二、左主干病变的治疗策略选择

左主干病变的治疗包括药物治疗、冠状动脉搭桥术（CABG）和经皮冠状动脉介入治疗（PCI）。一般认为，左主干狭窄＞50% 并有心肌缺血症状的患者药物治疗预后差，需行血运重建。自 1966 年开展外科旁路移植术（CABG）以来，已经证明与单纯药物治疗比较，CABG 能明显改善左主干病变患者的症状及长期预后，外科治疗一直被认为是左主干病变的首选治疗方法。80 年代左主干病变被视为是 PCI 的禁忌证。随着介入治疗技术、操作技巧及器械的进步，许多既往公认的高难病变已成为介入心脏病专家涉足的领域。90 年代冠状动脉支架的应用拓宽了 PCI 的适应证，心脏介入医生开始应用裸金属支架（BMS）治疗 LM 病变，但术后再狭窄率比较高，左主干病变的治疗主要还是外科搭桥术。自药物洗脱支架（DES）问世以来，随着 DES 的应用和 PCI 技术的进步，临床研究结果得到了较为明显的改善，PCI 已经成为临床医生处理左主干和多支血管病变的主要策略之一。近年来已有多项研究评价了支架用于左主干病变的疗效。结果表明,在部分无保护左主干病变患者,DES 与 CABG 的治疗效果基本相当,PCI 治疗是有效的、安全的。2005年美国和欧洲修订了 PCI 指南。美国指南中将适合 CABG 的 LM 病变作为 PCI 治疗的Ⅲ类适应证(C 类证据),而将不适合行 CABG 的 LM 病变作为Ⅱa 类适应证(B 类证据)。欧洲指南将不适合 CABG 的无保护 LM 病变作为Ⅱb 类适应证(C 类证据)。

三、左主干病变的介入治疗

左主干病变介入治疗较理想的指征是:(1)左心功能好且左主干病变解剖位置适合支架术者,如开口和干段病变;(2)急诊临床情况如急性左主干闭塞;(3)由于进展性慢性阻塞性肺病或严重肾衰竭而不能耐受外科手术或外科手术高危病人;(4)合并左主干的多支血管弥漫病变而解剖部位不适合移植桥吻合的病人。

左主干病变介入治疗的相对禁忌证是:(1)左心功能差(LVEF<40%);(2)合并多支血管弥漫病变、解剖特点适合冠状动脉旁路移植术且左心功能差;(3)血管严重钙化的左主干病变;(4)左主干短(<8mm)。

在 DES 应用于临床以后,多项注册研究比较了 DES 与 CABG 的远期临床效果,结果对于 DES 应用的安全性存在一定的争议。ARTS Ⅱ试验将置入雷帕霉素洗脱支架(SES)的多支血管病变患者与 CABG 的患者进行非随机对比。结果发现,SES 组的 1 年主要不良心脑血管事件(MACCE)发生率与 CABG 基本相当,而 SES 组的 1 年死亡、脑血管事件与心肌梗死(MI)的发生率低于 CABG,仅再次血运重建的发生率增高。韩国著名心血管病学专家 Seung,KB 等在 N Engl J Med 上发表了一组最大样本量的关于支架置入治疗左主干病变的多中心注册队列研究的 3 年随访结果。在 2240 例左主干病变患者中,1102 例患者行支架置入术,1138 例患者行 CABG 术,并尽可能使用内乳动脉桥。对危险因素进行校正后配对比较,3 年随访时发现支架置入组死亡率与 CABG 组相似(7.8% $vs.$ 7.9%,$P=0.61$),联合终点事件(死亡、Q 波心肌梗死和脑卒中)两组间无差异。靶血管再次血管重建率支架置入组高于 CABG 组(12.6% $vs.$ 2.6%,$P<0.001$)。其中 BMS 组靶血管再次重建率高于 DES 组(17.5% $vs.$ 9.3%,$P<0.001$)。该结果表明支架置入治疗左主干病变具有良好的长期安全性和有效性,但靶血管再次血管重建率高是其缺憾。

2008 年 ESC 会议上公布了 SYNTAX 研究的结果,在左主干病变介入治疗方面给我们增强了信心。SYNTAX 试验是针对左主干和三支血管病变比较 CABG 和 PCI 的随机对照试验,共入选了 1800 例有三支血管病变和(或)左主干病变的患者(90% 以上为三支血管病变),随机分入紫杉醇洗脱支架组(PES)和 CABG 组。PCI 组入选 903 例患者,CABG 组入选 897 例患者,研究终点是 1 年的主要不良心脑血管事件(MACCE),包括死亡、卒中、心肌梗死(MI)、再次血运重建。1 年随访结果表明,PCI 组和 CABG 组的安全性(死亡/卒中/MI)相当(7.6% $vs.$ 7.7%),PCI 组的再次血运重建率显著高于 CABG 组(13.7% $vs.$ 5.9%),而 CABG 组卒中显著多于 PCI 组(2.2% $vs.$ 0.6%,$P=0.003$)。PCI 组和 CABG 组全因死亡率(4.3% $vs.$ 3.5%)和 MI 发生率(4.8% $vs.$ 3.2%)无显著差异,两组症状性桥血管闭塞率或支架血栓发生率无显著差异。因再次血运重建较多,PCI 组总体 MACCE 发生率较 CABG 组高(17.8% $vs.$ 12.1%)。

SYNTAX 研究结果证实,DES 的总体安全性与 CABG 相当,并且与 CABG 相比可显著降低脑卒中的风险。认为 PES 为更为经济的血运重建方式,在简单及中等复杂病变中优势更为明显。但是,与以往注册研究的结果类似,DES 的 MACCE 发生率明显增加,主要与再次血运重建的发生率增加有关。

SYNTAX 研究根据患者的冠状动脉病变情况进行了亚组分析,其中三支血管病变的患者在 CABG 和 PCI 组分别占 66.3% 和 65.4%。12 个月时,PES 组 MACCE 的发生率明显高于 CABG 组(19.1% vs. 11.2%,$P<0.01$),MI(5.2% vs. 2.6%,$P=0.04$)和再次血运重建的发生率(14.7% vs. 5.4%,$P<0.01$)也明显增高。

SYNTAX 评分系统全面考虑到了病变的数目、部位及每处病变的复杂程度,能整体评估冠状动脉病变的复杂程度。SYNTAX 评分越高,病变越复杂,操作的难度增加,预后相对较差。SYNTAX 试验发现,病变风险积分与 PCI 的结果关系密切,而 CABG 的结果则不受积分的影响。根据 SYNTAX 评分对三支病变进行分层分析显示,在积分较低(0~22)的患者,PES 组与 CABG 组的 12 个月 MACCE 发生率相当(17.3% vs. 15.2%,$P=0.66$),而 PES 组死亡、MI 与卒中复合终点事件的发生率有降低的趋势(5.6% vs. 8.5%,$P=0.26$);而在积分中度(23~32)与较高(≥33)的患者,PES 组的 12 个月 MACCE 发生率均显著高于 CABG 组(中度:18.6% vs. 10.0%,$P=0.02$;较高:21.5% vs. 8.8%,$P=0.002$),且在积分较高患者中,PES 的复合终点事件发生率有增高的趋势(9.7% vs. 4.3%,$P=0.07$)。

MAIN-COMPARE 注册研究结果显示,CABG 的 3 年无靶病变血运重建(TVR)生存率更高(98.4% vs. 90.7%,$P<0.001$),但两者累计生存率以及复合终点事件(死亡、Q 波 MI 和脑卒中)的发生率均无差异。

SYNTAX 研究中分别有 33.7% 和 34.6% 左主干病变患者被分入 PES 组和 CABG 组。左主干亚组分析 12 个月结果显示,PES 组和 CABG 组 MACCE 发生率未见明显差异(15.8% vs. 13.7%,$P=0.44$),CABG 组脑卒中的发生率明显增高(2.7% vs. 0.3%;$P=0.009$),而 PCI 组再次血运重建率则较高(12.0% vs. 6.7%;$P=0.02$)。按孤立性左主干病变、合并单支、合并二支以及合并三支病变进行分组,PES 组和 CABG 组的 MACCE 率在孤立性左主干病变(8.5% vs. 7.1%;$P=1.0$),合并单支病变(13.2% vs. 7.5%;$P=0.27$)、合并二支病变(14.4% vs. 19.8%;$P=0.29$),合并三支病变(15.4% vs. 19.3%;$P=0.42$)患者中都基本相似。

风险评分有利于指导左主干病变患者选择 DES 与 CABG。在低、中危的无保护左主干病变患者中,DES 与 CABG 的长期生存率基本相当,PCI 为其理想或合理的治疗选项;而在高危左主干病变患者中,由于 CABG 的长期生存率更高,应尽量选择 CABG。美国 Cedars-Sinai 医学中心的一项注册研究显示,在 Pasonnet 积分>15 的患者中,PCI 的生存率显著低于 CABG($P=0.017$),而在积分≤15 的患者中,两组生存率相当。SYNTAX 研究中,在 SYNTAX 积分较低(0~22)和中度(23~32)的左主干病变患者,PES 组与 CABG 组的 12 个月 MACCE 发生率相当;在积分较高(≥33 分)的患者,PES 组的 12 个月 MACCE 发生率显著高于 CABG 组(25.3% vs. 12.9%,$P=0.008$)。

SYNTAX 研究引起广泛讨论,在左主干和(或)三支血管病变的病人中,PCI 的优点是更低的卒中发生率、住院时间更短,在左主干或左主干合并单支血管病变的病人中 PCI 有优势,在左主干合并多支血管病变的病人中 CABG 有优势。SYNTAX 研究的最大贡献是总结了 SYNTAX 评分标准。研究者根据损伤部位、左主干、三支病变、慢性闭塞性（CTO）病变、钙化、血栓、分叉病变、迂曲病变等对患者进行 SYNTAX 评分，共分成高危、中危、低危 3 个等级，SYNTAX 评分较低（0~22 分）者接受 PCI 或 CABG 的疗效无差异，治疗方式的选择取决于临床表现、患者意愿和医生的决策。对于评分中等（23~32 分）的患者，PCI 仍然是有效的选择，采用何种治疗方式取决于患者的临床特点以及是否存在合并症。SYNTAX 评分较高（≥33）的血管解剖结构复杂的患者，CABG 应作为此类患者的首选治疗，PCI 仅作为补充治疗手段。

四、血管内超声（IVUS）检查在左主干介入治疗中的应用

IVUS 应用于临床已经有 10 余年的历史，它对判别病变性质、支架置入结果及随访评价提供可靠信息。冠状动脉造影往往低估了病变程度和血管管腔直径，左主干支架置入时尽管是高压释放，通常也不能完全贴壁，容易产生支架血栓，引起严重不良事件。在 IVUS 指导下置入左主干支架，可以指导支架大小的选择，保证支架良好的贴壁及支架的充分展开，减少血栓的发生和降低再狭窄。因此 IVUS 在诊断和指导治疗左主干病变方面比冠状动脉造影更具优越性，建议在有条件的医院最好在 IVUS 的指导下进行左主干的介入治疗。

目前关于左主干病变介入治疗的证据均是基于高水平心脏介入医生和介入中心，对于现实条件下左主干病变的 PCI，医生的经验、操作技术等因素都会影响手术的成功率。不能因为 SYNTAX 试验笼统地说左主干病变的介入时代已经到来，但是如果选择合适的病例，左主干病变的介入治疗是安全的。SYNTAX 仅仅从病变的角度进行评分，在临床中要考虑每个患者的具体情况，如心功能情况，充分进行风险评估之后再进行手术，可能使左主干病变的介入治疗更为安全。

第二节 慢性完全闭塞病变的治疗策略

冠状动脉慢性完全闭塞性病变（chronic total occlusion，CTO）指冠状动脉血管闭塞时间大于 3 个月，前向血流 TIMI 0 级病变。CTO 病变约占经诊断冠状动脉造影冠心病患者的 30%~40%，但是因对其行介入治疗较困难，所以接受介入方式进行成功血管重建的患者很少，约占全部 PCI 治疗病例的 10%~20%。CTO 病变介入治疗的成功率低，而且即使 PCI 成功的 CTO 病例，出现并发症、再狭窄、再闭塞的几率仍高于非闭塞性病变。在早期单纯球囊扩张时代（PTCA），冠状动脉旁路移植术（CABG）是 CTO 的主要治疗方法。30 年来 PCI 经历了 PTCA、裸金属支架（BMS）和药物洗脱支架（DES）的发展历程，CABG 也从静脉桥发展到了动脉桥的阶段。目前 PCI 和 CABG 各自都有了较大发展，对 CTO 病变究竟选择 PCI 还是 CABG 治疗，还应依据更多的循证医学证据。

一、PCI 开通 CTO 的益处

对 CTO 病变是否应该行介入治疗存在争议。多数研究认为开通 CTO 血管可以改善症状和预后，目前冠状动脉造影发现不少 CTO 病变已存在侧支循环，而且很多侧支是在冠状动脉完全闭塞之前形成的。侧支的血液供应减慢了心肌坏死的进程，但是即使Ⅲ级的侧

支供血在功能上也仅相当于90%狭窄的前向血流，仅能维持心肌的存活。当耗氧增加时仍会诱发缺血，出现心绞痛。因此CTO的血管重建对于减少心绞痛发作十分必要。慢性闭塞病变经PCI术后随访时行冠状动脉造影复查，发现部分患者可见开放的闭塞血管向其他病变血管提供侧支循环。说明慢性闭塞病变开通后不仅可以恢复原闭塞血管区域心肌的血液供应，而且可以通过侧支循环预防或减轻其他冠状动脉病变时发生的心肌缺血。

冠状动脉慢性闭塞后可促进心室重构，导致心功能不全，另外可以引起冠状动脉供血不足，产生冬眠心肌。心肌坏死和心室重构导致心室收缩功能减低，使心室储备功能下降，生活质量降低。恢复血流灌注后，顿抑或冬眠心肌功能就能够部分或完全恢复，从而改善缺血区冬眠心肌的收缩储备力，进而提高左心室的收缩功能，起到延长寿命和提高生活质量的双重效果。这个恢复过程可能需要数周到数月时间，进而抑制左室重构，改善心功能及预后。早在1994年德国Engelstein E等对49例CTO患者PCI术后4～16周进行随访，发现LVEF值升高，左室功能改善。Cuneo A等进行的研究认为成功开通冠状动脉可以减少心绞痛发作，改善心功能。还有研究发现即使局部心肌彻底坏死，开通CTO病变也可以减轻梗死部位的心肌扩张及心室几何形态的改变。

美国Duke大学心脏中心25年资料显示单支完全闭塞冠状动脉开通后，病死率会显著下降（$P<0.001$）。Katoh报告多支病变伴完全闭塞者，冠状动脉开通后的3年病死率降低30%。多支血管病变伴完全闭塞时，先开通完全闭塞病变可以减少其他供血血管病变介入治疗的风险。Aziz S等对543例CTO病例回顾研究发现，CTO介入成功377例，失败166例，院内死亡率分别为0.3%及1.2%。中期随访1.7年，死亡率分别为2.5%及7.3%。介入成功组和失败组进行CABG的比例为3.2%及21.7%。说明PCI治疗不仅能减少死亡率，而且减少搭桥手术的需要。Hoye A等对874例CTO患者观察5年，发现PCI成功组的主要不良心脏事件明显少于失败组，研究发现血管重建失败、高龄、合并糖尿病或多支病变是影响生存率的独立因素。Suero JA等对20年中2007例CTO患者中成功PCI组与失败组进行比较，10年生存率分别为73.5%及65.1%，而CTO患者与非CTO组比较，10年生存率无显著差异，分别为71.2%及71.4%。合并糖尿病的CTO患者组10年生存率明显低于没有糖尿病的CTO患者组，分别为58.3%及74.3%。2003年意大利29个医疗机构的多中心研究共入选376例CTO患者，其中289例介入成功，与失败组对照，观察到1年后介入成功患者心绞痛、急性心肌梗死、心源性猝死、急诊CABG治疗等终点事件发生率明显下降。上述研究支持CTO开通闭塞血管后可以改善长期预后，提高生存率。

目前，PCI开通CTO的临床获益已经得到了所有心脏病学专家的一直认可。经PCI开通CTO能够：（1）改善临床症状；（2）提高心室功能；（3）减少CABG的需要；（4）显著改善生存率；（5）成为其他血管潜在侧支循环的血液供应来源。

二、PCI开通CTO的历史回顾

早在PTCA时代，PCI开通CTO就显示出了优异的临床效果。Ivanhoe等的研究显示，CTO开通或失败后4年的无心源性死亡和心肌梗死生存率分别为93%和89%（$P<0.01$），免于CABG的比例分别为87%和64%（$P<0.01$）。CTO开通成功和失败的平均心绞痛缓解率分别为70%和31%（$P<0.05$）。但是，PCI开通CTO后再狭窄率较高，这

也在一定程度上抵消了PTCA的优势。荟萃分析显示，PTCA开通CTO后的再狭窄率平均为53%，在有的研究中甚至高达65%～75%。术后是否再狭窄是决定CTO远期预后的主要因素。

CABRI研究中，单支CTO亚组分析显示：PTCA和CABG开通CTO的成功率分别为11.7%和76.5%（$P<0.05$），随访30个月死亡率分别为12.5%和4.9%（$P>0.05$），再次血管重建率分别为46.7%和6%（$P<0.05$）。

BMS显著降低了再狭窄的发生。GISSOC研究显示：在参考血管直径相似的情况下，BMS和PTCA术后9个月的最小血管直径分别为1.74mm±0.88mm和0.85mm±0.75mm（$P<0.05$），再狭窄发生率分别为32%和68%（$P<0.05$），再闭塞的发生率分别为8%和34%（$P<0.05$）。SICCO研究显示，术后1年BMS和PTCA的心绞痛复发率分别为43%和76%（$P<0.05$），靶病变血管重建率分别为22%和42%（$P<0.05$），术后30个月的MACE发生率分别为24.1%和59.3%（$P<0.05$）。但是，BMS时代CTO术后再狭窄的发生率仍然比较高，如TOSCA研究中CTO术后再狭窄和再闭塞的发生率分别为50%和10%，CTO病变术后再狭窄发生率显著高于非CTO病变（43% *vs.* 27%，$P<0.05$）。

DES的出现显著降低了再狭窄的发生率。PRION-Ⅱ研究随机对比了100例置入BMS和100例置入Cypher支架的CTO患者的远期预后，结果显示：术后6个月Cypher和BMS支架内再狭窄率分别为7%和36%（$P<0.01$），节段内再狭窄率分别为11%和41%（$P<0.01$），靶病变血管重建率分别为4%和19%（$P<0.01$）。RESEARCH研究显示：术后1年Cyhper和BMS的无MACE生存率分别为96.4%和82.8%（$P<0.05$），术后6个月Cypher的支架内再狭窄率为9.1%，管腔直径丢失为0.13mm±0.46mm。TAXUS在降低CTO的再狭窄方面也表现出色。Wemer等将置入TAXUS的CTO与置入BMS的CTO进行对照研究发现：TAXUS可以使术后6个月的再狭窄率降低84%（分别为8.3%和51.1%，$P<0.01$），再闭塞率降低91%（分别为2.1%和23.4%，$P<0.01$），术后1年的MACE发生率降低74%（分别为12.5%和47.9%，$P<0.01$）。因此，DES的应用使PCI开通CTO的效果明显改善，再狭窄率、再闭塞率和MACE率大幅降低。

三、CTO病变治疗的策略选择

并非所有的CTO患者都适合行PCI治疗。由于CTO病变实施PCI技术难度较大，成功率较低，应结合病人临床及造影特点，如年龄、症状、合并疾病、全身功能状况、造影所见病变复杂程度、左室射血分数等因素，充分权衡获益/风险比，选择合适的病例进行PCI。

CTO病变实施PCI的主要指征包括：（1）有心绞痛症状和无创检查提示存在大面积心肌缺血的证据；（2）CTO病变侧支循环较好；（3）闭塞血管供应区域心肌存活；（4）术者根据经验、临床及影像特点判断成功可能性较大（>60%）且预计严重并发症发生率较低。

冠状动脉闭塞的血管段如果支配的供血区域较小，如较细小的左旋支或右冠状动脉，右冠状动脉的后降支或后侧支之一，前降支或回旋支的远端，众多对角支、钝缘支的一支，不建议行PCI治疗，而以药物治疗为宜。而左主干病变、复杂的三支病变、支配较大面积心肌的前降支近端闭塞，则建议行CABG术。

目前AHA关于CTO的血管重建的建议是：（1）当患者的缺血症状与CTO有关或存

在无症状性心肌缺血的证据，CTO所供血的区域有存活心肌存在，推测成功的可能性在60%以上、死亡风险<1%，心肌梗死风险<5%时，推荐选择PCI；(2) PCI失败后可根据患者情况选择再次PCI、CABG或药物治疗；(3) 如果多支血管病变伴有一支或一支以上的CTO，应权衡相对风险和获益来选择PCI或CABG；(4) 在进行了ACS或稳定型心绞痛未闭塞血管的成功PCI后，可考虑进行CTO的PCI；(5) 当PCI失败需行CABG时，应首先进行CTO的CABG；(6) 存在冠状动脉左主干病变、复杂三支病变（特别是1型糖尿病、严重左心室功能紊乱或慢性肾功能不全患者）、不适合PCI的冠状动脉前降支近端闭塞和成功率相对低的多处闭塞时，推荐选择CABG。

四、PCI成功率及影响因素

受术者经验、器械选择、操作技术、闭塞时间等因素的影响。文献报道CTO病变PCI的成功率差异较大，在55%～90%之间，平均65%左右。近年来，随着术者经验、技术水平和新器械的应用，CTO病变的PCI成功率有增高的趋势，但总体水平仍低于非闭塞病变PCI。在所有的失败病例中，导丝不能通过CTO病变是最主要的原因，约占80%～89%，其次为球囊不能通过病变，约占9%～15%，球囊不能扩张病变占失败总例数的2%～5%。

CTO病变特征与PCI成功率关系密切。以下因素是导致PCI失败的预测因素：(1) 闭塞时间长，尤其>1年者；(2) 闭塞段长度>15mm；(3) 残端呈截然闭塞状；(4) 闭塞段起始处存在分支血管；(5) 闭塞段或其近端血管严重迂曲；(6) 严重钙化病变；(7) 血管开口处病变；(8) 远端血管无显影；(9) 近端血管严重狭窄；(10) 存在桥侧支。

五、冠状动脉CTO病变介入治疗的技术进展

随着手术器械的进步及手术经验的积累，CTO介入的成功率逐渐提高。Sheiban I等研究发现对即使闭塞长度大于50mm的CTO病变行PCI治疗，仍是安全可行的，成功率可以达到87.6%，但是再狭窄率较高。随着DES的出现，CTO病变的再狭窄率、再闭塞率、MACE事件发生均明显下降。Werner GS等对48例CTO患者使用DES，对照组患者使用BMS，6个月后复查冠状动脉造影，并随访12个月。DES组与对照组比较，MACE发生率分别为12.5% vs. 47.9%，再狭窄率分别为8.3% vs. 51.5%，再闭塞率分别为21.% vs. 23.4%。提示对于CTO病变应尽量使用DES。Prasad A等的研究证实了使用BMS和DES效果要优于单纯球囊扩张治疗。De Felice F等对170例CTO病例使用裸支架成功进行PCI后，分为糖尿病组及非糖尿病组，随访10～40个月发现，两组间的MACE几乎无差异，而血管直径及支架长度影响长期预后。

合理选择PCI治疗器械及合理使用技术对PCI的成功非常重要。首先要根据冠状动脉解剖特点选择支撑力较好的指引导管。其次根据闭塞时间、闭塞端形态和闭塞长度选择导引钢丝。目前常用的技术有对侧冠状动脉造影、子母导管加强支撑力、微导管、平行导引钢丝技术、逆向导引钢丝对吻技术、血管内超声指导CTO病变介入治疗等等。对侧冠状动脉造影可以帮助术者准确判断CTO远端血管的形态、闭塞段长度、闭塞血管的走向以及导引钢丝是否在真腔内。当难以确定导引钢丝是否在血管真腔内，可以使用IVUS，当闭塞血管段附近有分支血管时，可用IVUS确定病变的穿刺入口，术中一旦导丝进入内膜下假腔且尝试进入真腔失败时，可采用IVUS定位辅助导丝重新进入真腔。指引导管支撑

力不足时可以在病变近端的分支血管或另一支非靶血管中低压扩张球囊，以此固定指引导管增强支撑力，称为锚定技术。平行导引钢丝技术指当导引钢丝进入假腔后，保留其作为标志，插入第二根导丝，反复交替直至通过CTO病变。逆向导丝对吻技术是指导丝经较大的侧支血管逆向进入闭塞血管远端的真腔，通过闭塞病变，可以指引前向导丝方向，也可以形成通道使前向导丝易于通过。

一旦导引钢丝通过病变，闭塞病变介入治疗失败最常见的原因是球囊导管无法通过病变。球囊导管无法通过的原因一方面和病变纤维化的严重程度有关，另外一方面也可能是指引导管的支撑力不够，或两方面的原因兼有。解决球囊无法通过病变的方法有：（1）更换较强支撑力的指引导管；（2）指引导管主动深插技术；（3）使用5F-in-6F指引导管；（4）双导引钢丝技术：向闭塞病变远端插入两根导引钢丝，或向非闭塞病变血管插入另一根导引钢丝，使指引导管更加稳定；（5）锚定技术；（6）多导丝斑块挤压技术；（7）高频旋磨技术；（8）Tornus导管。

六、小结

冠状动脉慢性闭塞性病变在冠心病中较为常见，CTO病变可以促进心室重构，导致心功能不全。常规的药物治疗并不能明显逆转此过程。目前研究结果多数建议对CTO病变进行介入治疗，如果介入治疗失败，则建议CABG治疗行血管重建，以期改善患者的远期预后。

应注意的是，CTO病变的介入治疗是各种介入治疗技术和技巧的综合运用，尽管器械的进步大大提高了闭塞病变的手术成功率，但若术者一味依靠器械而忽视基本功的训练和经验的积累是不可取的。

第三节　分叉病变的治疗策略

分叉病变（bifurcation lesion）在所有行冠心病介入治疗的病变中约占15%～20%。分叉病变是冠状动脉介入治疗中最具挑战性的病变类型之一。与其他类型的冠状动脉病变相比，冠状动脉介入治疗分叉病变的技术难度较大，手术成功率较低；同时由于受到斑块移位的影响，边支闭塞等并发症的发生率较高；而分叉病变即使选用药物洗脱支架（DES），冠状动脉介入治疗术后的再狭窄率尤其是边支血管的再狭窄率仍然较高；另外，分叉病变介入治疗的支架内血栓发生率也较高。

近年来随着冠状动脉介入技术的提高，冠状动脉分叉病变介入治疗的临床效果较前有所改善，目前冠状动脉支架术已经成为了分叉病变血运重建的主要治疗方法。

一、分叉病变的分型

由于斑块的"铲雪"（snowplowing）效应，在处理分叉病变的主支血管时，常可累及分支血管，甚至导致分支闭塞。为了精确地评估分支血管闭塞的风险，一般根据分叉角度或斑块分布（即主支和分支是否同时或分别存在病变）对分叉病变进行分类。

根据主支和分支之间的角度，可将分叉病变分为Y型（主支和分支的角度＜70°）和T型（主支和分支的角度≥70°）。前者较后者更容易发生斑块移位。根据斑块分布位置分型目前主要有Lefevre、Duke、Safian和Medina四种分型方法。

1. Lefevre 分型 分为四型：Ⅰ型：病变位于主支分叉近端、远端及分支开口，属于真正的分叉病变，分支受累几率约 14%～27%。Ⅱ型：病变主要位于主支，包括分叉近端和远端，分支开口未受累。Ⅲ型：病变仅位于主支分叉的近端。Ⅳ型：病变位于主支和分支的分叉开口远端，未累及分叉近端的主支血管。又分为两个亚型：Ⅳa 型 病变仅位于分支之后的主支开口；Ⅳb 型 病变仅位于分支开口（图 2-3）。

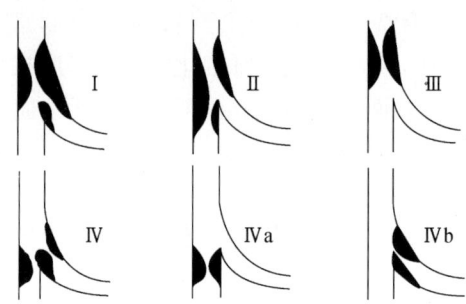

图 2-3 分叉病变的 Lefevre 分型

2. Duke 分型 根据斑块位于主支还是分支分为 A～F 六型（图 2-4）。

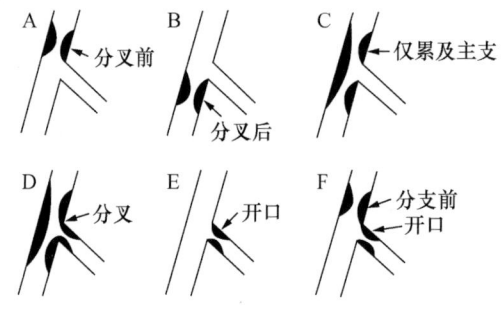

图 2-4 分叉病变的 Duke 分型

3. Safian 分型 主要根据是否存在主支狭窄及其狭窄部位进行分型（图 2-5）。

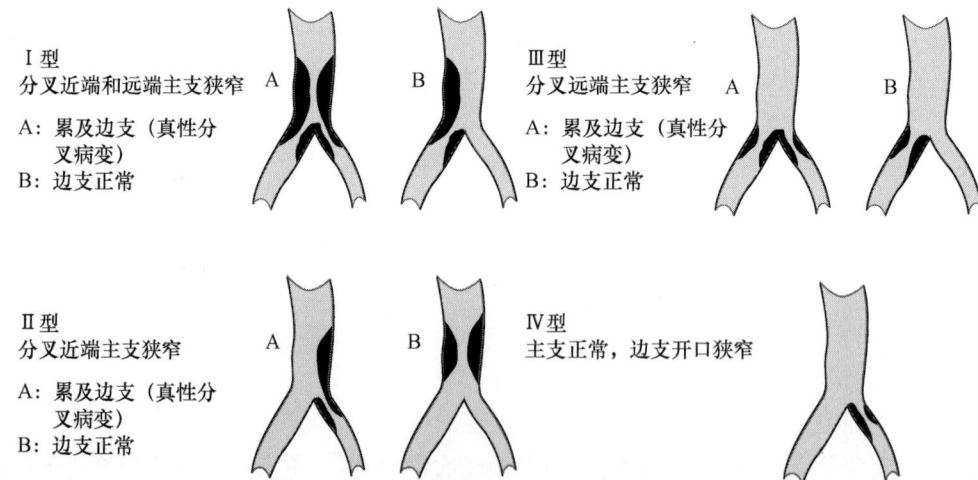

图 2-5 分叉病变的 Safian 分型

4. Medina 分型　Medina 等以三个二进制数字（1 或 0）来表示主支近端、主支远端及分支开口三个部位是否有病变，其中"1"表示有病变，"0"表示没有病变；如仅在分支开口有病变则表示为（0，0，1），如病变在分叉的主支远端和分支开口则表示为（0，1，1）（图 2-6）。该分型方法简单易记，正受到越来越多的学者的重视。

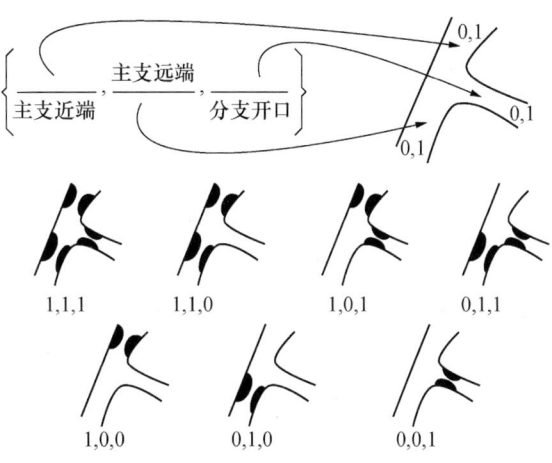

图 2-6　分叉病变的 Medina 分型

二、药物洗脱支架治疗分叉病变的疗效

金属裸支架时代，分叉病变的再狭窄率较高，单支架术与双支架术相比，再狭窄率分别为 12.5%～48% 与 25%～62%，TLR 分别为 8%～36% 与 24%～43%。随着 DES 的广泛应用，大规模随机试验结果显示：DES 与 BMS 相比能显著降低再狭窄率，对分叉病变的手术成功率可达 94%～100%。现有结果表明：DES 治疗分叉病变疗效优于 BMS。SCANDSTENT 研究将 126 例患者随机分入 DES 组（Cypher）和 BMS 组（Sonic），采用单支架或双支架技术。术后 6 个月随访结果显示：DES 组与 BMS 组相比，前者主支和分支具有较大的最小管腔直径（主支：2.35mm±0.55mm $vs.$ 1.68mm±0.85mm；分支：1.70mm±0.65mm $vs.$ 1.19mm±0.61mm）（$P<0.01$）、较小的晚期管腔丢失（$P<0.01$）、较低的再狭窄率（$P<0.01$）和较低的 MACE 发生率（$P=0.01$）。国内外资料表明，DES 治疗分叉病变疗效优于 BMS。

三、分叉病变的介入治疗术式

BBC ONE 试验随机比较了简单支架术（即必要时 T 支架 249 例）和复杂支架术（Crush 术 169 例或 Cuoltte 术 75 例）在分叉病变中的应用。主要终点为术后 9 个月死亡、心肌梗死和靶血管失败的复合终点发生率，复杂支架术要明显高于简单支架术（15.2% $vs.$ 8.0%，$P=0.009$）；而手术时间、曝光时间和术中所用导丝和球囊及支架数量也是前者明显高于后者；当靶血管失败患者进行再次血运重建时，简单支架术后患者中绝大多数（92.9%）可以进行再次介入治疗，而复杂支架术后患者只有近一半（47.1%）可以进行再次介入治疗，其他患者只能接受心脏搭桥手术。

Nordic Ⅰ 研究对冠状动脉分叉病变随机置入单个支架和多个支架进行了比较。结果显示两种支架策略的手术成功率都很高并且无显著差异，但是单支架策略的操作时间和曝光时间更少、对比剂用量更小；此外两种策略 6 个月、14 个月和 36 个月的 MACE 发生率都很低并且没有明显差异；术后 8 个月的 QCA 和 IVUS 结果亦没有明显差异。

CACTUS 试验比较了 Crush 技术和必要时 T 支架技术。主要终点为术后 6 个月支架内再狭窄发生率，在 Crush 组（主支 4.6%、边支 13.2%）和必要时 T 支架组（主支 6.7%、边支 14.7%）无明显差异（$P=NS$），两组 MACE 发生率相似（Crush 组 15.8%、必要时 T 支架组 15%，$P=NS$）。

总结以上试验，对于大多数分叉病变应采用必要时边支支架技术。其优点在于：(1) 可以将治疗方案标准化；(2) 较少在手术过程中遇到意外情况；(3) 超过 80% 的病例可以使用一个支架；(4) 容易进行最终对吻扩张；(5) 有效性和安全性良好。因此，相比于其他复杂的介入治疗策略，采用必要性支架术处理冠状动脉分叉病变具有操作简单、术后效果好的特点，因此对于边支开口部受累较轻或边支直径较小的分叉病变，目前主张首选必要性支架术治疗，但是对于边支血管直径较粗的真性分叉病变，往往还需要选用两枚支架的复杂治疗策略（如 Crush 技术、SKS 技术、Cullote 技术、改良 T 技术等）来处理病变。

单支架术最具有代表性的术式是 Provsional T 技术，该术式简单，在金属裸支架时代就得到了广泛应用。药物洗脱支架时代的研究显示，此术式仍有较低 TLR 事件（3.8%）、主支和边支的再狭窄率。此术式应用的一个要点为球囊扩张边支后，一定要行最终球囊对吻扩张操作。

进入药物洗脱支架时代后，既往的术式有一些被淘汰，一些又焕发新生，同时也涌现出一些针对药物洗脱支架的新术式。T 支架术是一项较为"古老的术式"，由于该术式存在边支开口覆盖不完全的缺点，因此只能应用在一些分叉角度较大的病变中。Culotte 术式很好地弥补了 T 技术的缺陷，边支开口覆盖完全，适用范围广泛。但此术式血管内支架金属负荷较重，且操作较为繁琐，金属裸支架时代 6 个月 TLR 事件发生率高达 24%，因此该术式应用较少。应用药物洗脱支架后，Culotte 术式的结果得到极大改善，MACE 事件发生率为 5.3%、TLR 发生率为 15.4%。不仅如此，Culotte 术式在和 T 支架术、Crush 技术比较起来也毫不逊色。Nordic bifurcation II 研究评价了药物支架时代 Culotte 技术处理冠状动脉分叉病变方面的临床效果。与 Crush 技术相比，研究显示在术后 8 个月造影显示的节段内狭窄方面 Culotte 技术占优，支架再狭窄方面此优势仍然存在，且有统计学意义。造影显示 Crush 技术边支开口再狭窄率高于 Culotte 技术（9.8% *vs.* 3.8%，$P=0.04$）。SKS 双支架术式目前也得到广泛应用，其操作简便，手术成功率高，疗效可靠。但此术式在主支内两支架对吻处所形成的金属嵴是支架血栓形成的隐患，对此还需要进一步长期研究。

Crush 技术是为药物洗脱支架处理分叉病变所发明的，该术式通过边支支架突入主支内 3～5mm 以达到充分覆盖边支开口的目的。该术式及其衍生术式，如 Balloon Crush、DK Crush、mini Crush 技术正被越来越多地应用于临床，疗效可以接受。但由于边支开口三层支架网眼覆盖，因此导丝或球囊通过困难，存在最终对吻球囊扩张失败的可能，导致边支开口再狭窄率较高。DK Crush 通过两次对吻球囊扩张大大地提高了最终对吻球囊扩张的成功率。mini Crush 技术边支支架只需突入主支内 1～2mm，这样在一定程度上有利于减少边支开口部的支架重叠，降低术后边支开口部再狭窄的发生风险。

除此以外 TAP 技术（T stenting and small protrusion technique）作为一种改良的 T 支架术，其操作方法类似于 Reverse Crush 支架术，这两种术式的关键区别在于边支支架的定位不同，其中 TAP 技术要求边支支架刚好覆盖边支开口的近侧缘，而 Reverse Crush 技术则要求边支支架突入主支内 3～5mm；另外，TAP 技术操作相对简单，在边支支架释放后，只需将原支架球囊部分回撤至主支后即可与主支预置球囊完成对吻扩张，因此相比于 Crush 技术省去了再次送入边支导丝的操作，而且能够明显地提高球囊对吻扩张的成功率。从术后效果来讲，TAP 技术也具有一定的优势：我们知道 T 支架术的主要缺陷在于不能完全避免边支开口部的"区域丢失"现象；而 Crush、Culotte 等技术虽然能够确保边支开口部的完全覆盖，但无法避免分叉病变局部多层支架重叠的问题，而这一因素无疑会增加术后发生支架再狭窄和支架内血栓的发生风险，而 TAP 技术在确保支架完全覆盖边支开口的基础上能够避免多层支架局部重叠的问题，因此理论上讲 TAP 技术应该具有较好的术后效果。目前一些小样本研究结果也初步证实了其疗效。

在处理分叉病变时，必须选择正确的指引导管型号，在需要行双支架术时，导管的口径应足够大以满足双球囊和双支架的置入。目前尚无证据表明分叉病变中置入 2 个 DES 可提供更多的益处，DES 时代分叉病变的介入治疗技术仍可能是"越简单越好"。然而当必须置入 2 个 DES 时，则要确保完全覆盖分支血管开口处的病变，并进行最终球囊对吻技术。

第四节　多支血管病变的治疗策略

自经皮冠状动脉介入治疗（PCI）和冠状动脉旁路移植术（CABG）问世以来，多支血管病变的血管重建策略就一直存在争议。裸金属支架（BMS）时代的多数研究显示，PCI 的再狭窄率和再次血管重建率较高，而 CABG 的完全血管重建率较高，再次血管重建率较低，对部分患者 CABG 还可改善远期预后，因此 CABG 一直是多支血管病变较为理想的治疗策略。

近年来，随着新型抗血小板药物与药物洗脱支架（DES）的广泛应用，PCI 术后心肌梗死、再狭窄和再次血管重建率等已明显降低，显著改善了 PCI 治疗多支血管病变的临床效果，目前在多支血管病变患者中，PCI 的应用日渐增多。然而，由于多支血管病变患者往往合并高龄、心肾功能不全以及糖尿病等高危因素，其冠状动脉常表现为钙化、迂曲、弥漫和分叉等复杂病变，因而其血管重建方式的选择应综合考虑临床与病变等多种因素。

一、多支血管病变 DES 与 CABG 的比较

ARTS Ⅱ试验将置入雷帕霉素洗脱支架（SES）的多支病变患者与 ARTS Ⅰ试验中置入 BMS 或接受 CABG 的患者进行非随机对比，旨在比较多支血管病变患者应用 SES 介入与 CABG 的效果。结果发现，SES 组 1 年主要不良心脑血管事件发生率与 CABG 相当，而 SES 组 1 年死亡、脑血管意外与心肌梗死的发生率低于 CABG 组，仅再次血管重建的发生率增高（图 2-7）。需要指出的是，由于 SES 组的患者未经外科医生会诊决定是否适合行 CABG，ARTS Ⅱ研究入选标准与 ARTS Ⅰ试验在入选标准方面还是有所不同的。此

外，与 ARTS Ⅰ试验相比，ARTS Ⅱ研究中 SES 组入选了更多的高危患者，如糖尿病、高血压、弥漫病变和 ACC/AHA C 型病变。因而，最终结果可能更有利于 CABG 组。

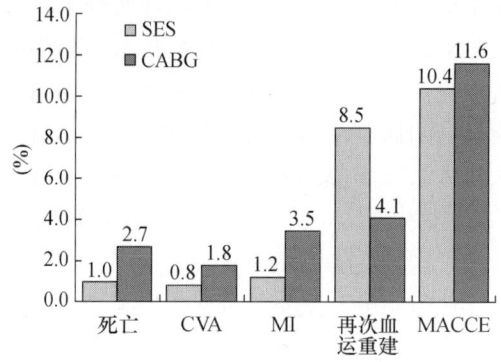

图 2-7　ARTS Ⅱ研究 12 个月的临床结果

SES 组 12 个月时死亡、脑卒中、心肌梗死和主要心脑血管事件的发生率低于 CABG 组，仅再次血管重建的发生率增高。SES：雷帕霉素洗脱支架；CABG：冠状动脉旁路移植术；CVA：脑卒中；MI：心肌梗死；MACCE：主要不良心脑血管事件。

ERACI Ⅲ研究入选了 225 例多支血管病变而置入 DES 的患者，1 年结果显示，DES 组死亡和 MACCE 发生率明显低于 CABG 组，而再次血管重建和脑卒中的发生率两组间没有明显差异。3 年结果显示，两组 MACCE 发生率没有明显差异（22.7% $vs.$ 22.7%，$P=1.0$），死亡和 MI 复合终点事件的发生率也没有明显差异（10.7% $vs.$ 15.1%，$P=0.07$）。尽管 ARTS Ⅱ和 ERACI Ⅲ均为非随机研究，但还是为临床提供了有益的资料，至少说明 DES 可安全有效地用于多支血管病变的血管重建。

最近，又有多项注册研究比较了 DES 与 CABG 的效果，由于均为回顾性研究，在入选病例和研究设计上均存在一定缺陷，因而其结果也不尽一致。Yang 等比较了 2003—2005 年在 Samsung 医疗中心接受 DES 治疗（$n=441$）和 CABG 治疗（$n=390$）的多支血管病变患者的临床疗效。12 个月时的结果显示，DES 组与 CABG 组之间的死亡率无显著性差异（2.1% $vs.$ 3.2%，$P=0.17$）。包括死亡、脑血管事件和 MI 的复合终点事件发生率在 DES 组与 CABG 组之间也没有明显差异（2.8% $vs.$ 3.9%，$P=0.18$）；但是 DES 组 MACCE 发生率显著高于 CABG 组（13.0% $vs.$ 4.2%，$P<0.001$），主要是由于 DES 组 MI 和再次血管重建发生率明显增高。结果表明，对于多支血管病变，DES 与 CABG 间在死亡和脑血管事件方面无显著性差异，但在 MACCE 发生率方面 CABG 优于 DES。

Park 等比较了接受 DES 治疗（$n=1547$）和 CABG 治疗（$n=1495$）的 3042 名多支血管病变患者的长期死亡率。结果显示，CABG 组 3 年时未校正死亡率显著高于 DES 组（7.0% $vs.$ 4.4%，$P=0.01$）；但是在校正基线危险因素后，CABG 组与 DES 组死亡风险没有显著差异（HR 0.85，95% CI 0.56～1.30，$P=0.45$）；亚组分析发现 CABG 与 DES 在糖尿病、非糖尿病和心功能不全患者中的效果也没有明显差异，而 DES 在二支血管病变的亚组中较 CABG 明显降低了患者死亡风险（HR 0.23，95% CI 0.01～0.78，$P=0.016$）。DES 组的再次血管重建率高于 CABG 组（HR 2.81，95% CI 2.11～3.75，$P<0.001$）。

在 SYNTAX 试验中，研究者开发了一套新的病变评分系统，即 SYNTAX 评分。该系统采用冠状动脉树 16 分段法，结合冠状动脉的优势分布、病变部位、狭窄程度与病变特征，对直径≥1.5mm 的血管进行评分，总分即为 SYNTAX 积分。结果显示，病变风险积分与 PCI 的结果关系密切，而 CABG 的结果则不受积分影响。在积分较低（≤22）的三支血管病变患者中，紫杉醇支架与 CABG 的 12 个月的主要不良事件发生率相当（17.3% vs. 15.2%，$P=0.66$）；而在中度积分（23~32）与较高积分（≥32）的患者中，PCI 组的 12 个月心脑血管事件发生率均显著高于 CABG 组（积分中度组：18.6% vs. 10.0%，$P=0.02$；积分较高组：21.5% vs. 8.8%，$P=0.002$）。

Hannan 等发表在 N Engl J Med 上的注册研究最受关注，是目前比较 DES 或 CABG 治疗多支血管病变的最大规模注册研究。该研究共入选了 17 400 例患者，分别接受 CABG 治疗（$n=7437$）和 DES 治疗（$n=9963$）。18 个月结果显示，与 DES 相比，CABG 可明显降低三支血管病变患者死亡风险（HR 0.80，95% CI 0.65~0.97）以及死亡和心肌梗死复合终点的风险（HR 0.75，95% CI 0.63~0.89）；对于二支血管病变患者，行 CABG 患者的死亡风险（HR 0.71，95% CI 0.57~0.89）明显降低，而校正后的生存率（96.0% vs. 94.6%，$P=0.003$）和校正后的无 MI 生存率（94.5% vs. 92.5%，$P<0.001$）也明显降低；此外，CABG 组再次血管重建率明显降低。从以上结果可以看出，校正基线特征后，与 DES 相比，CABG 可以明显降低全因死亡和 MI 的发生率，并且可以明显降低再次血管重建的发生率。但是该研究也有缺陷：首先，与患者预后有关的变量没有被纳入到分析中来，包括血管重建方式的选择（患者的意愿还是医生的决定）、功能状态、预期寿命、痴呆和潜在肿瘤的可能性。因而校正后的 Kaplan-Meier 生存曲线显示，CABG 与 DES 在 60 天时死亡率均为 2%，尽管 CABG 的 60 天死亡率与预期相差不大，但是 DES 在 60 天时的死亡率明显超过其预期的近期死亡率。此外，该研究显示，DES 组未校正基线特征的死亡率明显低于 CABG 组，再次证实根据医生建议选择置入 DES 是安全的。

二、糖尿病多支血管病变

糖尿病患者动脉粥样硬化病变特殊，表现为范围广、程度重并伴有多系统功能异常，糖尿病患者的斑块负荷更重，有大量富含脂质核心的斑块，易于破裂。糖尿病合并冠心病患者药物治疗效果不佳，往往需要血管重建治疗。血管重建不仅可改善糖尿病患者生活质量，还可改善患者预后。

既往研究证实，与 BMS 相比，糖尿病患者置入 DES 能预防再狭窄，减少再次血管重建。但是糖尿病仍然是预测 TLR 的独立危险因素。部分临床注册研究显示，CABG 可以改善糖尿病合并多支血管病变患者的临床预后，但目前尚无直接比较 CABG 与 DES 疗效的随机研究。ARTS Ⅱ 研究的糖尿病亚组分析结果发现，SES 与 CABG 组 1 年的 MACCE 发生率相当（15.7% vs. 14.6%），死亡（2.5% vs. 2.1%）、脑血管事件（0% vs. 5.2%）和 MI（0.6% vs. 2.1%）发生率也没有明显差别，但是 SES 组再次血管重建率却明显高于 CABG 组（12.6% vs. 4.2%）。一项有关多支血管病变的大规模注册研究的糖尿病亚组分析结果显示，DES 组与 CABG 组死亡率、死亡和 MI 的复合终点事件发生率均无明显差异。Briguori 等和 Lee 等的研究结果相似，12 个月时 CABG 组与 DES 组相比死亡和 MI 的发生率没有明显差异，但是 DES 组的 MACCE 发生率明显增加，主要是因为再次血管重建增加。综合分析上述资料可见，DES 可安全有效地用于糖尿病的血管重建，但仍缺少随机临床研究结果。

Javaid 等报告了 1680 例多支病变患者行 CABG 与使用 DES 行 PCI 的结果（二支病变患者分别有 196 例行 CABG 和 884 例行 PCI，三支病变患者分别有 505 例行 CABG 和 95 例行 PCI）。结果显示，无论是二支还是三支病变患者，CABG 组未校正的主要心脑血管不良事件（MACCE）发生率均低于 PCI 组。校正后进行分组分析发现，在非糖尿病亚组，CABG 与 PCI 的 MACCE 发生率相当（二支病变 HR1.77，95% CI 0.96~3.25，$P=0.07$；三支病变 HR1.70，95% CI 0.77~3.61，$P=0.19$）。而在糖尿病患者 PCI 组的 MACCE 发生率高于 CABG 组（二支病变 HR3.52，95% CI 1.48~8.43，$P<0.001$；三支病变 HR4.82，95% CI 2.39~9.72，$P<0.001$）。该研究结果显示，即使在 DES 时代，糖尿病患者多支病变血管重建时仍应首选 CABG。

在 2008 年 ESC 年会上公布的 CARDia 研究是迄今为止规模最大的一项在糖尿病及多支血管病变患者中对比 CABG 与 PCI 的随机对照临床试验。试验共入选 510 名患者，随机分为 CABG 组和 PCI 组。一年的初期结果显示，CABG 与 PCI 两组间的复合终点（死亡、非致死性心肌梗死及脑卒中）没有显著差异（10.5% vs. 13.0%，$P=0.39$）。并且，两组间每个单项终点也无显著性差异：死亡（3.3% vs. 3.2%，$P=0.83$）；非致死性心肌梗死（5.7% vs. 9.8%，$P=0.25$）；非致死性卒中（2.8% vs. 0.4%，$P=0.09$）。但 PCI 组再次血管重建率仍高于 CABG 组。将 179 名接受药物洗脱支架（Cypher）的患者与 CABG 组患者相比，其复合终点（死亡、非致死性心肌梗死及非致死性卒中）的发生率仍然没有显著差异（10.2% vs. 10.1%，$P=0.98$）。

CARDia 试验的结果令人欣喜。在此之前，BARI 试验和 ARTS Ⅱ 试验的结果都显示，在糖尿病人群中 CABG 与 PCI 相比具有明显的生存优势，而经过 10 余年的发展，在现代抗栓治疗和 DES 的协同作用下，PCI 终于可以和 CABG 在糖尿病人群中并驾齐驱。

三、多支血管病变合并心功能不全

多支血管病变患者往往合并心功能不全，且病变程度更重，合并更多的高危因素和其他疾病，是血管重建的高危人群。但是研究显示，存在大面积心肌缺血的心力衰竭患者，单纯药物治疗的 5 年死亡率高达 60%。对此类患者在积极药物治疗的同时，血管重建治疗有助于改善患者症状和心室功能，降低死亡率。尽管心功能不全患者进行血管重建时，发生围术期不良事件的风险较心功能正常的患者高，但其血管重建的绝对收益也较大。目前对于合并心功能不全如何选择血管重建策略还存在争议。

BMS 时代的研究显示，CABG 与 PCI 相比并不存在生存方面的优势，对于患者心功能的改善也相近。对于缺血性心脏病左室功能严重受损的患者，与 BMS 相比，DES 可降低死亡率和 MACE 发生率。Gioia 等在 191 例有严重左室功能不全（LVEF≤35%）的缺血性心脏病患者中，对比了 DES 和 BMS 的效果。其中 128 例患者置入 DES，63 例患者置入 BMS。平均随访 420±271 天，两组在年龄、心力衰竭病史时间、病变血管数目以及射血分数等方面无显著差异，但是 DES 组有更多的糖尿病患者。结果显示，DES 组与 BMS 组相比心脏性死亡发生率（6% vs. 24%，$P=0.05$）和 MACE 发生率（10% vs. 41%，

$P=0.003$）明显降低。与 BMS 相比，DES 可以改善严重左心功能不全患者的远期临床结果，降低死亡和 MACE 发生率。最近的一项临床研究比较了 DES 与 CABG 对心功能不全患者临床结果的影响，该研究共入选了 220 例严重心功能不全患者，分别行 CABG 治疗（$n=92$）和 DES 治疗（$n=128$），平均随访 15 ± 9 个月。两组患者的年龄、LVEF、糖尿病和 MI 病史均无明显差别，仅 CABG 组患者的病变血管支数明显高于 DES 组。30 天时的 CABG 的死亡率明显高于 DES（5.4% vs. 0.8%，$P=0.04$），2 年时两组的生存率没有明显差异（83% vs. 83%），分析晚期死亡率增加的原因可能与再狭窄和支架内血栓有关，尤其是严重的左室功能不全是发生支架内血栓重要的危险因素。2 年时两组的无 MACCE 生存率也没有明显差异（76% vs. 79%）。由此可见，置入 DES 可获得与 CABG 相当的远期生存益处和无 MACCE 生存率。

就目前研究而言，与 DES 相比，CABG 改善心功能不全患者生存的优势不明显，因而对于左室功能不全的患者，CABG 与 PCI 均是可以选择的血管重建策略。另外，是否完全血管重建与患者临床预后密切相关，因而在选择血管重建策略时，必须充分考虑到这方面的因素。

四、多支血管病变 DES 与 CABG 的联合——Hybrid 技术

Hybrid 技术是指分期微创冠状动脉旁路移植术与 PCI 相结合治疗冠心病。通过微创冠状动脉旁路移植术（minimally invasive direct CABG，MIDCAB）、胸腔镜辅助下的冠状动脉旁路移植术（video-assisted coronary artery bypass grafting，VACAB）或全内镜下机器人辅助的冠状动脉旁路移植术（robotic totally endoscopic coronary artery bypass，TECAB）完成乳内动脉（left internal mammary artery，LIMA）与左前降支吻合，而应用 PCI 处理其他血管病变。1996 年英国学者 Angelini 最早提出 Hybrid 技术，对 6 例多支血管病变的冠心病患者置入支架后，采用微创切口对左前降支病变实施非体外循环下旁路移植术（off-pump CABG，OPCAB）。Hybrid 可弥补 MIDCAB 手术范围有限和 PCI 远期通畅率不高的缺陷。LAD 的通畅与否是影响冠心病患者预后的一个重要因素，LIMA 可以保持极高的远期通畅率，从而对患者有远期生存益处，因此用 LIMA-LAD 的旁路移植血管为最佳的选择，并将其与 PCI 相结合在微创下完成多支血管病变的血管重建。目前已有多项研究证实其可安全有效地用于多支血管病变的血管重建。

随着医学影像学设备和介入治疗器械的发展，提出了"一站式 Hybrid"手术的概念。与上述传统的"Hybrid"式手术不同，医院应具备同时进行介入治疗和心脏外科手术的 Hybrid 手术室，所以无需在导管室和手术室之间多次转移患者，而在同一手术室即可完成全部操作，从而避免患者多次麻醉和转运可能带来的风险。更为重要的是，在"一站式"手术室可以即时对手术疗效进行评价，从而指导实施手术。一项多中心研究共入选了 13 例多支血管病变患者行一站式 Hybrid 技术（联合 MIDCAB 行 LIMA-LAD 吻合与其他的病变血管置入 DES），并与 26 例行 OPCAB 患者相比较。结果显示，两组患者在住院期间均未发生死亡；Hybrid 组患者与 OPCAB 组相比住院时间（$3.6d\pm 1.5d$ vs. $6.3d\pm 2.3d$，$P<0.0001$）和气管插管时间明显缩短（$0.5h\pm 1.3h$ vs. $11.7h\pm 9.6h$，$P<0.02$）；尽管应用了强化的抗凝和抗血小板治疗，Hybrid 组患者的失血量（$581ml\pm 402ml$ vs. $1242ml\pm 941ml$，$P<0.05$）和输血量（$0.33U\pm 0.49U$ vs. $1.47U\pm 1.53U$，$P<$

0.01)也明显低于 OPCAB 组；6 个月造影的血管通畅率也没有明显差异（80% vs. 77.8%，$P=0.79$）。另一项比较 Hybrid 与 OPCAB 的研究与上述结果类似，并且显示 Hybrid 与 OPCAB 相比明显降低了跨心脏的凝血标志物阶差，减轻了炎症反应和心脏损伤，12 个月时靶血管通畅率也有明显改善（97% vs. 85%）。"一站式 Hybrid"手术临床效果较好，并且不增加出血的风险，是多支血管病变患者的一项可行的治疗方式。"一站式 Hybrid"手术目前仍处于起步阶段，还存在很多不完善的地方。但正如非体外循环技术一样，一开始许多人对其持怀疑态度，而随着手术技术和固定器械的成熟，目前非体外循环下旁路移植术已被广泛认可，并成为一种常规的心脏外科术式。作为多学科融合的产物，"一站式 Hybrid"技术治疗多支血管病变方面还需要更多经验的积累和临床实践的检验。

Hybrid 技术中 LIMA-LAD 旁路移植血管可明显提高患者的远期生存率，从而对改善患者远期预后具有重要意义。此外，与 CABG 相比也具有明显的优势：手术切口更小，外观上更受欢迎；不必插管和升主动脉阻断，无需体外循环设备，避免体外循环损伤，同时减少了输血及其并发症；住院时间大为缩短，并发症减少，恢复迅速，病人较易接受手术。因而，Hybrid 技术对于不适合行传统 CABG 的高危患者，是更合适的选择。当然，Hybrid 技术也存在一定的缺陷，例如术前的强化抗凝可导致出血增加，会影响到手术视野，从而影响 LIMA-LAD 旁路移植血管的吻合效果；PCI 围术期的抗凝不足会增加支架血栓的风险；仅少数心脏中心设有"一站式 Hybrid"手术室，影响到该技术的推广。总而言之，Hybrid 技术可安全有效地用于多支血管病变的血管重建，尤其是"一站式 Hybrid"，有望成为多支血管病变血管重建的未来发展方向之一。

五、小结

总之，DES 与 CABG 相比是否会增加多支血管病变患者的死亡率，还存在争议，但是 DES 的再次血管重建率有所增高。就目前的研究结果而言，根据医生的建议置入 DES 是安全的，同时由于其成功率较高、并发症的发生率较低、创伤小而易于被患者接受，有希望成为替代 CABG 的首选治疗方案。首先要对多支血管病变患者的临床特点和冠状动脉病变的造影特点进行详细分析，同时根据术者的技术和经验综合评估血管重建的近期风险和远期获益，为患者制订更合理的血管重建策略。此外，随着 Hybrid 技术的不断进步，特别是微创外科技术的发展，Hybrid 会成为针对多支血管病变的极有前景的发展方向。相信随着正在进行的临床试验结果的公布，多支血管病变患者血管重建策略的选择会得到更充分的证据支持。

第五节 桥血管病变的治疗策略

冠状动脉旁路移植术（CABG）是冠状动脉粥样硬化性心脏病主要的治疗手段之一，应用于临床长达四十余年。虽然动脉桥的远期通畅率较高，但是人体可用于 CABG 的动脉自体血管十分有限，且受到解剖学限制。因此，很多病变仍需使用静脉桥。

许多患者 CABG 术后出现心肌缺血复发，其主要原因包括不完全血管重建、未行搭桥的自身血管出现新发病变、吻合口远端自体血管病变加重以及桥血管本身病变（SVG 狭窄或闭塞）等。研究显示，在 CABG 术后 10 年内，每年有 5% 的患者冠状动脉出现新的病变；大隐静脉桥在术后 1 年内可有 15%～20% 出现狭窄，术后 1～6 年，每年增加 1%～2%，6 年后每年增加 4%。这使得越来越多的 CABG 术后患者需要再次血管重建。CABG 术后 10 年内约有 15% 的病人需要再次血管重建，而术后 12～15 年这一比例则升至 30%。

一、桥血管病变再次血管重建策略

即使在经验丰富的医学中心，再次 CABG 的风险也比较高，院内死亡和非 Q 波心肌梗死的发生率约为初次手术的 2～4 倍。另外再次 CABG 的疗效较差，再次 CABG 后内乳动脉（IMA）与静脉桥的 5 年通畅率分别降低至 88% 和 65%。由于部分患者靶血管较小、心功能较差、合并有其他严重疾病或没有合适的桥血管等而不适合再次行 CABG。因此，桥血管病变复发后往往只能选择 PCI 或保守治疗。

表 2-12 为 2005 年 AHA/ACC/SCAI PCI 指南中有关 CABG 后血管重建的建议。

表 2-12　2005 年 AHA/ACC/SCAI PCI 指南中有关 CABG 后血管重建的建议

适应证	类别	证据等级
CABG 后早期（通常在 30d 以内）心肌缺血，只要技术上可行，应选择 PCI	Ⅰ	B
CABG 后 1～3 年出现心肌缺血，若左心室功能尚可且桥血管病变较局限，选择 PCI 较为合理	Ⅱa	B
CABG 后因自身冠状动脉病变导致的严重心绞痛（若症状不典型，应有缺血客观证据），选择 PCI 较为合理	Ⅱa	B
CABG 术后 3 年以上出现的静脉桥病变，选择 PCI 较为合理	Ⅱa	B
CABG 后 IMA 桥通畅，而其他血管严重狭窄，若技术上可行，选择 PCI 较为合理	Ⅱa	C
CABG 后 SVG 慢性完全闭塞（CTO），不建议选择 PCI	Ⅲ	B
多处靶病变 CABG 后，若存在多支病变、多支 SVG 狭窄和左心室功能不全，除非再次 CABG 因严重合并症而风险过高，否则不建议选择 PCI	Ⅲ	B

注：PCI：经皮冠状动脉介入治疗；CABG：冠状动脉旁路移植术；IMA：内乳动脉；SVG：大隐静脉桥

二、静脉桥血管病变的介入治疗

在考虑对 CABG 术后患者进行介入治疗时，不仅应根据病变部位考虑介入治疗的方法，还要综合考虑病变的特征。CABG 术后时间、病变部位和形态均可影响即刻和长期效果。CABG 术后时间越长，介入治疗失败和出现并发症的危险性越大。CABG 术后时间超过 3 年者介入治疗成功率低，并发症和迟发心脏事件增加。

（一）静脉桥血管病变的分类

静脉桥血管病变分为近端吻合口病变、体部病变及远端吻合口病变。

发生在近段和主动脉开口部的病变单纯球囊扩张成功率较低，再狭窄率较高，部分报道高达 79%，旋切和旋磨治疗应用于近端和主动脉开口部病变成功率较高。研究显示，定向旋切术（DCA）和支架处理主动脉开口部病变的成功率为 95%，但 1 年后 20%～30% 靶血管病变需要再次血管重建，无事件生存率仅为 58%～74%。

若发生体部局限性病变，可选用 PTCA 或支架，成功率在 90% 以上，并发症发生率低于5%。而对于远端吻合口病变，PCI可以安全有效地治疗远端吻合口病变。

(二) 静脉桥血管的介入治疗方法

1. PTCA　静脉桥PTCA成功率为78%～97%，院内并发症发生率为0%～12%。再狭窄是静脉桥PTCA的主要问题，术后6个月的再狭窄率高达28%～55%。预测再狭窄的因素包括近段、开口部或弥漫性病变、CABG时间超过3年、小血管和CTO等。此外，糖尿病也明显影响静脉桥PTCA患者的长期预后。

2. 裸金属支架　对于静脉桥血管病变，与PTCA相比，支架置入的管腔增加更大，成功率更高，需要行急诊CABG者明显减少，但1个月的心脏复发事件两组间无明显差异。对于大隐静脉桥开口部病变，支架置入较DCA即刻造影效果更好，靶病变需后期血管重建者减少；而且，DCA治疗者1年无心脏事件生存率为42%，支架置入者为53%。但是静脉桥BMS置入的远期效果仍不理想。

3. 药物洗脱支架　DES的应用是冠心病介入治疗领域的突破性进展，它对减少自身血管的支架内再狭窄(ISR)有明显效果，但将其应用于桥血管病变的研究尚少。关于桥血管病变使用DES的早期研究多为注册登记研究，虽然结果令人欣喜，但是研究例数少、缺乏安全性评估而且并未与BMS进行对比。近年来公布了一些关于DES与BMS治疗桥血管病变的对照研究结果。

RRISC试验为前瞻性、随机、对照、双盲研究，比较了大隐静脉桥PCI时使用雷帕霉素洗脱支架(SES)与BMS的效果。该研究入选75例大隐静脉桥原发病变患者，共涉及80支桥血管的96处病变，其中80%的患者使用了远端保护装置。6个月随访结果表明，SES组的晚期管腔丢失(LLL)（0.46mm $vs.$ 0.93mm，$P<0.0005$）和再狭窄率（5% $vs.$ 37%，$P<0.0005$）均明显低于BMS组，MACE发生率也有降低的趋势（16% $vs.$ 27%）。DELAYED RRISC研究进一步随访至术后3年时发现，SES组38例患者中11例死亡，其中7例死于心脏疾病，1例为晚期血栓形成所致，两组间心肌梗死和TVR发生率则无显著差异。另外几项病例对照研究也支持在静脉桥病变中应用SES，其再狭窄率与不良事件发生率均较BMS低，中长期预后更好。然而，与DES用于自身冠状动脉病变相比，DES用于静脉桥病变的预后与结果仍然较差，术后1年MACE的独立预测因素包括术前桥血管内存在血栓和支架长度等。

上述研究提示，DES亦可有效应用于静脉桥病变，但即使在DES时代，桥血管病变仍属于介入治疗的高危人群。而且作为DES的off-label应用，远期安全性（尤其是晚期血栓形成）尚有待于进一步观察。

4. 带膜支架　聚四氟乙烯(PTFE)带膜支架应用于桥血管病变的原因是其理论上可减少术中斑块碎片造成的栓塞，并可机械阻隔内膜增生，从而减少再狭窄的发生。几项较大样本的多中心随机试验对PTFE带膜支架和BMS进行了比较，结果发现，其疗效并不优于BMS，而再狭窄和靶病变血管重建(TLR)反而更多见。因此，目前并不推荐采用PTFE带膜支架处理桥血管病变。

5. 其他器械和技术

冠状动脉血栓抽吸术(TEC)可在切割斑块的过程中抽吸血栓和碎片，理论上可用于富含血栓的病变以减少远端栓塞。一项多中心注册研究显示，7.4%的病变出现远端栓塞，此类病人的院内死亡率、心肌梗死发生率均明显增加。目前，TEC多用于难以使用其他器械的复杂桥血管病变。

定向旋切术（DCA）适合于管腔较大、血管较直和无钙化的静脉桥。该技术对于大隐静脉桥局限性复合病变操作成功率为85%～97%，主要并发症的发生率为0～7%。但开口部和弥漫性病变的成功率较低。再狭窄率为31%～63%。CAVEAT Ⅱ研究比较了PTCA和DCA的效果，结果发现，DCA的成功率较高，获得的管腔较大，但其并发症的发生率也较高，大多与非Q波心肌梗死有关。6个月造影随访发现，两组再狭窄率无差异，但DCA后靶血管重建率有降低的趋势。

对于退化的大隐静脉桥体部病变和富含血栓的病变，旋磨术属于禁忌，因其易发生远端栓塞和无复流等情况，增加急性闭塞和心肌梗死的风险。有将旋磨术成功用于大隐静脉桥近端和远端吻合口病变的报道。

准分子激光血管成形术（PELCA）可成功应用于退化的大隐静脉桥，但有关其即刻效果和长期预后的报道较少。一项较大样本的注册研究包括492例患者共545处病变，其中91%辅以PTCA。结果显示，其成功率为92%，死亡率为1%，心肌梗死率为4.6%，急诊CABG率为0.6%，急性闭塞率为4%，远端栓塞率为3.3%，冠状动脉穿孔发生率为1.3%。病变长度>10mm是预测操作失败、主要并发症和再狭窄的独立因素，而病变位于开口部和直径小于3mm的患者较少发生主要并发症。PELCA的晚期心脏事件发生率较高，其中52%的患者发生再狭窄（24%为晚期血管闭塞），仅有48%的患者1年内无心脏事件发生。

对静脉桥CTO病变，有学者提出可先在桥血管内持续应用低剂量尿激酶溶栓，然后再行PCI。部分研究发现，血管内溶栓有可能提高即刻成功率，但也可能增加早期并发症（包括心肌梗死、出血和血肿等），其再狭窄率也较高。ROBUST研究入选107例患者，先给予桥血管内尿激酶溶栓（用量100 000～360 000U/h，平均持续25.4h），然后再采用PTCA处理CTO。结果发现，其成功率为69%，死亡率为6.5%，心肌梗死率为17%，急诊CABG率为4%，再狭窄率为60%。

三、内乳动脉桥的介入治疗

内乳动脉是理想的旁路移植血管。尽管长期通畅率高，但内乳动脉发生狭窄或内乳动脉吻合口以远的自身冠状动脉狭窄也会引起缺血症状。

个别研究显示，行内乳动脉PCI时使用DES安全有效，并有可能减少复发。Buch等的一项回顾性研究共入选30例在内乳动脉置入DES（SES或PES）的患者，并与39例置入BMS的患者进行对比。结果显示，两组均未见迟发性血栓。两组住院率、6个月结果均相当，但DES组靶病变血管重建率有低于BMS组的趋势（3.3% *vs.* 10.0%，$P=0.38$）。

四、桥血管病变介入治疗的并发症

1. 远端栓塞　对CABG术后3年以上的静脉桥行介入治疗的过程中，2%～15%的患者会出现远端栓塞，即出现血流突然中断。远端栓塞的独立预测因素包括弥漫性退行性变和狭窄程度较重，但不包括血栓或溃疡。20%的患者还会出现CK-MB的升高，这与术中发生远端栓塞、一过性急性闭塞和最终TIMI血流未达到3级等因素相关。CK-MB可以作为评价是否发生远端栓塞的指标。同时 CK-MB 是晚期死亡率最强的独立预测因子。

2. 无复流现象 无复流现象可能与斑块碎片栓塞、血栓形成和血管痉挛等多种因素有关。为预防无复流现象，建议术前 3~5 天除应用阿司匹林、氯吡格雷等抗血小板药物外，还需应用低分子肝素；术中选择适宜的器械（如超软导引钢丝、选用较小的球囊预扩张），操作时手法轻柔以尽量减少创伤；选择合适的支架，且支架长度应覆盖病变全程。无复流现象一般对溶栓剂、反复球囊扩张无反应，钙通道阻滞剂可能有效。大隐静脉桥病变介入治疗时 5%~15% 的患者会发生无复流现象，以 CABG 术后时间较长（>3 年）和桥血管存在退行性变者多见。

3. 急性闭塞 急性闭塞一般由严重的夹层引起，可以采用同一球囊长时间低压力加压扩张、置入支架或冠状动脉内旋切术的方法来解决，也可行急诊 CABG 术，但死亡率可高达 15%。

五、远端保护装置在桥血管 PCI 中的应用

如上所述，大隐静脉桥退化性病变软而易碎，介入治疗时易发生远端栓塞和无复流现象等凶险的并发症。使用远端保护装置可降低这些并发症的风险。目前最常使用的远端保护装置有远端球囊堵闭系统和滤网系统两种。

1. 远端球囊堵闭系统 FDA 已批准的远端球囊堵闭系统包括 PercuSurge Guardwire 和 TriActiv 等。Guardwire 系统的早期研究着眼于抽吸物的成分，并证实静脉桥 PCI 过程中产生大量碎片，富含胆固醇结晶、纤维蛋白和含脂量大的巨噬细胞等，可经该系统抽出。SAFER 研究是评估远端保护装置在大隐静脉桥 PCI 中作用的第一项大规模、多中心、随机试验，该研究显示，Guardwire 系统可使术后 30 天内 MACE 发生率降低 42%。另一项研究提示，TriActiv 系统用于大隐静脉桥 PCI 不逊于 Guardwire 系统和滤网系统。

远端球囊堵闭系统的优点在于无论碎片大小如何或是否可溶，均可成功阻挡并抽吸，缺点在于行 PCI 前将球囊通过靶病变送至远端的过程中可能导致斑块损伤产生碎片，而这时尚无法提供远端保护。另外，必须使用该系统导丝作为 PCI 的导丝，远端球囊扩张要求靶病变远端桥血管相对健全，球囊扩张时可能损伤该处的桥血管，而且完全堵闭桥血管还可造成所供应的心肌区域短暂缺血。

2. 滤网系统 滤网系统包括 Angioguard 和 Filterwire 等，两者原理相同。滤网可不影响前向血流并过滤掉相当部分的血栓和碎片。FIRE 研究为比较 Filterwire EX 系统和 Guardwire 系统的一项大规模随机试验，结果发现，两者主要终点 30 天内 MACE 发生率无显著差异（9.9% vs. 11.6%，$P=0.53$），随访 6 个月后 MACE 发生率亦无显著差异（19.3% vs. 21.9%，$P=0.44$）。对 Filterwire 系统的回收物进行分析发现，滤网不仅能捕获较大颗粒的血栓和碎片，也能捕获比其微孔小很多的碎片。

滤网系统的优点是不影响前向血流，PCI 过程中也可使用造影剂。然而，与 Guardwire 系统一样，也要求靶病变远端桥血管相对健全以放置滤网，而且需要在 PCI 之前无远端保护时将器械通过靶病变，而此时可能产生血栓和碎片。另外，滤网系统无法捕获较小的颗粒以及可溶性物质。

远端保护装置能明显减少大隐静脉桥 PCI 的栓塞并发症，只要技术上可行，应尽可能使用。2005 年 AHA/ACC/SCAI PCI 指南建议，远端保护装置为大隐静脉桥 PCI 的 I 类

适应证（证据等级 B），2005 年欧洲 PCI 指南也将其列为Ⅰ类适应证（证据等级 A）。然而，由于靶病变和靶血管结构上的限制，并不是所有大隐静脉桥病变都能使用远端保护装置。

六、血小板 GP Ⅱb/Ⅲa 受体拮抗剂在桥血管 PCI 中的应用

研究发现，血小板 GP Ⅱb/Ⅲa 受体拮抗剂用于静脉桥 PCI 时却并没有显示出明显的益处。对 EPIC、EPILOG、EPISTENT、IMPACT Ⅱ和 PURSUT 5 项随机试验的汇总分析显示，大隐静脉桥 PCI 时应用血小板 GP Ⅱb/Ⅲa 受体拮抗剂的患者术后 30 天（16.5% $vs.$ 12.6%，$P=0.18$）和术后 6 个月（39.4% $vs.$ 32.7%，$P=0.07$）的 MACE 发生率均略高于安慰剂组，但无统计学意义。血小板 GP Ⅱb/Ⅲa 受体拮抗剂未在静脉桥 PCI 中显示出明显优势，可能与静脉桥病变中血栓成分负荷过大，超过了该药物抑制血栓的能力有关，必须使用机械性的手段如远端保护装置来防范。

使用远端保护装置时血小板 GP Ⅱb/Ⅲa 受体拮抗剂的应用也存在争议。FIRE 研究的事后分析显示，使用 Filterwire 系统时同时应用 GP Ⅱb/Ⅲa 受体拮抗剂似可提高即刻成功率（$P=0.058$），但不影响 30 天 MACE 发生率。但是，选择 Guardwire 系统的患者使用 GP Ⅱb/Ⅲa 受体拮抗剂有降低即刻成功率的趋势，且能显著增加 30 天 MACE 发生率。其原因可能为使用 Filterwire 系统出现心脏事件的机制多为通过滤网的血栓和碎片负荷过重，GP Ⅱb/Ⅲa 受体拮抗剂可减轻这一效应，而使用 Guardwire 系统后出现心脏事件多由于球囊贴壁不全或抽吸不完全，GP Ⅱb/Ⅲa 受体拮抗剂并不能改变这些因素。因此，GP Ⅱb/Ⅲa 受体拮抗剂似可用于 Filterwire 系统，尤其是高危患者，但可能不宜用于 Guardwire 系统。

七、小结

CABG 术后患者仍可能复发心肌缺血，介入检查可提供冠状动脉和桥血管病变的准确信息，为患者的进一步治疗提供帮助，而介入治疗的不断进步已使不少患者获益。对于 CABG 术后患者，药物治疗对于维持桥血管通畅、减少复发至关重要。应指导 CABG 术后患者改变不良生活习惯，积极控制冠心病危险因素，坚持抗血小板治疗，强化血脂、血压和血糖控制。

第六节　慢性肾功能不全患者的血管重建治疗策略

慢性肾功能不全，又称慢性肾脏疾病（chronic kidney disease，CKD），是一种影响人类健康的重要世界性疾病。在冠心病患者中，慢性肾功能不全也是一种比较常见的合并疾病，且预后险恶。对冠心病伴慢性肾功能不全的患者进行血管重建治疗是当前心血管领域的一项重大挑战。

一、慢性肾功能不全的评价和分期

慢性肾功能不全如果早期发现，并及时给予治疗，可以明显改善预后，因此，早期发现并准确评价慢性肾功能不全非常重要。肾小球率过滤（glomerular filtration rate，GFR）

是评价慢性肾功能不全最及时和准确的指标。通常在 GFR 降低至正常 1/2 的时候，血清肌酐才会高出正常上限。老年人随着年龄的增长，肌酐生成减少，因此，血清肌酐水平无法反映 GFR 随着年龄增长而降低的趋势。单独应用肌酐水平评价肾功能状态既不准确也不及时，更不能用于指导慢性肾功能不全患者药物的应用。

1976 年，Cockcroft 和 Gault 共同发明了 Cockcroft-Gault 公式，公式根据血清肌酐水平以及患者的年龄、体重估测肌酐清除率（creatinine clearance，CrCl）。CrCl（ml/min）=［(140－年龄)×体重（kg）］/［72×血清肌酐水平（mg/dl）×0.85（女性）］。Cockcroft-Gault 是目前最常用的估测 GFR 的公式之一，可用来估测患者的肾功能状态，并根据计算的 GFR 调整药物用量。1999 年，肾脏病饮食调整（Modification of Diet in Renal Disease，MDRD）研究根据对 1628 例患者以 I^{125} 标记的碘酞酸盐肾脏清除率为 GFR 参考值，得出 MDRD 公式：eGFR［ml/（min·1.73m²）］=186×［血清肌酐水平（mg/dl）］$^{-1.154}$×［年龄（岁）］$^{-0.203}$×0.742（女性）。与 Cockcroft-Gault 公式相比，MDRD 公式准确性更高，并且只要根据患者的年龄和性别就可得出 GFR，而不必知道患者的身高和体重，因此更加方便。人种是影响 MDRD 方程准确性的重要因素。MDRD 原始方程中没有包括黄种人。然而，一项将 MDRD 方程应用于我国 CKD 患者的研究发现，MDRD 公式是针对西方人群的，应用在中国人身上会存在一定的误差，当真实值较高时方程估测值低于真实值；真实值较低时方程估测值高于真实值。因此需按照我国 CKD 人群特点将方程中的系数进行适当修改。2006 年全国估计肾小球滤过率（eGFR）课题协助组应用 684 例中国 CKD 患者的相关资料，改良了简化 MDRD 公式。在原 MDRD 公式的基础上，加入了一个种族系数，得出了更适合国人的改进的 MDRD 公式：eGFR［ml/（min·1.73m²）］=186×［血清肌酐水平（mg/dL）］$^{-1.154}$×［年龄（岁）］$^{-0.203}$×0.742（女性）×1.227。经过验证显示，改良的 MDRD 公式在中国人群中能够很好地纠正由原 MDRD 公式产生的偏倚，在中国人群的肾功能判断中更加精确，敏感性和可靠性均明显提高。Cockcroft-Gault 公式和 MDRD 公式已成为目前评价肾功能的重要工具，美国国家肾脏病协会（National Kidney Foundation，NKF）的肾脏病预后和生活质量倡议（Kidney Disease Outcomes Quality Initiative，K/DOQI）即建议医生可以用此两个公式来估算患者的肾功能状态。

根据 GFR 的水平，K/DOQI 指南将肾功能状态分为五期：1 期（肾功能正常）：eGFR≥90ml/（min·1.73m²）；2 期（轻度慢性肾功能不全）：eGFR 为 60～89ml/（min·1.73m²）；3 期（中度慢性肾功能不全）：eGFR 为 30～59ml/（min·1.73m²）；4 期（重度慢性肾功能不全）：eGFR 为 15～29ml/（min·1.73m²）；5 期（肾衰竭）：eGFR<15ml/（min·1.73m²）。虽然 GFR 随着年龄的增长而逐渐下降，但老年人 GFR 的下降同样是不良预后，包括死亡和心血管疾病的独立危险因素，并且，老年人 GFR 的下降同样也要根据 GFR 的水平调整用药剂量，因此，肾功能分期标准适用于所有年龄的人群。由于 GFR 虽着年龄的增长而降低，因此慢性肾功能不全在老年人中的发病率增加。Coresh 等进行的流行病学调查结果表明，在总人群中 CKD［GFR<60ml/（min·1.73m²）］的患病率为 11%，而在超过 60 岁的老年人中患病率为 17%。

二、慢性肾功能不全冠心病患者的预后

1. 冠心病伴 CKD 患者的预后　在终末期肾病，也即 CKD 5 期的患者预后极差，数据

表明其每年的死亡率为20%。而心血管性死亡占终末期肾病患者死亡原因的一半以上。在CKD中，因终末期肾病接受透析的患者心源性死亡的风险最高，发生率是肾功能正常患者的10～100倍。但是，即使是在轻度肾功能不全的患者，心源性死亡的风险已经增高。在美国一项包括100万社区人群的大型研究中，发现eGFR是死亡、心血管事件和住院的独立预测因素。Herzog等发现CKD心肌梗死患者1年和2年的死亡率分别高达61%和74%。

2. 经皮冠状动脉介入术后的预后　大量研究结果表明，慢性肾功能不全患者是接受PCI治疗的一个高危人群。在所有关于血管重建治疗的研究中，已发现慢性肾功能不全患者接受PCI后具有更高的死亡率和心肌梗死发生率，更容易发生对比剂诱导的急性肾损伤导致肾衰竭，再狭窄和靶病变重建（target lesion revascularization, TLR）的风险也更高。多个研究均表明，中重度慢性肾功能不全是PCI以后不良预后的独立危险因素。研究表明，eGFR每升高10ml/（min·1.73m^2），接受PCI的患者死亡率升高15%。Blackman等对2000—2004年接受PCI的6840例患者进行了调查，显示轻度慢性肾功能不全（CrCl 61～80ml/min）的发生率为21.5%，中度慢性肾功能不全（CrCl 41～60ml/min）的发生率为16.2%，重度慢性肾功能不全（CrCl<40ml/min）的发生率为8.6%。随着肾功能的逐渐加重，患者主要不良心血管事件（major adverse cardiovascular events, MACE）（包括全因死亡、心肌梗死或再次血运重建）以及死亡发生率均逐渐增加。多因素Logistic回归表明，中重度慢性肾功能不全是死亡和MACE的独立危险因素。轻度慢性肾功能不全患者虽然住院死亡的风险增加，但与肾功能正常患者相比并没有达到显著性差异。Best等对1994—1999年接受PCI的5327例冠心病患者进行随访观察，发现轻度慢性肾功能不全（CrCl<70ml/min）的患者1年死亡率为1.5%，中度慢性肾功能不全（CrCl 50～69ml/min）患者1年死亡率为3.6%，重度慢性肾功能不全（CrCl 30～49ml/min）患者1年死亡率为7.8%，当CrCl<30ml/min时，1年死亡率增至18.3%。尽管慢性肾功能不全患者年龄更大，女性更多见，且更多地合并糖尿病、高血压病等其他心血管危险因素，但在校正这些危险因素后，慢性肾功能不全依然是死亡和MACE的独立预测因素。

慢性肾功能不全也是急性冠状动脉综合征（acute coronary syndrome, ACS）患者PCI预后不良的一个独立危险因素。Sadeghi等对2082例急性ST段抬高型心肌梗死12h内行急诊PCI的患者进行了分析，应用Cockroft-Gault公式计算患者的CrCl，发现慢性肾功能不全（CrCl<60ml/min）的患者占18%。与肾功能正常的患者相比，慢性肾功能不全的患者更多为老年、女性，并且更常合并高血压病、外周血管疾病、脑血管病以及心力衰竭。临床随访结果表明，慢性肾功能不全患者的再狭窄发生率、梗死相关血管再闭塞率、30天及1年死亡率均明显高于肾功能正常人群。并且，慢性肾功能不全患者出血及输血的发生率是肾功能正常患者的2倍。多因素分析也表明，CrCl每降低10ml/min即可导致死亡率的显著增加，CrCl降低是30天和1年死亡的独立预测因素。Mueller等对接受早期PCI的1400例非ST段抬高型急性冠状动脉综合征患者（NSTE-ACS）进行随访观察，发现GFR<60ml/（min·1.73m^2）的患者住院死亡率是肾功能正常患者的4倍，也是长期随访死亡率的4倍。多因素分析表明，GFR<60ml/（min·1.73m^2）是接受PCI的NSTE-ACS患者长期死亡的独立预测因素。

DES在慢性肾功能不全患者中的效果目前结论仍不统一，且大部分研究都是针对接受血液透析治疗的终末期肾病患者。Aoyama等对88例接受DES以及78例接受BMS的因肾衰竭行血液透析的患者进行对比,发现两者6~8个月的造影再狭窄率相近。Ishio等对54例接受DES以及54例接受BMS的血液透析患者进行对比,结果发现,DES能够明显降低透析患者的再狭窄率,但两组患者的死亡、心肌梗死发生率以及靶病变重建(TLR)率无明显差异。与之不同的是,Halkin等与Das等的研究则发现,在终末期肾病患者置入DES,与BMS相比不仅可明显降低TVR发生率,还可显著降低远期MACE发生率。

在TAXUS-Ⅳ试验的亚组分析中发现,所有参加研究的1314例患者中有223例(17.4%)存在中度以上的慢性肾功能不全(CrCl 50~69ml/min),在慢性肾功能不全的患者中,PES取得了与肾功能正常人群同样的益处——明显降低了患者9个月的造影再狭窄发生率及1年的TLR发生率。Jeong等对154例中度以上慢性肾功能不全(CrCl<60ml/min)的患者进行观察,其中76例置入了西罗莫斯洗脱支架(Sirolimus-eluting stent,SES),28例患者置入了紫杉醇洗脱支架(Paclitaxel-eluting stent,PES),50例患者置入BMS,结果表明,尽管置入DES的患者更多为小血管和长病变,但DES组1年的MACE(心源性死亡、非致死性心肌梗死以及TLR)发生率明显低于BMS组,SES和PES两者之间无显著差别。

综上所述,慢性肾功能不全患者PCI术后不良事件发生率增加。目前大部分研究的结果表明,DES能够部分降低再狭窄及MACE发生率。

3. 冠状动脉旁路移植术的预后　多个研究对慢性肾功能不全在CABG患者中的预测价值进行了探讨,表明慢性肾功能不全患者接受CABG后预后仍较肾功能正常患者为差。Winkelmayer等通过对238例接受CABG的患者进行回顾性分析发现,在校正了年龄、性别等其他危险因素后,即使是轻度的慢性肾功能不全[eGFR=61~80ml/(min·1.73m^2)]也是CABG术后出血的独立预测因子。与eGFR>100ml/(min·1.73m^2)的患者相比,eGFR<40ml/(min·1.73m^2)的患者出血的风险增加了超过6倍,而中度慢性肾功能不全[eGFR=41~60ml/(min·1.73m^2)]的患者出血风险增加4倍。即使是轻度慢性肾功能不全患者,出血的风险也增加超过2倍。Cooper等对483 914例接受CABG的患者进行分析,发现轻度慢性肾功能不全[eGFR 60~90ml/(min·1.73m^2)]占所有患者的51%,中度慢性肾功能不全[GFR 30~59ml/min·1.73m^2)]的患者占24%,1.5%的患者需要透析。随访发现,随着肾功能的恶化,围术期死亡率也逐渐升高,由肾功能正常患者的1.3%升至透析患者的9.3%。慢性肾功能不全患者围术期合并症(包括卒中、胸骨深部感染、二次手术、呼吸机待机超过48h以及术后住院超过2周)的发生率也明显升高。Hillis等也对2067例接受CABG的患者进行了平均2.3年的随访,结果表明,eGFR是CABG术后死亡有力且独立的预测因子。eGFR每升高10ml/(min·1.73m^2),接受CABG的患者死亡率降低20%。在英国一项包括1427例CABG患者的研究中,与肌酐<130μmol/L的患者相比,肌酐在130~149μmol/L的患者住院死亡率增加了3倍,为7.6%;而肌酐>150μmol/L的患者住院死亡率增加了7倍,为18.5%。血肌酐水平>130μmol/L是需要在ICU延长监测时间的独立预测因素。

4. 轻度慢性肾功能不全冠心病患者的预后　近年来发现,轻度慢性肾功能不全患者(血肌酐轻度增高或肾小球滤过率降低)心血管疾病(CVD)的危险也明显增高。探索这部分患者CVD危险性增加的机制及其防治更有助于改善慢性肾脏病患者的预后,因此已成为肾脏病学界近年的前沿研究领域。

轻度慢性肾功能不全患者即便无传统 CVD 危险因素，其心血管疾病（CVD）的发生率与死亡率亦明显增加。据一项样本超过 6000 例，随访长达 16 年的社区调查显示，轻至中度慢性肾功能不全是影响 CVD 死亡率和总死亡率的独立危险因素。肾小球滤过率（GFR）<70ml/min 者与≥90ml/min 人群相比，CVD 死亡和总死亡危险性均明显增加。另一项包括 15 350 例年龄在 45～64 岁人群的社区调查结果也证实，GFR 每降低 10ml/（min·1.73m^2），CVD 的危险增加 5%；血清肌酐值每增加 0.1mg/dl，CVD 的危险增加 4%。轻度慢性肾功能不全同样是 CVD 高危人群心血管事件的危险因素。HOT 研究对 18 790 例高血压患者为期 4 年的随访结果表明，基线血清肌酐值≥133μmol/L 患者的心血管和总死亡率是血清肌酐值正常（<133μmol/L）者的 3 倍。HOPE 研究证实，血清肌酐值≥124μmol/L 的动脉粥样硬化患者，其心肌梗死的发生率、CVD 死亡和总死亡率均明显高于血清肌酐<124μmol/L 的患者。

关于轻至中度慢性肾功能不全患者各类 CVD 的发生率目前尚无流行病学研究报告。近期的一项研究调查了我国五个省市、自治区 2002—2003 年间在七家三级甲等医院就诊的 1239 例不同程度慢性肾功能不全患者。结果表明，GFR 在 30～89ml/（min·1.73m^2）的轻至中度慢性肾功能不全（第 2～3 期慢性肾功能不全）患者冠状动脉疾病的发生率（5.9%）和脑卒中的发病率（1.0%）已明显高于同地区一般人群。冠心病、左心室肥厚、慢性心力衰竭和脑卒中的发生率均随肾功能恶化而增加。因此，慢性肾脏病患者 CVD 的危险可能比以往所认识的更为严重，发生得更早。即便是轻度慢性肾功能不全亦应被视为 CVD 的高危因素。

三、慢性肾功能不全患者血管重建方式的选择

目前，在慢性肾功能不全患者中如何选择血管重建策略证据仍非常有限。只有少数研究在慢性肾功能不全人群中对 CABG 和 PCI 两种血管重建方式进行了对比。

早期，Szczech 等将 59 576 例接受 PCI 或 CABG 的患者根据血清肌酐水平分为三类：肾功能正常（血清肌酐≥2.5mg/dl）、中重度慢性肾功能不全（血清肌酐<2.5mg/dl）以及需要透析的终末期肾病患者。在中重度慢性肾功能不全患者中，CABG 与 PCI 两种血管重建方式的死亡率相当，而在需要透析的终末期肾病患者中，CABG 与 PCI 相比显示出明显的生存优势（HR=0.36，95% CI=0.22～0.67，P=0.0006）。同样，Herzog 等对 6668 例接受 CABG、4836 例接受 PTCA 以及 4280 例置入支架的因肾衰竭而透析的患者进行了长期随访，结果显示，CABG 组患者的 2 年全因死亡和心源性死亡风险均明显低于 PTCA 组患者和支架组患者。在 PTCA 与支架的对比中，支架治疗组患者的全因死亡及心源性死亡风险均明显低于 PTCA 患者。

在 Reddan 等的一项大样本单中心注册研究中，对 1995—2000 年于 Duke 大学行冠状动脉造影显示至少一根冠状动脉管径狭窄≥75% 的 4584 例患者进行了分析，应用 Cockcroft-Gault 公式计算每一位患者的 CrCl。结果发现，慢性肾功能不全（肌酐清除率≤60ml/min）的患者占 24%，CrCl 每减少 10ml/min，死亡率都会显著升高（HR=1.14，P<0.0001）。在肾功能正常的患者中，CABG 与 PCI 的生存率相当，但是在慢性肾功能不全的患者中，不管是中度慢性肾功能不全还是重度慢性肾功能不全，与 PCI 相比 CABG

都表现出显著的生存优势。与之不同的是，在 ARTS 研究中，对 1205 例有冠状动脉多支血管病变患者随机给予 PCI 或 CABG 治疗，并应用 Cockcroft-Gault 公式计算每一位患者的 CrCl，以 CrCl≤60ml/min 作为 CKD 诊断标准。研究发现，在所有接受血管重建治疗的患者中，CKD 患者占 25%（290 例）。在平均 3 年的随访中，151 例接受 PCI 和 139 例接受 CABG 的患者死亡率、心肌梗死和脑卒中发生率均未见显著性差异（HR＝0.93；95% CI 0.54～1.60；P＝0.97）。但是，接受 PCI 的患者再次血管重建的比例更高（HR＝0.28；95% CI 0.14～0.54；P＝0.01）。然而，上述几项研究均是在 BMS 基础上进行的，在 DES 时代，PCI 与 CABG 在伴 CKD 的冠心病患者中疗效的对比，目前仍未见报道。

四、小结

总之，CKD 在总人群及冠心病人群中都是一种非常常见的合并疾病。大量文献已表明，伴有 CKD 的冠心病患者发生死亡和不良心血管事件的风险明显增加，在接受血管重建治疗（包括 CABG 和 PCI）后，死亡率及不良事件发生率均明显高于肾功能正常的患者。CKD 和 eGFR 均是冠心病患者以及接受血管重建治疗的患者死亡的一个独立的预测因素。然而，在伴 CKD 的冠心病患者中，如何选择血管重建治疗策略目前资料仍非常有限，尤其是在已经进入 DES 时代的今天，PCI 和 CABG 这两种血管重建方式的优劣仍没有明确的答案，将来有必要进行更多前瞻性临床随机研究。

第七节 糖尿病患者的血管重建治疗策略

糖尿病（diabetes mellitus，DM）是心血管疾病（cardiovascular disease，CVD）的独立危险因素，其心血管原因的死亡率高达非糖尿病患者的 2～4 倍。DM 患者的动脉粥样硬化病变特殊，表现为范围广、程度重并伴有多系统功能异常，因此药物治疗临床效果不佳，往往需要血管重建治疗。血管重建不仅可改善 DM 患者生活质量，还可改善患者预后。血管重建的方法主要有经皮冠状动脉介入治疗（percutaneous coronary intervention，PCI）和冠状动脉旁路移植术（coronary artery bypass grafting，CABG）。目前对 CABG 与 PCI 在此类高危人群中的临床有效性和安全性仍然存在争议。

一、经皮冠状动脉腔内成形术时代的血管重建

BARI 试验是早期评价 CABG 与 PTCA 治疗多支病变远期临床效果的随机临床试验，从 1988—1991 年间该试验共有 353 例 DM 患者入选，7 年结果显示在糖尿病亚组分析中，CABG 的生存率明显高于 PTCA（76.4% $vs.$ 55.7%，P＝0.001）。外科手术结果更佳可能与完全血管重建、内乳动脉移植血管的应用和 CABG 对糖尿病 Q 波心肌梗死患者的保护作用有关。CABG 的再次血管重建率在 DM 和非 DM 患者没有明显差异，但是接受 PTCA 治疗的 DM 患者再次血管重建率明显高于非 DM 患者。

二、裸金属支架时代的血管重建

1. PTCA vs. 裸金属支架

裸金属支架的出现给 PCI 的发展带来了切实的进步，明显改善了手术即刻结果，有效控制了血管的弹性回缩和负性重构。一项包括 29 项随机研究的荟萃分析，共包含 9918 例患者，结果显示可使造影再狭窄率降低 48%，再次 PCI 率降低 41%；而对死亡、MI 和再次 CABG 的发生率没有明显影响。但是，再狭窄问题仍然是 BMS 未能完全解决的问题，再狭窄的主要原因是内膜增生，尤其是糖尿病患者。一项包括 6 项随机研究的荟萃分析发现 DM 患者置入 BMS 后再狭窄率高达 36.7%，年龄是影响 DM 患者再狭窄率的唯一因素。其他研究发现预测 DM 再狭窄的因素还包括小血管病变和长病变等。总之，研究发现 DM 是置入 BMS 后 1 年死亡、MI 和 TVR 的独立危险因素。

2. CABG 与 BMS

ARTS 试验比较了 CABG 与 BMS 治疗多支病变的临床效果，糖尿病亚组分析结果显示 BMS 组的 1 年无事件生存率明显低于 CABG 组（63.4% vs. 84.4%，$P=0.001$），主要为再次血管重建率增高，原因为 BMS 较 CABG 完全血管重建率低（70.5% vs. 84.1%，$P<0.001$）；CABG 治疗组的 DM 与非 DM 患者 1 年无事件生存率没有明显差异，对于 DM 患者而言，CABG 较 BMS 花费更少。5 年随访结果显示，DM 亚组内 BMS 与 CABG 两组间的死亡率也没有明显差异（13.4% vs. 8.3%，$P=0.27$）；BMS 治疗组内 DM 患者死亡率明显高于非 DM 患者（13.4% vs. 6.8%，$P=0.03$），而 CABG 组内的 DM 与非 DM 患者死亡率没有明显差异（8.3% vs. 7.5%，$P=0.8$）；接受 BMS 治疗的 DM 患者的主要心脑血管不良事件发生率也明显高于非 DM 患者（54.5% vs. 38.7%，$P=0.003$），主要是因为再次血管重建率增高（42.9% vs. 27.5%，$P=0.02$）。

除 ARTS 试验外，ERACI Ⅱ 试验的 5 年结果显示在 BMS 和 CABG 治疗组内 DM 与非 DM 的死亡率没有明显差异。AWESOME 试验的结果显示 CABG 组与 BMS 组的 5 年生存率及心绞痛复发和再次血管重建复合终点事件的发生率均没有明显差异。

BMS 的出现明显降低了术后 1 年内的再狭窄和再次血管重建的发生率，但是 DM 患者支架内再狭窄的发生率仍然很高，DM 仍然是临床不良事件的独立预测因子。因此，在 BMS 时代，DM 合并多支病变患者首选的治疗方式仍然是 CABG。

三、药物洗脱支架时代的血管重建

2001 年 9 月，欧洲心脏病学会议上公布的 RAVEL 试验结果显示，与 BMS 相比，雷帕霉素洗脱支架（Sirolimus eluting stent，SES）组 6 个月再狭窄率为 0。药物洗脱支架的临床应用继单纯球囊扩张术、BMS 置入术之后，成为冠心病介入治疗发展史上的第三座里程碑，开创了冠心病介入治疗的新纪元。

1. BMS 与 DES

多项核心研究结果显示 DES 较 BMS 可以明显降低再狭窄、靶病变血管重建（target lesion revascularization，TLR）和主要不良心脏事件（main adverse cardic event，MACE）的发生率。一项包括 11 项随机研究的荟萃分析结果显示 DES 与 BMS 相比可以使 6~12 个月的再狭窄率降低 82%，TLR 率降低 74%，MACE 率降低 58%；死亡和 MI

的发生率没有明显差异。

SIRIUS试验和TAXUS试验的DM亚组研究显示DES与BMS相比可以明显降低12个月TLR、靶血管失败（target vessel failure，TVF）和MACE的发生率，而对死亡和MI的发生率没有明显影响。DIABETES试验的2年随访结果发现，SES组与BMS组心脏性死亡和MI的发生率没有明显差异，但是SES组TLR（7.7% vs. 35.0%，$P<0.001$）和MACE率（12.8% vs. 41.3%，$P<0.001$）明显降低。一项包括11项随机研究的荟萃分析结果显示，DES与BMS相比可显著降低再狭窄和TLR的发生率，而对死亡和MI的发生率没有明显影响。SCORPIUS试验结果显示，SES与BMS相比明显减少晚期管腔丢失，造影支架内再狭窄的发生率也明显降低，另一项包括5项随机研究的荟萃分析同样证实紫杉醇洗脱支架（Paclitaxel eluting stent，PES）与BMS相比显著降低了4年的TLR（12.4% vs. 24.7%，$P=0.0001$），而对死亡、MI和支架血栓没有明显影响。

反映真实世界中的注册研究入选了更为复杂的高危患者，但是结果与随机研究结果相似。RESEARCH和T-SEARCH前瞻性注册研究结果显示SES、PES与BMS相比死亡和MI的发生率没有明显差异，但使TVR发生率明显降低。一项多中心注册研究的2年结果显示DES显著降低了TVR率（11.6% vs. 15.0%，HR 0.66，$P=0.041$）。美国Massachusett州的注册研究共入选了5051例患者，3年的随访结果显示，DES组未校正的死亡率明显低于BMS组（14.4% vs. 22.2%，$P<0.001$）；校正基线特征后，DES组死亡（17.5% vs. 20.7%，$P=0.02$），MI（13.8% vs. 16.9%，$P=0.02$），TVR（18.4% vs. 23.7%，$P=0.001$）的发生率仍然明显低于BMS组。

总之，以往的研究结果已经证实了DES在DM患者中的有效性和安全性，与BMS相比可以显著降低再狭窄和再次血管重建的发生率，而对死亡和MI的发生率没有明显影响。

2. PES与SES

早期研究显示对于糖尿病患者，PES较SES可明显改善患者的临床预后，尤其是降低再次血管重建的需要。ISAR-DIABETES试验将250例糖尿病患者随机分入PES和SES组，9个月随访结果显示，PES较SES明显减少晚期管腔丢失（0.67 ± 0.62 vs. 0.43 ± 0.45，$P=0.001$），支架段内再狭窄率也明显降低（16.5% vs. 6.9%，$P=0.03$），但是TLR的发生率没有明显差异（12.0% vs. 6.4%，$P=0.13$）。

但是近年来公布的多项临床随机研究结果差异很大。韩国的一项多中心随机研究比较了SES和PES在糖尿病患者中的疗效，6个月随访造影结果显示，SES与PES相比显著降低了支架内（3.4% vs. 18.2%，$P<0.001$）和支架段内再狭窄（4.0% vs. 20.8%，$P<0.001$）发生率，9个月的TLR（2.0% vs. 7.5%，$P=0.017$）和MACE（2.0% vs. 8.0%，$P=0.010$）发生率也明显降低。SIRTAX试验的2年随访结果显示，SES较PES明显降低了糖尿病患者的MACE（14.8% vs. 25.8%，HR 0.52，$P=0.05$）和TLR（7.4% vs. 17.2%，HR 0.39，$P=0.03$）发生率。一项包括16项随机试验的荟萃分析结果显示，SES与PES相比可明显降低再次血管重建（HR 0.74，95% CI 0.63~0.87，$P=0.001$）和支架血栓（HR 0.66，95% CI 0.46~0.94，$P=0.02$）的风险，而死亡和MI的风险没有明显差异。

前瞻性多中心注册研究RESEARCH和T-RESEARCH的糖尿病亚组分析显示，2年时SES与PES两组的死亡、TVR和MACE的发生率没有明显差异。多中心注册研究STENT的糖尿病亚组分析结果显示，9个月时PES和SES总的MACE发生率没有明显差异（HR0.97，95% CI 0.97～1.24，$P=0.83$）。另一项多中心注册研究结果也显示，12个月时SES和PES的TVR发生率没有明显差异（HR0.97，95%CI 0.45～2.10）。

3. DES与CABG

以往的研究显示CABG可以改善DM合并多支病变患者的临床预后，但是目前尚无直接比较CABG与DES疗效的随机研究，仅限于临床注册研究的资料。

ARTS Ⅱ研究按与ARTS Ⅰ相匹配的原则入选了置入SES的多支病变患者，并与ARTS Ⅰ研究中的CABG组进行比较。DM亚组分析结果发现，SES组1年的主要心脑血管不良事件的发生率与CABG组没有明显差别（15.7% vs. 14.6%），死亡（2.5% vs. 2.1%）、脑血管事件（0 vs. 5.2%）和MI（0.6% vs. 2.1%）的发生率也没有明显差别，但是再次血管重建的发生率明显增高（12.6% vs. 4.2%）。3年随访结果显示，在DM患者中，SES与CABG的无主要不良心脑事件（MACCE）的生存率没有明显差异（72.1% vs. 82.2%，$P=0.09$），无不良事件生存率也没有明显差异（90.5% vs. 86.4%，$P=0.27$）。Briguori等和Lee等的研究结果相似，12个月时CABG与DES相比死亡和MI的发生率没有明显差异，但是DES组的MACCE发生率明显增加，主要是由于再次血管重建增加。

Javaid等报道了1680例多支血管病变患者行CABG与使用DES行PCI的结果（二支血管病变者分别有196例行CABG和884例行PCI，三支血管病变者分别有505例行CABG和95例行PCI）。结果显示，无论是二支还是三支血管病变患者，CABG组的未校正MACCE发生率均低于PCI组。校正后进行亚组分析发现，在非糖尿病亚组，CABG组与PCI组的MACCE发生率相当（二支血管病变HR1.77，95% CI 0.96～3.25，$P=0.07$；三支血管病变HR1.70，95% CI 0.77～3.61，$P=0.19$）。而在糖尿病患者PCI组的MACCE发生率高于CABG组（二支血管病变HR3.52，95% CI 1.48～8.43，$P<0.001$；三支血管病变HR4.82，95% CI 2.39～9.72，$P<0.001$）。

最近公布的CARDia试验显示，在合并复杂病变（61%为三支血管病变）的糖尿病患者，使用SES行PCI患者的1年MACCE发生率与行CABG者无显著差异（15.1% vs. 11.0%，$P=0.22$），不过，SES组的再次血管重建率却依然高于CABG组（7.3% vs. 2.0%，$P=0.01$）。SYNTAX试验也显示，在接受药物治疗的糖尿病患者中，PES组的MACCE发生率显著高于CABG组（26.0% vs. 14.2%，$P=0.0025$）。

就目前的研究结果而言，DES与CABG相比尽管再次血管重建率有所增高，但是并没有增加死亡和MI发生率；同时由于其创伤小，因而有希望成为替代CABG的首选治疗方案。

四、影响血管重建效果的因素

（一）冠状动脉旁路移植术

1. 围术期并发症

与非糖尿病患者相比，糖尿病患者CABG后的早期和远期死亡率更高，切口感染等术后并发症也明显增加。ARTS试验于CABG术后6h、12h和18h分别测量肌酸激酶同工酶 MB（CK-MB）的水平。CK-MB 升高超过正常上限值 1~3 倍、3~5 倍和 5 倍以上的发生率分别是 42.9%、7.5% 和 11.5%。由于糖尿病患者 CK 活性降低，因此 CABG 术后 CK-MB 水平升高的可能性减少（OR 0.53，$P=0.01$）。

2. 远期并发症

BARI 研究的造影随访结果显示，糖尿病患者自身病变累及的靶血管更细且病变更重，但 4 年随访结果显示动脉和静脉移植血管的畅通率与正常人群没有明显差异。BARI 研究结果提示糖尿病患者的远期生存率较非糖尿病患者低。糖尿病患者 CABG 术后发生卒中较非糖尿病患者更为常见，糖尿病患者 CABG 术后的远期生活质量也明显降低。

（二）PCI

1. 操作相关并发症和住院期间的结果

糖尿病和非糖尿病患者的 PCI 后造影成功率没有明显差异，但是操作相关的并发症在糖尿病患者更高。NCDR 注册研究在 1998—2000 年间从 139 家中心共入选了 100 292 例 PCI 病例，结果显示，糖尿病患者未校正的住院期间死亡率明显高于非糖尿病患者（1.8% vs. 1.3%，$P<0.0001$），住院期间无不良事件的生存率也明显低于非糖尿病患者（96.2% vs. 96.6%，$P=0.009$），平均住院时间也明显延长（2.7 vs. 2.4，$P=0.0001$）。糖尿病患者 PCI 后肾功能不全的发生率明显增加，因而对于糖尿病患者 PCI 后应复查肾功能。

2. PCI 后的远期结果

PRESTO 试验入选了 2694 例糖尿病患者和 8798 例非糖尿病患者。结果显示，糖尿病组年龄更大（61.8 vs. 59.8 years，$P<0.01$），多伴有其他合并症，并且罪犯病变更为复杂。校正基线特征后，糖尿病仍然是预测 9 个月死亡（RR 1.87，95% CI 1.31~2.68）、TVR（RR 1.27，95% CI 1.14~1.42）、MI 及 TVR 复合终点事件（RR 1.26，95% CI 1.13~1.40）的危险因素。

3. 支架血栓

欧洲的多中心注册研究共入选了 2229 例置入 DES 的患者，其中糖尿病患者 591 例（27%）。9 个月结果显示，29 例患者（1.3%）发生了急性支架血栓，其中糖尿病患者有 15 例。而且糖尿病是急性支架血栓的独立预测因素（HR 3.71，95% CI 1.74~7.89）。

4. 支架内再狭窄

糖尿病患者较非糖尿病患者因再狭窄而接受再次血管重建发生率更高。PRESTO 试验中，糖尿病患者 9 个月再狭窄的发生率明显高于非糖尿病患者（39.8% vs. 32.4%，$P<0.01$），糖尿病趋向于成为再狭窄的预测因素（OR 1.22，95%CI 0.97~1.54）。

5. 代谢控制对 PCI 后临床结果的影响

血糖和血脂等代谢方面的控制对于糖尿病患者 PCI 后的临床结果影响明显。有研究显示 $HbA_{1c}>7\%$ 是择期 PCI 后 12 个月内发生 TVR 的危险因素（OR 2.87，95% CI 1.13~7.24）。血糖控制不佳的患者常常需要胰岛素治疗（54% vs. 27%），而胰岛素治疗患者的 TVR 发生率明显增高。$HbA_{1c}>7\%$ 也是心脏原因再住院（OR 2.44，95% CI 1.05~5.66）和心绞痛复发（OR 4.03，95% CI 1.66~9.78）的预测因素。另一项研究也显示血糖控制不佳（≥11.1mmol/L）是糖尿病患者造影再狭窄独立危险因素（OR 3.03，95% CI 1.06~8.65，$P=0.038$）。对于行直接 PCI 的患者，入院时血糖浓度升高也是预测患者早期和远期死亡的危险因素。

五、小结

糖尿病是心血管疾病的独立危险因素，DES 可以显著抑制内膜增生，大大降低了造影再狭窄的发生率，明显改善临床预后。但由于其自身的代谢特征或冠状动脉病变的解剖特征，DM 仍然是预测再狭窄和临床不良事件的重要因素。多项注册和随机研究结果显示 DES 与 CABG 相比尽管再次血管重建率有所增高，但并没有增加死亡和 MI 发生率；由于 PCI 创伤小，易于被患者接受，有望成为替代 CABG 的首选治疗方案。

（周玉杰　贾德安）

参考文献

1. Smith SC, Jr., Feldman TE, Hirshfeld JW. Jr., et al. Acc/aha/scai 2005 guideline update for percutaneous coronary intervention: A report of the american college of cardiology/american heart association task force on practice guidelines (acc/aha/scai writing committee to update the 2001 guidelines for percutaneous coronary intervention). J Am Coll Cardiol, 2006, 47: e1-121.
2. Silber S, Albertsson P, Aviles FF, et al. Guidelines for percutaneous coronary interventions. The task force for percutaneous coronary interventions of the european society of cardiology. Eur Heart J, 2005, 26: 804-847.
3. Serruys P, Ong A, Morice M, et al. Arterial revascularization therapies study part ii—sirolimus-eluting stents for the treatment of patients with multivessel de novo coronary artery lesions. Eurointervention, 2005, 1: 147-156.
4. Seung KB, Park DW, Kim YH, et al. Stents versus coronary-artery bypass grafting for left main coronary artery disease. N Engl J Med, 2008, 358: 1781-1792.
5. White AJ, Kedia G, Mirocha JM, et al. Comparison of coronary artery bypass surgery and percutaneous drug-eluting stent implantation for treatment of left main coronary artery stenosis. JACC Cardiovasc Interv, 2008, 1: 236-245.
6. Serruys PW, Morice MC, Kappetein AP, et al. Percutaneous coronary intervention versus coronary-artery bypass grafting for severe coronary artery disease. N Engl J Med, 2009, 360: 961-972.
7. Bansal D, Uretsky BF. Treatment of chronic total occlusion by retrograde passage of stents through an epicardial collateral vessel. Catheter Cardiovasc Interv, 2008, 72: 365-369.
8. Engelstein E, Terres W, Hofmann D, et al. Improved global and regional left ventricular function after angioplasty for chronic coronary occlusion. Clin Investig, 1994, 72: 442-447.
9. Cuneo A, Tebbe U. The management of chronic total coronary occlusions. Minerva Cardioangiol, 2008, 56: 527-541.
10. Kandzari DE. The challenges of chronic total coronary occlusions: An old problem in a new perspective. J Interv Cardiol, 2004, 17: 259-267.
11. Puma JA, Sketch MH, Jr., Tcheng JE, et al. The natural history of single-vessel chronic coronary occlusion: A 25-year experience. Am Heart J, 1997, 133: 393-399.
12. Kinoshita I, Katoh O, Nariyama J, et al. Coronary angioplasty of chronic total occlusions with bridging collateral vessels: Immediate and follow-up outcome from a large single-center experience. J Am Coll

Cardiol, 1995, 26: 409-415.

13. Aziz S, Stables RH, Grayson AD, et al. Percutaneous coronary intervention for chronic total occlusions: Improved survival for patients with successful revascularization compared to a failed procedure. Catheter Cardiovasc Interv, 2007, 70: 15-20.
14. Hoye A, van Domburg RT, Sonnenschein K, et al. Percutaneous coronary intervention for chronic total occlusions: The thoraxcenter experience 1992—2002. Eur Heart J, 2005, 26: 2630-2636.
15. Suero JA, Marso SP, Jones PG, et al. Procedural outcomes and long-term survival among patients undergoing percutaneous coronary intervention of a chronic total occlusion in native coronary arteries: A 20-year experience. J Am Coll Cardiol, 2001, 38: 409-414.
16. Olivari Z, Rubartelli P, Piscione F, et al. Immediate results and one-year clinical outcome after percutaneous coronary interventions in chronic total occlusions: Data from a multicenter, prospective, observational study (toast-gise). J Am Coll Cardiol, 2003, 41: 1672-1678.
17. Ivanhoe RJ, Weintraub WS, Douglas JS, Jr., et al. Percutaneous transluminal coronary angioplasty of chronic total occlusions. Primary success, restenosis, and long-term clinical follow-up. Circulation, 1992, 85: 106-115.
18. Puma JA, Sketch MH, Jr., Tcheng JE, et al. Percutaneous revascularization of chronic coronary occlusions: An overview. J Am Coll Cardiol, 1995, 26: 1-11.
19. Warren RJ, Black AJ, Valentine PA, et al. Coronary angioplasty for chronic total occlusion reduces the need for subsequent coronary bypass surgery. Am Heart J, 1990, 120: 270-274.
20. Kereiakes DJ, Selmon MR, McAuley BJ, et al. Angioplasty in total coronary artery occlusion: Experience in 76 consecutive patients. J Am Coll Cardiol, 1985, 6: 526-533.
21. Martuscelli E, Clementi F, Gallagher MM, et al. Revascularization strategy in patients with multivessel disease and a major vessel chronically occluded: data from the cabri trial. Eur J Cardiothorac Surg, 2008, 33: 4-8.
22. Rubartelli P, Niccoli L, Verna E, et al. Stent implantation versus balloon angioplasty in chronic coronary occlusions: Results from the gissoc trial. Gruppo italiano di studio sullo stent nelle occlusioni coronariche. J Am Coll Cardiol, 1998, 32: 90-96.
23. Sirnes PA, Golf S, Myreng Y, et al. Stenting in chronic coronary occlusion (sicco): A randomized, controlled trial of adding stent implantation after successful angioplasty. J Am Coll Cardiol, 1996, 28: 1444-1451.
24. Sirnes PA, Golf S, Myreng Y, et al. Sustained benefit of stenting chronic coronary occlusion: Long-term clinical follow-up of the stenting in chronic coronary occlusion (sicco) study. J Am Coll Cardiol, 1998, 32: 305-310.
25. Buller CE, Dzavik V, Carere RG, et al. Primary stenting versus balloon angioplasty in occluded coronary arteries: The total occlusion study of canada (tosca). Circulation, 1999, 100: 236-242.
26. Elezi S, Kastrati A, Wehinger A, et al. Clinical and angiographic outcome after stent placement for chronic coronary occlusion. Am J Cardiol, 1998, 82: 803-806, A809.
27. Suttorp MJ, Laarman GJ, Rahel BM, et al. Primary stenting of totally occluded native coronary arteries ii (prison ii): A randomized comparison of bare metal stent implantation with sirolimus-eluting stent implantation for the treatment of total coronary occlusions. Circulation, 2006, 114: 921-928.
28. Hoye A, Tanabe K, Lemos PA, et al. Significant reduction in restenosis after the use of sirolimus-eluting stents in the treatment of chronic total occlusions. J Am Coll Cardiol, 2004, 43: 1954-1958.
29. Werner GS, Krack A, Schwarz G, et al. Prevention of lesion recurrence in chronic total coronary occlu-

sions by paclitaxel-eluting stents. J Am Coll Cardiol, 2004, 44: 2301-2306.
30. Sheiban I, Moretti C, Kumar P, et al. Immediate and medium-term outcomes following the treatment of very long (>or=50mm) chronic total coronary artery occlusions. J Invasive Cardiol, 2004, 16: 5-9.
31. Zellerhoff C, Schneider S, Senges J, et al. Sirolimus-eluting stents in the treatment of chronic total coronary occlusions: Results from the prospective multi-center german cypher stent registry. Clin Res Cardiol, 2008, 97: 253-259.
32. De Felice F, Fiorilli R, Parma A, et al. Outcome of diabetic and non-diabetic patients undergoing successful coronary angioplasty with bare stent of chronic total occlusion. J Cardiovasc Med (Hagerstown), 2006, 7: 847-851.
33. Surmely JF, Katoh O, Tsuchikane E, et al. Coronary septal collaterals as an access for the retrograde approach in the percutaneous treatment of coronary chronic total occlusions. Catheter Cardiovasc Interv, 2007, 69: 826-832.
34. Sianos G, Barlis P, Di Mario C, et al. European experience with the retrograde approach for the recanalization of coronary artery chronic total occlusions. A report on behalf of the eurocto club. EuroIntervention, 2008, 4: 84-92.
35. Wu EB, Chan WW, Yu CM. Retrograde chronic total occlusion intervention: Tips and tricks. Catheter Cardiovasc Interv, 2008, 72: 806-814.
36. Assali AR, Assa HV, Ben-Dor I, et al. Drug-eluting stents in bifurcation lesions: To stent one branch or both? Catheter Cardiovasc Interv, 2006, 68: 891-896.
37. Iakovou I, Ge L, Colombo A. Contemporary stent treatment of coronary bifurcations. J Am Coll Cardiol, 2005, 46: 1446-1455.
38. Lefevre T, Louvard Y, Morice MC, et al. Stenting of bifurcation lesions: Classification, treatments, and results. Catheter Cardiovasc Interv, 2000, 49: 274-283.
39. Al Suwaidi J, Berger PB, Rihal CS, et al. Immediate and long-term outcome of intracoronary stent implantation for true bifurcation lesions. J Am Coll Cardiol, 2000, 35: 929-936.
40. Yamashita T, Nishida T, Adamian MG, et al. Bifurcation lesions: Two stents versus one stent—immediate and follow-up results. J Am Coll Cardiol, 2000, 35: 1145-1151.
41. Anzuini A, Briguori C, Rosanio S, et al. Immediate and long-term clinical and angiographic results from wiktor stent treatment for true bifurcation narrowings. Am J Cardiol, 2001, 88: 1246-1250.
42. Brunel P, Lefevre T, Darremont O, et al. Provisional t-stenting and kissing balloon in the treatment of coronary bifurcation lesions: Results of the french multicenter "Tulipe" Study. Catheter Cardiovasc Interv, 2006, 68: 67-73.
43. Thuesen L, Kelbaek H, Klovgaard L, et al. Comparison of sirolimus-eluting and bare metal stents in coronary bifurcation lesions: Subgroup analysis of the stenting coronary arteries in non-stress/benestent disease trial (scandstent). Am Heart J, 2006, 152: 1140-1145.
44. Steigen TK, Maeng M, Wiseth R, et al. Randomized study on simple versus complex stenting of coronary artery bifurcation lesions: The nordic bifurcation study. Circulation, 2006, 114: 1955-1961.
45. Colombo A, Bramucci E, Sacca S, et al. Randomized study of the crush technique versus provisional side-branch stenting in true coronary bifurcations: The cactus (coronary bifurcations: Application of the crushing technique using sirolimus-eluting stents) study. Circulation, 2009, 119: 71-78.
46. Vigna C, Biondi-Zoccai G, Amico CM, et al. Provisional t-drug-eluting stenting technique for the treatment of bifurcation lesions: Clinical, myocardial scintigraphy and (late) coronary angiographic results. J Invasive Cardiol, 2007, 19: 92-97.

47. Chevalier B, Glatt B, Royer T, et al. Placement of coronary stents in bifurcation lesions by the "Culotte" Technique. Am J Cardiol, 1998, 82: 943-949.
48. Hoye A, van Mieghem CA, Ong AT, et al. Percutaneous therapy of bifurcation lesions with drug-eluting stent implantation: The culotte technique revisited. Int J Cardiovasc Intervent, 2005, 7: 36-40.
49. Sharma SK. Simultaneous kissing drug-eluting stent technique for percutaneous treatment of bifurcation lesions in large-size vessels. Catheter Cardiovasc Interv, 2005, 65: 10-16.
50. Hoye A, Iakovou I, Ge L, et al. Long-term outcomes after stenting of bifurcation lesions with the "Crush" Technique: Predictors of an adverse outcome. J Am Coll Cardiol, 2006, 47: 1949-1958.
51. Galassi AR, Colombo A, Buchbinder M, et al. Long-term outcomes of bifurcation lesions after implantation of drug-eluting stents with the "Mini-crush technique". Catheter Cardiovasc Interv, 2007, 69: 976-983.
52. Burzotta F, Gwon HC, Hahn JY, et al. Modified t-stenting with intentional protrusion of the side-branch stent within the main vessel stent to ensure ostial coverage and facilitate final kissing balloon: The t-stenting and small protrusion technique (tap-stenting). Report of bench testing and first clinical italian-korean two-centre experience. Catheter Cardiovasc Interv, 2007, 70: 75-82.
53. Rodriguez AE, Maree AO, Mieres J, et al. Late loss of early benefit from drug-eluting stents when compared with bare-metal stents and coronary artery bypass surgery: 3 years follow-up of the eraci iii registry. Eur Heart J, 2007, 28: 2118-2125.
54. Yang JH, Gwon HC, Cho SJ, et al. Comparison of coronary artery bypass grafting with drug-eluting stent implantation for the treatment of multivessel coronary artery disease. Ann Thorac Surg, 2008, 85: 65-70.
55. Park DW, Yun SC, Lee SW, et al. Long-term mortality after percutaneous coronary intervention with drug-eluting stent implantation versus coronary artery bypass surgery for the treatment of multivessel coronary artery disease. Circulation, 2008, 117: 2079-2086.
56. Hannan EL, Wu C, Walford G, et al. Drug-eluting stents vs. Coronary-artery bypass grafting in multivessel coronary disease. N Engl J Med, 2008, 358: 331-341.
57. Briguori C, Condorelli G, Airoldi F, et al. Comparison of coronary drug-eluting stents versus coronary artery bypass grafting in patients with diabetes mellitus. Am J Cardiol, 2007, 99: 779-784.
58. Lee MS, Jamal F, Kedia G, et al. Comparison of bypass surgery with drug-eluting stents for diabetic patients with multivessel disease. Int J Cardiol, 2007, 123: 34-42.
59. Javaid A, Steinberg DH, Buch AN, et al. Outcomes of coronary artery bypass grafting versus percutaneous coronary intervention with drug-eluting stents for patients with multivessel coronary artery disease. Circulation, 2007, 116: I200-206.
60. Gioia G, Matthai W, Benassi A, et al. Improved survival with drug-eluting stent implantation in comparison with bare metal stent in patients with severe left ventricular dysfunction. Catheter Cardiovasc Interv, 2006, 68: 392-398.
61. Gioia G, Matthai W, Gillin K, et al. Revascularization in severe left ventricular dysfunction: Outcome comparison of drug-eluting stent implantation versus coronary artery by-pass grafting. Catheter Cardiovasc Interv, 2007, 70: 26-33.
62. Reicher B, Poston RS, Mehra MR, et al. Simultaneous "Hybrid" Percutaneous coronary intervention and minimally invasive surgical bypass grafting: Feasibility, safety, and clinical outcomes. Am Heart J, 2008, 155: 661-667.
63. Kon ZN, Brown EN, Tran R, et al. Simultaneous hybrid coronary revascularization reduces postopera-

tive morbidity compared with results from conventional off-pump coronary artery bypass. J Thorac Cardiovasc Surg, 2008, 135: 367-375.

64. Campeau L, Enjalbert M, Lesperance J, et al. The relation of risk factors to the development of atherosclerosis in saphenous-vein bypass grafts and the progression of disease in the native circulation. A study 10 years after aortocoronary bypass surgery. N Engl J Med, 1984, 311: 1329-1332.

65. Smith SC, Jr., Feldman TE, Hirshfeld JW, Jr., et al. Acc/aha/scai 2005 guideline update for percutaneous coronary intervention: A report of the american college of cardiology/american heart association task force on practice guidelines (acc/aha/scai writing committee to update 2001 guidelines for percutaneous coronary intervention). Circulation, 2006, 113: e166-286.

66. Reeves F, Bonan R, Cote G, et al. Long-term angiographic follow-up after angioplasty of venous coronary bypass grafts. Am Heart J, 1991, 122: 620-627.

67. Le May MR, Labinaz M, Marquis JF, et al. Predictors of long-term outcome after stent implantation in a saphenous vein graft. Am J Cardiol, 1999, 83: 681-686.

68. Vermeersch P, Agostoni P, Verheye S, et al. Randomized double-blind comparison of sirolimus-eluting stent versus bare-metal stent implantation in diseased saphenous vein grafts: Six-month angiographic, intravascular ultrasound, and clinical follow-up of the rrisc trial. J Am Coll Cardiol, 2006, 48: 2423-2431.

69. Vermeersch P, Agostoni P, Verheye S, et al. Increased late mortality after sirolimus-eluting stents versus bare-metal stents in diseased saphenous vein grafts: Results from the randomized delayed rrisc trial. J Am Coll Cardiol, 2007, 50: 261-267.

70. Pucelikova T, Mehran R, Kirtane AJ, et al. Short-and long-term outcomes after stent-assisted percutaneous treatment of saphenous vein grafts in the drug-eluting stent era. Am J Cardiol, 2008, 101: 63-68.

71. Minutello RM, Bhagan S, Sharma A, et al. Long-term clinical benefit of sirolimus-eluting stents compared to bare metal stents in the treatment of saphenous vein graft disease. J Interv Cardiol, 2007, 20: 458-465.

72. Ge L, Iakovou I, Sangiorgi GM, et al. Treatment of saphenous vein graft lesions with drug-eluting stents: Immediate and midterm outcome. J Am Coll Cardiol, 2005, 45: 989-994.

73. Ellis SG, Kandzari D, Kereiakes DJ, et al. Utility of sirolimus-eluting cypher stents to reduce 12-month target vessel revascularization in saphenous vein graft stenoses: Results of a multicenter 350-patient case-control study. J Invasive Cardiol, 2007, 19: 404-409.

74. Stankovic G, Colombo A, Presbitero P, et al. Randomized evaluation of polytetrafluoroethylene-covered stent in saphenous vein grafts: The randomized evaluation of polytetrafluoroethylene covered stent in saphenous vein grafts (recovers) trial. Circulation, 2003, 108: 37-42.

75. Dooris M, Hoffmann M, Glazier S, et al. Comparative results of transluminal extraction coronary atherectomy in saphenous vein graft lesions with and without thrombus. J Am Coll Cardiol, 1995, 25: 1700-1705.

76. Holmes DR, Jr., Topol EJ, Califf RM, et al. A multicenter, randomized trial of coronary angioplasty versus directional atherectomy for patients with saphenous vein bypass graft lesions. Caveat-ii investigators. Circulation, 1995, 91: 1966-1974.

77. Strauss BH, Natarajan MK, Batchelor WB, et al. Early and late quantitative angiographic results of vein graft lesions treated by excimer laser with adjunctive balloon angioplasty. Circulation, 1995, 92: 348-356.

78. Hartmann JR, McKeever LS, O'Neill WW, et al. Recanalization of chronically occluded aortocoronary saphenous vein bypass grafts with long-term, low dose direct infusion of urokinase (robust): A serial trial. J Am Coll Cardiol, 1996, 27: 60-66.
79. Buch AN, Xue Z, Gevorkian N, et al. Comparison of outcomes between bare metal stents and drug-eluting stents for percutaneous revascularization of internal mammary grafts. Am J Cardiol, 2006, 98: 722-724.
80. Webb JG, Carere RG, Virmani R, et al. Retrieval and analysis of particulate debris after saphenous vein graft intervention. J Am Coll Cardiol, 1999, 34: 468-475.
81. Baim DS, Wahr D, George B, et al. Randomized trial of a distal embolic protection device during percutaneous intervention of saphenous vein aorto-coronary bypass grafts. Circulation, 2002, 105: 1285-1290.
82. Carrozza JP, Jr., Mumma M, Breall JA, et al. Randomized evaluation of the triactiv balloon-protection flush and extraction system for the treatment of saphenous vein graft disease. J Am Coll Cardiol, 2005, 46: 1677-1683.
83. Stone GW, Rogers C, Hermiller J, et al. Randomized comparison of distal protection with a filter-based catheter and a balloon occlusion and aspiration system during percutaneous intervention of diseased saphenous vein aorto-coronary bypass grafts. Circulation, 2003, 108: 548-553.
84. Rogers C, Huynh R, Seifert PA, et al. Embolic protection with filtering or occlusion balloons during saphenous vein graft stenting retrieves identical volumes and sizes of particulate debris. Circulation, 2004, 109: 1735-1740.
85. Roffi M, Mukherjee D, Chew DP, et al. Lack of benefit from intravenous platelet glycoprotein IIb/IIIa receptor inhibition as adjunctive treatment for percutaneous interventions of aortocoronary bypass grafts: A pooled analysis of five randomized clinical trials. Circulation, 2002, 106: 3063-3067.
86. Ellis SG, Lincoff AM, Miller D, et al. Reduction in complications of angioplasty with abciximab occurs largely independently of baseline lesion morphology. Epic and epilog investigators. Evaluation of 7e3 for the prevention of ischemic complications. Evaluation of ptca to improve long-term outcome with abciximab gpiib/iiia receptor blockade. J Am Coll Cardiol, 1998, 32: 1619-1623.
87. Jonas M, Stone GW, Mehran R, et al. Platelet glycoprotein IIb/IIIa receptor inhibition as adjunctive treatment during saphenous vein graft stenting: Differential effects after randomization to occlusion or filter-based embolic protection. Eur Heart J, 2006, 27: 920-928.
88. Cockcroft DW, Gault MH. Prediction of creatinine clearance from serum creatinine. Nephron, 1976, 16: 31-41.
89. Levey AS, Bosch JP, Lewis JB, et al. A more accurate method to estimate glomerular filtration rate from serum creatinine: A new prediction equation. Modification of diet in renal disease study group. Ann Intern Med, 1999, 130: 461-470.
90. Ma YC, Zuo L, Chen JH, et al. Modified glomerular filtration rate estimating equation for chinese patients with chronic kidney disease. J Am Soc Nephrol, 2006, 17: 2937-2944.
91. Manjunath G, Tighiouart H, Coresh J, et al. Level of kidney function as a risk factor for cardiovascular outcomes in the elderly. Kidney Int, 2003, 63: 1121-1129.
92. Coresh J, Astor BC, Greene T, et al. Prevalence of chronic kidney disease and decreased kidney function in the adult us population: Third national health and nutrition examination survey. Am J Kidney Dis, 2003, 41: 1-12.
93. Manjunath G, Tighiouart H, Ibrahim H, et al. Level of kidney function as a risk factor for atheroscle-

rotic cardiovascular outcomes in the community. J Am Coll Cardiol, 2003, 41: 47-55.

94. Go AS, Chertow GM, Fan D, et al. Chronic kidney disease and the risks of death, cardiovascular events, and hospitalization. N Engl J Med, 2004, 351: 1296-1305.

95. Herzog CA, Ma JZ, Collins AJ. Poor long-term survival after acute myocardial infarction among patients on long-term dialysis. N Engl J Med, 1998, 339: 799-805.

96. Best PJ, Lennon R, Ting HH, et al. The impact of renal insufficiency on clinical outcomes in patients undergoing percutaneous coronary interventions. J Am Coll Cardiol, 2002, 39: 1113-1119.

97. Blackman DJ, Pinto R, Ross JR, et al. Impact of renal insufficiency on outcome after contemporary percutaneous coronary intervention. Am Heart J, 2006, 151: 146-152.

98. Bonello L, De Labriolle A, Roy P, et al. Impact of optimal medical therapy and revascularization on outcome of patients with chronic kidney disease and on dialysis who presented with acute coronary syndrome. Am J Cardiol, 2008, 102: 535-540.

99. Reddan DN, Szczech LA, Tuttle RH, et al. Chronic kidney disease, mortality, and treatment strategies among patients with clinically significant coronary artery disease. J Am Soc Nephrol, 2003, 14: 2373-2380.

100. Mueller C, Neumann FJ, Perruchoud AP, et al. Renal function and long term mortality after unstable angina/non- st segment elevation myocardial infarction treated very early and predominantly with percutaneous coronary intervention. Heart, 2004, 90: 902-907.

101. Aoyama T, Ishii H, Toriyama T, et al. Sirolimus-eluting stents vs bare metal stents for coronary intervention in japanese patients with renal failure on hemodialysis. Circ J, 2008, 72: 56-60.

102. Ishio N, Kobayashi Y, Takebayashi H, et al. Impact of drug-eluting stents on clinical and angiographic outcomes in dialysis patients. Circ J, 2007, 71: 1525-1529.

103. Halkin A, Selzer F, Marroquin O, et al. Clinical outcomes following percutaneous coronary intervention with drug-eluting vs. Bare-metal stents in dialysis patients. J Invasive Cardiol, 2006, 18: 577-583.

104. Das P, Moliterno DJ, Charnigo R, et al. Impact of drug-eluting stents on outcomes of patients with end-stage renal disease undergoing percutaneous coronary revascularization. J Invasive Cardiol, 2006, 18: 405-408.

105. Halkin A, Mehran R, Casey CW, et al. Impact of moderate renal insufficiency on restenosis and adverse clinical events after paclitaxel-eluting and bare metal stent implantation: Results from the taxus-iv trial. Am Heart J, 2005, 150: 1163-1170.

106. Jeong YH, Hong MK, Lee CW, et al. Impact of significant chronic kidney disease on long-term clinical outcomes after drug-eluting stent versus bare metal stent implantation. Int J Cardiol, 2008, 125: 36-40.

107. Winkelmayer WC, Levin R, Avorn J. Chronic kidney disease as a risk factor for bleeding complications after coronary artery bypass surgery. Am J Kidney Dis, 2003, 41: 84-89.

108. Cooper WA, O'Brien SM, Thourani VH, et al. Impact of renal dysfunction on outcomes of coronary artery bypass surgery: Results from the society of thoracic surgeons national adult cardiac database. Circulation, 2006, 113: 1063-1070.

109. Hillis GS, Croal BL, Buchan KG, et al. Renal function and outcome from coronary artery bypass grafting: Impact on mortality after a 2. 3-year follow-up. Circulation, 2006, 113: 1056-1062.

110. Muntner P, He J, Hamm L, et al. Renal insufficiency and subsequent death resulting from cardiovascular disease in the united states. J Am Soc Nephrol, 2002, 13: 745-753.

111. Astor BC, Hallan SI, Miller ER, et al. Glomerular filtration rate, albuminuria, and risk of cardiovascular and all-cause mortality in the us population. Am J Epidemiol, 2008, 167: 1226-1234.
112. Ruilope LM, Salvetti A, Jamerson K, et al. Renal function and intensive lowering of blood pressure in hypertensive participants of the hypertension optimal treatment (hot) study. J Am Soc Nephrol, 2001, 12: 218-225.
113. Mann JF, Gerstein HC, Pogue J, et al. Renal insufficiency as a predictor of cardiovascular outcomes and the impact of ramipril: The hope randomized trial. Ann Intern Med, 2001, 134: 629-636.
114. Szczech LA, Reddan DN, Owen WF, et al. Differential survival after coronary revascularization procedures among patients with renal insufficiency. Kidney Int, 2001, 60: 292-299.
115. Herzog CA, Ma JZ, Collins AJ. Comparative survival of dialysis patients in the united states after coronary angioplasty, coronary artery stenting, and coronary artery bypass surgery and impact of diabetes. Circulation, 2002, 106: 2207-2211.
116. Ix JH, Mercado N, Shlipak MG, et al. Association of chronic kidney disease with clinical outcomes after coronary revascularization: The arterial revascularization therapies study (arts). Am Heart J, 2005, 149: 512-519.
117. Rosamond W, Flegal K, Furie K, et al. Heart disease and stroke statistics—2008 update: A report from the american heart association statistics committee and stroke statistics subcommittee. Circulation, 2008, 117: e25-146.
118. Seven-year outcome in the bypass angioplasty revascularization investigation (bari) by treatment and diabetic status. J Am Coll Cardiol, 2000, 35: 1122-1129.
119. Brophy JM, Belisle P, Joseph L. Evidence for use of coronary stents. A hierarchical bayesian meta-analysis. Ann Intern Med, 2003, 138: 777-786.
120. Gilbert J, Raboud J, Zinman B. Meta-analysis of the effect of diabetes on restenosis rates among patients receiving coronary angioplasty stenting. Diabetes Care, 2004, 27: 990-994.
121. Abizaid A, Costa MA, Centemero M, et al. Clinical and economic impact of diabetes mellitus on percutaneous and surgical treatment of multivessel coronary disease patients: Insights from the arterial revascularization therapy study (arts) trial. Circulation, 2001, 104: 533-538.
122. Serruys PW, Ong AT, van Herwerden LA, et al. Five-year outcomes after coronary stenting versus bypass surgery for the treatment of multivessel disease: The final analysis of the arterial revascularization therapies study (arts) randomized trial. J Am Coll Cardiol, 2005, 46: 575-581.
123. Rodriguez AE, Baldi J, Fernandez Pereira C, et al. Five-year follow-up of the argentine randomized trial of coronary angioplasty with stenting versus coronary bypass surgery in patients with multiple vessel disease (eraci ii). J Am Coll Cardiol, 2005, 46: 582-588.
124. Sedlis SP, Morrison DA, Lorin JD, et al. Percutaneous coronary intervention versus coronary bypass graft surgery for diabetic patients with unstable angina and risk factors for adverse outcomes with bypass: Outcome of diabetic patients in the awesome randomized trial and registry. J Am Coll Cardiol, 2002, 40: 1555-1566.
125. Regar E, Serruys PW, Bode C, et al. Angiographic findings of the multicenter randomized study with the sirolimus-eluting bx velocity balloon-expandable stent (ravel): Sirolimus-eluting stents inhibit restenosis irrespective of the vessel size. Circulation, 2002, 106: 1949-1956.
126. Babapulle MN, Joseph L, Belisle P, et al. A hierarchical bayesian meta-analysis of randomized clinical trials of drug-eluting stents. Lancet, 2004, 364: 583-591.
127. Moussa I, Leon MB, Baim DS, et al. Impact of sirolimus-eluting stents on outcome in diabetic pa-

tients: A sirius (sirolimus-coated bx velocity balloon-expandable stent in the treatment of patients with de novo coronary artery lesions) substudy. Circulation, 2004, 109: 2273-2278.

128. Hermiller JB, Raizner A, Cannon L, et al. Outcomes with the polymer-based paclitaxel-eluting taxus stent in patients with diabetes mellitus: The taxus-iv trial. J Am Coll Cardiol, 2005, 45: 1172-1179.

129. Jimenez-Quevedo P, Sabate M, Angiolillo DJ, et al. Long-term clinical benefit of sirolimus-eluting stent implantation in diabetic patients with de novo coronary stenoses: Long-term results of the diabetes trial. Eur Heart J, 2007, 28: 1946-1952.

130. Boyden TF, Nallamothu BK, Moscucci M, et al. Meta-analysis of randomized trials of drug-eluting stents versus bare metal stents in patients with diabetes mellitus. Am J Cardiol, 2007, 99: 1399-1402.

131. Kirtane AJ, Ellis SG, Dawkins KD, et al. Paclitaxel-eluting coronary stents in patients with diabetes mellitus: Pooled analysis from 5 randomized trials. J Am Coll Cardiol, 2008, 51: 708-715.

132. Daemen J, Garcia-Garcia HM, Kukreja N, et al. The long-term value of sirolimus-and paclitaxel-eluting stents over bare metal stents in patients with diabetes mellitus. Eur Heart J, 2007, 28: 26-32.

133. Ortolani P, Balducelli M, Marzaroli P, et al. Two-year clinical outcomes with drug-eluting stents for diabetic patients with de novo coronary lesions: Results from a real-world multicenter registry. Circulation, 2008, 117: 923-930.

134. Garg P, Normand SL, Silbaugh TS, et al. Drug-eluting or bare-metal stenting in patients with diabetes mellitus: Results from the massachusetts data analysis center registry. Circulation, 2008, 118: 2277-2285.

135. Dibra A, Kastrati A, Mehilli J, et al. Paclitaxel-eluting or sirolimus-eluting stents to prevent restenosis in diabetic patients. N Engl J Med, 2005, 353: 663-670.

136. Lee SW, Park SW, Kim YH, et al. A randomized comparison of sirolimus-versus paclitaxel-eluting stent implantation in patients with diabetes mellitus. J Am Coll Cardiol, 2008, 52: 727-733.

137. Billinger M, Beutler J, Taghetchian KR, et al. Two-year clinical outcome after implantation of sirolimus-eluting and paclitaxel-eluting stents in diabetic patients. Eur Heart J, 2008, 29: 718-725.

138. Schomig A, Dibra A, Windecker S, et al. A meta-analysis of 16 randomized trials of sirolimus-eluting stents versus paclitaxel-eluting stents in patients with coronary artery disease. J Am Coll Cardiol, 2007, 50: 1373-1380.

139. Simonton CA, Brodie B, Cheek B, et al. Comparative clinical outcomes of paclitaxel-and sirolimus-eluting stents: Results from a large prospective multicenter registry—stent group. J Am Coll Cardiol, 2007, 50: 1214-1222.

140. Saia F, Piovaccari G, Manari A, et al. Clinical outcomes for sirolimus-eluting stents and polymer-coated paclitaxel-eluting stents in daily practice: Results from a large multicenter registry. J Am Coll Cardiol, 2006, 48: 1312-1318.

141. Macaya C, Garcia H, Serruys P, et al. Sirolimus-eluting stent versus surgery and bare metal stenting in the treatment of diabetic patients with multivessel disease-a comparison between arts ii and arts i. Circulation, 2005, 112 (suppl ii): Ii-655.

142. Daemen J, Kuck KH, Macaya C, et al. Multivessel coronary revascularization in patients with and without diabetes mellitus 3-year follow-up of the arts-ii (arterial revascularization therapies study-part ii) trial. J Am Coll Cardiol, 2008, 52: 1957-1967.

143. Kapur A. Coronary artery revascularization in diabetes. The cardia trial: ESC Congress, Munich Ger-

many, 2008.

144. Herlitz J, Wognsen GB, Karlson BW, et al. Mortality, mode of death and risk indicators for death during 5 years after coronary artery bypass grafting among patients with and without a history of diabetes mellitus. Coron Artery Dis, 2000, 11: 339-346.

145. Whang W, Bigger JT, Jr. Diabetes and outcomes of coronary artery bypass graft surgery in patients with severe left ventricular dysfunction: Results from the cabg patch trial database. The cabg patch trial investigators and coordinators. J Am Coll Cardiol, 2000, 36: 1166-1172.

146. Costa MA, Carere RG, Lichtenstein SV, et al. Incidence, predictors, and significance of abnormal cardiac enzyme rise in patients treated with bypass surgery in the arterial revascularization therapies study (arts). Circulation, 2001, 104: 2689-2693.

147. Schwartz L, Kip KE, Frye RL, et al. Coronary bypass graft patency in patients with diabetes in the bypass angioplasty revascularization investigation (bari). Circulation, 2002, 106: 2652-2658.

148. Herlitz J, Caidahl K, Wiklund I, et al. Impact of a history of diabetes on the improvement of symptoms and quality of life during 5 years after coronary artery bypass grafting. J Diabetes Complications, 2000, 14: 314-321.

149. Laskey WK, Selzer F, Vlachos HA, et al. Comparison of in-hospital and one-year outcomes in patients with and without diabetes mellitus undergoing percutaneous catheter intervention (from the national heart, lung, and blood institute dynamic registry). Am J Cardiol, 2002, 90: 1062-1067.

150. Anderson HV, Shaw RE, Brindis RG, et al. A contemporary overview of percutaneous coronary interventions. The american college of cardiology-national cardiovascular data registry (acc-ncdr). J Am Coll Cardiol, 2002, 39: 1096-1103.

151. Bartholomew BA, Harjai KJ, Dukkipati S, et al. Impact of nephropathy after percutaneous coronary intervention and a method for risk stratification. Am J Cardiol, 2004, 93: 1515-1519.

152. Mathew V, Gersh BJ, Williams BA, et al. Outcomes in patients with diabetes mellitus undergoing percutaneous coronary intervention in the current era: A report from the prevention of restenosis with tranilast and its outcomes (presto) trial. Circulation, 2004, 109: 476-480.

153. Iakovou I, Schmidt T, Bonizzoni E, et al. Incidence, predictors, and outcome of thrombosis after successful implantation of drug-eluting stents. JAMA, 2005, 293: 2126-2130.

154. Mercado N, Boersma E, Wijns W, et al. Clinical and quantitative coronary angiographic predictors of coronary restenosis: A comparative analysis from the balloon-to-stent era. J Am Coll Cardiol, 2001, 38: 645-652.

155. West NE, Ruygrok PN, Disco CM, et al. Clinical and angiographic predictors of restenosis after stent deployment in diabetic patients. Circulation, 2004, 109: 867-873.

156. Corpus RA, George PB, House JA, et al. Optimal glycemic control is associated with a lower rate of target vessel revascularization in treated type ii diabetic patients undergoing elective percutaneous coronary intervention. J Am Coll Cardiol, 2004, 43: 8-14.

157. Mazeika P, Prasad N, Bui S, et al. Predictors of angiographic restenosis after coronary intervention in patients with diabetes mellitus. Am Heart J, 2003, 145: 1013-1021.

第八章　PCI 并发症的预防和处理

第一节　急性闭塞

在支架时代以前，择期 PTCA 的急性闭塞发生率为 2%～11%，其中 50%～80% 发生在导管室，其余也多数发生在术后 6h 以内。急性心肌梗死直接 PTCA 与完全闭塞病变 PTCA 患者发生迟发（>24h）急性闭塞更为多见。支架的应用已使急性闭塞的发生率降低至 1% 以下。

一、冠状动脉闭塞分为三型

1. 急性闭塞　指 PCI 时或 PCI 后靶血管血流 TIMI0～1 级。
2. 濒临闭塞　指 PCI 时或 PCI 后靶血管血流 TIMI 2 级。
3. 高危闭塞　指球囊扩张后造影有夹层或血栓导致的>50% 的狭窄，血流正常（TIMI 3 级）。

二、发生机制

在介入手术中，最常引起冠状动脉急性闭塞的原因是冠状动脉夹层以及在此基础上继发的血栓形成和冠状动脉痉挛。血管内膜/中层破裂伴管壁内出血、破裂的内膜片、粥样斑块均可导致机械性闭塞；冠状动脉夹层导致血流减慢和组织损伤，可促进血栓形成；PTCA 时球囊扩张导致纤维包裹的血栓破裂，血栓性物质的释放能进一步引起新的血栓；同时在冠状动脉夹层、血栓形成的基础上继发冠状动脉痉挛，也是冠状动脉闭塞的一个因素。

三、危险因素

1. 患者因素　不稳定型心绞痛、急性心肌梗死、心源性休克、老年、糖尿病和心功能不全患者。
2. 病变因素　血栓和夹层、右冠状动脉病变、分支开口处病变、分叉病变、完全闭塞病变、多支血管病变、偏心或不规则病变、长病变、成角>45°、变性静脉桥病变。
3. 技术因素　PCI 后残留有血栓和夹层、残余狭窄>35%、PTCA 后长时间应用肝素、低血压状态、停止抗凝/输注血小板。其中残留有复杂夹层是急性闭塞的最强的预测指标。

四、临床表现

冠状动脉急性闭塞后患者常出现胸痛，心电图改变，血压下降或升高，心律失常如心室纤颤和房室传导阻滞等。冠状动脉造影显示在 PCI 处冠状动脉突然截断，远端无造影剂充盈。同时可发现血栓、夹层、冠状动脉痉挛等表现。

五、冠状动脉夹层导致闭塞的预后

1. 缺血并发症　应用支架以前，严重的夹层使缺血性并发症（死亡、急性心肌梗死和急诊 CABG）危险增加 5 倍以上。一些临床和血管造影的特征可以增加未处理的夹层出现缺血并发症的危险，提示即使前向血流未受损，高危的夹层也应该用支架治疗。出现夹层引发的主要缺血事件的危险因素包括：①夹层长度>15mm；②NHLBI 夹层分型 C～F；③残余狭窄直径>30%；④残余管腔横截面积<2mm^2；⑤短暂的导管室内闭塞；⑥不稳定型心绞痛；⑦慢性完全闭塞。

2. 愈合和再狭窄　绝大部分球囊引起的夹层如没有引起缺血并发症，随着时间的推移会消失，血管造影随访显示，4%～16% 的夹层在 24h 内消失，63%～93% 的夹层在 3～6 个月内消失，一些早期的小型研究提示，夹层后再狭窄的发生率并不高。

六、预防

1. 抗血小板药物　术前应用阿司匹林可降低 PTCA 的急性闭塞率 50%～70%。氯吡格雷首剂 300mg，然后 75mg/d。Restore 试验证实盐酸替罗非班联用肝素可明显降低 PCI 患者血栓闭塞的发生率。

2. 充分抗凝　术中抗凝可降低急性闭塞的发生率。

3. 技术合理　选择适合病变的导丝和球囊/血管直径比值，在 PCI 术中对高危病变使用长球囊（30～40mm）扩张，扩张球囊时逐渐增大扩张的压力，采用小直径球囊预扩张可降低急性闭塞的风险。

七、治疗

1. 一般治疗　包括维持血流动力学稳定，静脉注射阿托品纠正迷走反射；纠正高血压或低血压，必要时应用 IABP；处理出现的心律失常；在血压允许的条件下使用抗心绞痛药物或者吗啡以缓解胸痛；检测活化凝血时间必要时加用抗凝药，保证足够的抗凝强度。

2. 迅速冠状动脉内推注硝酸甘油 100～200μg 或维拉帕米 100～200μg 处理合并的血管痉挛。静脉应用 GPⅡb/Ⅲa 受体拮抗剂。

3. 在 PCI 处球囊扩张（球囊/血管直径为 1.0～1.1），以保证冠状动脉前向血流。

4. 多体位投照明确病因，由夹层导致的急性闭塞，置入支架治疗。发现血栓形成导致血管急性闭塞，多置入支架，也可球囊扩张，但有导致远端栓塞和血栓增大的危险。血管直径小，远端夹层，血管严重扭曲、钙化时，如置入支架困难只能球囊扩张联合 GPⅡb/Ⅲa 受体拮抗剂治疗。

5. 原因不明时要多体位造影或 IVUS 检查，排除左主干夹层、空气栓塞、小分支闭塞、斑块或血栓引起的远端栓塞。左主干闭塞时患者常出现低血压、与血管病变不成比例的剧烈胸痛、注射造影剂存在阻力等征象。

6. 外科手术治疗 对支架无法处理的长夹层、左主干损伤、置入支架后血流动力学仍不稳定且残留严重狭窄>30%、不能恢复患者前向血流时考虑行CABG治疗，在手术前的过渡阶段可使用灌注导管和IABP，以改善冠状动脉血流状态和维持血压。

第二节 无复流现象的预防及处理策略

一、定义

无复流现象最早在急性心肌梗死的实验模型中被发现，当时被描述为尽管冠状动脉阻塞已被解除，但仍然无法恢复正常心肌血流的一种现象。从冠状动脉造影的角度来说，无复流现象是指：在病变局部没有夹层、血栓、痉挛或者严重残余狭窄的情况下，冠状动脉血流减少的现象（TIMI 0～1级）。

受损程度较轻（TIMI 0～2级）的冠状动脉血流一般被称为"慢血流"，然而对急性心肌梗死患者的研究表明，在冠状动脉造影中没有慢血流的病例，也就是说对于某些患者冠状动脉造影不能显示出微血管的损伤。

二、病因

无复流现象的发生机制还不清楚，但最终的结果是严重的微血管功能障碍。微血管功能障碍可能的发生机制包括血管痉挛、远段血栓或者其他栓子形成的栓塞、氧自由基对血管内皮的损伤、红细胞和中性粒细胞淤滞毛细血管以及细胞内和细胞间质水肿。

三、危险因素

已报道介入治疗后无复流现象或者慢血流现象的发病率为0.6%～42%，对富含血栓的病变（例如急性心肌梗死）和含脆性碎屑退行性变的静脉桥血管，通过机械方法进行血运重建时，无复流现象的发生更普遍。在机械性方法中，应用冠状动脉内斑块旋磨术治疗后的无复流现象发生率最高（1.2%～9.0%），而且与旋磨时间成正比，但>60%的病例是可逆的。冠状动脉内给予钙离子拮抗剂治疗有效提示微血管痉挛是无复流现象的一个主要原因。

四、临床表现

无复流现象对患者的影响和急性闭塞相似，但由于无复流时有侧支循环功能障碍，其后果比急性闭塞更为严重。其临床表现与其支配的心肌的范围、基础心室功能和其他血管状况有关。患者可以没有症状，也可表现为胸闷、胸痛、心律失常、血压下降、心肌梗死、心源性休克，甚至死亡。

五、预防

1. 药物预防 临床研究表明：肝素、硝酸甘油、异搏定、腺苷、血小板GPⅡb/Ⅲa受体拮抗剂可以预防冠状动脉无复流的发生。

2. 器械预防 远端保护装置对静脉桥病变介入治疗和因 AMI 而直接行 PCI 的病人的冠状动脉无复流具有预防作用。

六、治疗

1. 冠状动脉内注射硝酸甘油 首先可于冠状动脉内注射硝酸甘油（200～800μg）以排除和缓解合并的血管痉挛，对非痉挛原因引起的无复流现象基本无效。

2. 冠状动脉内注射钙离子拮抗剂 这是重要的治疗方法，维拉帕米（每次 100～200μg，总量 1.0～1.5mg）或硫氮唑酮（每次 0.5～2.5mg，总量 5～10mg）。可经球囊中心腔或灌注导管给药，使药物达到远端血管，从而发挥较好疗效。

3. 其他的冠状动脉血管扩张剂 如罂粟碱、腺苷、硝普钠、Nicorandil（钾通道激活剂）有利于对抗无复流。冠状动脉内注射硝普钠（10～50μg）对处理静脉桥和 AMI 时出现的无复流效果较好。

4. 清除微血管栓塞 快速冠状动脉内注射肝素盐水或造影剂有助于清除由损伤的内皮细胞、红细胞、中性粒细胞或微栓子引起的血管填塞。

5. 血栓抽吸装置 其机制在于利用负压将血栓和血管远端的栓子吸出，而减少远端血管的栓塞。

6. 循环支持 无复流伴有低血压的患者，要应用升压药物（如多巴胺 2～3mg 静脉注射、心动过缓时阿托品 1～2mg 静脉注射）和 IABP 以维持血流动力学状态和增加冠状动脉灌注压，同时支持冠状动脉内注射钙离子拮抗剂治疗。

7. 血小板 GPⅡb/Ⅲa 受体拮抗剂治疗。

第三节 冠状动脉穿孔

冠状动脉穿孔是指造影剂或者血液经冠状动脉撕裂口处流至血管外，是 PCI 中一个少见而严重的并发症。新近报道 PCI 中其发生率是 0.3%～0.6%。随着应用新器械和冠状动脉完全闭塞（CTO）患者接受 PCI 的增加，其发病率有所提高。在广泛应用 GPⅡb/Ⅲa 受体拮抗剂和旋切装置的条件下，冠状动脉穿孔的发生率是 0.58%。

一、分型

Ellis 回顾性分析了 12 900 例患者，有 62 例发生冠状动脉穿孔（0.5%）。Ellis 根据其影像学表现，将冠状动脉穿孔分为三型：

Ⅰ型：造影时仅见到局灶性溃疡性龛影或蘑菇状影向管腔外突出，受损限于管壁中层或外膜，未穿破到血管外，没有造影剂漏出的证据。

Ⅱ型：属于限制性外漏，造影时可见到造影剂漏出血管至心包或心肌，但无喷射状漏出。

Ⅲ型：持续外漏，穿孔直径≥1mm，大量造影剂流出血管。

二、发生机制与危险因素

PTCA 治疗中冠状动脉穿孔可能是在输送导丝或球囊、球囊扩张或球囊破裂时引起的。由于PTCA可以导致血管壁伸展或夹层形成，当球囊过大（球囊/动脉≥1.2）时夹层可以向外延伸至外膜，从而造成血管穿孔。球囊破裂尤其是针孔样破裂（不同于纵型撕裂）可能导致造影剂高压喷射，从而增加夹层和穿孔的危险。一些新技术通过去除斑块组织、将斑块研碎（旋磨术）和消融（ELCA）而改变血管壁的完整性时也可以导致穿孔。冠状动脉内斑块旋磨术发生冠状动脉穿孔与病变的偏心性、病变长度（>10mm）以及血管弯曲性等血管形态特征有关。器械过大尤其在治疗分叉病变、严重成角病变时明显增加穿孔风险。支架置入过程中使用中等硬度导丝、过大的顺应性球囊（输送支架的球囊）、高压球囊（支架的充分扩张）或在有严重夹层病变时在内膜下送入支架同样能够导致穿孔的发生。无论使用哪种器械，病变越复杂（慢性完全闭塞病变、分叉病变、严重弯曲病变或成角病变）穿孔的危险越大。

三、冠状动脉穿孔和心脏压塞的预防

1. 导丝的使用　使用中等硬度以上的导丝如Shinobi、Cross IT、PT系列导丝时动作轻柔、准确，尤其在处理CTO病变时。

2. 操作技术　在介入术中，导丝的头端应平滑推送越过病变，并保持方向可调控性。一旦出现导丝尖端塑形消失或变形、扭结、运动受限或推进困难提示其在内膜下行走，应回撤并重新放置导丝。术中要固定指引导管，避免导丝移动，在交换球囊时导丝不要放置过远，以免导丝穿破冠状动脉。

3. 避免球囊破裂　球囊破裂会导致血管穿孔，在处理钙化病变时常导致球囊破裂，用球囊扩张病变时尽可能能扩张起来的最小压力，选择高压球囊处理钙化病变可减少球囊破裂的发生率。

4. 选择合适大小的器械　如果球囊/血管直径≥1.2，旋磨器/血管直径≥0.8则穿孔的发生率高，对高危病变如慢性完全闭塞病变、严重钙化、小血管成角病变或严重弯曲病变可选择较小的器械，逐渐增大直径和压力，而不是一步到位，冒着冠状动脉穿孔的危险进行手术。

四、冠状动脉穿孔和心脏压塞的处理

1. 持续球囊充盈压迫　这是首要的处理措施。将球囊（球囊直径和血管直径相当）置于冠状动脉穿孔处，以2～6atm的压力充盈至少10min。若穿孔未闭合再次低压扩张15～45min。如果患者不能耐受长时间缺血可用灌注球囊，以保证远端得到血液供应。长时间球囊扩张（必要时结合心包穿刺术）可使60%～70%的患者避免手术治疗。

2. 纠正抗凝　冠状动脉穿孔后，会在抗凝状态下封堵穿孔，以防止血管内血栓形成。一般来说，导丝引起的穿孔多较稳定，不需特殊处理，或单用鱼精蛋白静脉注射中和肝素的抗凝作用即可；若球囊扩张后造影剂持续外溢，应给予鱼精蛋白中和肝素，使活化凝血时间（ACT）<200s。对使用旋磨、旋切或激光导管导致的穿孔应立即使用鱼精蛋白中和肝素。已经使用了Abciximab的患者需要输注血小板治疗。

3. 带膜支架封堵　如果球囊压迫、纠正抗凝无效，可放置静脉血管带膜支架或PTFE材料带膜支架，有很高的成功率，多可避免外科手术。

4. 栓塞、封堵血管　对小血管（<1mm），末梢血管，不适合球囊封堵、支架置入、

外科治疗者可使用明胶海绵、聚乙烯乙醇溶液、弹簧圈闭塞穿孔血管。

5. 心包穿刺　一旦出现冠状动脉穿孔，要进行超声心动图监测。对出现心脏压塞者，立即行超声心动图定位下心包穿刺引流，并快速补液，维持血流动力学稳定。引流管可留置 12~24h。患者血压心率稳定，无新鲜血性液体流出后，可拔除引流管。

6. 外科修补　以上方法均不能封堵穿孔，应紧急进行外科治疗。

第四节　支架内血栓

支架内血栓分为早期支架内血栓（术后 30 天内）、晚期支架内血栓（30 天~1 年）以及极晚期支架内血栓（大于 1 年）。早期支架内血栓又分为急性（发生于术后 24h 内）和亚急性（发生于术后 24h 至 30 天）。支架内血栓临床后果严重，有 70%~87% 的几率发生死亡和非致命性心肌梗死，包括 15%~48% 的死亡率和 60%~70% 的心肌梗死率。

一、支架内血栓的定义

指成功置入支架（靶血管置入支架后 TIMI 血流分级达到 3 级并且残余狭窄<25%）后支架内急性、亚急性及晚期血栓形成。造影显示支架内有被造影剂包绕的椭圆形、长条形或略不规则形的低密度影像，造影剂消散后血栓存在处及近端仍有少量造影剂滞留。

1. 急性血栓　成功置入支架后 24h 内造影显示支架内血栓形成；
2. 亚急性血栓　成功置入支架后 24h 至 30 天内造影显示支架内血栓形成，血流 TIMI 血流分级 0~1 级。
3. 晚期支架内血栓　成功置入支架后 30 天后突然发生胸痛、心电图示支架血管供血区缺血或梗死改变。造影可见支架部位闭塞（TIMI 0~1 级）并有血栓征象。

二、发生机制

支架内血栓形成的机制尚未完全阐明，但可能与以下几个因素有关：
1. 球囊扩张时对血管内皮的损伤。
2. 药物支架所释放药物的影响　雷帕霉素、紫杉醇可抑制血管内皮细胞的增殖，延迟支架内有效的血管内皮化，可导致晚期支架内血栓的形成。
3. 药物支架聚合物载体的影响　血管对聚合物载体的炎性或过敏反应可能会导致内皮化不完全，导致晚期支架内血栓的形成。

三、影响因素

1. 支架因素
（1）不同的支架设计类型；
（2）支架的长度和数目：药物支架的长度和数目与支架血栓形成有关；
（3）药物支架。
2. 患者和病变因素
（1）患者因素：急性冠状动脉综合征，合并糖尿病，以及患者本身的凝血功能亢进及血小板活性增高。

(2) 病变因素：小血管（直径≤2.5mm）内放置药物支架增加支架内血栓形成的危险性；有严重坏死，富含脂质靶斑块是药物支架血栓形成的危险因素；在弥漫性病变处置入支架后，支架邻近部位未被支架覆盖的小斑块破裂所形成的血栓可延伸至支架内而形成支架内血栓。此外，弥漫性病变常需要置入较长的支架或串联置入几个支架，增加了支架血栓形成的可能；分叉病变处置入支架后支架内血栓发生率亦明显上升。

3. 支架置入的技术因素

(1) 支架扩张不充分：支架扩张不充分、支架贴壁不良或血管残存显著的狭窄导致血流对支架及血管壁形成剪切力可能是造成支架内血栓的原因；

(2) 术后有持续夹层：术后有持续的夹层是药物支架内血栓形成的危险因素；

(3) 其他：长病变支架术、支架置入后低压扩张、支架置入后 IVUS 发现残余斑块容积较大、支架置入后 IVUS 发现管腔形态不满意等。

四、预防

1. 抗血小板治疗　支架置入前应常规用阿司匹林并争取加用负荷量氯吡格雷，阿司匹林常规剂量为 100~300mg/d，氯吡格雷 75~300mg/d。并且。如果术前未应用抗血小板药物治疗，术中给予负荷量，阿司匹林 300mg，氯吡格雷 300mg。同时术后要坚持抗血小板治疗，术后不坚持抗血小板治疗与支架血栓的发生密切相关。近年来 GPⅡb/Ⅲa 受体拮抗剂得到应用，对于高危患者（如 ACS）、病变复杂以及存在血栓易患因素的患者，于术前、术中或术后开始连续使用 GPⅡb/Ⅲa 受体拮抗剂可以减少支架术中和术后住院期间血栓形成的发生率。

2. 抗凝治疗　冠状动脉介入治疗术中给予肝素 10 000U（依诺肝素 0.75mg/kg），术后延续皮下给予低分子肝素治疗 3~5 天。

3. 最佳的支架释放技术　支架内血栓形成现在被认为是机械问题，可以通过最佳的支架释放技术而无需强化抗凝治疗来解决。"最佳的"支架释放要求多种技术：充分覆盖病变、支架完全贴合于血管壁、支架完全扩张和支架对称。支架置入后采用高压球囊扩张至 12~14atm 的压力是获得满意支架扩张的一个关键，IVUS 可能有助于确定最佳的支架释放技术。采用这些方法，支架血栓形成的发生率为 1%。

五、治疗

1. PCI 治疗　发现患者出现支架内血栓后立即进入导管室，造影明确诊断后进行 PCI。

2. 静脉应用 GPⅡb/Ⅲa 受体拮抗剂　可作为一项基础用药，采用其他方法治疗时也常联合该药。

3. 溶栓治疗　目前缺乏足够的循证医学证据评价溶栓治疗对支架内血栓的有效性。对急性、亚急性血栓形成可于静脉或冠状动脉内进行溶栓治疗。

4. 血栓抽吸导管　其原理是应用负压抽吸血栓。

第五节　冠状动脉支架脱载

支架脱载是 PCI 的一种少见的合并症。国外 1995—1997 年资料报道其发生率波动于 0.9%～7.6%。其较大范围波动的主要原因与不同研究样本量大小、支架的结构及术者操作技术有关。随着支架制造工艺的提高，其发生率显著下降。研究显示钙化、扭曲病变是支架脱载的主要原因。右冠状动脉（2.3%）和回旋支（2.2%）的发生率相当，而前降支的发生率（1.4%）较低。

一、支架脱载的影响因素

1. 钙化、近端血管迂曲、指引导管支撑力差及其他器械通过困难等是支架脱载的主要危险因素。
2. 新一代支架截面小、捆绑好、脱载率较低，最近报告其发生率为 0.8%～1.2%。

二、支架脱载预防措施

1. 指引导管　选择合适的指引导管至关重要，力求做到支撑好、到位好、同轴性好。
2. 支架前病变准备　对一些钙化严重的病变、长病变及狭窄严重的病变可先进行球囊预扩张或去斑术。
3. 直接支架　避免对最小径<0.5mm、钙化、近端迂曲、弯曲病变直接放置支架。

但是由于支架脱载的情况及部位不同，其处理方法也具有多样性。

三、支架脱载处理方法

1. 脱载的支架如果进入外周的小动脉，此种情况通常不需要处理。
2. 如果支架脱载于冠状动脉内，导丝仍然保留在支架内，此种情况可以采用两种方法处理。一是沿导丝送小球囊于支架内，低压扩张下回撤球囊并同时带出支架；二是小球囊扩张后，送入支架球囊，支架释放。
3. 如果导丝没有在脱载的支架内，此时可以采用 snare 系统取出脱载支架。但是需要注意，此种方法在取冠状动脉内支架时有损伤冠状动脉的风险。
4. 如果没有 snare 系统，我们还可以采用双导丝缠绕支架技术取出支架。

支架脱载处理最重要的策略在于预防，对于那些钙化严重、迂曲复杂的病变，动作一定要轻柔，切忌粗暴操作。支架置入前病变的预处理非常重要，复杂病变更是如此。问题出现后，术者需要冷静，保留支架内导丝是随后处理的关键。术者要根据脱载具体情况选择最合适的策略，以求把支架脱载后不良后果最小化。

第六节　经股动脉、桡动脉入路外周血管并发症

一、前臂血肿

前臂血肿可出现在桡动脉穿刺点局部，也可出现在远离穿刺点的部位，严重的前臂血

肿可引起前臂骨筋膜间隔综合征，导致手部的缺血、坏死。

（一）病因

反复穿刺损伤桡动脉；导丝或导管进入桡动脉细小分支致其损伤，或穿破动脉壁引起动脉穿孔；术后穿刺点压迫不当，穿刺点渗血进入皮下；操纵导丝、导管粗暴引起桡动脉损伤甚至撕裂；先天性桡动脉细小、发育不良的患者行经桡动脉途径 PCI 时，穿刺/送入动脉鞘管、导管时引起桡动脉撕裂和损伤；使用阿司匹林、肝素、氯吡格雷、GPⅡb/Ⅲa 受体拮抗剂的患者发生前臂血肿的几率增加；穿刺时误入从桡尺动脉环发出的副桡动脉。

（二）临床表现

表现为术后患者有前臂的肿胀和疼痛感，查体可发现患者前臂皮肤温度、张力升高，前臂肿胀、压痛，出血时间较长者局部皮肤可出现青紫、瘀斑、水泡。

（三）预防

1. 选择亲水涂层的导丝。

2. 操作时必须保证导丝先行、导管轻柔跟随原则。操作导丝和导管遇阻力时，应立即停止前送导丝导管，可行血管造影明确血管情况。

3. 手术后对穿刺点进行充分正确压迫止血，密切观察穿刺点局部是否有出血的征象。

（四）治疗

1. 停用肝素等抗凝药物。

2. 局部加压包扎　绷带加压包扎，用皮尺沿标记处测量上肢周长以便比较，密切观察穿刺点周围皮肤的温度、张力并询问患者有无疼痛、高张力感。可应用血压计的袖带加压包扎，血压计充气到收缩压水平后，间隔 1~2h 定期放气减压。

3. 直接压迫出血点　出现前臂血肿时，前臂局部压痛最明显的地方常是血管损伤处，有条件时可行血管造影明确出血点。

4. 冰袋冷敷　冷敷可使血管收缩、血流速度减慢，能减轻疼痛、肌紧张、出血和水肿。要经常观察患者生命体征、皮肤温度、手指末端的血液供应和功能，避免出现前臂骨筋膜间室综合征。

二、前臂骨筋膜间室综合征

前臂骨筋膜间室综合征是经桡动脉脉入路的严重并发症。指前臂骨筋膜间室内容物（常是血液）增加，压力增高压迫桡动脉，导致前臂肌肉与正中神经发生进行性缺血、坏死而出现的临床综合征。如果进一步出现以高钾血症与肌红蛋白尿为特征的急性肾衰竭，则称为挤压综合征。该病是一种发展性疾病，刚开始症状可能不典型，要密切观察，以便早期确诊，及时治疗。

（一）病因

桡动脉在解剖上固定，反复穿刺造成桡动脉损伤、器械损伤桡动脉或其分支、桡动脉穿刺点压迫不准确、动脉压力高、凝血机制不良、肝素用量过多等原因导致穿刺点或管壁大量渗血进入筋膜间室，致使其压力增加，压迫肌肉与神经干而引起进行性缺血、坏死，最后导致运动和感觉功能障碍，严重时可导致肢体坏疽。当局部压力达到一定程度可导致供应肌肉的小动脉关闭，形成缺血-水肿-缺血的恶性循环，导致患者症状进行性发展。

（二）临床表现

表现为前臂掌侧肿胀、剧烈疼痛，继而手指感觉减退，屈指力量减弱，被动伸腕、伸指时疼痛加剧，早期脉搏可以存在。如不及时治疗或处理不当，手腕部因神经受压、缺血可引起功能障碍，长期正中神经受压缺血可导致患者发生腕部缺血挛缩畸形，表现为前臂不能旋前，手指伸屈受限，拇指不能做对掌运动，鱼际肌隆起消失。肌电图示正中神经受损，严重时由于肢端坏死患者需要截肢。

（三）治疗

1. 压迫止血，制动，避免活动引起再出血。
2. 肢体平心脏高度放置，注意观察肢端血运、感觉和运动情况　尤其应注意对疼痛的观察，如果出现手指被动活动时剧痛，术肢皮温下降明显，皮肤颜色苍白，感觉异常，运动障碍，及时请骨科医师会诊，以决定进一步的治疗。
3. 停用肝素等抗凝药物。
4. 高渗液脱水　50%硫酸镁持续冷敷，硫酸镁具有消炎、镇痛和收敛作用，冷敷可使血管收缩，减少渗出，并起到止血、止痛、降温的疗效。
5. 经以上保守治疗无效时，要测量筋膜间室压力，当筋膜间室压力大于30mmHg时可考虑采取筋膜间室切开减张术，以免造成不可逆的损伤。单纯脉搏消失而肢体无缺血症状者，如果血氧饱和度监测显示手部血液供应良好，表明可能已有充足的侧支循环代偿，只需密切观察，不需要手术处理，多数患者脉搏会逐渐恢复。
6. 密切观察肌酶、肾功能和肌电图的变化，及早发现挤压综合征。

三、桡动脉闭塞

经桡动脉PCI后有2%~10%的患者发生桡动脉闭塞，其中约40%的患者可在术后一个月内自发再通。ACCESS试验中桡动脉闭塞的发生率是5.0%（15/300），1个月后有3.0%（9/300）的患者桡动脉仍然闭塞，所有患者均无缺血的症状。

（一）病因

目前发生桡动脉闭塞的具体原因不清，可能与桡动脉细、血管内膜损伤、手术时间长术中桡动脉形成血栓、术后止血过度压迫而致桡动脉血流中断形成血栓有关。

（二）危险因素

术后桡动脉动脉闭塞的独立危险因素是超声显示桡动脉内径<2mm、桡动脉直径和鞘管不匹配、糖尿病、术前肝素用量过小、穿刺点压迫时间过长等。Dahm等比较应用5F与6F导管时发现，前者桡动脉闭塞发生率为1.1%，后者为5.9%。Satio等研究发现当桡动脉的内径/动脉鞘管>1时，桡动脉闭塞的发生率是4%，而两者的比值<1时桡动脉闭塞的发生率是13%。较早的研究显示如果术前不注射肝素，桡动脉的闭塞率是71%，注射2000~3000U肝素，桡动脉的闭塞率是24%，注射5000U肝素，桡动脉闭塞率为4.3%。

（三）临床表现

临床表现不明显，目前未见桡动脉闭塞后患者出现缺血性不适的报道。术后检查患者桡动脉搏动消失，桡动脉造影和超声检查发现桡动脉血栓形成。

（四）预防措施

1. 术前常规行 Allen 试验或者超声、血流多普勒、体积描记法等检查以明确桡、尺动脉间的交通循环情况，体积描记法是最简单而有效的方法。

2. 对直径细小的桡动脉选择管径较小的导管，于术前、术中应用足够的肝素，术后早期应用抗凝和抗血小板药物，术后及时解除包扎，能减少桡动脉血栓形成的发生率。

（五）治疗方法

由于桡动脉闭塞的患者没有任何不适的症状，并且大多数患者术后桡动脉可以自行再通，目前没有明确的治疗意见，一般不予特殊处理。积极的治疗可采用以下方法：

1. 使用肝素、低分子量肝素抗凝治疗。

2. 对于没有溶栓禁忌证的患者可以早期给予溶栓治疗，溶栓后继续用肝素抗凝治疗，以防溶栓后血浆中或血栓表面存留高浓度的凝血酶及血小板高度活化引起血管早期再闭塞。

四、动静脉瘘（AVF）

（一）发生率

穿刺针同时穿透动脉和静脉并使两者之间产生一个通道，动脉流出的血液进入邻近静脉腔内就形成 AVF。AVF 发生率较低，为 0.15%～0.87%，AVF 常见的血管是股动脉、股静脉及其分支，这与腹股沟韧带下 3cm 处股静脉在股动脉或其分支的下方有关。AVF 也可在行锁骨下动、静脉穿刺时发生，还有极少数是先天性锁骨下动脉及其分支与锁骨下静脉及无名静脉之间存在动静脉瘘。

（二）临床表现

股部血管出现 AVF 时，以腹股沟处有包块以及明显的疼痛，穿刺区域或包块处可听到连续性吹风样血管杂音和（或）震颤为特征。由于分流，患者可出现心动过速或舒张压降低，有些 AVF 患者可合并动脉内膜炎。有报道由髂动静脉瘘引起的肺栓塞、高排性心力衰竭及下肢缺血被误诊为血栓形成，对此行多普勒超声及血管造影检查有一定鉴别诊断价值。

（三）处理

AVF 和假性动脉瘤（PSA）一样，多在数天内出现并有不断增大和破裂的危险，需要积极处理。

（1）可直接用手压迫或超声导引下行按压修复治疗，多数 AVF 可以自行闭合。

（2）对上述处理无效者应及时行外科手术修补。也有人提出除非发生高排性心力衰竭、肢体缺血及局部进行性肿胀，可先保守治疗并随访 6 周再决定是否需手术闭合 AVF。

（3）采用介入方法治疗 AVF 的报道尚少，多数是采用弹簧圈阻塞动静脉瘘。用带膜支架或球囊扩张封堵治疗血管径路并发 AVF 的安全性、有效性尚待更多的资料证实。

五、假性动脉瘤（PSA）

假性动脉瘤是动脉损伤破裂后血液渗透到周围软组织，并在周围软组织形成局限性搏动性血肿，以后血肿逐渐被增生的纤维组织所包围形成瘤样肿块，瘤体内容物为血凝块及机化物，瘤腔仍与原动脉腔相通，由于有从动脉内流出的血流进入瘤腔，因而假性动脉瘤与动脉有同步搏动。

（一）主要原因

发生 PSA 的主要原因有：

(1) 穿刺部位偏低及压迫止血不当。

(2) 动脉导管或鞘管的型号过大（≥8F）。

(3) 反复穿刺及球囊导管回抽不充分时拔管使动脉创口扩大。

(4) 术中及术后使用抗凝药物。

(5) 术后过早活动。

从发生 PSA 患者的临床特征看，主要危险因素是老年、女性及肥胖。术中及术后的处理也与 PSA 的发生有关，尤其是不同类型、目的的操作及止血方式对 PSA 形成的影响很大。

（二）临床表现

一般情况下患者没有症状，只表现为局部出现搏动性肿块，体检可闻及血管杂音。彩色多普勒显示肿块内有血流信号并且其一端与动脉血管相通；而真性动脉瘤在彩色多普勒下表现为动脉局部呈瘤样扩张，其两端与动脉血管相通。

（三）处理策略

多数 PSA 不能自愈，并可不断长大而出现压迫症状加重、栓塞甚至破裂出血。因此一旦确诊应积极处理，早期干预有助于减少和避免相应的并发症和后遗症。

治疗方法有：

(1) 加压包扎。

(2) 超声引导下按压修复。

(3) 超声引导下注射凝血酶。

(4) 外科手术行 PSA 切除和动脉修补术。

近 10 年间处理医源性 PSA 已发生了很大的变化，需要外科干预者大大减少。但上肢 PSA 的处理仍较困难，需要外科干预者多，预后也较差。Szendro 等报道 5 例上肢 PSA 中 4 例需要外科干预，3 例二期手术后遗留严重而持久的功能障碍和神经损伤。

六、腹膜后出血及血肿

1. 发生率 腹膜后血肿较少见，发生率为 0.15% 左右（0.12%～0.9%），是一种严重的血管径路并发症。腹膜后出血常见于股动脉穿刺损伤。通过股动脉路径时若穿刺点过高，在腹股沟韧带以上，又有动脉前、后壁同时穿透，出血或血肿可上延至腹膜后引起腹膜后间隙积血，形成腹膜后血肿。

2. 临床表现 腹膜后出血时常出血量较大，而早期难以发现，往往等到有血压下降（BP＜90/60mmHg）快速补液仍不能维持时，才怀疑到此种并发症；腹膜后血肿也可对股神经产生压迫，出现股四头肌无力，甚至下肢瘫痪，需要数周或数月才会恢复。若有贫血貌、血红蛋白或血细胞比容降低伴穿刺侧下腹部疼痛或压痛，则基本可诊断，腹部超声检查对腹膜后积血有确诊价值。

3. 处理 治疗应立即给予升压药物及输血，同时在腹股沟韧带上方高位动脉穿刺点处压迫止血，经此处理后多数患者均能被挽救。若无效，则应及时手术行动脉缝合止血。

也有使用球囊导管堵住出血部位而成功止血的报道。

（周玉杰 聂 斌）

参考文献

1. Shaw RE, Anderson HV, Brindis RG, et al. on behalf of the ACC-NCDR Development of a risk adjustment mortality model using the American College of Cardiology National Cardiovascular Data Registry experience1998-2000. J Am Coll Cardiol, 2002, 39: 1104-1112.
2. Leopold JA, Jacobs AK. Treatment of closure and threatened closure. In: Ellis SG, Holmes DR Jr, editors. Strategic approaches in coronary intervention, 2nd ed. Philadelphia: Lippincott Williams and Wilkins, 2000, P489-501.
3. Krone RJ, Laskey WK, Johnson C, et al. for the Registry Committee of the Society for Cardiac Angiography and Interventions. A simplified lesion classification for predicting success and complications of coronary angioplasty. Am J Cardiol, 2000, 85: 1179-1184.
4. Barnathan E, Schwartz J, Taylor L, et al. Aspirin and dipyridamole in the prevention of acute coronary thrombosis complicating coronary angioplasty. Circulation, 1987, 76: 125-134.
5. Ajului SC, Glazier S, Blankenship L, et al. Perforations after percutaneous coronary intervention: clinical, and angiographic, and therapeutic observation. Cathet Cardiovasc Dingn, 1994, 32: 206-212.
6. Ellis SG, Aglunis, Amold AZ. el al. Increased coronary perforation in the new device era: incidence, classificaion, management and outcome. Circulation, 1994, 9: 2725-2730.
7. Gruberg L, Pinnow E, Flood R, et al. Incidence, management and outcome after coronary artery perforation during percutaneous coronary intervention: a single center experience. J Am Coil Cardiol, 2000, 86 (6): 680-2, A8.
8. Dippel EJ, Kereiakes DJ. Tramuta DA, et al. Coronary perforation during percutaneous coronary intervention in the era of abciximab platelet glycoprotein Ⅱb/Ⅲa blockade: an algorithm for percutaneous management. Catheter and Cardiovasc Intervent, 2001, 52 (3): 297-286.
9. Ito H. Tomooka T, Sakai N, et al. Lack of myocardial perfusion immediately after successful thromholysis: a predictor of poor recovery of left ventricular function in anterior myocardial infarction [J]. Circulation, 1992, 85: 1699-1705.
10. Ito H, Okamura A, Iwakura K, et al. Myocardial perfusion patterns related to thrombolysis in myocardial infarction perfusion grade after coronary angioplasty in patients with acute anterior wall myocardial infarction. Circulation, 1996, 93: 1933-1999.
11. Tetsuya W, Shinsuke N, Masaaki U, et al. Prediction of no-reflow phenomenon after successful percutaneous coronary intervention in patients with acute myocardial infarction. Circ J, 2003, 67: 667-671.
12. Giampaolo N, Gaetano A, Sidney S, et al. Endothelin-1 and acute myocardial infarction: a no-reflow mediator after successful percutaneous myocardial revascularization. European Heart Journal, 2006, 27: 1793-1798.
13. Cutlip DE, Bairn DS, Ho KK, et al. Stent thrombosis in the modernera: a pooled analysis of multicenter coronary stent clinical trials. Circulation, 2001, 103: 1967-1972.
14. Ong AT, Hoye A, Aoki J, et al. Thirty-day incidence and six-month clinical outcome of thrombotic stent occlusion after bare-metal, sirolimus or paclitaxel stent implantation. J Am Coll Cardiol, 2005,

45: 947-953.
15. Iakovou L, Schmiat T, Bonizzoni E, et al. Incidence, predictors, and outcome of thrombosis after successful implantation of drug-eluting stents. JAMA, 2005, 293: 2126-2130.
16. Chiefo A, Bonizzoni E, Orlic D, et al. Intraprocedural stent thrombosis during implantation of sirolimus-eluting stents. Circulation, 2004, 109: 2732-2736.
17. Kiemeneij F, Laarman GJ, de Melker E. Transradial artery coronary angioplasty. Am Heart J, 1995, 129: 1-7.
18. Wu CJ, Lo PH, Chang KC, et al. Transradial coronary angiography and angioplasty in chinese patients. Cathet Cardiovasc Diagn, 1997, 40: 159-163.
19. Stella PR, Kiemeneij F, Laarman GJ, Odekerken D, Slagboom T, van der Wieken R. Incidence and outcome of radial artery occlusion following transradial artery coronary angioplasty. Cathet Cardiovasc Diagn, 1997, 40: 156-158.

第九章 冠状动脉粥样硬化性心脏病介入诊疗标准（草案）

1. 冠状动脉造影

（1）范围

冠状动脉造影是冠心病诊断的有创检查，是诊断冠心病的相对"金标准"。

（2）定义

冠状动脉造影是指经皮通过导管行选择性造影。它能清楚地显示冠状动脉的主干及分支，并对冠状动脉病变进行定量或半定量地测量和评价，包括病变的部位、狭窄程度及受累范围，但对病变的性质及组成不能作出评价。

（3）学术依据

冠心病以冠状动脉因动脉硬化致血管狭窄，从而引起心肌相对或绝对供血不足为特征，其诊断主要依据有无客观的心肌缺血证据，如心绞痛发作时心电图 ST-T 段改变，负荷运动试验时室壁运动的异常或心肌灌注的减少。冠状动脉造影可以直观地显示血管的狭窄，因此可以更为准确地对冠心病作出诊断。

（4）适应证与禁忌证

适应证

①胸痛原因待查需明确或除外冠心病者；

②负荷运动试验阳性者，造影可进一步明确诊断；

③有多重危险因素临床上缺乏客观的缺血证据，CT 检查显示冠状动脉病变者；

④临床诊断明确，要求介入和临床手术者；

⑤急性心肌梗死需进行急性血运重建者；

⑥心脏其他疾病或全身其他器官的疾病，手术前需除外冠心病者；

⑦已接受过血运重建者的造影复查；

⑧周围血管检查有动脉硬化者，包括有卒中史者。

禁忌证

①有严重肾功能不全者；

②心功能严重低下，不能平卧者；

③造影剂过敏者，碘过敏试验阳性者；

④感染性疾病尚未控制者；

⑤甲状腺疾病尚未控制者；

⑥妊娠妇女需继续待产者；

⑦精神障碍严重不能配合者。

（5）术前准备

- 详细了解病情，明确造影的目的及手术的禁忌。

- 处理可能影响造影安全的其他疾病和异常状态，如因心力衰竭不能平卧的患者，首先应纠正心力衰竭症状，肾功能不全的患者要水化治疗，电解质异常者应进行必要的纠正。
- 造影剂碘过敏试验。
- 抗生素皮试。
- 皮肤准备。
- 术前检查，包括心电图、超声心动图和胸片以及必要的化验检查，体格检查应包括穿刺点动脉搏动情况。
- 药物，精神紧张的患者必要时术前给予药物镇静，过敏体质者必要时可考虑使用抗过敏药物，建立静脉通路。
- 术前谈话，签署手术知情同意书。术前应详细向患者及家属讲明手术的目的及可能的风险，消除患者的紧张情绪。
- 通知介入导管室，以便导管室工作人员准备术中所用的器材和对设备进行术前检测。

(6) 操作流程

冠状动脉造影需在严格的无菌操作下进行，包括患者进入手术室前导管室进行紫外线照射，所有手术辅料及器械均需在高温高压下消毒。

- 建立心电血压监测系统。
- 术中药物准备，麻醉药、肝素、硝酸甘油等。
- 导管及其他器材的准备，不同的径路应选择相应的器材。
- 消毒铺巾，消毒范围应为穿刺点上下15cm。
- 动脉穿刺，穿刺前应首先局部麻醉，穿刺成功后置入鞘管，建立导管进出的路径。
- 经鞘管沿引导钢丝将造影导管送至升主动脉根部，超滑引导钢丝在前行过程中应在透视下进行，避免钢丝进入沿途分支血管，损伤相应器官。
- 轻轻转动导管，使之嵌入冠状动脉开口，从多角度行冠状动脉造影，尽量暴露全部主干及分支，有病变的部位应从不同角度进行评价。
- 拔出鞘管，压迫止血或使用封堵器封堵。股动脉穿刺者应卧床8～12h，封堵器封堵者应卧床1h。

(7) 造影结果及治疗策略

冠状动脉正常，指冠状动脉解剖结构和起源的完全正常，以及血管壁光滑无斑块。冠状动脉正常并不代表冠状动脉微血管无异常

冠状动脉异常指开口异常；结构异常，如冠状动脉瘘；形态异常，如肌桥；冠状动脉病变。

依狭窄程度分为

- 轻度狭窄，狭窄≤50%，建议药物治疗，控制危险因素；
- 中度狭窄，狭窄50%～75%，进行功能学评价，包括压力阶差测定和负荷心肌试验，也可以考虑血管内超声检查；
- 重度狭窄，狭窄＞75%。建议行PCI或CABG，或药物治疗。

依病变累及范围分为
- 单支血管病变，视病变情况选择药物治疗，PCI 或 CABG；
- 双支血管病变，视病变情况选择药物治疗，PCI 或 CABG；
- 三支血管病变，视病变情况选择药物治疗，PCI 或 CABG。

依病变的表现分为
- 血栓形成，视血栓多寡和血流情况而定，如血栓致急性完全闭塞可考虑行 PCI 或冠状动脉内溶栓治疗；
- 扩张性改变，严重者称为冠状动脉瘤，考虑药物抗凝治疗或介入手术治疗；
- 冠状动脉夹层，依夹层的轻重和血流情况而决定治疗方案；
- 钙化性病变，严重钙化者应考虑旋磨术。

依病变所处的部位分为
- 左主干病变，斑块或轻度狭窄可暂用药物治疗，严重者须行 CABG 或 PCI；
- 开口病变，包括冠状动脉开口和主支血管开口；
- 分叉病变，包括左主干分叉和其他血管的分叉；
- 小血管和分支血管病变，参考血管内径小于 2.5mm 的血管，应注意有些为非真性小血管。

(8) 术后处理
- 股动脉径路者常规压迫止血，术肢制动 12h，注意足背动脉搏动情况；
- 常规心电图检查，必要时持续进行心电监测；
- 血尿常规检查，必要时行肝肾功能及心肌酶学检查；
- 视情况给予抗生素及确定用药的时间；
- 术后早期要时刻注意有无局部出血和其他血管并发症，如假性动脉瘤和动静脉瘘，一旦出现应立即给予相应处理；
- 注意尿量，鼓励患者饮水或静脉补液，促进造影剂的排出；
- 向病人及家属交代造影所见，以及可能的治疗策略。

(9) 出院标准
- 患者是否出院应依据冠状动脉造影情况和局部穿刺恢复的情况而定，如冠状动脉正常，局部穿刺部位无并发症可于术后第二日出院，需药物治疗者应待用药方案调整后方可出院。
- 需行 CABG 者应待外科手术后出院，因某些原因手术需择期进行者，视情况需住院等待或暂时出院，暂时出院者须病情稳定。
- 患者出院决定于基础病情，如合并严重心力衰竭或心律失常，应控制好上述症状后方可出院。
- 所有患者经治疗后病情稳定，已无进一步的心血管检查或治疗均可出院。

(10) 出院指导
- 对于冠状动脉完全正常者，应告知目前的症状非心脏所致，使之消除紧张情绪，但同时又应向其进行心血管的防病知识宣教。
- 对于冠状动脉轻度狭窄，暂无需有创治疗者，应告知患者积极地控制危险因素，改变不良生活习惯，防止病变进展，并进行定期检查。

- 对于严重冠状动脉病变未能血运重建者，要定期复查，严格治疗。

2. 心脏造影（左右心造影）

（1）学术依据

目前心血管造影，包括数字减影血管造影（DSA），临床主要用于X线平片结合临床检查和心电图、超声心动图技术、MRI、CT以及放射性核素成像等无创和少创技术难以确诊或诊断和鉴别诊断有困难的心血管疾病，尤其是复杂、复合畸形，外科和介入治疗及其适应证选择要求显示解剖细节的病例。

作为心血管造影的组成部分或补充，心导管检查对心脏大血管各部位的测压、血氧分析等血流动力学检查对某些心血管病的诊治，特别是复杂先心病手术适应证选择仍是不可缺少的。

心血管造影现基本采用导管技术为选择性心房室和血管内注入造影剂，采用正侧、多轴位角度投照，用以显示心脏大血管的腔内解剖结构和血流动力学变化。

（2）适应证和禁忌证

适应证

①先天性心脏病复杂、复合畸形的诊断和鉴别诊断，尤其对诊断疑难病例；

②观察心血管复杂、复合畸形的体肺侧支血管；

③肺动、静脉及其分支的病变；

④检测肺、主动脉的压力、压力阶差和肺阻力等；

⑤先天性、获得性心血管疾病的介入治疗。

非适应证

X线胸片结合超声心动图、MRI或CT及相应血管造影等影像学技术可以明确诊断的心血管疾患。

（3）术前准备

①与法定年龄患者和家属签订检查同意书。

②术前常规物理检查，包括听诊心律、心率、心脏杂音，测量血压并触诊有否肝大及下肢水肿、肺内啰音等。记录年龄、性别、身高、体重。

③检查患者心电图、X线胸片、超声心动图及各项化验指标，了解病情以便选择适应证。

④检查前4~6h禁食水，6岁以下小儿在基础麻醉下施行。

⑤备皮，一般为右侧或双侧腹股沟部。病情需要进行上肢静脉穿刺时右或左侧肘部备皮。

⑥建立静脉通道。

⑦情绪紧张者可给予安定5~10mg肌肉注射。

⑧碘过敏试验。

（4）术后处理

①填写手术记录单。

②术后一般穿刺点局部压迫止血6~8h。

③多饮水、排尿，注意肾功能变化。

④全麻和中重度肺动脉高压者应留院观察24h，监测心率、心律、血压和呼吸等生命

体征。

⑤口服抗生素三天。

(5) 操作流程和规范

由于心脏各房室和大血管的某些部位相互重叠,影响一些解剖结构的观察,20世纪70年代末选择性多心腔、多轴位角度投照技术广泛用于临床,使心血管造影,特别是先天性心脏病的诊断水平提高到一个新的阶段。常用的投照体位如下:

①右心房室(包括肺动脉)系统:一般采用前后位 + 足头位 15°～20°及侧位,主要用于显示心脏房室及主、肺动脉的左、右排列和连接关系,尤其是肺动脉主干及其分支的全貌。侧位用以观察房室及两大动脉的前后排列关系。前后和侧位结合可较全面地显示各房室形态、大小和位置的排列关系,体-侧支血管,动脉导管未闭的部位。

②左心房室系统:前后位 + 足头位 15°～20°及侧位,用于复杂畸形以显示心脏房室及两大动脉的连接和空间排列关系(如大动脉错位)。前后位尚用于观察左心室流出道变形。

长轴斜位(左前斜 60°～70° + 足头轴位 20°～30°):显示室间隔前部,左心室流出道。适于观察前部室间隔缺损、左侧心室流出道狭窄、二尖瓣病变等。

四腔位(左前斜 45° + 足头轴位 30° + 体轴向右 15°):四个心腔无重叠,房间隔和室间隔的膜部、肌部(后部)和房室瓣环在切线位,用于观察室间隔缺损及膜部瘤、主动脉窦脱垂,进行部分型和完全型心内膜垫缺损鉴别,显示二尖瓣及主动脉瓣的连接关系、房间隔缺损的部位。

③肺动脉造影:前后位 + 足头位 15°～20°,显示主肺动脉、分叉及左右分支,用于显示肺动脉及分支的病变,观察一侧叶、段肺动脉病变时可辅以左、右前斜位或侧位。

一般使用非离子型造影剂。选择性心室及大血管内造影时,婴幼儿、儿童剂量为 $1\sim2ml/kg$, $1.5\sim2s$ 内注入,成人每次 $30\sim45ml$, $15\sim18ml/s$ 注入。成人每次造影剂总量 $\leq200ml$,婴幼儿、儿童每次造影剂总量 $\leq7ml/kg$。

(6) 并发症处理原则

①心律失常:主要发生在导管操作过程中。将导管撤出相应心腔,一般可自行恢复。如持续心律失常可经静脉或导管给予相应药物治疗。

②导管打结或断裂。操作导管应轻柔,发现导管打折及时送入导丝撤至体外。必要时采用介入或手术方法取出。

③造影剂的毒副反应如荨麻疹、恶心、呕吐等,静脉内给予激素类药物如地塞米松, $2\sim10mg$,后者可同时肌肉注射甲氧氯普胺(胃复安)或非那更。造影剂的过敏反应包括喉头水肿、呼吸窘迫,心率、血压进行性下降,可按急症抢救对症处理。

④局部穿刺点出血或血肿。制动、加压包扎。局部血肿三天内可热敷,三天后仍未吸收可局部冷敷。穿刺点动静脉瘘,早期制动和局部加压包扎,不自愈者可行外科治疗。

⑤心肌穿孔,心脏压塞可经剑突下穿刺插入鞘管,抽吸出血液可注入血管内维持血压和心率,必要时行外科手术治疗。

(7) 出院标准

①生命体征平稳。

②无重要与造影检查相关的并发症。

(8) 出院指导和随访

①术后24h内避免剧烈活动。
②术后三天内避免穿刺点用水洗浴，防止感染。
③预防感冒。
④如有不适，及时就诊。

3. 冠心病的介入治疗

(1) 范围

冠心病介入治疗是冠心病治疗的有创手段，随着技术的进步和手术器材的更新，介入治疗已成为冠心病治疗的重要手段之一。

(2) 定义

冠心病介入治疗是经皮通过冠状动脉导管及引导钢丝对冠状动脉病变进行治疗的一种技术，包括球囊扩张、支架置入、斑块旋磨和切除，以及放射治疗等。该项技术对于解除冠状动脉狭窄和梗阻、缓解心肌缺血具有确实可行的效果。

为了更加可观和有效地使用该项技术，有必要对不同表现的冠心病的介入治疗的指征进行分级和分类。

①介入治疗的建议和推荐分类：

Ⅰ类　指那些已证实和（或）一致公认有益、有用和有效的操作和治疗。

Ⅱ类　指那些有用性或有效性的证据相对矛盾和存在不同的观点的操作或治疗。

Ⅱa类　有关证据/观点倾向有用/有效。

Ⅱb类　有关证据/观点不能充分说明有用/有效。

Ⅲ类　指那些已证实和一致公认没有用/无效，并在有些病例可能是有害的操作或治疗。

②介入治疗的证据力度

证据级别A：资料来自多中心大规模临床实验或荟萃分析。

证据级别B：资料来自单个随机试验或非随机试验。

证据级别C：只是专家们的一致意见、病例研究或标准治疗。

(3) 学术依据

大量临床研究显示，与药物保守治疗相比，介入治疗能够明显缓解或消除心肌缺血的发生，对于高危的急性冠状动脉综合征患者介入治疗不仅可以明显缓解心肌缺血的症状，而且可以显著降低此类患者近远期的心脏事件发生率。对于ST-T段抬高的急性心肌梗死患者，急诊介入治疗可以挽救濒临死亡的心肌，改善近远期预后。

(4) 适应证和禁忌证

冠心病不同的临床表现其适应证和禁忌证有所不同。

①无症状心肌缺血和稳定劳累型心绞痛

● 临床证据显示有大面积心肌缺血或有大面积存活心肌，造影显示其相应的冠状动脉严重狭窄并适合做PCI者（Ⅰ类）；

● 造影显示有左主干病变（直径＞50%）但不适合行CABG者（Ⅱa或Ⅱb类）；

● 造影显示完全闭塞者（Ⅱa类）；

● 多支血管病变或合并糖尿病者（Ⅱb类）；

● 仅小面积存活心肌，无心肌缺血的客观证据（Ⅲ类）；

- 外科手术风险高且左室射血分数≤35%。（Ⅱb类）；
- 大隐静脉桥局限性狭窄致反复心肌缺血且不适合再次行外科手术者（Ⅱa类）；
- 病变形态学提示PCI手术成功性很低者（Ⅲ类）。

②非ST段抬高型急性冠状动脉综合征

- 高危患者，指强化抗缺血治疗后再次心肌缺血，肌钙蛋白水平升高，新出现的ST-T段下移，充血性心力衰竭症状或新出现的二尖瓣关闭不全或二尖瓣关闭不全加重，左心室收缩功能降低，血流动力学不稳定，持续室性心动过速，6个月内曾行PCI，既往有CABG史。（Ⅰ类）；
- 中低危患者病变适合行PCI者（Ⅱa类）；
- 造影显示左主干病变，狭窄＞50%，但不适合行CABG者（Ⅱa类）；
- 大隐静脉桥血管严重狭窄且不适合再次行外科手术者（Ⅱa类）；
- 造影显示多支病变合并心功能不全者（Ⅱb类）；
- 仅小面积心肌受累，病变形态学显示PCI手术成功性可能很低，与介入手术有关的并发症很高，不严重的病变（Ⅲ类）。

③ST-T段抬高型心肌梗死

- 症状发作12h以内，并能立即行急诊PCI者（Ⅰ类）；
- 心肌梗死发生＜16h，心源性休克发生＜36h，年龄＜75岁，有IABP支持（Ⅰ类）；
- 静脉溶栓有禁忌者（Ⅰ类）；
- 溶栓失败者（Ⅰ类）；
- 溶栓成功后24h仍有反复心绞痛发作者（Ⅰ类）；
- 心肌梗死症状发作＞12h，没有溶栓而仍有持续心肌缺血证据者（Ⅱa类）；
- 年龄＞75岁（Ⅱb类）；
- 症状发生＞12h，血流动力学和电活动稳定者（Ⅲ类）。

（5）术前准备

- 详细了解病情，明确手术的目的及手术的禁忌。
- 处理可能影响造影安全的其他疾病和异常状态，如因心力衰竭不能平卧的患者，首先应纠正心力衰竭症状，肾功能不全的患者要水化治疗，电解质异常者应进行必要的纠正。
- 造影剂碘过敏试验。
- 抗生素皮试。
- 皮肤准备，计划经桡动脉径路者也应该同时准备双侧股动脉。
- 术前检查，包括心电图、超声心动图和胸片以及必要的化验检查，体格检查应包括穿刺点的动脉搏动情况。
- 计划介入治疗者，术前药物治疗是术前准备的最重要的内容之一。药物治疗包括常规的抗心绞痛药物和抗血小板药物。阿司匹林300mg和波立维75mg最好于术前三天开始服用，不能术前三天服药者，如急性冠状动脉综合征，应于术前一天或手术当日一次口服300～600mg波立维。精神紧张的患者必要时术前给予药物镇静，过敏体质者必要时可考虑使用抗过敏药物。

- 建立静脉通路。
- 术前谈话，签署手术知情同意书。术前应详细向患者及家属讲明手术的目的及可能的风险，消除患者的紧张情绪。
- 通知介入导管室，以便导管室工作人员准备术中所用的器材和对设备进行术前检测。

(6) 操作流程规范

冠状动脉介入治疗需在严格的无菌操作下进行，包括患者进入手术室前对导管室进行紫外线照射，所有手术辅料及器械均需在高温高压下消毒。

- 建立心电血压监测系统。
- 术中药物准备，麻醉药、肝素、硝酸甘油、肝素、GPI 等。
- 导管及其他器材的准备，不同的径路应选择相应的器材。
- 消毒铺巾，消毒范围应为穿刺点上下 15cm。
- 建立动脉入路，介入径路的选择取决于术者的习惯、经验以及欲治疗的病变的情况。动脉穿刺前应首先局部麻醉，穿刺成功后置入鞘管，建立导管进出的路径，并给予足量的肝素。手术时间较长时，要测定 ACT，依情况补充肝素。
- 经鞘管沿引导钢丝将指引导管送至升主动脉根部，超滑引导钢丝在前行过程中应在透视下进行，避免钢丝进入沿途分支血管，损伤相应器官。
- 指引导管的选择依冠状动脉的解剖结构和病变的特点而定，对于复杂病变应选择支持力较强的指引导管。
- 转动导管，使之嵌入冠状动脉开口。指引导管的操作要轻柔，切忌损伤冠状动脉开口。
- 经指引导管将引导钢丝送入欲治疗的血管远端，依病变的特点选择不同类型的引导钢丝，选择正确的钢丝是介入治疗成功的关键，尤其对于完全闭塞的病变。
- 沿引导钢丝送入不同大小和长度的球囊对病变进行扩张，球囊的选择依病变的情况而定，病变扩张满意者可不予置入支架。
- 支架置入，对于扩张不满意者，如残余狭窄较重、有明显的内膜撕裂或弹性回缩，应置入大小和长度适当的支架。支架释放的压力视支架膨胀的情况而定，一般 8~18atm，对于仍不能充分扩张者，要考虑使用后扩张球囊。
- 支架释放后要多角度评价支架的置入情况，包括支架边缘有无撕裂、血流情况。
- 拔出鞘管，压迫止血或使用封堵器封堵。股动脉穿刺者应卧床 8~12h；封堵器封堵者应卧床 1h。

(7) 术后处理

- 术后最初数小时要密切观察患者的血压、心率以及有无胸痛。
- 股动脉径路者常规压迫止血，术肢制动 12h，注意足背动脉搏动情况。
- 常规心电图检查，必要时持续心电监测 24h。
- 血尿常规检查，必要时行肝肾功能及心肌酶学检查。
- 视情况给予抗生素及决定用药的时间。
- 术后早期要时刻注意有无局部出血和其他血管并发症，如假性动脉瘤和动静脉瘘，一旦出现应立即给予相应处理。

- 注意尿量，鼓励患者饮水或静脉补液，促进造影剂的排出。
- 肝素的使用并非常规，主要取决于术中的情况，如果支架置入较多、贴壁不良或有小的内膜撕裂，可考虑使用数天的肝素抗凝。
- 术后抗血小板治疗至关重要。阿司匹林需长期使用，金属裸支架波立维使用1～3个月，置入药物洗脱支架时波立维应使用至少12个月。

(8) 介入治疗策略

介入治疗的策略甚至比介入治疗操作本身还要重要，它直接影响着手术的成败，以及急性期和远期的治疗效果。介入治疗策略的选择要从患者全身情况、病变本身的特点和当时当地所能得到的手术器材等方面入手。另外，手术策略还应遵循目前循证医学所提供的证据。

①高龄患者：由于病变较复杂，手术治疗中血管并发症高，术后脑出血的发生率高，一般只处理那些狭窄程度最重的犯罪病变，在支架的选择方面应优先考虑金属裸支架。

②糖尿病患者：由于病变广泛，再次血运重建的发生率高，药物洗脱支架应当首先考虑。

③肾功能不全的患者：往往是多支病变，介入治疗中造影剂的用量一次太大极容易加重肾功能不全，建议分次治疗。

④左主干病变：口部、体部病变相对容易，远端分叉病变的治疗应当选择最佳策略。要依左主干、前降支和回旋支的解剖关系和各自的管径大小而定。可以使用支架贯穿技术、V支架技术、T支架技术以及Crush技术。对于远端分叉病变在介入治疗前还要考虑路径和指引导管的选择。需要强调的是血管内超声在指导左主干治疗方面有重要价值，它不仅有助于治疗策略的选定，更能准确地评价支架置入的情况。

分叉病变：该类病变分为不同类型，不同类型的处理策略有所不同。常用的技术策略同左主干远端病变。分叉病变处理的原则是不能丢失分支，防止围术期心肌梗死。当分支血管较大，球囊对吻效果不满意时，应考虑双支架（T支架）技术，或开始就考虑Crush技术或V支架技术。单支架技术可用于大部分分叉病变患者。对吻球囊技术也常常被使用。

⑤慢性闭塞性病变（CTO）：器械的准备是战胜CTO病变的重要组成部分。在决定介入治疗前，应检查用于手术的器械是否齐全。首先指引导管要有足够的后坐力，前降支多选择EBU导管，回旋支可使用EBU或AL导管，右冠状动脉多使用AL导管。引导钢丝的选择是成功的关键。首选缠绕型钢丝，应遵循由软到硬的原则。可视情况使用并行钢丝技术、Cart技术或逆行对吻钢丝技术。对于分支发出处的闭塞病变，可考虑在分支IVUS指导下使钢丝通过CTO病变，在不成功的情况下可试行逆向钢丝技术。

⑥开口病变：前降支开口病变的处理要视其与回旋支的关系而定。可使用支架贯穿技术，也可以使用准确定位技术。对于与回旋之夹角较小的前降支开口病变，可以考虑定向旋切技术。此时回旋支的保护性钢丝非常必要。

⑦钙化性病变：由于严重钙化性病变难以扩张，支架难以通过，支架置入前旋磨应当考虑。另外，支架的选择不宜过大，以防止支架释放，因压力过大使边缘撕裂。

⑧桥血管病变：为防止支架释放的远端栓塞，应考虑使用远端保护装置。

⑨小血管病变和弥漫性长病变：此类病变如使用金属裸支架再狭窄发生率高，应首选

药物洗脱支架。

(9) 介入治疗的并发症及处理原则

冠心病介入治疗是一种高风险的手术操作，并发症在所难免，但应在手术前充分考虑到可能会发生的并发症，并采取相应措施，使之发生率降低到最小。并发症一旦发生往往非常凶险，应立即作出准确的判断和快速处理。

①急性血管闭塞：可见于球囊扩张后，也可发生于支架置入后即刻或数小时至24小时。球囊预扩张后出现的急性闭塞可给予再次扩张或立即置入支架。支架置入后出现的急性闭塞，常见的原因可能有支架贴壁不良、支架边缘撕裂或术前未服抗血小板药物，应立即再次球囊扩张，如边缘撕裂，再置入一支架，如为贴壁不良，应用高压球囊对支架进行充分扩张。

②分支闭塞：见于分叉病变。首先判断哪些分叉病变术中容易急性闭塞，应提前做好预防性工作，如先于分支置入一保护性钢丝，或先对吻球囊预扩张，或使用切割球囊预扩张。支架置入后如出现分支闭塞，应立即在保护性钢丝的指导下将另一钢丝穿过支架壁送入分支，对分支进行扩张，血流恢复后还应进行对吻球囊扩张。

③无再流：在急性心肌梗死、桥血管病变和巨大血管的介入治疗时容易出现，一旦发生常伴有血流动力学的障碍。对于血栓量大、桥血管病变，可采取远端保护性装置。无再流的治疗主要是药物。首先于冠状动脉内推注硝酸甘油，血流不能改善，可试用腺苷、地尔硫䓬、乌拉地尔等，如出现血压下降，应立即给予多巴胺或肾上腺素，同时考虑IABP。

④血管穿孔或破裂：多见于支架偏大或压力过高，或血管脆性增加等血管本身的原因。一旦发生立即将球囊送至穿孔部位阻断血流，同时准备带膜支架，用鱼精蛋白中和肝素。部分小的穿孔阻断血流后可自行封闭。通过上述措施仍不能起效者，应考虑外科治疗。

⑤支架脱落：多发生于病变弯曲难以通过时。表现为球囊与支架脱离，或支架回撤不能，后者是由于支架近端边缘变形而造成的。当球囊与支架脱离时，可视情况原地释放，或送入一小球囊至支架远端，将球囊充压后取出支架，也可以再使用另一支架将该支架挤压在血管壁。当支架不能回撤至指引导管时，可使用套物器从另一介入径路取出。

⑥气栓：介入治疗过程中误将气体推入冠状动脉，严重者可造成心脏骤停或血压下降，一旦发生立即反复推注血液，力争使气体尽快排出冠状动脉系统。

⑦血压下降：在介入治疗中比较多见。首先排除检测系统造成的错误显示，同时观察患者的表现。如确定为低血压应尽快寻找原因。可能的原因包括血容量不足、迷走反射、严重缺血、心脏压塞等，如为迷走反射，给予多巴胺或阿托品，血容量不足应加快补充液体，心脏压塞者应尽快引流。

(10) 出院标准

介入治疗后的出院标准和冠状动脉造影相比要严格得多。由于手术后早期还有可能发生一些意想不到的心脏事件或出血，因此应最大程度地保证患者出院后的安全。出院标准的掌握要依据术中的并发症和恢复的情况。一般介入治疗术后3~5天即可出院。有并发症者，当心脏情况完全稳定后即可出院。

(11) 出院指导及随访

● 药物洗脱支架置入术后由于存在着潜在的晚期血栓形成的可能，抗血小板药物的正确应用务必告知患者和家属，并令其严格遵守。波立维至少使用一年。

● 教育患者努力改变过去不健康的生活方式和生活习惯，如戒烟、健康饮食、适度运动、平衡心理等。

● 积极控制各种已存在的危险因素。各种危险因素如不积极控制，任其发展，就会促进新生病变的形成，从而影响未来心脏事件的发生。这些治疗包括调血脂治疗、降血糖治疗和降血压治疗。

● 支架术后的定期随访非常重要。包括定期门诊随访和造影复查。在随访期间一旦出现心肌缺血的任何症状，应建议其造影复查。对于左主干介入术后的患者强烈建议半年后进行常规造影复查。从事冠心病介入治疗的医疗机构应当建立规范的术后随访制度。

第三篇　冠心病外科治疗
——冠状动脉旁路移植术

概 述

1959年F M Sones发明了冠状动脉血管造影术,能够准确地定位心脏冠状动脉靶血管及其病变情况,使冠状动脉旁路移植术(CABG)真正意义上成为临床治疗冠心病的手段。1967年,Favaloro在Cleveland医学中心应用大隐静脉作主动脉-冠状动脉旁路移植术,奠定了冠状动脉外科的外科基础,并使冠状动脉旁路移植术在西方国家迅速成为一种非常普及的手术。

我国首例冠状动脉旁路移植术由郭加强教授在1974年开展,但发展非常缓慢,此后将近二十年的时间,总手术不过1000余例,并且只在少数几家医院开展。20世纪90年代,随着我国的快速经济发展和技术进步,心脏血管外科的技术水平与日俱进,特别是冠状动脉的外科治疗发展更快,涌现出一批中青年技术骨干。在传统体外循环心脏停跳冠状动脉旁路移植术迅速发展的同时,新的技术如非体外循环下的冠状动脉旁路移植术不断应用于临床,超过西方发达国家成为主流。目前,我国每年冠状动脉旁路移植术在2万例以上,在大的医疗中心接近心脏手术的三分之一。

然而,随着新型药物涂层支架(DES)等介入产品的问世,支架内再狭窄的几率显著下降,介入治疗冠心病的疗效较裸支架(BMS)明显提高。与之相应,支架与CABG的选择悄然发生着改变。西方国家冠状动脉旁路移植术例数大幅度减少,国内刚刚起步的冠状动脉外科也面临挑战。在与基层医务界同行和患者的交流过程中,有感冠状动脉旁路移植术的知识在他们心里悄然改变,需要依据循证证据梳理一些临床问题的错觉。

第一章 冠状动脉旁路移植术的适应证选择

自 1967 年，Favaloro 完成首例冠状动脉旁路移植术（CABG）后，该术式已成为冠心病的经典治疗方法。历经 40 余年，CABG 获得了长足的进步，特别是非体外循环技术的出现，机器人手术等新技术的应用，使 CABG 更多地摆脱了桎梏，拓展了应用范围。与此同时，冠心病的其他治疗方法也取得了飞跃式的发展。其中，介入治疗（PCI）尤其引人注目。本世纪初，药物涂层支架（DES）应用于临床，标志着介入治疗又一次跃进的开始。与上世纪 70 年代相比，CABG、PCI 及药物治疗都发生了巨大的变化，因此，有必要对各种治疗方法的适应证重新进行梳理。

由于我国目前仍缺乏 CABG 手术相关的指南或专家共识，本章的内容主要依据美国 ACC/AHA 冠状动脉旁路移植术指南 2004 年增订版。我们将指南中的推荐意见置于每一节的开始，并保留了原有的推荐等级（推荐等级的划分详见下表）。

推荐等级的分类

Ⅰ级：　确凿证据表明和（或）普遍认为某种措施或治疗手段有效、有用，并对患者有益。

Ⅱ级：　对某种措施或治疗手段是否有用/有效，证据相互矛盾或意见不统一。
　　　　Ⅱa 级（Class Ⅱa）：证据、意见倾向于有用/有效。
　　　　Ⅱb 级（Class Ⅱb）：有用/有效性未得到证据、意见足够的支持。

Ⅲ级：　确凿证据表明和（或）普遍认为某种措施或治疗手段无用/无效，在某些情况下，可能有害。

一、手术适应证的决策标准

1. 症状缓解率

CABG 手术的目的在于缓解症状、延长寿命。除提高患者的生存率外，手术也是缓解严重症状的重要手段。

充分证据表明，CABG 术能够使绝大多数心绞痛患者的症状缓解。对 CABG 及 PCI 进行比较的随机试验已验证并拓展了这一结论。对试验中入选的有症状患者，CABG 不仅能更有效地缓解心绞痛，同时，CABG 组与 PCI 组相比，症状的消除率更高，抗心绞痛药物的摄入量更少。Serruys PW 等的一项随机对照研究显示，CABG 术对症状的缓解率高于支架治疗。

评估 CABG 缓解严重影响生活质量的症状所带来的好处，必须同时考虑手术的风险，而且，这一好处亦可能被患者个体的运动状况所抵消。在选定的患者群体中，手术风险可能非常低。在 Emory 大学一项自 20 世纪 80 年代早期开始的临床研究中，共有 1386 例单支或双支病变患者入选，平均年龄小于 66 岁，无心力衰竭，LVEF 值大于 0.35，住院期间死亡率仅为 0.07%（1 例）。这些年轻而健康的患者不仅手术风险低，而且术后恢复积极的生活方式的可能性也特别高。对于药物治疗失败的患者，即使未必能提高生存率，通过CABG手术缓解严重的心绞痛症状亦是诱人的选择。另一方面，试想一位78岁的病人，罹患关节炎，活动受限，并有Ⅱ级心绞痛，则CABG可能带来的益处将明显减少，而风险相对更高。对此类患者，PCI的吸引力会更大，而持续的药物治疗也可能较为合适。

选择CABG缓解症状时，一些警告必须说明。CABG治疗的是冠状动脉性心脏病的结果，而无法控制疾病的进程。随着冠状动脉病变的进一步发展，心绞痛可能复发。在术后前5年内，心绞痛复发的可能性较小；此后，症状复发率将上升，并似乎与移植旁路的晚期闭塞有关。患者和医疗工作者应当了解，症状可能在5~10年后复发；在此基础上，即使不能挽救生命，CABG亦适于作为缓解心绞痛的治疗方式，对低危患者更是如此。如术前症状严重影响了生活质量，CABG术后患者恢复完全正常的生活方式的可能性很大。

2. 提高生存率

除缓解症状外，CABG手术另一个重要的作用就是延长寿命。比较CABG与药物治疗的随机试验已对可能经手术获得生存率提高的患者亚群进行了定义。这些患者多有较严重的冠状动脉病变，显著的左主干病变及三支病变（或包括左前降支近段狭窄的双支病变），合并左室功能不良。在后面各节中，还将描述各特殊病人亚群接受CABG的效果。

在过去十年中，PCI治疗爆炸性的增长迫使人们更细致地比较CABG及PCI对生存率的影响。各大型随机试验一致显示，合并糖尿病的患者接受CABG，其7~8年的生存率优于接受PCI的同类病人。而在无糖尿病的患者，二者对生存率的影响相差无几。

至于支架再血管化治疗，目前还只有短期随访结果；但对于糖尿病患者，手术疗效更佳的类似倾向已经显现。如何评估支架操作，确切结论还有待于正在进行的临床试验结果的公布。

二、临床亚群

1. 无症状或轻微心绞痛（asymptomatic or mild angina）

对于无症状或有轻微心绞痛的患者，心绞痛的程度已无法作为CABG手术的指征。那些接受了完全的药物治疗，而症状仍难以耐受的患者，已属于中至重度的心绞痛。而在本节中，患者或者全无症状，或者症状可以耐受，因此，为缓解症状而进行手术治疗是不成立的。此时，选择CABG的依据在于：与非手术治疗相比较，CABG术能提供更好的生存率。

为了确定手术对何种解剖异常更有优势，有必要对"重要"血管狭窄的含义作出界定。对本章及其他各章节而言，冠状动脉狭窄被定义为管腔直径的缩小达到或超过50%。这也是绝大部分评价冠状动脉解剖及CABG手术生存率的关系的随机试验所采用的重要标准。

基于以上标准，一般推荐的手术适应证为：

Ⅰ级

①对左主干明显狭窄的无症状或症状轻微患者，应施行CABG手术；

②对等同左主干病变，亦即左前降支（LAD）近段及左回旋支近段明显狭窄（等于或超过70%）的无症状或症状轻微患者，应施行CABG手术；

③对三支病变，并有无症状性缺血或轻微心绞痛的患者，CABG手术是有益的（对左

室功能异常者，手术的获益更大，例如，LVEF＜50%，或可证实大面积心肌缺血）。

Ⅱa 级

无症状或有轻微心绞痛的患者，存在 LAD 近段狭窄，合并 1～2 支病变，CABG 手术是有益的（如经无创检查证实存在大面积缺血，或 LVEF＜50%，该指征即升格为 Ⅰ 级）

Ⅱb 级

无症状或有轻微心绞痛的患者，存在 1～2 支病变，未累及 LAD 近段，可以施行 CABG 手术（如经无创检查证实存在大面积存活心肌，并有高危因素，该指征即升格为 Ⅰ 级）

2. 稳定型心绞痛（Stable Angina）

Ⅰ 级

①对左主干明显狭窄的稳定型心绞痛患者，推荐施行 CABG 手术；

②对等同左主干病变，亦即左前降支（LAD）近段及左回旋支近段明显狭窄（等于或超过 70%）的稳定型心绞痛患者，推荐施行 CABG 手术；

③对存在三支病变的稳定型心绞痛患者，推荐施行 CABG 手术（当 LVEF＜50% 时，手术对生存率的提升作用更大）；

④双支病变的稳定型心绞痛患者，并有 LAD 近段明显狭窄，同时 LVEF＜50% 或经无创检查证实存在心肌缺血，推荐施行 CABG 手术；

⑤稳定型心绞痛患者，存在 1～2 支病变，LAD 近段无明显狭窄，但经无创检查证实存在大面积存活心肌，并有高危因素，实施 CABG 手术是有益的；

⑥即使接受最强的药物治疗，仍无法控制症状，严重影响活动的稳定型心绞痛患者，如果手术风险在可接受范围内，CABG 将对病人有益。

Ⅱa 级

①单支病变，且存在 LAD 近段狭窄的稳定型心绞痛的患者，有理由实施 CABG 手术（如经无创检查证实存在大面积缺血，或 LVEF＜50%，该指征即升格为 Ⅰ 级）；

②稳定型心绞痛的患者，存在 1～2 支病变，LAD 近段虽无明显狭窄，但经无创检查证实存在中等面积的存活心肌，并有可确证的心肌缺血，CABG 手术对其有用。

Ⅲ 级

①以下情况不推荐 CABG 手术：稳定型心绞痛病人，存在 1～2 支病变，LAD 近段无显著狭窄，患者症状轻微，似并非心肌缺血所致，或未接受充分的药物治疗，而且：

a. 经无创检查证实，仅存在小面积的存活心肌；

b. 经无创检查未发现心肌缺血。

②稳定型心绞痛患者，冠状动脉病变处于边缘状态（除左主干外，其他部位狭窄达到管腔的 50%～60%）且通过无创检查未发现心肌缺血，不推荐实施 CABG 术。

③对冠状动脉狭窄不明显的病变（管腔缩小不超过 50%）不推荐实施 CABG 术。

对稳定型心绞痛，手术指征主要视其能否提高患者的生存率以及有效控制症状、提高生活质量而定。根据 3 个前瞻性比较药物及手术治疗效果的大规模随机试验及若干临床观察研究，影响 CABG 手术推荐与否的主要患者因素包括：严重的多支冠状动脉近段病变，左室功能不全，运动试验强阳性，以及周围血管病（PVD）和糖尿病等合并疾患。其他的重要因素与围术期的风险及术后远期预后有关，成功的旁路移植手术有可能够延长患者生命，改善症状，从而平衡了术后早期的风险。

3. 不稳定型心绞痛/非 ST 段抬高型心肌梗死（NSTEMI）

Ⅰ级

①对左主干明显狭窄的不稳定型心绞痛/非 ST 段抬高型心肌梗死患者，应施行 CABG 手术；

②对等同左主干病变，亦即左前降支（LAD）近段及左回旋支近段明显狭窄（等于或超过 70%）的不稳定型心绞痛/非 ST 段抬高型心肌梗死患者，应施行 CABG 手术；

③对不稳定型心绞痛/非 ST 段抬高型心肌梗死患者，如果（介入）再血管化治疗并非最佳，或难以施行，且最强的药物治疗亦难以控制症状时，应施行 CABG 手术。

Ⅱa 级

存在 LAD 近段狭窄，且合并 1~2 支冠状动脉病变的不稳定型心绞痛/非 ST 段抬高型心肌梗死患者，可能是 CABG 手术的适应证。

Ⅱb 级

存在 LAD 近段狭窄，且合并 1~2 支冠状动脉病变，可能是 CABG 手术的适应证，存在 1~2 支冠状动脉病变，但未累及 LAD 近段的不稳定型心绞痛/非 ST 段抬高型心肌梗死患者，当不宜进行经皮再血管化治疗，或 PCI 难以施行时，可以考虑 CABG 手术（如经无创检查证实存在大面积存活心肌，并有高危因素，该指征即升格为Ⅰ级）。

在本节中，CABG 手术适应证的选择同时与提高生存率和缓解症状相关，因此，在无症状或稳定型心绞痛两节中列出的手术指征本应都适用。然而，手术的时机成为举足轻重的因素。部分报道指出，不稳定型心绞痛/非 ST 段抬高型心肌梗死患者接受 CABG 手术后，死亡率较高；而且，患者术前的稳定性成为 CABG 术后死亡的独立预测因子。在其他研究中，并未观察到这种相关性。对于可能行侵入性治疗的患者，建议在 CABG 手术前先予实施，稳定病人情况，减少进行性心肌缺血。在这方面，一个小规模的随机试验证实，在体外循环（CPB）开始前 2h 或更长时间内置入主动脉内球囊反搏（IABP），能缩短 CABG 时间、插管时间和住院时间，对高危病人还有助于提高术后的心输出量。

4. ST 段抬高型心肌梗死（STEMI）

Ⅰ级

在以下情况下，可对 STEMI 患者施行限期或急诊 CABG 手术：

①介入治疗失败，而冠状动脉解剖适于手术，且疼痛持续或血流动力学不稳定；

②冠状动脉解剖适于手术，而无法实施 PCI 的患者，持续或复发性缺血，药物治疗无效，且有较大范围心肌受到威胁；

③心肌梗死后室间隔破裂或二尖瓣反流，需要手术治疗时；

④心源性休克：75 岁以下，ST 段抬高或左束支传导阻滞或后壁心肌梗死，心肌梗死发病后 36h 内出现休克，冠状动脉病变适宜再血管化治疗，同时由于患者意愿，或存在禁忌证/不稳定情况，以致无法施行进一步的介入治疗，而手术可在休克发生后 18h 内实施者；

⑤左主干狭窄等于或大于 50%，和（或）有三支病变，出现危及生命的施行心律失常。

Ⅱa 级

①冠状动脉病变适于手术，同时无法接受溶栓/PCI 治疗，或上述治疗失败，并处于

STEMI 进展的早期（6~12h），可以实施 CABG 手术；

②罹患 STEMI 或 NSTEMI 后 3~7 天内，CABG 手术的死亡率将升高，手术的风险将抵消再血管化治疗带来的益处。超过 7 天后，前述各节中再血管化的指征仍可使用。

Ⅲ级

①对血流动力学稳定，有持续性心绞痛，且病变仅危及小片心肌的患者，不应急诊实施 CABG 手术；

②对冠状动脉心外膜部分再灌注满意，而微血管再灌注不佳的患者，不应实施 CABG 手术治疗。

尽管已有将 CABG 作为 STEMI 患者早期再血管化基本策略的报道，随着静脉溶栓和直接 PCI 的应用日益广泛，其已取代了早期 CABG 手术在这方面的位置。研究指出，最终的梗死范围、梗死后致死的风险和（或）左室功能不全与从症状发作到冠状动脉再灌注的时间间隔相关。CABG 术建立冠状动脉再灌注的平均时间比上述两种非手术治疗都长，但在可能的条件下，经过调整再灌注的条件，手术治疗可能比介入和溶栓治疗更有利于缩小最终的梗死面积。即使拥有再灌注方面的潜在优势，除某些特殊情况外，CABG 仍较少应用于此类指征。做出手术治疗的决定，需要血管造影证实在梗死区有足够的搭桥血管，往往还包括其他区域的血管。多数情况下，心肌梗死后早期 CABG 术只适用于在非手术治疗（溶栓、PCI 或两者皆有）后仍有残存缺血的患者。与 PCI 相仿，正在 STEMI 发作过程中的患者接受 CABG 手术，其危险性确实高于择期手术者。

要确定 CABG 治疗急性心肌梗死的优势和可靠性，必须明确急性心肌梗死的定义。急性心肌梗死的定义是：由于冠状动脉血供的减少或中断，最终导致缺血心肌的损伤。这一定义的一个明显的不足在于未标示出组织损伤的程度，因此，将心肌梗死进一步分为 Q 波和非 Q 波两个亚型。Q 波型心肌梗死的定义包括肌酸磷酸激酶-MB 亚型（CPK-MB）升高，达 10IU/L 以上，以及 ST 段改变，并发展至新生的 Q 波出现。非 Q 波型心肌梗死的定义为 ST 段和 T 波的异常（一般表现为 NSTEMI），而不发展至病理性 Q 波出现，但有 CPK-MB 同工酶异常升高，达到 10IU/L 以上。当出现急性 MI 时，决定手术再血管化是否适宜取决于患者的临床症状，以及存在强化药物治疗无法缓解的持续缺血。这一标准也同样适用于导管治疗的决策。因此，手术的适应证可以总结为：在没有严重的手术禁忌证的前提下，只要药物及导管治疗不能奏效，并存在持续缺血，就应手术治疗。

在某些条件下，应选用 CABG 手术治疗急性心肌梗死，包括左主干狭窄，严重的三支病变，相关瓣膜疾病（或继发于 MI 或与其无关），以及不适于其他治疗的解剖病变。在确定手术的适用范畴方面，相关文献的论述总有些模糊。有些文献将 STEMI 与 NSTEMI 进行比较，而另一些则试图探讨手术与 MI 的时间间隔的关系（如少于 6h，6h 至 2 天，2~14 天，2~6 周，以及超过 6 周），或比较不稳定型心绞痛与进展期的 MI，机械并发症，急性闭塞，以及对照组患者的手术效果。最好的方法是分别分析这些文献，而后尝试寻找共同的适应证范畴。

Braxton 等比较了 STEMI、NSTEMI 与对照组的手术效果。除因急性 MI 后的机械并发症而需要急诊手术的患者外，在 MI 后 48h 内接受 CABG 的 STEMI 患者，其手术死亡率都明显升高，以致接近 50%。该资料提示，对此类患者，在多数情况下，选择 48h 以后再手术将使其获益更多。在同一文献中也指出，有症状的 NSTEMI 患者可以在任何时间接受再血管化手术，与择期患者相比，其死亡率并无明显升高。上述结论被 Goodman 等的一篇文章所验证，文中比较了 STEMI 与 NSTEMI 患者接受溶栓治疗的效果。NSTEMI 组的病变多不位于前壁，位置较远，且左室的整体和局部功能都较好。经过 MI 后的溶栓治疗，NSTEMI 组倾向于早期、完全、持续的开通，并有更好的左室功能。STEMI 与 NSTEMI 患者解释了两组间手术风险的不同，验证了 STEMI 患者在早期接受手术治疗有更高的围术期风险。

Creswell 等对 2 296 例接受 CABG 的急性心肌梗死患者进行了回顾性研究，发现总体而言，随着急性 MI 与手术间隔时间的延长，手术死亡率有所下降。在 MI 后 6h 内接受手术的患者，手术死亡率为 8.4%，而超过 6h 后手术者，死亡率为 4.3%（$P=0.02$）。另外，他们还发现，不论手术的紧急程度如何，术前罹患 MI 的患者比未发生 MI 者的手术死亡率更高。需要指出的重要一点是，当经过统计处理，去除了诸如急诊手术、高龄、肾功能不全、既往 MI 次数及高血压等独立危险因素之后，MI 与 CABG 的时间间隔并不构成独立的致死预测因素。

Von Segesser 等的报道提供了第三种检测 MI 对手术死亡率影响的方式。该报道中，入选的 3397 例患者中有 641 例存在稳定或不稳定型心绞痛，并接受了 CABG。这 641 例病人分为 5 组，A 组为不稳定型心绞痛组，在 6 项入选条件中满足 2 项即可入选，这些条件包括：即将发生的心肌梗死，心电图 ST 段改变，CPK 值轻度增高，静息时持续的心绞痛，静脉给药无法控制的心绞痛，以及心肌梗死后心绞痛。B 组为持续性或恶化性心肌梗死，入选标准为：或者在心电图中出现 Q 波，或有 ST 段异常，CPK-MB 达到总 CPK 的 8% 以上且 CPK 超过正常值的 3 倍，或者 CPK-MB 超过总 CPK 的 10%，或经超声心动或断层扫描检查发现新出现的左室运动障碍。C 组为急性心肌梗死后的机械并发症。D 组病人为急性冠状动脉堵塞（血管造影或 PCI 后急诊），E 组包括了 Ⅳ 级的稳定型心绞痛患者（对照组）。

在该研究中，不稳定型心绞痛、恶化性心肌梗死及急性冠状动脉阻塞组急诊 CABG 术的结果与择期手术组相仿。三组的远期生存率也与稳定型心绞痛组类似。远期生存率最差的是机械并发症组，但仍可接受。该研究得出的结论支持对不稳定型心绞痛及经过选择的急性心肌梗死患者实施急诊再血管化手术。

有研究者建议，除非患者出现心源性休克或急性心肌梗死后机械并发症，早期施行 CABG 手术将不会或只带来极少的围术期死亡率的提升。

急性心肌梗死的机械并发症包括室间隔缺损，因乳头肌部位心肌梗死或乳头肌断裂引起的二尖瓣反流以及左室游离壁破裂。目前的共识是，对于合并心肌梗死后机械并发症的心源性休克，需要急诊手术，矫正畸形，挽救生命。对急性心肌梗死后室间隔缺损及二尖瓣反流的病人，如血流动力学稳定，手术时机的选择尚缺乏定论，但多数心脏外科中心会迅速进行手术治疗。

对稳定的机械并发症患者何时手术，尚未形成结论。目前已有某种趋势，延迟手术的时间，以等待脆弱的组织"成熟"起来，足以支持缝线的牵拉。同时应提及的是 Norell 等的研究，他们提出在急性期解决所有此类问题。Norell 的研究结果并未发现在急性期或亚急性期进行手术疗效存在统计学差异，但需要指出的是，许多此类研究选取样本量较小，或入选的病例纵跨几十年，而在此期间，手术技术、对生理改变的理解及理念都在不断进步。

5. 左室功能不良

Ⅰ级

①对左主干明显狭窄的左室功能不良患者，应当施行CABG手术；

②对等同左主干病变，亦即左前降支（LAD）近段及左回旋支近段明显狭窄（等于或超过70%）的左室功能不良患者，应当施行CABG手术；

③LAD近段狭窄，并有2~3支病变的左室功能不良患者，应当施行CABG手术。

Ⅱa级

无上述冠状动脉病变，但有明显可再血管化治疗的、具有收缩功能的存活心肌，此类左室功能不佳的患者可以接受CABG手术。

Ⅲ级

对没有间断缺血证据，且无明显可再血管化治疗的存活心肌的患者，不应进行CABG手术。

越来越多的证据表明，在严重多支血管病变的患者中，因存活的冬眠心肌引起的慢性左室功能不全并不鲜见。而且，临床观察提示，对适当的病人实施CABG手术，能够稳定甚至改善左室功能。如患者有间断缺血，同时左室功能不佳，但没有或仅有轻微的心力衰竭，手术尤为适合。另一方面，如果病人有明显心力衰竭的症状、体征，而心绞痛轻微，则需要客观证据证实冬眠心肌的存在，方可决定手术。应有证据提示，有相当面积的存活心肌可能从再血管化治疗中受益，向这些区域供血的冠状动脉分支应有相当的口径，位置适宜，以保证其成为CABG手术的靶血管。

手术可提高左室功能不良患者生存率的论断来自随机试验，这些试验指出，与药物治疗相比，对左主干、三支、双支病变及左心室平均功能不良的累及LAD近段的患者施行手术，可获得更高的存活几率。尽管这些随机试验中，并未入选大量LVEF值低于30%的病人，但此后的观察资料表明，尽管这些患者CABG术后早期的风险较高，但可获得更好的远期生存几率，从而支持了上述观点。

6. 致死性室性心律失常

Ⅰ级

①对于由左主干狭窄引起致死性室性心律失常的患者，应当施行CABG手术；

②对于由3支病变引起致死性室性心律失常的患者，应当施行CABG手术。

Ⅱa级

①1~2支冠状动脉病变引发致死性室性心律失常，且病变可通过旁路移植解除，有理由实施CABG手术（如心律失常导致心源性猝死并转复成功，或表现为持续性室性心动过速，则该指征升级为Ⅰ级）；

②LAD近段病变引发致死性室性心律失常，且病变可通过旁路移植解除，有理由实施CABG手术（如心律失常导致心源性猝死并转复成功，或表现为持续性室性心动过速，则该指征升级为Ⅰ级）。

Ⅲ级

由瘢痕形成引起的室性心律失常，或无缺血证据时，不推荐进行CABG手术。

通过对院外心源性猝死幸存者的观察，以及在电生理研究中对可诱发室性心动过速或室颤患者的观察，已经证实 CABG 手术可使室性心律失常患者受益。一般来说，CABG 手术对减少心室纤颤的发生较室性心动过速更为有效，这是因为在机制上，后者常源于心内膜处瘢痕发放的冲动，而并非缺血。

对有严重冠状动脉病变，可通过手术解决的心跳骤停患者，CABG 手术能抑制心律失常的发生，减少继发的心跳骤停，从而获得满意的远期疗效。当有证据表明心律失常因缺血而起，例如可通过运动诱发，手术治疗尤为有效。但由于冠状动脉再血管化并不能消除所有室性心律失常的诱发因素，有必要在术中同时植入心内除颤装置（ICD）。同理，如在 CABG 术后仍可诱发心律失常，或临床发现室性心动过速复发，也需要植入 ICD。

7. PCI 失败后的 CABG 手术

Ⅰ级

①PCI 失败后，仍有现存的缺血，或威胁较大范围心肌的阻塞，应当施行 CABG 手术；

②PCI 失败后，血流动力学受到损害，应当施行 CABG 手术。

Ⅱa 级

①PCI 失败后，在关键的解剖位置留有异物，有理由实施 CABG 手术；

②对于存在凝血系统疾患，且未接受过开胸手术的患者，PCI 失败后存在血流动力学异常时，CABG 手术仍是有益的。

Ⅱb 级

对于存在凝血系统疾患，且既往曾接受开胸手术的患者，PCI 失败后存在血流动力学异常时，仍可考虑进行 CABG 手术。

Ⅲ级

①PCI 后并无缺血时，不推荐进行 CABG 手术；

②PCI 后，因目标血管解剖特性或无再流状态而无法再血管化时，不推荐施行 CABG 手术。

PCI 失败后，决定是否急诊 CABG 手术颇为复杂。如果介入手段已无法补救，常已出现急性缺血或心肌梗死，介入心脏病医师必须与心外科会诊医师共同协商决定。重要的考虑因素包括操作失败的机制，外科矫正异常情况的可能性，受到威胁的心肌范围，以及患者的总体临床状况。与急性血管闭塞相比，先兆血管闭塞尤其具有挑战性，内科医师必须在继续介入操作、挽救病变血管与转为手术治疗之间作出选择。影响手术疗效的因素包括左室功能不全、高龄及既往心肌梗死病史等患者因素，以及病变的复杂程度、多支血管病变的范围、缺乏侧支循环等解剖因素。最后，手术疗效还取决于总缺血时间，并与转运至手术室的时间呈负相关。当遇到血流动力学不稳定，或诸如导丝断裂、在关键解剖部位的支架未张开等情况，需要取出异物时，手术治疗显然是唯一的选择。

与择期手术相比，PCI 失败后急诊 CABG 手术的死亡率更高，继发心肌梗死者更多，是可以理解的。令人鼓舞的是，由于冠状动脉内支架的应用日益广泛，总体看来，需要急诊 CABG 的场合越来越少。在今天因介入治疗失败而接受急诊 CABG 的患者中，并发症的发病率仍然较高，这或许反映出这类患者中冠状动脉疾患的严重程度也在增加，以及接受 PCI 治疗的患者合并其他疾病的情况。因此，在心内科医师、外科医师与麻醉科医师之间，需要更协调地行动与更紧密的合作，以方便 PCI 失败患者的抢救、运输与再血管化治疗。

8. 既往 CABG 手术史

Ⅰ级

①既往曾接受 CABG 手术的患者，出现严重影响生活质量的心绞痛，非手术治疗难以奏效时，应当接受 CABG 手术（如果心绞痛不典型，需要获得缺血的客观证据）；

②既往曾行 CABG 手术，移植旁路不通畅，但其冠状动脉自身病变符合手术的Ⅰ级适应证（明显的左主干病变，等同左主干病变，三支病变）时，应当施行 CABG 手术。

Ⅱa 级

①既往曾接受 CABG 手术，远端血管可搭桥，且经无创检查，证实其支配较大范围的心肌，有理由实施 CABG 手术；

②既往曾接受 CABG 手术，在支配 LAD 冠状动脉或向大面积心肌供血的静脉旁路内，粥样病变已使管腔狭窄超过 50%，有理由施行 CABG 手术。

既往有 CABG 手术史的患者，仍可成功地再次实施手术，只是与首次手术相比，住院期间死亡率将上升 3 倍；而且，较之首次手术，再次手术的症状缓解率较低，对寿命的延长作用更小。因此，再次手术一般只用于缓解严重影响生活质量的症状，或有非侵入性的客观检查手段证实大面积心肌受到影响，可能危及生命时。由于此类病人中许多都曾存在心肌损伤，在评估当前受累心肌发生梗死所产生的后果时，有必要将既往损伤与现存威胁叠加产生的效应一并考虑。

静脉移植物内的粥样硬化病变使管腔狭窄超过 50% 时，将形成晚期的明显狭窄（术后等于或大于 5 年）；如移植物向 LAD 供血，或供应大面积心肌，即构成手术的潜在解剖适应证。

对既往曾接受搭桥手术的患者，介入技术可有效处理原有冠状动脉的狭窄，亦可安全地用于治疗静脉移植物的早期狭窄，而治疗静脉移植物晚期粥样硬化性狭窄的成功率则低得多。

对于向左前降支供血的乳内动脉功能完好，而在心脏其他区域复发缺血的情况正日益增多的病例实施二次手术，可能导致乳内动脉桥丧失功能，将成为术后长期治疗的主要不利因素，这也是考量二次手术的另一个顾虑。

三、药物涂层支架（DES）时代 CABG 手术适应证的嬗变

随着 DES 的应用日益普及，支架内再狭窄的几率显著下降，介入治疗冠心病的疗效较裸支架（BMS）明显提高。也使支架与 CABG 的选择悄然发生着改变。在 CABG 手术传统优势的领域，能否实施 PCI 治疗，已有一系列研究进行了有益的探索。

1. 左主干病变及三支病变

一般认为，左主干内狭窄病变超过管腔直径的 50% 时，即存在左主干病变；同时，如左前降支和回旋支近段同时存在 70% 或以上的狭窄，也相当于左主干病变。左主干病变是危险程度最高的病变之一，而且，罹患左主干病变的患者，从 CABG 手术中的收益也最大。20 世纪 70 年代开始的一系列大规模临床试验都肯定了这一结论。对上述试验的综合分析指出，CABG 手术治疗组患者的平均生存年限为 13.1 年，而药物治疗组仅为 6.6 年。15 年的累积生存率在手术组为 44%，药物治疗组为 31%。由于相对其他手段有更好的近

期和远期疗效，左主干病变成为毋庸置疑的 CABG 手术适应证。不仅如此，对左主干病变患者，一经发现，即使缺乏或只有轻微的心绞痛症状，亦应及早进行手术治疗。事实上，对左主干病变施行手术具有半急诊的性质。

近年来，DES 和主动脉内球囊反搏（IABP）等辅助循环装置的应用使左主干病变不再成为介入治疗的绝对禁区，更多的介入医师开始尝试无保护的左主干支架置入。对二者疗效的比较，SYNTAX（the other synergy between percutaneous coronary intervention with taxus and cardiac surgery）试验作出了初步的回答。

该研究是首个针对左主干及三支病变患者，旨在比较 CABG 或 PCI 疗效的随机对照试验。共计 1800 名罹患左主干和（或）三支血管病变的患者入选，随机分为 PCI 组和 CABG 组。研究主要终点为 12 个月的 MACCE（全因死亡、卒中、MI、再次血运重建术），PCI 组（$n=903$）均使用 TAXUS 支架。在 2008 年的 ESC 会议上，试验结果得以公布。提示在随机的 SYNTAX 队列病人中，CABG 与 PCI 组病人的 12 个月的安全性（死亡/卒中/MI）相当（7.7% $vs.$ 7.6%）；症状性的桥血管闭塞率与支架血栓形成率相当；PCI 组需再次血运重建的比率明显高于 CABG 组（13.7% $vs.$ 5.9%），CABG 组的卒中率显著增高（2.2% $vs.$ 0.6%）；由于再次血运重建术较多，PCI 组的 MACCE 发生率显著高于 CABG 组（17.8% $vs.$ 12.1%）。

通过对各亚组的进一步比较，提示在左主干和（或）三支血管病变的病人中，PCI 的优点是更低的卒中发生率、更短时间的住院，且在单纯左主干或左主干合并单支血管病变的病人中，PCI 占有优势。而 CABG 的优点在于：较少需要再次干预、血运重建更为完全，在左主干合并 2～3 支血管病变的患者群体中，CABG 占优。SYNTAX 研究对左主干和（或）三支血管病变的病人的血运重建术决策影响意义深远，较高的再次血运重建仍然影响 PCI，但 CABG 对左主干病变和三支病变生存率独特的优势也多少受到动摇。

2. 合并糖尿病

既往的多项研究显示，在多支病变患者中，CABG 的疗效明显优于单纯球囊扩张和置入 BMS，提示合并糖尿病的冠心病患者更可能从 CABG 中受益。究其原因，可能主要由于糖尿病患者往往病情更重（如更易患三支病变，左室功能不全，充血性心力衰竭病史及弥漫性病变等），以及术后冠状动脉病变发展更为迅速；而再次再血管化几率较低和更为肯定的远期疗效正是 CABG 的优势所在。近年来，随着糖蛋白 II b/III a 受体拮抗剂的广泛应用，DES 支架内再狭窄的发生率已有显著下降，患者生存率亦有所提高。已有试验试图比较 DES 与 CABG 对这部分患者的疗效。Giuseppe T 等的非随机对照研究显示，尽管 CABG 组入选患者的病变较 PCI 组更为严重，但二者在 2 年后 MACCE 发生率并无显著差异；在排除主观偏倚后，CABG 组 MACCE 发生率明显低于 PCI 组（OR＝1.8，P＝0.04）。证实对于合并糖尿病者，CABG 仍应是首选的治疗手段。

四、小结

如前所述，随着药物涂层支架时代的到来，介入治疗得到更为广泛的重视和认同。但 CABG 在冠心病治疗领域的重要意义并未减退。更为完全的再血管化、对复杂病变更好的处理能力和远期通常率仍是 CABG 的优势所在。大量的对照研究和临床数据也验证了这一点。为了避免读者陷于浩繁的素材中，我们试图对再血管化的指征作最简略的概括。

左主干病变、等同左主干病变仍是CABG的首选适应证，三支病变，累及左前降支近段的双支病变，各冠状动脉开口处病变，弥漫病变，冠状动脉细小，严重钙化，或合并糖尿病等，都是CABG手术的强适应证。

对于心功能良好而病变不甚广泛的患者，CABG、介入治疗与药物治疗对生存率的提升效果相仿，患者有更大的选择余地。但CABG术后的患者，再次再血管化治疗的几率更低，症状缓解率高，抗心绞痛药物的摄入和再次住院的次数亦相对较少。

不稳定型心绞痛患者往往处于血流动力学和心电的不稳定状态，心肌梗死的发生率和死亡率都明显高于稳定型心绞痛患者，因此，早期行冠状动脉造影和再血管化是非常重要的。尽管PCI和溶栓治疗被更多地应用于急性心肌梗死的治疗，但心肌梗死后早期行CABG术，有利于保护患者的心功能，并能做到更完全的再血管化。心源性休克并不是手术的禁忌证，相反，尽管手术的危险性较大，在许多时候，却是唯一有效的抢救措施。

当然，术前进行更准确的评估，比较手术和药物治疗的优劣是完全必要的。

（赵　鸿）

第二章 冠状动脉旁路移植术（CABG）的血管移植物

临床上首次应用乳内动脉对冠状血管进行旁路移植源于一次手术中的意外遭遇。1958年，William Longmire 对一组患者实施冠状动脉内膜剥脱术（coronary endarterectomy），其中一次造成了右冠状动脉断裂，为恢复血流，采用乳内动脉进行了直接 CABG。后经过回顾研究，术者认为这不失为一种好的手术方式。

1964 年，Michael DeBakey 和 Edward Garrett 都对冠状动脉左前降支进行内膜剥脱手术。他们使用大隐静脉（SVG）作为移植旁路，进行了一例主动脉和冠状动脉 CABG 的手术，至 8 年后随访时，该患者仍生活良好，吻合于主动脉、冠状动脉间的隐静脉桥仍通畅。这一病例随即被记录下来，并被视为第一例在临床上成功实施的吻合于主动脉、冠状动脉间的隐静脉 CABG 手术。而 1962 年，David Sabiston 进行过一例采用 SVG 吻合于主动脉、冠状动脉间的手术，未实施体外循环，并使用了端端吻合技术，这是历史上第一次尝试采用隐静脉的手术，可惜患者早期死亡，使记录旁落。

Mason Sones 证实了选择性冠状动脉造影的可行性，并积聚了大量的造影资料，这些资料后来由 Rene Favaloro 进行了深入的研究。Sones 和 Favaloro 组成了一个非常有创造性的队伍，并证实在单支病变、左主干病变和多支病变中利用大隐静脉进行 CABG 手术是安全和有效的。自此之后，该项技术的应用得到爆炸式的增长，以至在 10 年内，CABG 手术成为美国最常见的外科手术。

对乳内动脉（IMA，亦称为胸廓内动脉）作为 CABG 旁路价值的认识来得更晚些。20 世纪 60 年代，工作于列宁格勒巴甫洛夫研究院的 V. I. Kolessov 报道了一系列应用乳内动脉进行 CABG 手术的病例，手术并未在冠状动脉造影指导下进行，亦未应用体外循环。Frank Spencer 在犬动物模型上对乳内动脉吻合于冠状动脉循环进行了深入的实验研究。George Green 通过用显微镜观察动物和尸体的预实验，成功将该技术应用于临床。克利夫兰临床中心的 Floyd Loop 等在大量病例中应用乳内动脉进行 CABG 手术，进而发表了具有里程碑意义的文章，证实应用乳内动脉对前降支支配区实现再血管化，能够极大地提高生存率。

一、血管获取的方法

1. 大隐静脉（great saphenous veins，SVG）

大隐静脉起于足背静脉弓内侧端，经内踝前方，沿小腿内侧缘伴隐神经上行，经股骨内侧髁后方约 2cm 处，进入大腿内侧部，与股内侧皮神经伴行，逐渐向前上，在耻骨结节外下方穿隐静脉裂孔，汇入股静脉，其汇入点称为隐股点。在大隐静脉全长的管腔内，有 9~10 对静脉瓣。通常两瓣相对，呈袋状，可保证血液向心回流。

传统取大隐静脉（open vein harvest，OVH）相应部位的全长皮肤切口，切开皮肤和皮下组织，暴露出大隐静脉全长，分别暴露出各分支，结扎后切断。在内踝上离断大隐静脉，远心端结扎，近心端插入橄榄针头，注入肝素盐水扩张，并进一步结扎小分支。检查无渗漏后备搭桥用（图3-1）。微创方法的所有操作均在电视内窥镜下进行，在膝关节内侧做一2cm的切口，暴露此处的大隐静脉，并加以分离结扎局部的静脉分支，分别先用扩张器分离，再用分离器分别向远端和近断分离，在静脉的前面和后面分别形成隧道，用"C"形钩进一步暴露静脉分支，并切断（图3-2）。

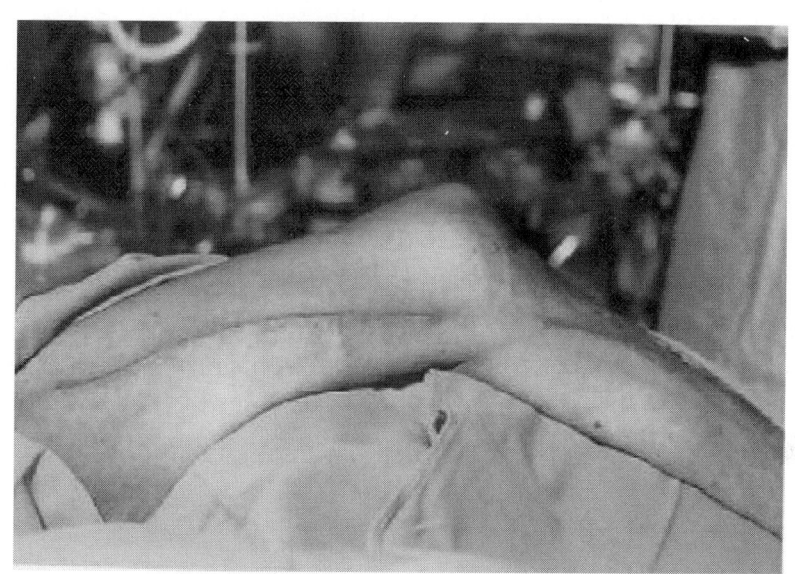

图3-1 传统方法备用大隐静脉

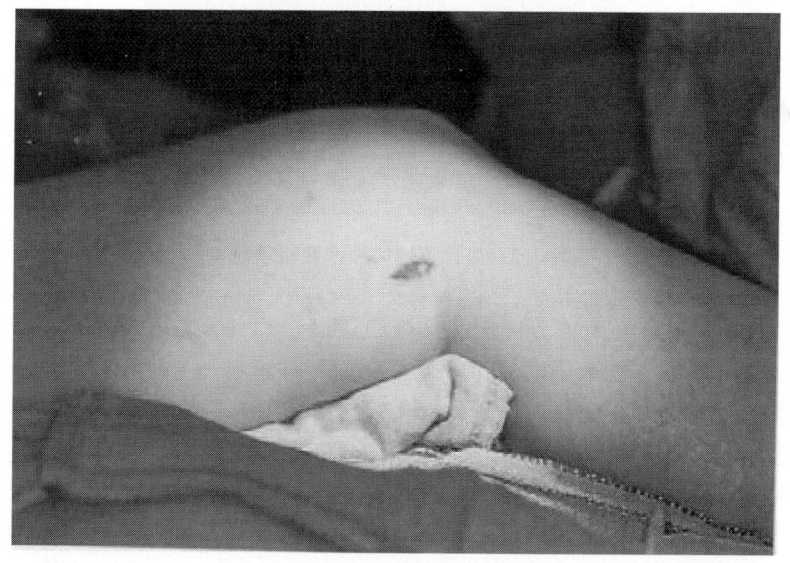

图3-2 微创方法暴露大隐静脉

传统的开放式取静脉方法尚存在一些术后并发症，如切口感染、血肿等，有报道其发生率为6.8%～43.8%。为减少取静脉后并发症，临床上尝试了多种方法，其中内窥镜取静脉（endoscopic vein harvest，EVH）技术是目前得到广泛认可的一种方法。切口并发症发生率EVH明显低于OVH，特别是血肿、感觉异常、水肿与液化等常见并发症发生率明显降低，提示微创小切口手术更适用于术前有伤口高危因素的患者。在许多能够成熟使用EVH技术的心脏外科中心，EVH获取静脉时间比OVH时间更短。

2. 桡动脉（radial artery，RA）

桡动脉在肘部由肱动脉分出，先经肱桡肌与旋前圆肌之间，继而在肱桡肌腱与桡侧腕屈肌腱之间下行，绕桡骨茎突至手背，穿第1掌骨间隙到手掌，与尺动脉掌深支吻合构成掌深弓。桡动脉下段仅被皮肤和筋膜遮盖，是临床触摸脉搏的部位。桡动脉在行程中除发分支参与肘关节网和营养前臂肌外，主要分支是：①掌浅支，与尺动脉末端吻合成掌前弓。②拇主要动脉，分布于拇指掌面两侧缘和示指桡侧缘。

传统取桡动脉一般采用不接触技术（图3-3），在Allen's试验阴性患者的相应部位做全长皮肤切口，切开皮肤和皮下组织，暴露出肱桡肌与旋前圆肌、肱桡肌腱与桡侧腕屈肌腱的桡动脉全长，分别暴露出各分支，结扎后切断。在腕横纹上离断桡动脉远心端，在桡动脉发出处离断近心端，放入含血和钙通道阻滞剂的保护液中保存，并进一步结扎小分支，检查无渗漏后备搭桥用。微创方法所有操作均在电视窥镜下进行，在腕关节腕横纹上做一2cm的切口，暴露此处的桡动脉，并加以分离结扎局部的动脉分支，使用止血带阻断上肢血流，分别先用扩张器分离，再用分离器，分别向远端和近断分离，在桡动脉的前面和后面分别形成隧道，用"C"形钩进一步暴露动脉分支，并切断。

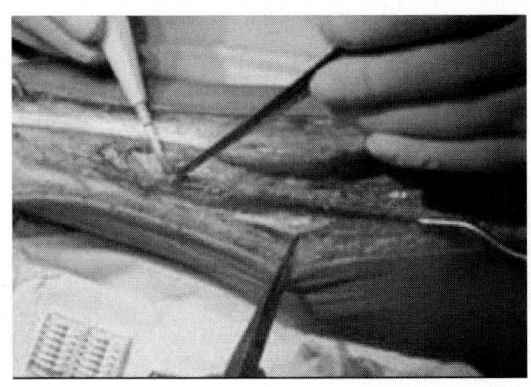

图3-3 采用不接触技术取桡动脉

多中心研究结果显示，内镜获取桡动脉患者上肢切口并发症总发生率为5.9%，显著低于开放获取桡动脉的19.3%，其中感觉异常、血肿和延迟愈合发生率均低于后者。由此可见，内镜桡动脉获取术可显著降低高危患者的切口相关并发症，尤其是上肢神经系统并发症，且不增加手术时间和血管桥早期失功发生率，亦不会减少远端吻合口数量而影响冠状动脉的完全再血管化治疗。

3. 胸廓内动脉（internal thoracic artery，Internal mammary artery，IMA）

胸廓内动脉发自锁骨下动脉第一段的下壁，沿胸骨侧缘外侧1~2cm处下行，居于上6肋软骨和肋间内肌的深面，胸横肌和胸内筋膜的浅面。至第6肋间隙处分为腹壁上动脉和肌膈动脉两终支。前者下行进入腹直肌鞘；后者在第7~9肋软骨后方斜向外下方，分支至心包下部和膈。在第一肋附近，从胸廓内动脉发出心包膈动脉，与膈神经伴行经肺根前方，在心包与纵隔胸膜之间下行至膈，沿途发出分支至心包和胸膜。胸廓内动脉在下行经过上 6 位肋间隙处发出肋间前支和穿支，前者向外侧走行并与肋间动脉终末支及其侧副支末端相吻合；后者分布于胸前壁浅层结构。胸廓内动脉有两条静脉与之伴行，分支亦有同名静脉伴行。专家们对胸廓内动脉作了一系列有关组织学、组织化学、免疫组织化学、形态学及血流动力学的研究，证明其具有内膜薄、含有内皮因子、顺应性好、抗动脉硬化、不易形成血栓的优点，行心脏搭桥后不易再狭窄，其近期及远期通畅率均高于静脉搭桥术。

胸廓内动脉的获取比桡动脉及大隐静脉的获取要困难，最常规的方法是正中开胸后，使用特殊的胸骨牵开器牵开胸骨，将壁层胸膜由胸壁上游离，在胸骨旁的胸壁切口暴露胸廓内动脉，并结扎其向胸壁和肋间发出的分支动脉，近端游离至第一肋间并结扎向第一肋间发出的分支，远端游离至第六至第七肋间，然后将胸廓内动脉由胸壁完全游离下来，远端离断。为防止胸廓内动脉在获取过程中痉挛，在游离远端动脉后，需向腔内注入含有钙通道阻滞剂的溶液，然后备用。在获取过程中可能会损伤胸膜，术后会出现相应胸壁的麻木，有些患者会出现胸骨愈合不良等并发症。

每位接受 CABG 手术的患者，都应首选左侧乳内动脉向左前降支搭桥，实现再血管化。

由于搭桥血管的近期和远期通畅率与患者心脏事件的发病率和病死率密切相关，因此，CABG 术中移植血管的选择就显得至关重要。过去 15 年中，原位乳内动脉（IMA）和大隐静脉（SVG）是移植血管的标准之选。至 20 世纪 80 年代早期，发现大隐静脉桥有进行性内膜增生和粥样硬化的倾向。1985 年，Barner 等报道了对 1000 例患者随访 12 年的结果，发现乳内动脉桥的通畅率高于大隐静脉。在 1 年时，乳内动脉与大隐静脉桥的通畅率相似，分别为 95％和 93％。而在 5 年和 10 年时，乳内动脉桥的通畅率明显占优，分别为 88％和 83％，与之相比，大隐静脉桥仅为 74％和 41％。此外，使用单支乳内动脉搭桥，围术期并发症的发生率较低。一项大规模的长期随访研究，对采用左乳内动脉向左前降支搭桥，其余部位使用静脉桥的病人与单纯接受大隐静脉搭桥的患者进行了比较，证实接受乳内动脉搭桥的患者术后心绞痛和心肌梗死复发的几率明显降低，二次手术或 PTCA 的发生率亦降低，同时，10 年的生存率提高。常规采用乳内动脉对左前降支搭桥，而选用大隐静脉对其他有病变的冠状动脉搭桥已被广为接受，成为标准的手术方式。

自体乳内动脉和（或）大隐静脉可能缺如，或由于血管内膜病变、既往曾行心肌再血管化、曲张静脉结扎、既往曾行外周动脉重建而导致其不适宜使用。此时，必须选择其他替代血管。替代血管包括自体动脉和静脉，保存的非自体动、静脉以及合成的血管。当大隐静脉不能应用时，可以选择小隐静脉和上肢静脉，主要是指头静脉和贵要静脉。上肢血管的远期通畅率要逊于大隐静脉。除左侧乳内动脉以外，自体动脉材料还可以选择右侧乳内动脉、桡动脉、胃网膜右动脉、腹壁下动脉，极罕见的情况下，还可选用肩胛下动脉、肋间动脉、脾动脉、胃左动脉和胃十二指肠动脉。

Barner 等于 1974 年率先报道了采用双侧乳内动脉作为搭桥材料的结果。尽管乳内动脉早期和远期的通畅率皆高于大隐静脉，但采用双侧乳内动脉仍然有较高的术后并发症。这些问题包括术后出血、术后应用呼吸机时间延长和胸骨切口的感染。但随后的一系列大型研究显示，采用双侧乳内动脉，无论在围术期，抑或远期随访中，都有较高的安全性和有效性。唯一的危险在于，采用双侧乳内动脉移植使胸骨切口感染的几率增高。通过统计分析发现，肥胖、糖尿病以及需要长时间呼吸机支持的患者在选用双侧乳内动脉搭桥后胸骨感染的风险增加。与单侧乳内动脉桥比较，双侧乳内动脉搭桥具有更好的远期临床效果，包括心绞痛、心肌梗死，以及二次手术的几率更低，而生存率更佳。不论将右侧乳内动脉游离应用，或者带蒂使用，都显示出很好的近期和远期效果。

CABG手术的收益与移植血管的通畅有关，而移植血管的近期和远期通畅率则与心脏并发症的发病率和病死率相关。最常用的移植血管为原位乳内动脉（IMA）和大隐静脉（SVG）的节段，后者被用来将靶血管与主动脉相吻合。20世纪80年代早期，一系列对移植血管的造影检查证实，静脉移植物内可发生内膜纤维增生和移植血管的粥样硬化等内在的病理变化，该病变进行性发展，进而影响移植血管的远期通畅率。术后5年，静脉移植血管的远期通畅率为70%~80%，至术后10年，则仅为40%~60%。幸运的是，类似的造影研究显示，乳内动脉移植物的早期通畅率超过90%，更重要的是，其远期损耗惊人的低，至术后10年，乳内动脉的通畅率仍达到或超过90%。一项长期的随访研究将左侧乳内动脉对前降支进行搭桥、其他部位采用静脉搭桥的病例与单纯使用静脉搭桥者进行了比较，验证了左侧乳内动脉对前降支（left IMA-to-LAD）搭桥的临床重要性。接受左乳内动脉向左前降支搭桥的患者，历经10年的随访，生存率更佳，较少需要二次手术，心脏事件的发生率也更低。

时至今日，我们可以期待静脉桥的通畅率较早期研究时有所提高。随机试验表明，围术期应用血小板抑制剂治疗，至术后1年时，可使搭桥血管的通畅率增高。BARI试验中，前瞻性地施行冠状动脉造影，发现1年时静脉血管的通畅率为87%而乳内动脉为98%。同时，积极应用他汀类药物亦能降低静脉桥的损耗率。尽管上述措施能够减少静脉桥的损耗，但并不能使之完全消除。前瞻性研究显示，术后10年时，大隐静脉的通畅率为66%。

如果一条乳内动脉搭桥非常好，两条会不会更好呢？自CABG手术开展早期始，同时应用右侧和左侧乳内动脉（双侧乳内动脉，bilateral IMA，或称BIMA）就已被视为一种手术策略。尽管在逻辑上，同时应用两支乳内动脉搭桥可能获得良好的远期通常率，但由于种种原因，要证实与左侧乳内动脉对左前降支吻合（单支乳内动脉，single IMA，或称为SIMA）加静脉搭桥的方式相比，BIMA搭桥（或采用其他任何动脉搭桥）有更好的临床疗效，有相当难度。首先，尚没有关于这一课题的随机研究；其次，开展BIMA搭桥的医院太少，以致缺乏足够的患者数量进行具体分析；第三，使用单侧乳内动脉搭桥拥有很好的10年生存率，这意味着需要特长时间的随访研究，才能彰显二者的差异；第四，患者的筛选亦可影响对结果的分析。一般而言，针对双侧乳内动脉搭桥的研究已排除了急诊手术和二次手术的患者，入选的糖尿病患者数量亦有所减少。但是，目前已有数个非随机的对照研究，在对危险因素进行校正后显示，接受双侧乳内动脉CABG的患者，较少需要二次手术，远期生存率有所提高，远期效果更佳。由于诸多原因，即使对择期手术患者，亦无法将双侧乳内动脉CABG作为常规手术策略。这些原因包括手术难度增加、手术时间延长，以及伤口并发症的危险增加。多数研究提示，采用BIMA搭桥可增加伤口并发症的风险，一般好发于糖尿病患者。在游离乳内动脉过程中，采用乳内动脉骨骼化技术可最大限度地保留胸骨的血液供应，降低胸骨并发症的发病率，但最新的研究仍显示，采用BIMA搭桥可使肥胖的糖尿病患者的伤口并发症发生风险增加。

Carpentier等于1973年首次采用桡动脉作为CABG手术的旁路移植血管。但当有报道指出其阻塞率高达30%后,这种方法很快被放弃了。直至1989年,人们发现在13~18年前接受CABG手术的患者,其桡动脉桥仍然通畅时,才重新燃起对桡动脉搭桥的兴趣。桡动脉是厚壁的骨骼肌动脉,平均直径约2.5mm,平均长度20cm。机械刺激容易诱发其痉挛,围术期常应用钙通道阻滞剂或长效的硝酸酯类药物以降低此类并发症的发生。在获取桡动脉时,尽量避免直接接触和刺激动脉,并将其与周围的卫星静脉和脂肪组织一并游离,是获得更好效果的有益经验。Brodman等观察了175名接受桡动脉CABG的患者,共使用229支桡动脉(其中54例接受双侧桡动脉CABG),观察12周,通畅率为95%。围术期心肌梗死和病死率与传统CABG手术相似。未发现手部缺血、伤口血肿或感染。2.6%的患者出现一过性前臂感觉障碍,术后超过1天至4周可缓解。Acar等对连续100名接受桡动脉CABG的患者进行了观察,5年通畅率为84%;该组病人中,左乳内动脉的5年通畅率为90%。这些早期的临床研究提示,桡动脉可以成为冠状动脉再血管化过程中安全、可靠的动脉旁路血管。

1987年,有人首先采用原位胃网膜右动脉(right gastroepiploic artery)作为CABG手术的旁路血管。将胸骨正中切口向脐方向延伸,并沿胃大弯侧游离,即可获取该动脉。如果一直向起始部游离,直至胃十二指肠动脉,全长可达到或超过15cm。胃网膜右动脉可在胃后方与右冠状动脉或回旋支吻合,亦可在胃前与前降支吻合。早期通畅率为90%~100%,但远期效果尚未见报道。腹壁下动脉(inferior epigastric artery)被游离后作为CABG手术的旁路血管始于1990年。经正中切口,牵开腹直肌后,可获取该动脉。自其由髂外动脉起始的部位开始分离,长度为6~16cm。有报道称,其近期通畅率可达98%,远期结果尚未了解。

冷藏保存的同种异体大隐静脉和经戊二醛固定的脐静脉亦曾作为主动脉-冠状动脉搭桥的血管,得到临床应用。据报道,3~13个月期间,其通畅率仅为50%。除非无法获得其他旁路材料,这些血管都不适用。还有用牛的乳内动脉者,1年通畅率同样为50%左右。合成材料中,涤纶和聚四氟乙烯血管都曾用于主动脉-冠状动脉吻合。成功采用涤纶血管进行CABG仅见少数病例报道,而且,人造血管大多在升主动脉与冠状动脉近端吻合,以获得较高的流量。聚四氟乙烯血管的临床应用也受到限制,1年通畅率为60%。

二、桥血管衰坏(再狭窄)的介入治疗

CABG术后隐静脉桥的衰坏是造成心肌缺血复发的主要原因。造影研究提示,在1年内,16%~31%的隐静脉桥发生衰坏,10年内,约有一半的静脉移植物完全堵塞或形成严重的粥样硬化病变。据估计,CABG后,由于静脉桥衰坏,每年约有4%~9%的患者复发心绞痛。对这些患者,再次实施CABG手术是比较满意的选择。但与第一次手术相比,二次手术技术难度更大,围术期并发症的发病率和病死率更高,症状缓解率更低。作为二次手术的替代疗法,多种介入手段可用于治疗静脉桥狭窄,包括传统的球囊扩张和支架置入、定向冠状动脉斑块旋切等新的介入技术。

一般来说,对隐静脉桥实施血管成形,效果比天然的冠状动脉要差,操作成功率较低,而再狭窄率高。影响其临床效果的因素有:接受CABG手术时的年龄、旁路血管内狭窄的位置,以及粥样硬化斑块的形态学特征(孤立或弥漫)。一项随机对照试验发现,与球囊扩张相比,定向冠状动脉粥样斑块旋切术的成功率较高,在6个月内,重复干预的次

数较少，但围术期并发症也更多，最令人瞩目的是远端栓塞和非 Q 波性非 ST 段抬高型心肌梗死（NSTEMI）。另一种斑块旋切装置——腔内抽吸导管可能会降低远端栓塞的发生率。

目前，冠状动脉内支架已普遍应用于隐静脉桥狭窄的治疗。一项多中心、前瞻性的随机试验选取发生隐静脉桥阻塞病变的患者，对支架置入与球囊扩张成形术的临床效果和造影表现进行了比较。与球囊扩张相比，向静脉桥内置入支架，操作有效性更高（92% vs. 69%），操作后即刻（1.92mm vs. 1.21mm）和 6 个月时（0.85mm vs. 0.54mm），管腔直径扩张都更明显。支架组在 6 个月内，未出现死亡、心肌梗死、再次 CABG 手术或对靶血管再次实施再血管化的比例明显更高（73% vs. 58%）。尽管在再狭窄率方面，两组间未发现统计学的显著差异，但就操作后和近期的造影表现、临床效果而言，支架置入断然优于传统的球囊扩张术。有报道称，在对静脉桥进行介入操作时，使用球囊阻断和吸出设备能够防止粥样斑块的碎屑脱落，造成远端栓塞，保护冠状动脉循环，从而减少心血管不良事件的发生。更多易操作的过滤装置正在研制当中，并将成为此类操作中常规应用的附属装备。

（廉　波）

第三章　非体外循环冠状动脉旁路移植术（OPCAB）

冠状动脉旁路移植术（CABG）是目前世界上公认的冠状动脉血运重建的金标准，也是目前世界上应用最为广泛的手术之一。

传统的 CABG 术需要建立体外循环，即用管道将患者的大血管与体外循环机连接起来，建立一个人工循环系统，代替患者的心肺进行血液循环，使患者的心脏在低温下停止跳动，然后进行 CABG 手术。体外循环 CABG 术是长期以来心脏外科进行心肌再血管化的标准手术，但体外循环可能会带来一些相关的问题，如术后认知功能障碍、脑卒中、凝血功能障碍、全身炎性反应及由此引发的多个器官系统功能障碍等。相对而言，这种术式创伤较大，术后康复时间长，特别是对于高龄、脏器功能障碍、主动脉严重钙化的病人其弊端更加明显。

从解剖学角度来看，CABG 术所要处理的血管均位于心脏表面，手术过程中并不需要进行心内操作，是否能有更为简化、创伤更小的方法进行手术呢？在人们的不断努力和探索下，OPCAB 技术应运而生。

追溯历史，David Sabiston 于 1962 年，在未实施体外循环的情况下，用大隐静脉进行了一例主动脉与冠状动脉间吻合的手术，可惜患者早期死亡。1967 年，Kolessov 首次报道了不应用体外循环，在跳动心脏上进行 CABG 手术。当时人们面临的技术难点在于心脏的跳动，以及无法显露心脏后面的血管。

随着氧合器和心脏停跳技术成功运用于心脏手术，体外循环在 CABG 手术中的应用日趋广泛。体外循环为手术医师提供了一个稳定而无血的术野。但是，体外循环也同时存在明显的对终末组织和器官的临床或亚临床损害，而冠心病病人多并发高血压病、动脉疾病和糖尿病等，这对于这些患者来说非常重要。在这种情况下，仍有几个国家继续实践心脏跳动下的 CABG 手术，并积累了大量经验。其中的代表人物有 Benetti，Bullofo 等。

OPCAB 手术不用体外循环，能够在病人跳动的心脏上实施 CABG 手术，从而避免了传统术式的各种弊端，减少了心脏和身体各器官的创伤，降低了手术的危险性。其目的是不影响治疗效果，避免体外循环的不良反应及并发症，缩短手术与康复时间，降低总体医疗费用。随着手术操作技巧的进步和心脏稳定装置的发展，OPCAB 已成为成熟的手术方式。由于手术费用低、创伤小、并发症少等优势，其应用范围越来越广，是对传统 CABG 术的重要补充与提高。

20 世纪 90 年代中期，经前外侧胸部小切口、在心脏跳动下实施左前降支单支 CABG 的手术（MID-CAB）得到重新开展。为了稳定目标冠状动脉，最初依靠药物诱发心跳过缓，或注射小剂量腺苷，间断诱发短暂的心脏停搏。早期的冠状动脉造影显示，该方法吻合口的通畅率逊于传统的体外循环下的 CABG 术，这也促进了形形色色限制目标血管活动的机械稳定装置的发展。随着经验的积累和机械稳定装置的应用，移植血管的通畅率亦随之提高。

外科医生并不常遇到单纯左前降支病变的患者，而小切口 CABG 术（MID-CAB）的成果激励了人们的兴趣，促进了多支血管的 OPCAB 的技术发展。

在 Benetti 和 Bufolo 经验的基础上，外科医生建立了各种安全显露侧、后壁血管的方法。如：纱布兜吊、纱布填塞、心包悬吊、心尖吸引等。使用冠状动脉机械稳定装置（无论是进口还是国产产品，都有负压或正压的不同选择），有效地保持手术局部心室壁的相对静止，保证血管吻合的质量。冠状动脉内分流器或阻断带、CO_2 吹管等的使用，使吻合口的显露更加清晰，吻合更确切。OPCAB 手术迅速兴起，并推广开来。很多中心发表了大量的 CABG 手术报道，其中，绝大多数病例在非体外循环下完成。更有学者进一步指出：任何一例适于在体外循环下完成的单纯 CABG 手术，均可尝试在非体外循环下完成。

OPCAB 术不仅对外科医师来说是一种挑战，对麻醉医师同样有更高的要求。要求麻醉医生实时了解手术的进程，对麻醉的深度、血管活性药的使用、液体输入的多少、酸碱平衡、电解质及氧合状况等的掌控，随时作出精细的调整。

虽然 OPCAB 术日趋成熟，体外循环仍是手术过程中不可忽视的重要环节。体外循环准备是 OPCAB 手术中不可缺少的一部分，选择体外循环准备方式时应保证"干备"，及时"湿备"，快速"急备"。外科医师与灌注师的密切合作有助于更好地完成 OPCAB 手术。体外灌注师应配合手术医师和麻醉师，严密观察患者的各项指标，出现以下情况时非体外循环 CABG 术随时转变为体外循环 CABG 术：缺血预处理后仍出现超过 4mm 的 ST 段改变或出现与心肌缺血有关的心律失常；明显的血流动力学波动：平均动脉压低于 50mmHg，混合静脉血氧饱和度低于 60% 且药物治疗无效；远端吻合口暴露与操作有技术困难。以上情况一旦出现应立即装机行体外循环下 CABG 术。而对于重症的冠状动脉病变患者在非体外循环下行 CABG 手术，必须保证手术的顺利进行，而体外循环机器的准备则是重要的保障。

新的研究显示在高危患者中 OPCAB 手术能降低一半的死亡率。在一些回顾性研究中我们看到，OPCAB 手术可以降低并发症发病率和（或）病死率。几乎所有报道都证实，OPCAB 有利于减少血制品的输入量、缩短监护时间和住院时间。其中部分研究指出，住院费用亦随之而减少。

《美国医学会杂志》（Journal of the American Medical Association）上的一项报告显示，OPCAB 手术的早期及一年植入物开放率、生活品质后果与传统旁路手术相当，但 OPCAB 手术的住院成本比传统手术少 2000 美元。

Hernande 等报道了新英格兰北部心血管病研究组（Northern New England Cardiovascular Disease Study Group）对 1741 例 OPCAB 手术与同期 6126 例体外循环搭桥手术进行比较的经验。两组术前危险因素不尽相同，但与病死率相关的危险因素是相同的。在病死率以及脑卒中、纵隔炎和因出血再次手术的发生率方面，他们未发现明显差异。但接受 OPCAB 手术的患者较少需要主动脉内球囊反搏（IABP）的支持，房颤发生率低，术后住院时间的中位数缩短。

Magee 等对 1998 年 1 月至 2000 年 7 月间两所大型医院的所有多支病变 CABG 术结果进行了分析。他们对 8449 例手术（1983 例 OPCAB，6466 例体外循环 CABG）进行了多元回归分析，以期排除其他已知的影响病死率的因素，评估体外循环对病死率的影响。为去除选择偏倚，他们还应用意愿评分（propensity scoring）对OPCAB和体外循环CABG患者进行配对分析。经过单变量分析，发现尽管OPCAB组术前预期病死率更高，但与之相比，体外循环组术后病死率有所增加（体外循环为3.5%，非体外循环为1.8%）。多元回归分析显示，体外循环使病死率增加（比值比1.79，95%，置信区间1.24～2.67）。在OPCAB选择意向评分基础上进行计算机配对分析的结果亦证实，体外循环使致死风险增加（比值比1.9，95%，置信区间1.2～3.1）。

Plomondon等在荣军医院心脏手术持续发展项目（Veterans Affairs Continuous Improvement in Cardiac Surgery Program）1997年10月至1999年3月的记录中，对单纯CABG手术进行了分析。被确定为研究医院的9个中心中，OPCAB手术例数至少占冠状动脉手术总例数的8%。该研究对这些医院中的OPCAB手术患者（$n=680$）与体外循环手术（CPB）患者（$n=1733$）的病死率或并发症的发病率进行了比较。OPCAB组术前预期病死率（OPCAB组为4.4%，CPB组3.9%，$P=0.0022$）及预期并发症的发病率（OPCAB组13.2%，CPB组11.9%，$P=0.0008$）都较高，但实际的病死率（OPCAB组2.7%，CPB组4.0%）和并发症的发病率（OPCAB组8.8%，CPB组14%，$P=0.001$）都较低。在对患者危险因素进行校正之后，计算出OPCAB组相对CPB组的多变量比值比（OR）。病死率方面，OPCAB组的OR为0.56（95%置信区间为0.32～0.93，$P=0.033$）；并发症发病率方面，OPCAB组OR为0.52（95%置信区间为0.38～0.70，P小于0.0001）。接受OPCAB手术的患者，事实与预期病死率和发病率的比值小于1.0，而CPB手术患者则大于1.0。作者得出结论：在心脏跳动下实施CABG手术的中心，在排除其他危险因素后，非体外循环CABG手术有较低的手术病死率和发病率。

Cleveland等报道了迄今为止最大规模的多中心研究。他们检索了STS（胸科医师协会）国家心脏外科数据库2年间的资料（1998年1月至1999年12月），确认有126个医院开展了OPCAB手术，共计11 717（9.9%）例患者接受OPCAB手术，106 423（90.1%）例行体外循环（CPB）手术。OPCAB手术患者年龄较大，多为女性，合并糖尿病患者的数目少于CPB手术患者。同时，与CPB手术者相比，OPCAB组内罹患慢性阻塞性肺疾病、因肾功能不全需要透析以及存在脑血管疾病的患者较多。体外循环的患者中多数为三支病变，多数需要紧急或者急诊手术。两组预期病死率相似（OPCAB组为2.88%，CPB组2.87%）；对已知危险因素进行校正后，OPCAB组的病死率为2.31%，CPB组为2.93%（$P<0.0001$）。经过危险因素校正的主要并发症发病率，OPCAB组为10.62%，CPB组为14.15%（$P<0.0001$）。对并发症逐个进行分析，可以发现，OPCAB组较少发生脑卒中（OPCAB组为1.25%，CPB组1.99%，$P<0.001$）、术后肾衰竭（OPCAB组3.85%，CPB组4.26%，$P=0.036$）以及术后心脏停搏（OPCAB组1.42%，CPB组1.74%，$P=0.010$），而且，OPCAB组中因出血而二次手术的患者也比较少（OPCAB手术组为2.07%，体外循环组为2.80%，$P<0.001$）。此外，如果术前合并慢性阻塞性肺病（COPD）或脑血管疾病，则接受OPCAB手术者较少需要延长机械通气时间，亦较少发生脑卒中或昏迷。

Angelini等从2个独立的随机化试验中调用数据。接受OPCAB的患者并发症发病率（如输血、胸部感染等）降低。至随访中期，两组在心源性死亡和心脏事件的发生率方面无明显差异。

Van Dijk 等将相对低危的患者（$n=281$）随机分组，分别进行 OPCAB 术及体外循环下的 CABG 手术。两组间再血管化的程度相同。OPCAB 组患者术中输血量较少，心肌特异性酶释放水平较低。在 1 个月时，两组间心源性死亡和心脏相关事件的发生率无显著性差别。

Puskas 等随机分析了 201 名接受 OPCAB 手术或体外循环 CABG 手术的患者，没有患者因为冠状动脉解剖、左室功能不全或其他合并症被排除。在随机分组进行手术前，先确定需要 CABG 的靶血管，并予记录。OPCAB 手术患者输血较少，心脏特异性酶释放较少，气管插管时间较短，监护时间和术后住院时间较短，住院费用更低。而两组再血管化的水平相同。

国内学者亦观察到：非体外循环 CABG 术较体外循环 CABG 术对肾功能损害明显减轻。

国内张海涛、胡盛寿等通过对低温体外循环（on-pump）和常温非体外循环（off-pump）CABG 术中及术后心脏损伤临床指标和生化标志物的前瞻性比较，观察两种不同 CABG 方法的心脏损伤程度。就敏感的生化标志物 cTnI、CK-MB 观察发现，体外循环（on-pump）组的心肌损伤较 off-pump 组明显，但其早期的临床表现并无显著的差异，说明其损伤仅仅限于生化层面。

据报道，有明显合并疾患的患者亦可接受 OPCAB 手术。高龄患者、既往有 CABG 手术史的患者、左主干病变患者，以及既往有心肌、肾功能、肺功能受损的患者，都有在非体外循环下安全地实施手术的报道。

OPCAB 的出现是一项重要的革新。时至今日，虽然已有了长足的进展，但人们并没有满足，仍在不断地探索。内镜及机器人获取血管，使微创的程度进一步加强。"Hybrid"技术的成功应用，更是使 OPCAB 的优势发挥到了极致。

（陈生龙）

第四章　再次冠状动脉旁路移植术

一、概述

冠状动脉旁路移植术（CABG）是外科治疗冠心病最有效的方法之一，手术方法已经成型，手术疗效也早已得到确认。冠状动脉旁路移植术虽然改善了冠状动脉的供血，但是并没有治愈动脉粥样硬化，随着时间的推移，术后移植血管会发生不同程度的病变狭窄，或者是患者原未发生病变狭窄的冠状动脉血管也会发生病变，导致患者再次出现心肌缺血症状，甚至发生心肌梗死。一些患者可以经过非手术治疗而改善缺血症状，部分患者需要接受再次冠状动脉旁路移植术。在我国，开展冠状动脉旁路移植术已有30年历史，随着初次手术例数的增加，再次冠状动脉旁路移植术也越来越多。

对于距离初次手术的时间各家报道有所不同，平均在（8.2±4.8）年。距离初次CABG的时间和再次冠状动脉旁路移植术的比例与初次CABG时移植血管的选择、移植物血管的病变程度、未手术的血管病变自然进程、吻合口的通畅程度、术后抗凝等因素直接相关。初次手术时使用乳内动脉（IMA）作为移植血管的患者CABG后5年、10年再次手术的比例远远小于单用大隐静脉（GSV）的患者。

二、旁路移植血管的术后病理改变

冠心病的基础病变是自体冠状动脉的粥样硬化，CABG术后自身冠状动脉血管病变仍在发展和加重，移植血管也经历类似动脉粥样硬化病变。动脉桥特别是乳内动脉很少发生粥样硬化，因此左乳内动脉-前降支旁路移植术后远期通畅率很高，10年通畅率可以达到90%以上。下文以静脉桥为例介绍移植血管的病理变化。研究表明，静脉桥在CABG术后的病理变化分以下几个阶段：早期以血栓为主，继而发生内膜增厚和纤维化，晚期以粥样硬化为主要表现。

1. 附壁血栓

一致认为，移植血管尤其是大隐静脉在手术后早期（1个月内）引起再狭窄的主要原因是血管桥内的附壁血栓形成。而导致血管桥内血栓形成的原因有：采集血管时造成的血管内皮损伤；血管桥本身质量不好，多见于大隐静脉，血管桥壁薄，节段性瘤样扩张，桥体内血流易形成涡流；吻合口质量较低；血管桥直径与移植处的冠状动脉直径不匹配导致桥体内血流缓慢。

2. 内膜纤维组织增生

静脉桥血管内膜纤维组织增生一般发生在手术后2~3个月以后，表现为内膜纤维化、内皮细胞减少、纤维组织取代中层平滑肌细胞和外膜增厚病理变化，可以累及静脉桥的全程。

3. 桥血管的粥样硬化

手术 1 年后静脉桥的粥样硬化是由于血小板不断聚集，发展到平滑肌细胞增生，最后脂质嵌入病灶所致。静脉移植血管的粥样硬化在组织学上与自体冠状动脉硬化相似，但区别在于：静脉移植血管硬化病变处的纤维帽不典型，只是一薄层内皮，更易导致血栓栓塞远端血管。在形态学上静脉移植血管的粥样硬化多为弥漫性病变，向心性发展，纤维帽更薄更脆，斑块破裂的危险更大。斑块内炎性细胞浸润更多，使之更易破裂。采用静脉移植后 1 年通畅率为 82.4%，5 年为 80.2%，此后 5 年闭塞率较低，再往后每年以 2% 的比例新发生闭塞。

三、再次手术适应证

随着 CABG 手术的开展，目前需要二次旁路移植手术的患者不断增多。由于二次行 CABG 的患者往往年龄大，合并症多（如高血压、高血脂、糖尿病等），冠状动脉病变范围广、程度重，血管条件较差，左室或全心大部分心肌功能差，故其院内死亡危险性与首次手术相比约增高 3 倍，手术死亡率可高达 7%～11%。术前应尽可能了解第一次手术的细节，如搭几支桥、是否使用乳内动脉和桡动脉、是否切除室壁瘤、是否使用体外循环、围术期血流动力学、术后症状缓解情况等。因再次手术对解除症状、延长生命的效果均不如首次手术，因此，一般只有为了缓解严重症状或非侵入检查显示有大面积濒临梗死的心肌时才考虑再次手术。严格掌握二次 CABG 手术的适应证至关重要。

目前二次 CABG 手术指征有以下几方面：

Ⅰ类：经强化非侵入治疗无效的严重致残性心绞痛（如心绞痛不典型，则应有缺血的客观依据）。

Ⅱa 类：可搭桥的远端血管病变，且非侵入检查显示有大面积濒临梗死的心肌。

Ⅱb 类：非前降支的缺血由开放的 IMA 移植血管供应有功能的心肌，且经药物治疗和（或）PTCA 治疗无进展倾向。

Ⅲ类：患者不存在Ⅰ类或Ⅱ类情况。

解剖适应证：

1. 供给 LAD 的静脉旁路移植血管发生严重的粥样硬化。
2. 供给较大面积心肌的多支血管发生病变。
3. 患者有多种血管病变同时有 LAD 近端的狭窄。
4. 出现左心室功能下降同时有自身冠状动脉血管病变和（或）旁路移植血管病变。
5. 有严重的症状和其他解剖部位的血管病变。
6. 冠状动脉造影同时显示患者的冠状动脉有可旁路移植的解剖血管。

四、手术技术

1. 体外循环准备

经正中切口进行再次旁路移植手术是最常用的手术切口，再次开胸的最大风险在于损伤升主动脉、右心室以及移植血管桥，造成大出血。因此，无论旁路移植手术是否采用体外循环，都必须进行体外循环准备，同时显露单侧股动静脉，随时准备行股动静脉插管建立体外循环。

2. 开胸、分离粘连

切开皮肤、皮下组织，显露胸骨固定钢丝，在胸骨前面剪断，向两边分开，暂不取出。用摇摆锯断开胸骨，当碰到胸骨后的钢丝时会有金属碰撞的声音，提示此处胸骨已经完全被锯断。在没有钢丝的部位，摇摆锯穿透胸骨后有时有突破落空的感觉，此时要及时收起摇摆锯以避免损伤心脏、血管。

胸骨劈开后，助手用耙钩向上拉起对侧胸骨，用电刀止血并分离胸骨后粘连。然后分离心包粘连，尽量使用锐性分离，钝性分离极易损伤心脏表面的静脉血管，引起出血。分离过程中注意对血管桥的保护，必要时解剖原旁路移植血管，根据手术的范围决定解剖游离的多少。

3. 远端吻合

远端吻合口的位置要综合考虑冠状动脉的病变情况、吻合口以及血管桥的状况。
（1）原吻合口或者其远端的冠状动脉存在狭窄，新的吻合口应该位于狭窄病变的远端；
（2）吻合口及其远端冠状动脉通畅，血管桥存在狭窄或者闭塞，可以将旧桥剪断，将新血管桥吻合于旧吻合处之静脉残端。但是在作者单位，一般不处理旧桥，直接在原吻合口远端进行新的血管吻合。

4. 近端吻合

如果原有的升主动脉上的近端吻合口仍然通畅，可以将新血管桥吻合在原来的吻合口之上。其益处在于操作简单，同时减少了对升主动脉的损伤。如果原有的血管桥已经全程闭塞，则需要在升主动脉上重新进行吻合，此时尽可能采用升主动脉一次阻断，减少主动脉粥样硬化斑块脱落的机会。

五、手术效果

再次冠状动脉旁路移植术的手术死亡率在 7% 左右，大约是首次冠状动脉旁路移植手术死亡率的 2~3 倍。造成死亡率高的主要原因是围术期心肌梗死，增加手术风险的危险因素有严重的左心功能受损、冠状动脉细小、肾功能不全、高龄、急诊手术。

二次 CABG 手术 5 年和 10 年生存率分别为 77% 和 48%，这些结果显示，如果患者症状严重，其二次旁路移植手术可预计的好处超过其风险，就有足够的理由建议患者再次进行手术。我们认为，一旦患者出现症状，应该及时手术重建血运，拖延时间可能会使病情加重，并增加了急诊手术的可能，这样会带来更高的围术期风险。

（凌云鹏）

第五章　急诊冠状动脉旁路移植术

一、概述

择期冠状动脉旁路移植术已经是一种非常安全的治疗方法，但是在临床上仍然有许多需要尽快开通狭窄冠状动脉，从而挽救心肌的急症情况。由于急诊手术的风险远高于择期手术，因此必须严格把握手术适应证。

急诊冠状动脉搭桥手术的手术指征：

1. 不稳定型心绞痛：多支冠状动脉严重狭窄病变，药物不能控制，极易在短时间内发生心肌梗死。
2. 左主干严重狭窄病变伴心绞痛。
3. 急性 Q 波心肌梗死 6h 以内。
4. 急性心肌梗死的机械并发症，如乳头肌功能不全引起的二尖瓣反流、室间隔穿孔等，只有通过急诊冠状动脉搭桥手术才能挽救生命。
5. 心肌梗死后心绞痛，反复发作，药物控制不佳。
6. 溶栓或 PTCA 失败并发急性冠状动脉闭塞或冠状动脉穿孔。
7. 心脏外伤伴重要冠状动脉断裂可行急诊冠状动脉搭桥手术。

二、不稳定型心绞痛的急诊手术

对于频繁发作顽固性心绞痛且药物不能控制的冠状动脉多支病变的病人，和存在左主干病变或等同左主干病变的患者，需要行急诊手术，因为他们随时有发生心肌梗死的危险。

据文献报道，对不稳定型心绞痛病人急诊冠状动脉旁路移植术的手术死亡率高达 4%～7%，主要并发症是术后低心排血量综合征。作者认为，对于此类患者，实施急诊手术的决策要果断，不可因为过多担心急诊手术的风险而延误手术时机，否则反而增加手术风险。在作者的临床工作中，对于严重左主干病变、特别是顽固心绞痛发作的病人，往往采取积极的态度，尽快行急诊手术，开通罪犯血管，重建心肌血运，挽救濒死心肌，死亡率为 2%，与择期手术的风险相近。

短暂却充分的术前准备对于麻醉和手术的顺利进行是十分有益的。在行急诊手术前要尽可能改善心肌血运、降低心肌氧耗，包括静脉滴入硝酸酯类药物、口服 β 受体阻滞剂、皮下注射低分子肝素，必要时还可以放置主动脉内球囊反搏以增加心肌供血、减低心脏后负荷。另外，对病人的宣教要格外重视，做好患者的思想工作，缓解病人的紧张情绪。作者所在单位，曾有 2 例左主干病变的患者在手术前夜由于精神紧张而猝死。此外，由于这些患者术前一直服用氯吡格雷和阿司匹林等抑制血小板功能的抗凝药物，手术创面渗血较多，我们习惯在手术前准备 2U 血小板在手术后静脉输入，可以大大减少术后出血。

关于手术方式，与择期手术没有区别。只要在麻醉后患者的血流动力学稳定，我们提倡按照常规获取左乳内动脉，手术仍然可以考虑在非体外循环下完成。

三、急性心肌梗死的急诊手术

随着冠状动脉介入治疗的发展和技术不断进步，急诊冠状动脉介入治疗（PCI）成为急性心肌梗死的首选治疗方法，临床上需要急诊行冠状动脉旁路移植术的病例越来越少。但是，仍然有一些急性心肌梗死患者由于其冠状动脉病变复杂，此时冠状动脉旁路移植术成为其唯一有效的治疗手段。

对急性心肌梗死急诊手术指征的把握要着重强调两点，一是心肌梗死的时间，结合手术室等相关部门的配合默契程度，预计能否在心肌梗死 6~8h 内行冠状动脉旁路移植术；二是患者的血流动力学状况，对于已经发生心源性休克的患者，急诊手术的风险极高。

此类手术的术前准备除了病人的一般准备和常规药物辅助以外，要密切关注患者的循环状况。可以适当使用正性肌力药物例如多巴胺或多巴酚丁胺，放宽使用主动脉内球囊反搏的指征，在导管室或手术室麻醉诱导前就先行主动脉内球囊反搏辅助。

无论采取何种手术方式，体外循环要求湿备。急性心肌梗死的急诊手术，在非体外循环下完成和难度很大，尽管我中心择期冠状动脉旁路移植术非体外循环下完成的比例在 95% 以上，但对于此类急诊手术，绝大多数选择在体外循环下完成。我们认为，体外循环下，心脏完全静止可以使心脏得到充分的休息，通过全身降温、灌注心肌保护液也有助于缓解急性心肌梗死后的心肌损伤反应。

四、PCI 失败后的急诊手术

从 20 世纪 90 年代，PCI 治疗的病例数与日俱增，同时其失败后引起的一系列问题也逐渐引起人们的关注。PCI 手术失败后作出紧急 CABG 决策比较复杂。心脏介入医师和外科医师需一起讨论，共同作出决定。重点考虑的方面包括 PCI 失败的原因、外科手术成功的可能性、心肌受损的程度及病人的一般状况。与择期 CABG 手术相比较，PCI 失败后的紧急 CABG 死亡和心肌梗死的发生率较高。

1. 需要急诊外科手术的 PCI 并发症

（1）急性冠状动脉闭塞

在 PCI 过程中或治疗后，目标或邻近冠状动脉突然发生血管闭塞，病人胸痛复发，心电图呈缺血性改变。急性闭塞的原因包括血管的弹性回缩、痉挛、夹层形成和冠状动脉内血栓。其中，夹层的发生率最高。对于 PCI 后的急性冠状动脉闭塞，首选再次 PCI，迅速有效。但是 PCI 不能解决所有的问题，特别是对于冠状动脉广泛夹层的病例，急诊外科手术是最佳方案。

（2）冠状动脉破裂

冠状动脉破裂穿孔的程度不同，临床表现也不一致。对于有造影剂持续漏出的患者，往往存在不同程度的心肌缺血和心脏压塞的临床表现。确诊穿孔后，应立即充盈导管，加压止血，也可采用覆膜支架封闭冠状动脉破口。同时行心包穿刺，留置心包内引流。如果采取上述措施仍然存在造影剂的外漏，则应当尽早行外科手术，以避免心肌发生不可逆的损伤。

（3）主动脉夹层

多数是由于冠状动脉开口处主动脉内膜破裂，形成主动脉夹层。

2. 急诊手术

急性冠状动脉闭塞的外科手术类似于急性心肌梗死的手术治疗，不再赘述。着重介绍冠状动脉破裂和主动脉夹层的急诊外科手术。

在手术准备方面，冠状动脉破裂的急诊手术等同于急性心肌梗死。这里要格外指出的是手术中的处理，由于患者的破裂冠状动脉内已经置入了支架，相关区域心肌急性梗死而处于严重水肿状态，心外膜下广泛淤血，因此无法直接缝合破裂的冠状动脉。我中心曾经遇到一例 PCI 术后冠状动脉破裂的病例，术中采用带毡片双头针间断褥式缝合破裂的冠状动脉，然后在远端行旁路移植手术，该患者最后痊愈康复出院。

对于发生主动脉夹层的病例，必须要进行主动脉置换。与常规主动脉夹层手术的主要区别在于，PCI 并发的主动脉夹层患者服用了氯吡格雷等血小板抑制药物，由于血小板功能被抑制，易造成吻合口广泛渗血。手术前要预备血小板，手术止血过程中要有耐心。

（凌云鹏）

第六章 心肌梗死并发症的外科治疗

一、心室游离壁破裂

急性心肌梗死后的心室游离壁破裂的发生率可以高达10%以上，病死率非常高。破裂的部位大多数在前壁，下壁和后壁也可见。从心内膜侧观察，破裂多位于乳头肌根部，正常与坏死心肌交界处。从心外膜观察，破裂可以表现为明显的裂痕，也可以表现为范围较大的广泛渗出和心肌间隙扩张。有学者将其分为四型：Ⅰ型，心肌分离和渗血；Ⅱ型，广泛的心肌分离和渗血；Ⅲ型，存在明显破裂口，也可被心包和血栓粘连覆盖，形成假性室壁瘤；Ⅳ型，存在不完全破裂，渗血未至心肌全层而突破心外膜。

心室游离壁破裂大多数发生于急性心肌梗死后2周内，以4~7天为最高峰，也有几个小时就发生破裂的。老年、女性合并高血压是其相关危险因素。有人认为，大于20h的溶栓治疗反而增加了心室破裂的机会。游离壁破裂也可与室间隔穿孔或者乳头肌功能障碍同时存在。破裂分急性、亚急性和慢性三种，见表3-1。

表3-1 不同类型左心室破裂的对比

	急性	亚急性	慢性
病理	多见于全层、简单型、大破裂口	多见于繁杂型、小裂口	常见于假性室壁瘤
临床特点	突然复发的胸痛 严重休克 电机械分离 急性心脏压塞	胸痛较轻或不明显 心脏压塞表现 心源性休克逐渐加重 右心衰竭	充血性心力衰竭 心绞痛、晕厥 心律失常、血栓栓塞 也可没有症状
治疗时机	几乎没有治疗机会	可生存几小时、几天或更长	较长生存

临床观察中应注意判断有无心脏压塞表现。床旁经胸超声心动图检查非常有意义，而且简单实用。如怀疑心包积液，心包穿刺抽出不凝血是最直接的证据，如穿刺抽出澄清心包液，基本可以排除心脏破裂可能。超声应注意区别假性室壁瘤和真性室壁瘤。瘤壁内无心肌细胞，多在后壁形成，有一个狭窄的颈部，提示可能为假性室壁瘤，有破裂危险。假性室壁瘤还可以通过CT、MRI和核素心血池显像和左心室造影等来诊断。

一旦诊断，常常需要急诊手术。应先给予充分镇静。维持血压稳定，尤其是避免高血压的发生，避免情绪激动，避免过多的正性肌力药物，主动脉内球囊反搏是有益的尝试。有的病人需要进行反复的心包穿刺，以暂时维持循环稳定。特别是在心包穿刺同时向心包腔内注射纤维蛋白胶，可能对延迟破裂有一定作用。如果心肌梗死2~3日内发现假性室壁瘤，其破裂可能性随时存在，应行急诊手术。如果心肌梗死后数月以上和1年以上发现假性室壁瘤，可以择期手术。

手术难度很高。通常采用的方法包括：夹闭缝合法、补片修补法、先夹闭再补片法，或者合并使用生物胶，将补片和（或）心包片黏贴在心室撕裂处。对于假性室壁瘤，多采用与修补真性室壁瘤相同的方法。术后处理的原则仍然是降低心室张力，防止再次破裂出血。主要措施包括：适当减轻前负荷，使用血管扩张剂，使用主动脉内球囊反搏，避免大剂量强心药物，控制高血压，避免激动和用力。

此类手术的效果取决于心肌梗死本身的严重程度和医生的技术和经验水平，总体报道较少，结果差别不一。由于此类患者内科治疗几乎全部死亡，因此外科手术无论取得什么样的结果都可以接受。

二、室间隔穿孔

室间隔穿孔是一种特殊类型的心脏破裂，指心肌梗死后室间隔区域心肌坏死而产生左向右分流的病理改变，占急性心肌梗死的1%～2%。室间隔穿孔发生在室间隔部位广泛透壁心肌梗死的基础上，其发展过程短至几小时，长的可达数周，这一时间的长短不一决定了临床表现不一。室间隔的血液供应60%～70%来源于前降支的室间隔分支，30%～40%来源于后降支的室间隔分支，因此急性前降支近端闭塞可引起前部室间隔的透壁梗死，右冠状动脉或回旋支的急性闭塞可引起后部间隔的透壁梗死。穿孔多为1～2cm大小，急性期常常难以严格确定缺损的边界，2～3周后可见边缘的结缔组织。缺损多为单一的，但也有5%～10%的病例有复合缺损。室间隔穿孔有时还会合并其他机械并发症，如左心室室壁瘤和急性乳头肌功能障碍，甚至乳头肌断裂。

室间隔穿孔患者的病理生理变化由两方面引起，一方面是急性广泛的透壁心肌梗死引起心力衰竭或者心源性休克，另一方面穿孔产生的急性左向右分流，造成体循环血流锐减，而肺循环血流剧增，引起体循环低血压休克和肺动脉充血。两者作用相加最终导致循环衰竭和多器官功能障碍。

室间隔穿孔多发生于心肌梗死后2～4天，大多数患者既往没有心肌梗死史，常常发生于某一支重要冠状动脉的急性闭塞，且侧支循环差。前部室间隔穿孔多见，约占60%，后部穿孔占20%～30%。其典型临床表现是：急性心肌梗死的病人发病几天后突然出现血流动力学恶化或复发心绞痛，听诊发现新产生粗糙全收缩期杂音，有时可触及震颤。胸部X线检查主要表现为以肺门为中心的充血性肺水肿表现。床旁超声心动图检查经常是最为实用而高效的检查手段。是否进行冠状动脉检查可能存在不同意见，如果决定需要进行外科手术时，冠状动脉造影了解冠状动脉病变的范围和程度，有助于决定手术方案。应避免进行左心室造影和对梗死的血管进行介入治疗。

室间隔穿孔自然预后很差，是一类需要外科手术治疗的疾病。一般认为，如果血流动力学平稳，应尽可能保守治疗一段时间，如果能够积极保守治疗2～3周，甚至4～6周以后，手术修补更有把握。术前准备的主要原则是减少左向右分流，维持增加冠状动脉和周围脏器灌注，减轻心脏前后负荷，维持体循环压力。主动脉内球囊反搏是效果肯定的手段，应十分积极采用。强心药物（洋地黄类和β_1受体激动剂等）和缩血管性升压药物应十分慎重。但是如果严重心力衰竭无法纠正，或者存在早期其他器官功能不全的表现，应更积极地进行外科手术，此时对于外科修补技术有更高的要求。

满意修补室间隔穿孔的技术是早期手术治疗的成败关键。不同部位的缺损修补方法不一，主要原则是尽量用大补片覆盖缺损，不要缝合在边界不清的坏死心肌上，有时需要多个补片的修补，术中注意心室切口的选择、心肌保护、无张力缝合原则和保持心室的几何形态。对于梗死区域的血管没有必要再血管化，而对于其他区域的狭窄血管应该再血管化，可以增加心肌保护效果，改善长期效果。如果合并二尖瓣反流，应慎重处理，一般认为除非是合并乳头肌断裂等严重并发症，才考虑修补或者替换瓣膜。

术后残余缺损发生率可高达10%～25%，一般是闭合缺损再通、遗漏多发缺损和新形成缺损，这是术后死亡的重要原因之一。如果存在明显恶化的病程，应考虑再次手术修补缺损。如果临床稳定，分流量小，可以药物治疗，日后择期再行修补手术或者介入治疗。

术后早期死亡率一般在20%～25%。如果术前已经存在心源性休克状态，说明梗死面积很大，手术早期死亡率高。其他死亡相关因素包括穿孔的部位、年龄、穿孔距离手术的时间和体外循环时间等。术后早期的直接死亡原因以低心排血量为主，其次是肾衰竭、恶性室性心律失常和脑部并发症。术后长期报道，5年、10年和14年的生存率分别为：69%、50%和37%，这样的结果相对其自然病程而言还是相当令人鼓舞的。

三、缺血性二尖瓣乳头肌功能不全

缺血性二尖瓣病变的定义是由于冠状动脉病变造成的心肌梗死或缺血心肌运动障碍而导致急慢性二尖瓣反流。但对于慢性二尖瓣反流来说，有时从临床上鉴别缺血性二尖瓣功能不全和瓣膜病合并冠心病仍然存在一定困难。这里重点讨论急性二尖瓣反流。

从解剖上看，二尖瓣装置包括6个部分：瓣叶、瓣环、腱索、乳头肌、左房和左室。缺血病变可能会引起二尖瓣装置中多个部位产生变化，从而导致反流。其中乳头肌急性缺血常常是最为严重和凶险的。二尖瓣前乳头肌缺血者少见，大多是后乳头肌缺血。急性乳头肌的断裂发生在体部和头部，以头部多见。一旦完全断裂或部分断裂，立即产生大量的二尖瓣反流而造成严重左心室负荷加重，左房压力急剧上升，出现肺水肿和心源性休克。如果没有断裂，而只是大面积室壁运动不良导致的严重反流，提示心肌缺血非常严重。以上两种情况都需要急诊手术治疗。

急性反流的临床表现是急性发作的胸痛和气短，只有一部分患者有心肌梗死病史或心电图表现。乳头肌断裂发生在心肌梗死后1～7天，平均4天，患者很快发生肺水肿和体循环低血压，并可以听到心尖部全收缩期杂音。心源性休克的患者表现为低血压，少尿，酸中毒，外周循环差，甚至可发生心跳骤停。临床应注意与室间隔穿孔、无二尖瓣反流的大面积心肌梗死、不合并心肌梗死的腱索断裂等进行鉴别。经胸超声心动图是非常重要的检查，有非常好的鉴别价值，但有时并不能非常可靠地区别二尖瓣乳头肌断裂与否。经食道超声可以在手术中协助更好地判断二尖瓣功能。应该抓紧时机进行冠状动脉造影，了解冠状动脉解剖。

治疗的紧迫性和积极态度依赖于是否存在心源性休克和充血性心力衰竭。对于这样的患者都应严密监护，尽快完成其余相关诊断检查。注意纠正可能的心律失常，如果血压太低，可以使用多巴酚丁胺或合并使用肾上腺素和多巴胺，来改善心功能。如果心排血量低，应积极使用主动脉内球囊反搏辅助，维持冠状动脉灌注压，减轻心脏负荷，增加心排血量。

对于急性心肌梗死后严重的二尖瓣反流患者来说，紧急开通梗死血管可能是最好的生存机会。如果介入治疗或溶栓治疗成功，可以减少梗死面积，减轻瓣膜反流。如果合并真正的二尖瓣乳头肌断裂，则只能急诊手术。这类患者内科治疗无法生存，虽然风险很大，也只能进行手术治疗。其手术危险因素包括：充血性心力衰竭，合并肾脏和肺部病变，主动脉内球囊反搏的存在，射血分数降低，冠状动脉病变数目多。对于此类患者，除了修复或者替换二尖瓣以外，还应同期进行其他部位的冠状动脉搭桥手术。

手术一般先进行冠状动脉搭桥，保证良好的心肌保护，然后进行瓣膜处理。瓣膜处理的关键在于尽可能保留腱索和瓣环，不影响左心室流出道。瓣膜大多采取替换人工瓣膜的办法，是否在急性二尖瓣反流中选择二尖瓣修补术也存有很大争议，但事实上修补术可能很困难。停止体外循环时，如果左心室功能不好而主动脉内球囊反搏效果也不好，应考虑使用左心室辅助装置。

这样的手术住院死亡率在31%～69%。增加早期死亡率的因素包括：年龄、心源性休克、合并疾病、梗死的大小和开始实施手术的时间等。

四、左心室室壁瘤

左心室室壁瘤是心肌梗死后一种相对慢性的并发症。狭义的室壁瘤定义为心肌梗死心室局部心肌薄弱纤维化而产生矛盾运动的病理改变，而目前临床多使用广义的室壁瘤定义，即大片心室心肌运动障碍导致心室射血分数显著下降的病理生理改变。通常将室壁瘤分为无运动型、运动不良型和反常运动型，其中反常运动型与狭义定义的室壁瘤比较接近，而运动不良型和反常运动型与广义定义的室壁瘤比较接近。无论哪一种定义，心室重构都成为心肌梗死后的一种自然进程，表现为距离梗死灶较远的正常心肌发生形状和体积的改变。过度的心室扩张会损害心室的收缩和舒张功能，导致充血性心力衰竭。这样的情况都可能需要外科手术干预。

典型心肌梗死后真性室壁瘤形成大约需要8周左右的时间，可以分为两个阶段：早期扩张阶段（心肌梗死后2周内）和晚期塑形阶段（心肌梗死后2周至8周）。通常对应的典型冠状动脉病变是前降支急性完全闭塞而没有侧支循环形成。透壁心肌梗死后室壁瘤的发生率是10%～35%，随着溶栓治疗和急诊PTCA的开展，室壁瘤的发生有减少趋势。

无症状的室壁瘤内科保守治疗10年生存率达到90%，有症状的室壁瘤内科治疗的5年生存率为47%～70%。室壁瘤最常见的症状是心绞痛和呼吸困难。合并心律失常的情况也不少见，有的可能发生致死性心律失常。血栓栓塞机会相对少，一旦发生可引起脑卒中或重要脏器肢体的缺血症状，后果也很严重。

超声心动图是临床识别室壁瘤的最基本的方法，可以观察室壁瘤的大小，还有助于发现腔内血栓和二尖瓣功能状态。心电图表现为病理性Q波，并有胸前导联的持续性ST-T抬高。左心室造影是最重要的诊断方法，尤其对于外科手术找到明显的室壁瘤边界而加以隔除，是非常好的术前判断手段。右前斜位（RAO）的心室造影可以提示前壁及心尖部的运动不同步现象，而左前斜位（LAO）可以很好地显示由非收缩区域的心肌所代偿的间隔和侧壁的室壁运动情况。射血分数的计算非常简便，并且可以测量收缩期和舒张期的心室容积。如果只有右前斜位的影像，心室的容积往往被低估。左室收缩末期容积指数（LVESVI）$\geq 60 ml/m^2$是我们所认为的可进行手术重建的临界指标。

关于室壁瘤的外科手术指征，术前应注意区分运动不良型、无运动型和反常运动型的室壁瘤。只有那些室壁变薄、纤维组织边界明确、呈反常运动型的室壁瘤，才是真正需要外科手术矫治的室壁瘤。在真性室壁瘤中，无症状的小室壁瘤保守治疗效果好，不必手术。有症状的室壁瘤直径大于5cm、有附壁血栓尤其是有反复栓塞的病史者、存在破裂危险的假性室壁瘤，都需要外科手术。对于巨大室壁瘤，射血分数不是判断手术指征的主要依据，残余心室功能才是最重要的指标。残余心室功能好，则可以进行室壁瘤切除和左心室成形术，残余心室功能不全，则应考虑心脏移植治疗。

　　室壁瘤的主要手术原则是将无功能的心室部分隔绝开，恢复左心室的几何形态。因此大多采用心内补片来隔绝坏死区域的心肌和相对正常的心室腔。术中需要注意室壁瘤组织切除的范围，要留有适当的缝合边界。切除过多，残余心室功能受影响，术后心功能不全；切除过少，残余心室形态不易保持，术后也会出现心功能不全。合并严重心律失常的患者，切除瘢痕组织的同时，应在心内膜进行标测，标测阳性的区域可以使用电灼、切除心内膜、消融、冷冻或激光等多种方法进行处理。合并二尖瓣功能不全者需要同期替换或者修复二尖瓣，同时合并其他冠状动脉病变者，则应完全再血管化。对于假性室壁瘤，术中需要非常小心。应在体外循环开始后心脏排空的情况下进行分离，修复后容易出血，应严格止血。

　　术后低心排血量是室壁瘤术后常见并发症，需要较长时间的正性肌力药物和强心利尿扩血管治疗。使用主动脉球囊反搏的比例也明显增加，并且撤除过程需要谨慎。术后若发生心律失常可以用药物控制，如果非常顽固的恶性心律失常，常常提示左心室成形效果不佳，提示预后不良，必要时应重新手术纠正。

　　近年来室壁瘤的手术死亡率明显下降，平均约为5%。死亡的最常见原因是左心衰竭和恶性心律失常。死亡的相关因素包括：年龄、再血管化不完全、女性、射血分数小于30%和同时进行二尖瓣替换。长期报道，手术后5年生存率可以达到58%～80%，10年生存率为34%，明显优于内科治疗。远期死亡大多数为新发生的心肌梗死，相关的危险因素包括：年龄、术前心功能评分、射血分数小于35%、左心室舒张末压力大于20mmHg和合并二尖瓣反流等。

（陈　彧）

第七章　冠状动脉旁路移植术（CABG）的危险因素

CABG 是治疗冠心病稳定可靠、效果持久的手段。随着外科技术的进步和围术期监测手术的发展，CABG 几乎可以应用于任何冠心病人群，本节就对影响 CABG 手术成功率的术前危险因素进行讨论。

一、高龄患者的 CABG

外科技术的进步、人口结构的演变，以及患者选择的变化，使 CABG 手术更多地应用于病情复杂、年老体弱的患者。近十年来，几乎所有研究冠状动脉手术的报道都将高龄定义为≥70 岁。该组病人中，左主干病变、多支病变、左室功能不全以及再次手术等患病率较高，还有不少需同时接受瓣膜手术。他们往往有更多的合并疾患，包括糖尿病、高血压病、慢性阻塞性肺病（COPD）、外周血管疾病（PVD）以及肾脏疾病。复杂的冠状动脉病变，加以更严重的伴随疾患，导致致死性和非致死性并发症增加。术中或术后心肌梗死、低心排血量综合征、脑卒中、胃肠道并发症、伤口感染、肾衰竭以及使用主动脉内球囊反搏（IABP）的发生率增高。

近 20 年来，对高龄患者实施单纯 CABG 术的手术病死率在 5%～20%，平均 8.9%。加拿大的一个大规模研究中，Ivanov 等证实，随着时间的推移，老年患者逐渐增多，他们的术前危险因素亦相应增加，在对这些危险因素进行校正后，仍发现 1982—1996 年间，手术病死率下降了 34%。据他们报道，老年患者的总体病死率不到 5%，中低危患者的病死率为 3%。

病人的 NYHA（New York Heart Association，纽约心脏协会）（心功能）分级和（或）左室射血分数（LVEF）减低（尤其是低于 20% 时）是高龄患者住院病死率和并发症发生率（30 天内）增高的术前预测因素。其他导致风险增加的相关因素还包括近期的心肌梗死（30 天内），特别是仍有不稳定型心绞痛，或有左主干或三支病变者；急诊或限期冠状动脉搭桥术；再次手术；肾功能减退；脑血管疾病；慢性阻塞性肺病（COPD）；吸烟史；肥胖以及女性患者。即使所有的危险因素都相同，75 岁以上患者的手术病死率也高于 65 岁以下的患者。而且，应特别关注的是，急诊手术的风险将升高 10 倍（3.5%～35%），而限期手术的风险亦增加了 3 倍（3.5%～15%），血流动力学的不稳定使风险增加 3 倍到 10 倍，左室射血分数低于 20% 将使风险增加 10 倍。术后发生低心排血量综合征的预测因素，依重要性递减的顺序，分别为 LVEF<20%，再次手术，急诊手术，女性，糖尿病，年龄大于 70 岁，左主干病变，近期心肌梗死和（或）三支病变。对于急性起病的高龄患者，手术风险最高。

一些手术因素也使老年患者的住院病死率升高，包括使用双侧乳内动脉搭桥，体外循环时间和（或）主动脉阻断时间的延长，所需桥数的增加，右乳内动脉桥的使用，以及任何一次术后并发症的发生。肥胖是使用双侧乳内动脉患者发生感染的高危因素。与此对应，使用左乳内动脉搭配一支或几支静脉旁路比单纯使用静脉旁路，明显改善住院病死率及长期生存率。因此，使用左乳内动脉桥是提高早期和晚期生存率的重要因素。在非体外循环下行 CABG 可能使高危患者受益，特别是那些 LVEF<35％的患者。

需要强调的是，即使心血管病变严重，需要紧急手术，高龄患者仍可获得长期生存和功能上的改善。手术痊愈后，其5年生存率与同等年龄、性别、种族的普通人群相仿。在高龄患者中，影响远期生存率的术前因素包括房颤、吸烟、周围血管疾病，以及肾功能不良（肌酐清除率低）。高血压病、脑供血不足及肾功能差（低肌酐清除率）会影响功能恢复，使功能学预后不佳。

Peterson 等评估≥80 岁患者的远期生存率，发现他们与普通的 80 多岁的老人类似。与 70 岁或更年轻的患者相比，该年龄组患者住院时间明显更长（21.4 天 vs. 14.3 天），住院病死率（11.5％ vs. 4.4％）和 3 年病死率都更高（28.8％ vs. 18.1％）；医疗成本与收费也更高。学者们推论，如果远期收益能够高于其风险，高龄本身并不是 CABG 手术的禁忌证。尽管高龄患者的住院时间会较长，但已有报道认为他们在术后6周的生理、心理及社会功能恢复模式上与年轻对照组均相似。年龄≥70 岁是 CABG 术后脑卒中的独立危险因素，增加住院病死率，延长住院时间，但不增加远期死亡。

对于瓣膜手术联合 CABG 术，降低远期生存率的独立预测因素包括 NYHA Ⅳ级、年龄超过 70 岁、男性、LVEF 值降低、冠状动脉病变程度，以及使用小号人工瓣膜，而是否存在冠状动脉疾病反而并非必要因素。

总体来说，一般≥70 岁的冠状动脉疾病患者会有较高的 CABG 手术病死率和并发症发生率，这与年龄、左室功能、冠状动脉病变程度、合并症情况，以及是否是急诊、限期手术或是再次手术有直接相关，但是他们的功能恢复和生活质量的改善还是可以达到多数人的水平。

患者应该和医生一起，结合自身的基础功能状态和主观意愿，讨论手术在提高生活质量方面可能带来的收益，以及相对其他治疗方法的风险。只要远期受益超过手术风险，年龄本身并不能构成 CABG 手术的禁忌证。

二、女性患者的 CABG

早期的研究表明，女性作为一项独立危险因素，在住院病死率和并发症的发生率上都高于同样接受 CABG 手术的男性，但术后远期生存率和功能恢复状况与男性相似。多数近期的研究认为，女性的术前状况较差可能是造成这种差别的主要原因；其中包括接受治疗的女性患者年龄更大、左室功能更差、更易发作不稳定型心绞痛、NYHA Ⅳ级心功能衰竭、三支病变或左主干病变等更加多见，同时存在更多的伴随疾病，包括甲状腺功能低下、肾脏疾病、糖尿病、高血压以及周围血管病。基于这些差异，可以想见女性患者通常更不易接受或推迟接受治疗和（或）冠状动脉造影。

女性是导致 CABG 术后住院病死率和并发症发生率升高的独立危险因素。据报道以色列女性的住院病死率是男性的 3.2 倍，但女性使用大隐静脉桥的数目也更多，提示其病变更为弥漫。在对这一因素进行加权后，发现二者病死率相似。也有人认为，女性的冠状动脉较为细小，导致风险升高。另有报道指出，女性较少使用乳内动脉作为搭桥血管，也可能使病死率上升。Kurlansky 等对 327 例女性患者采用双侧乳内动脉辅以静脉作为搭桥血管，据报道取得了满意的结果，住院病死率为 3%～4%，术后并发症少，功能改善好，远期生存率得到提高，5 年生存率达到 90.5%，10 年达到 65.6%，94% 的患者达到 NYHA Ⅰ级，4.5% 为 NYHA Ⅱ级。Hammar 等认为，在对年龄和体表面积进行加权后，男性和女性的相对手术风险是相似的。其他人也发现，二者在手术病死率、总的术后并发症发生率以及 ICU 监护时间上没有差别。在对黑人男女患者进行冠状动脉搭桥术比较的报道中，也有类似发现。

然而，Jaglal 等通过对 CASS（冠状动脉手术研究）登记资料的分析，发现即使针对合并疾患进行了适当校正，女性患者的手术病死率仍然更高。他们认为，是治疗延迟导致了过高的病死率。Farrer 等发现，在造影显示的冠状动脉病变程度相近时，女性的症状比男性更为严重，提示二者在病程晚期可能出现样本偏差。

女性患者 CABG 术后的并发症与其他所有患者相似，包括心肌梗死、脑卒中、因出血再次手术、肺功能不全、肾功能不全、胸部伤口感染（可能与肥胖有关）、充血性心力衰竭（CHF）、非窦性心律以及低心排血量综合征等。女性患者特别容易发生术后 CHF、低心排血量综合征和失血。尽管术后抑郁在女性和男性中都很常见，有报道认为在女性中更为常见（约 60%），而且常不被发现。尽管如此，在术后 6 个月，男性和女性患者社会心理的康复程度是相似的。

CASS（冠状动脉手术研究）登记资料显示，尽管女性的手术病死率较高，但在术后 15 年，其生存率和受益与男性相同。在男性和女性组中，极高危患者均能够明显受益。对于女性，降低远期生存率的独立危险因素包括高龄、既往心肌梗死史、既往 CABG 手术史和糖尿病。

随着时间推移，女性 CABG 术后临床情况的变化，与一般人群的变化情况相似。一项对 1974—1979 年间接受手术的女性患者与 1988—1999 年间接受手术的女性患者的对比研究发现，手术病死率由 1.3% 升高至 5.8%。这一增长是由于女性患者的高龄化，急诊或限期手术的增加，左室功能低下和糖尿病的患病率上升，以及三支病变和左主干病变患者的增多，所有这些提示，女性搭桥患者的人群结构已发生改变。另一报道指出，≥70 岁女性患者的手术病死率和术后并发症的发生率并不比同样年龄男性患者更高。

一项基于胸科医师协会（STS）国家数据库的研究，调查了 1994 年以后行 CABG 手术的 300 000 多名患者，发现即使检查了各种高危因素，并按患者的身材（体表面积）进行了标准化，女性患者的手术病死率仍显著偏高。在使用一个逻辑风险模型对各种高危因素间的相互作用进行评定后发现，在危险因素相同的患者中，女性仅在中、低危人群中构成独立的危险因素，在高危人群中则并不是。

总之，住院病死率、并发症的发生率以及远期生存率与其他高危因素和病人状况的相关性较性别更为密切，因此，对于有血运重建指征的女性患者，不应推迟或拒绝为其实施冠状动脉搭桥术。

三、糖尿病患者的 CABG

在成年的糖尿病患者中，冠状动脉疾病是最主要的死亡原因，这也可以说明为什么糖尿病患者的死亡人数约为非糖尿病患者的 3 倍。糖尿病患者不仅急性心肌梗死的发生率增加，治疗也比非糖尿病患者复杂。罹患急性心肌梗死的糖尿病患者，无论其入院前血糖水平控制如何，都呈现出显著的高病死率和并发症发生率；部分研究提示，其心肌梗死后第 1 年的致死率高达 25%。在导致病死率增加的若干因素中，梗死面积的影响似乎更大；而糖尿病患者发生充血性心力衰竭（CHF）、休克、心律失常以及再次心肌梗死的几率也高于非糖尿病患者。同样，不稳定型心绞痛的糖尿病患者与非糖尿病患者相比，病死率更高。一项前瞻性研究显示，糖尿病患者 3 个月和 1 年的病死率分别为 8.6% 和 16.7%，而非糖尿病患者与之对应的数值为 2.5% 和 8.6%。

据 CASS（冠状动脉手术研究）报道，对老年糖尿病患者（年龄≥65 岁）实施 CABG 术，可使其病死率下降 44%。瑞典的一项研究表明，各年龄段的糖尿病患者接受 CABG 手术，2 年内的病死率约为非糖尿病患者的 2 倍。糖尿病患者 CABG 术后 30 天的病死率为 6.7%，2 年的病死率为 7.8%，而非糖尿病患者分别为 3% 和 3.6%。

尽管冠状动脉血运重建后并发症的发生率和病死率增加，但 BARI（搭桥与血管成形术再血管化对比研究，Bypass Angioplasty Revascularization Investigation）试验的结果显示，经过降糖治疗，血糖控制良好的多支病变患者，通过 CABG 手术实现再血管化，术后生存率远优于接受 PTCA 者。在这项研究中，患者平均随访 5.4 年。统计仅限于接受至少一支乳内动脉搭桥的患者，CABG 手术后的心源性病死率显著降低（5.8%，对照组为 20.6%，$P=0.0003$），从而显示了 CABG 手术对生存率的提升。因此，尽管糖尿病患者接受 CABG 术后病死率可能增加，但相对于药物治疗或介入治疗（PCI），CABG 手术提供了更好的生存机会。

目前大规模的随机试验随访时间已达到 7~8 年。更新后的研究结果普遍显示，糖尿病患者接受 CABG 手术后，7~8 年的生存率优于 PTCA。BARI 试验中，CABG 手术的保护作用仅见于采用一支乳内动脉搭桥的胰岛素依赖性糖尿病患者；事实上，在非糖尿病患者中，两种治疗方法的生存率并无差别。

准备接受肾移植的糖尿病患者具有极强的 CABG 手术适应证。此类病人中，约 20%~30% 有明显的冠状动脉病变，尽管他们可能并无症状，或没有常规的心血管危险因素。一项研究对 105 名持续透析的糖尿病患者实施冠状动脉造影（不考虑其危险因素或症状），评价其冠状动脉病变情况。38 例（36%）在造影中发现了显著的冠状动脉病变，其中只有 9 人在此前存在心绞痛症状。与不存在冠状动脉病变的患者相比，这些存在病变者在高脂血症、高血压病以及吸烟史方面的情况并无不同。鉴于常规的临床预测因素并不可靠，而积极的干预可以改善患者预后，因此，在肾移植术前应进行无创检查，必要时行心导管检查。另一项研究对 26 名至少有一支冠状动脉存在 75% 以上狭窄且左室功能相对正常的患者，随机选择血运重建，或服用阿司匹林和一种钙通道阻断剂进行药物治疗，证实了上述观点。血运重建者的心血管终点事件发生比例（2/13，药物治疗组为 10/13）和病死率（0/13，药物治疗组 4/13）都较低。

四、伴有肺部疾病、慢性阻塞性肺病或呼吸功能不全患者的 CABG

多年来，人们已认识到，心脏手术患者术后会发生不同程度的呼吸功能不全。这些病人需要吸入更高浓度的氧，以弥补主要由肺内分流导致的后果，提高动脉氧分压。散在的肺不张和肺泡塌陷可能发生，导致部分肺血灌注的部位缺乏通气（通气灌注比例失调）。

另一些影响因素亦可发生：毛细血管内皮的完整性受损，造成组织间液增多和肺泡水肿；麻醉药物和血管扩张剂可能影响肺血管的收缩。其他造成心脏手术后气体交换异常的原因包括：麻醉药物和镇痛药的中枢效应，以及中枢神经系统（CNS）的空气栓塞或血块栓塞。肺泡死腔增加，或全身麻醉、镇痛治疗导致呼吸肌力下降，都可引起二氧化碳潴留。神经肌肉无力会造成潮气量不足。由于吸入麻醉剂和（或）肌松药的作用，术后可能发生呼吸动力学的改变。胸部切口和胸腔或纵隔引流管带来的疼痛会限制胸廓和膈肌的运动。肥胖和罕见的膈神经损伤也会有一定影响。术后，早期拔除气管插管是最理想的，一般很安全，不会增加术后心肺并发症，对总体外循环时间不足 100min 者尤为如此。但是，出现急性呼吸窘迫综合征（ARDS）或严重肺功能不全的术后患者，长期机械通气是必要的。对于这些病人，需考虑使用较低的潮气量（6ml/kg）通气。

术前明确患者有无明显的限制性或阻塞性肺疾病非常重要。前者包括肺静脉淤血、大量胸腔积液以及扩张后的巨大心脏压迫肺组织等，所有这些都可能导致肺顺应性降低。限制性肺疾病亦可见于肺纤维化、肺结节病（sarcoidosis）、尘肺（pneumoconiosis）以及胶原血管性疾病等肺间质疾病的患者中。然而，术前肺功能不全的最常见原因还是慢性阻塞性肺病（COPD）。轻度 COPD 以及几乎没有或仅有轻微症状的患者一般能顺利度过心脏手术，而罹患中、重度阻塞性肺病的患者，特别是高龄人群接受冠状动脉搭桥术后，手术病死率和术后并发症的发生率都将增加，这与其肺功能不全的严重程度相关。确定这些高危患者非常重要，通过术前治疗改善其呼吸功能，可以减少术后并发症的出现。治疗方法包括使用抗生素控制肺部感染、应用支气管扩张剂、戒烟、术前使用呼吸训练器（incentive spirometry）、深呼吸锻炼以及胸部体疗。这些方法常可保证阻塞性肺病患者安全地完成心脏手术。

最常被用于评估肺功能不全程度的指标是第一秒用力呼气量（FEV_1）。但文献中对中重度 COPD 的定义缺乏一致性，FEV_1 从低于正常预测值的 70% 到低于 50% 不等，和（或）FEV_1 低于 1.5L。其他文献则测定动脉氧分压和二氧化碳分压。任何程度的高二氧化碳血症都使患者至少处于中度的风险之中，术前需要在家吸氧的患者也有同样的风险。FEV_1 水平降至 1.0L 并不是 CABG 手术的禁忌证。Cohen 等提出，肺功能的临床评价与大部分肺活量的研究同等重要。他对 37 名接受 CABG 术的 COPD 患者和 37 名无 COPD 的对照患者进行了比较。研究者限定了 COPD 的临床条件，即年龄、吸烟史、术前的心律失常、气短病史以及 COPD 的 X 线表现。COPD 组的 FEV_1 值都较低〔（1.36±0.032）L，对照组为（2.33±0.49）L〕，且动脉氧分压也较低。这组患者术前房性和室性心律失常的发生率明显增高，术后滞留于 ICU 的时间更长，气管插管时间长，二次插管的几率高，术后房室性心律失常多，并发症多，住院时间是对照组的二倍。术后 16 个月，5 名 COPD 患者因心律失常死亡。该组患者无一在搭桥术后得到功能改善。调查者认为，临床 COPD 是影响并发症发生率和病死率的显著因素，大部分是由于术后心律失常较为频繁，其远期临床疗效亦随之明显降低。Kroenke 等报道了 89 例严重 COPD 患者接受 107 次手术的结果，以 FEV_1 低于预计值的 50% 和 FEV_1 占最大肺活量的比例低于 70% 为标准。该组中有 10 名患者接受了 CABG 手术。术后 29% 的患者出现肺部并发症，都与手术方式和时间显著相关。死亡主要集中于 CABG 手术期间（10 例中 5 例死亡），与之相比，在 97 例非冠状动脉手术中，仅 1 例死亡。该研究显示，即使合并严重的 COPD，非心脏手术

（相对于 CABG）风险是可以接受的。

有报道称，在 CABG 术后早期会出现严重的、可逆的限制性肺功能异常，这种异常并非由高龄或既往存在的 COPD 造成。术后早期，这些变化会使患者延迟脱机 72h，但病人仍有望获得完全的康复。Wahl 等对一个 70 岁以上年龄组、一个 COPD 组（以 FEV_1 占最大肺活量的比值低于 70% 和肺总量低于预计值的 80% 为标准），以及一个正常组的术前和术后肺功能情况进行了比较。术后三组患者的 FEV_1、肺总量和肺活量的降低幅度相同，手术 7 天后，有部分恢复，3 个月达到术前水平。Goyal 等对采用隐静脉、乳内动脉或同时使用这两种血管的 CABG 手术进行了分析，有类似的发现。其他人报道，采用左乳内动脉桥的患者，在术后 72h 内气体交换和肺功能出现更加严重的异常，至出院前已恢复正常。

据报道称，COPD 病史和术后机械通气时间超过 2 天，是 CABG 术后患者出现院内肺炎的高危因素，并被认为是纵隔炎的高危因素。术前中重度的阻塞性肺病，无论是按临床还是实验室的指标定义，被认为是影响 CABG 患者早期病死率和术后并发症率的显著高危因素。但是，术前认真评价和治疗潜在的肺功能异常，许多患者还是可以成功地接受手术。

五、终末期肾病患者的 CABG

心血管疾病是预测终末期肾病（ESRD）患者病死率的最佳单一因素，它将近占到了总死亡的 54%。当冠状动脉疾病在普通人群中发病呈下降趋势时，心脏发病率和病死率开始增高，部分原因是新发病人本身合并透析。目前，多于 1/3 的这类患者有糖尿病，开始透析的平均患者年龄超过了 60 岁。另外，ESRD 患者常常合并其他心血管病死率的高危因素，包括高血压、左室肥大、心功能不全、脂质代谢异常、贫血以及血浆同型半胱氨酸水平的增高。

透析患者可以行 CABG。CABG 的指征和非 ESRD 冠状动脉疾病患者一样。通过 CABG 或 PTCA 重建冠状动脉血运，相比于规范药物治疗，在以下几种情况有更好的生存率：左室功能明显低下、左主干严重病变、三支病变以及不稳定型心绞痛的患者。尽管这些患者手术并发症发生率和病死率也增高，但其保守的药物治疗风险更高。

需要注意的是，慢性肾衰竭的患者在一些方面与其他行冠状动脉血运重建手术的患者有着明显不同。ESRD 患者常合并多种其他疾病，包括高血压和糖尿病，各有其独自的并发症，与短期和长期生存率都相关。另外，感染和脓毒血症被确认是 ESRD 患者行心脏手术的出现并发症及死亡的主要原因。由于这些因素以及其他如围术期水电解质平衡紊乱等原因，慢性肾衰竭患者 CABG 术后出现并发症的风险高。

ESRD 的患者行 CABG 术的风险增高。新英格兰北部心血管疾病研究组报道，对已知的高危因素进行多元化分析后发现，伴有肾衰竭的透析依赖患者 CABG 术后病死率是对照组的 3.1 倍（校正比率 3.1，95%，置信区间 2.1~4.7，$P<0.001$）。伴有肾衰竭的透析依赖患者术后纵隔炎（3.6% vs. 1.2%）和脑卒中（4.3% vs. 1.7%）的风险也明显增加。透析中的病人 CABG 术相关的病死率是可以接受的，且显著改善了长期生存的生活质量。

总体来说，透析依赖的 ESRD 患者可以行冠状动脉搭桥术，围术期并发症发生率与病死率的风险有一定增加，但处于可以接受范围。血运重建后早期，冠状动脉症状可能会消除，患者的整体状态也会得到相应改善。但是，这类患者长期生存率还是受到限制，还需要以后的研究来明确透析依赖的 ESRD 患者血运重建的相对代价与收益。

六、合并瓣膜病变病人的 CABG

Ⅰ级

CABG 患者伴有重度的主动脉瓣狭窄（平均压差≥50mmHg 或多普勒超声流速≥4m/s），达到瓣膜置换的标准，应同时行主动脉瓣置换术。（证据水平：B）

Ⅱa 级

1. 术前临床上有明显的二尖瓣反流，冠状动脉搭桥同时一般有必要行二尖瓣成形术。（证据水平：B）

2. CABG 患者伴有中度的主动脉瓣狭窄（平均压差 30～50mmHg 或多普勒超声流速 3～4m/s），其行主动脉瓣置换术的风险尚可接受，有必要同时行主动脉瓣置换术。（证据水平：B）

Ⅱb 级

CABG 患者伴有轻度的主动脉瓣狭窄（平均压差＜30mmHg 或多普勒超声流速＜3m/s），如果联合手术的风险是可以接受的，应考虑同时行主动脉瓣置换术。（证据水平：C）

CAD 与瓣膜病并存的情况是多种多样的，取决于哪个疾病引发患者的症状，以及他们的年龄、性别和临床高危因素。CABG 患者主动脉瓣膜病的发生率比瓣膜置换病人的 CAD 发病率要小得多。一般来说，在主动脉瓣置换（AVR）的病人中，具有典型心绞痛的 CAD 发病率为 40%～50%，不典型胸痛者约 25%，不伴有胸痛者约 20%。由于主动脉瓣反流患者都较年轻，其 CAD 的发病率一般低于伴主动脉瓣狭窄者。二尖瓣狭窄患者的 CAD 发病率很低，因为其常发生于中年女性。

二尖瓣反流（MR）与 CAD 之间有着独特的联系，尤其是二尖瓣结构正常，表现为功能性反流时。这种 MR 常为缺血所引起。这种病人的问题是 CABG 术中何时需要修复二尖瓣。二尖瓣有结构上的异常时，主要做二尖瓣修补术，偶尔一些病人需要瓣膜置换。乳头肌的可逆性缺血会造成结构正常的二尖瓣出现反流，难题是"何时有必要进行二尖瓣探查？"术中在体外循环（CPB）前后，经食道超声心动（TEE）通过对其功能以及定量评估，可以很好地解决这个问题。如果 MR 是 1～2 度，在麻醉诱导和（或）完全重建血运后，其程度会减轻，因此在主动脉阻断时不必探查二尖瓣。超声心动或术中直接探查发现增大的左房，常意味着有长期的 MR，并提供了二尖瓣修补的理由。这一决定可以在手术室通过 CPB 后 TEE 检查进一步决定。如果这个时候发现 MR 不能接受，可以重建 CPB，并修正 MR。例如，如果 MR 是 3～4 度，就有必要探查瓣膜，修正其机械损害。需着重强调的是，在这种情形下，术中 TEE 是必要的，以观察 MR 是否为 3～4 度，评估瓣膜修复的可能性及成功率。Aklog 和他同事的研究得出结论，中度缺血性 MR 只行 CABG 会遗留明显的 MR。这些作者认为术前诊断中度 MR，有理由同时行二尖瓣瓣环成形术。

行二尖瓣手术的患者"伴有"CAD 以及非缺血性二尖瓣病变，应该同时对狭窄＞50%的血管行 CABG 术。关于这个问题的资料远少于 AVR 和 CAD 的，但传统的知识经验得出了这种结论，并且尚没有其显著增加手术病死率的报道。

关于联合手术的争议主要围绕着其手术风险，取决于几个因素。最主要的是年龄>70岁、女性、NYHA分级高、左室功能差以及联合瓣膜病。二尖瓣为缺血性损害时，与主动脉瓣损害相比，早期和晚期病死率是有差别的。冠状动脉搭桥合并单纯的MR而没有进行瓣膜修补者，手术病死率由3%增至5%。风湿性二尖瓣病变合并CAD的手术病死率为3%~20%。CABG同时行瓣膜手术也与脑卒中风险的大大增加有关。

主动脉瓣合并冠状动脉病变时，建议AVR同时对闭塞的血管（≥50%）搭桥。行AVR而不搭桥的患者手术病死率接近10%，而这些患者AVR同时行CABG的手术病死率接近单独行AVR者。但大多数学者仍认为，瓣膜置换或修补的同时行CABG增加了单独行瓣膜手术的病死率。年龄>70岁或80岁以及LVEF值低会进一步增加其风险。

这种联合的另一种情况是，既往行CABG的患者现在需要行瓣膜置换或修补。有不确定的证据显示CABG术后二次行AVR的手术风险明显增加。Sundt等提出单独AVR的手术风险是6.3%，而CABG术后二次行AVR的风险是7.4%。Odell等发现的CABG术后二次行AVR风险为12%，而同一单位的另一报道显示单独AVR的手术风险为3.7%(11/297)。差别可能是由样本量的大小造成的，因为Sundt等研究了52名患者，Odell等报道了145名患者CABG术后二次行AVR。

七、再次CABG

胸科外科协会（STS）的国家数据库报道了再次手术率为8.6%~10.4%，再次手术者的比例可能为单次搭桥患者的20%~25%。再次手术的患者是搭桥手术患者的一个独特亚群。心肌可以由开放的动脉桥（有再次手术损伤的风险）或粥样硬化的静脉桥供血。静脉桥的粥样硬化与原有CAD的血管病变病理改变是不同的，它更容易形成血栓并造成栓塞。另外，再次手术患者年龄较大，并常有较重的冠状动脉和非冠状动脉的动脉粥样硬化，左室功能常有异常，用来搭桥的血管可能欠缺。

再次手术的病死率比初次手术更高，而在富有经验的中心，这种风险的差别渐渐缩小了。高龄、左室功能的异常、粥样硬化静脉桥的数目、以前搭桥的次数以及紧急程度这些特殊的因素，与再次手术住院风险的增加具有相关性。特别是急诊手术，大大增加了再次手术的风险。第三和第四次搭桥手术出现频率正在增加，与二次手术的困难相似，造成更高的病死率，增加住院并发症的风险，增加费用。

尽管再次手术很困难，但对于许多复发缺血症状的患者常是最好的治疗措施。没有随机试验研究对既往搭桥的患者的治疗选择进行比较。但是，一个对于搭桥术后复查冠状动脉造影的观察研究显示，远期（术后≥5年）静脉桥狭窄的患者，心脏事件及其引起的死亡风险很高。随后的一个对比研究显示，再次手术提高了远期静脉桥狭窄患者的生存率，改善其症状，特别是搭在LAD的静脉桥出现粥样硬化时。进一步的研究将负荷试验阳性作为评价未再次手术的高危患者的一项指标。经皮介入治疗在原发冠状动脉病变中有很好的疗效，但在治疗粥样硬化静脉桥的狭窄时明显无效。基于这些理由，以及再次手术的远期生存率达到5年90%~95%，10年>75%，提示了对于有严重症状或有生存危险的患者，再次手术是一个彻底的治疗方式。

20世纪80年代早期就认识到静脉桥的粥样硬化对搭桥失败的影响，再次手术看上去需求量很大，但一些因素已经降低了其再次手术率。其一是动脉桥的运用。尽管没有随机数据，观察研究明确显示左乳内动脉搭桥 LAD 可降低再手术率。研究还显示了双侧 IMA 可能进一步降低再手术率。第二，药物治疗可以延缓静脉桥的衰退。围术期运用血小板抑制剂可以明显改善静脉桥早期通畅率，术后他汀治疗可减小静脉桥失败率以及远期临床事件的发生率。最后，可行的经皮介入治疗也会推迟再次手术的时间。

八、合并外周血管疾病（PVD）病人的 CABG

CAD 和 PVD 的共存很好理解。因 PVD 行手术的患者中，造影显示有严重 CAD 的患者估计占到 37%～78%。CAD 是行外周血管重建术患者早期和晚期死亡的最主要原因。腹主动脉瘤切除术、颅外血管重建或下肢血管重建的患者死亡中，约一半是因为心肌梗死。成功的血管重建术后长期生存率，受到高发的心脏死亡事件的限制。另一方面，PVD 的存在是预测慢性稳定型心绞痛患者长期病死率的重要独立指标。心肌血运成功重建后，合并 PVD 的患者住院和长期死亡的风险都特别高。

Hertzer 等指出了术前对心脏评价的重要性，他研究了 1000 名有 PVD 的患者：包括腹主动脉瘤、脑血管病变或下肢缺血。所有 1000 名患者都进行了冠状动脉造影。25% 的患者发现有严重的、需要外科治疗的 CAD；临床怀疑有 CAD 的患者中 34% 发现有严重的、需要外科治疗的 CAD；未怀疑的患者中 14% 发现有严重的、需要外科治疗的 CAD。外周血管手术后早期病死率对比，先前行 CABG 者比未行者要低。Eagle 等报道了曾行 CABG 术的患者在外周血管成形术后的长期生存率。他们回顾研究了 1834 名合并 CAD 和 PVD 的患者。986 名患者接受了 CABG 治疗，848 名患者接受药物治疗。平均随访的 10.4 年中，有 1100 名死亡，80% 是死于心血管事件。外科冠状动脉搭桥的患者在 4 年、8 年、12 年和 16 年的生活质量都好于单纯药物治疗者。亚群间的分析表明，在三支病变和 LVEF 低下的患者中，行外科冠状动脉搭桥的长期生存好处是显而易见的。

新英格兰北部心血管疾病研究组调查了 PVD 对 CABG 患者长短期临床预后的预测价值。PVD 患者中行 CABG 后的住院病死率是 7.7%，比不伴有 PVD 的患者（3.2%）高 2.4 倍。在校正了 PVD 患者的其他高危因素后，PVD 患者 CABG 术后有 73% 的可能性会在医院死亡。与 PVD 相关的过高的院内病死率，在下肢血管闭塞中特别显著（校正比 2.03）。脑血管病变在其中只有小的不重要的作用（校正比 1.13）。

PVD 患者过高的病死率，与脑血管意外或外周动脉并发症相比，更主要的是因为心力衰竭和心律失常的发生率增高。长期随访中也表现出其病死率的不同。PVD 患者 CABG 术后 5 年病死率比不伴有 PVD 者高很多，原始的危险比为 2.77，经合并症条件的多元化校正后为 2.01。有明显脑血管疾病、临床或亚临床下肢血管闭塞、腹主动脉瘤以及联合 PVD 的患者，其校正危险比明显提高。无症状的颈动脉杂音或狭窄，只有一个小的不明显的风险增加，校正危险比为 1.47。总体来说，临床和亚临床的 PVD 是 CABG 患者院内和长期病死率增加的重要预测指标。

九、左室功能低下

左室功能是预测 CABG 后早期和晚期病死率的重要指标。CABG 患者左室功能低下者与正常左室功能者相比，其围术期风险和长期病死率增加。EF 值低和临床上的心力衰竭都是 CABG 手术高病死率的预测因素。在 CASS 注册的单独行 CABG 的 6630 名患者中，平均手术病死率为2.3%，其中从EF值≥50%者的1.9%升高到EF值<19%者的6.7%。有报道显示，EF值<35%者手术病死率为6.6%，EF值>50%者为2.6%。与EF值≥40%者相比，EF值<20%者和在20%~30%者分别有高达3.4和1.5倍的手术病死率。报道中的围术期病死率变化范围很大，从年轻、几乎无症状、无并发症患者的5%，到年老的、有严重的室性功能不良、有一些合并症患者的>30%。近年来有报道手术病死率与往年相比呈下降趋势，可能是由于目前更好的心肌保护以及围术期管理。

对CASS注册的EF值<35%的患者进行分析，EF值为31%~35%、26%~30%以及<25%者的5年生存率分别为73%、70%和62%。比较手术治疗组与药物治疗组发现，EF值≤25%者的手术组疗效最好，药物治疗组5年生存率为43%，而冠状动脉搭桥组为63%。杜克大学心血管数据库的一个研究，对比了5824名进行药物治疗或手术治疗的缺血性心脏病患者，结果显示左室功能最差（EF值<35%）的患者搭桥术后10年生存率改善最大（46% vs. 27%）。EF值为35%~50%的外科治疗组10年生存率为62%，药物治疗组为50%。有严重左室功能不全的患者相对于正常左室功能者，其围术期和远期病死率增加。然而，缺血性心脏病和严重左室功能不全的患者，相对于药物治疗，在症状缓解、运动耐量和长期生存上，心肌血运重建的好处是显而易见的。对于有严重的多支病变以及心室功能差，但有大量存活心肌的患者，推荐行CABG手术。

十、移植患者的CABG

心脏移植作为终末期心力衰竭的治疗方法，迄今在世界范围内已有30 000多例。移植一年后最主要的死因是同种异体移植物的CAD。这种闭塞的CAD是弥散的，常进展迅速，影响了大量心脏移植受体患者。移植后3~5年用血管造影评估出移植物血管病变者占40%~45%，每年以15%~20%的比例新增。由于缺乏传入的自主神经支配，同种异体移植的CAD很少有心绞痛症状，虽然移植物的部分神经可能恢复。无痛心肌梗死、移植物无功能造成的心力衰竭、心脏猝死是心脏移植血管病常见的征象。受影响移植心脏的血管造影分析显示了独特的形态学特征：弥散的、中远段血管向心性狭窄、远端闭塞和少量的钙沉积。移植心脏血管病的基本病理改变尚不清楚，但是归纳起来一般多是免疫和非免疫的损伤，也就是慢性排斥，巨细胞病毒感染，高脂血症，供体年龄老化。有报道用普伐他汀或每周LDL apheresis（洗血）治疗高脂血症，降低冠状动脉血管病的发生率，甚至是病情逆转。目前，严重移植心脏血管病的唯一治疗方法是再次心脏移植。也有报道利用PCI和直接冠状动脉粥样硬化斑块切除术，治疗那些分散的近端冠状动脉病变者，取得了很好疗效。因为心脏移植血管病的冠状动脉病变弥散，CABG术一般并不作为一种选择。个别成功的CABG病例已被报道。5例因心脏移植血管病行CABG的患者，3例在围术期死亡，1例于50天后死亡。

现已知道ESRD增加CAD的风险。31名肾移植患者行单独的CABG手术，其安全性和有效性已被报道。围术期病死率为3.2%，而且没有移植肾功能的减弱。总体来看，这些患者心脏直视手术的1年和5年生存率分别是88%和85%。在3例肝移植的患者中，CABG的安全性和有效性也被报道，没有死亡或肝功能失代偿，心脏症状改善良好。

十一、急性冠状动脉综合征的 CABG

如果临床情况允许，CABG 术前应停用氯吡格雷 5 天（证据水平：B）。

急性冠状动脉综合征表现为从严重心绞痛到急性心肌梗死的一个连续过程。不同的分类方法依赖于有无反映心肌坏死的 Q 波出现，心电图上 ST 段抬高或压低，以及心绞痛的临床描述。历史上，曾经使用进展期、静息期和心肌梗死后心绞痛与 Q 波、非 Q 波心肌梗死等进行临床描述，用来评价手术的作用。更多新名词用来定义一系列急性冠状动脉综合征，从不稳定型心绞痛到非 ST 段抬高型心肌梗死（NSTEMI），再到 ST 段抬高型心肌梗死（STEMI）。本文中我们在适当的地方用了新的分类法，但是要注意，许多引文中也用了旧命名法对病人分类。

早在 1976 年，一个随机化 VA 试验，通过比较药物治疗与 CABG，而证实了 CABG 对不稳定型心绞痛的有效性。尽管药物治疗和手术治疗的患者生存率上没有大的差别，但是 CABG 随访的 3 年、5 年和 8 年，EF 值低，三支病变，心电图显示左室功能不全者，生存率得到改善。随访的 5 年里，手术治疗的患者极少出现心绞痛，运动耐量改善，相对于药物治疗组患者其抗心绞痛药需要很少。这个研究的结果很难解释，因为手术和药物治疗都有很大的进展，包括先进的心肌保护技术、动脉桥、阿司匹林、溶栓剂以及 PCI 的常规运用。

目前还没有随机试验对不稳定型心绞痛和多支病变冠状动脉疾病患者的 CABG 和 PCI 进行明确比较。BARI 的试验曾对不同严重程度的心绞痛患者组进行比较。该试验中，7% 的患者有不稳定型心绞痛或 NSTEMI。这些患者的 CABG（88.8%）与 PTCA（86.1%）治疗的 5 年总体生存率之间没有差别。然而相对于 CABG（4.9%），PTCA（8.8%）患者的心脏病死率有所增加，这个差别主要由糖尿病患者的治疗差异造成。

目前还没有关于 CABG 术后再发不稳定型心绞痛的研究。这些患者的罪犯血管多是静脉桥，其血管成形术和 CABG 的成功率都很低。

1990 年以前的几个研究显示，不稳定型心绞痛患者的手术病死率由 4.6% 增加到 7.3%。这个发现也被很多研究证实。Louagie 等的系列研究中，474 名因长期静息心绞痛而入院的患者，在同次住院治疗期间需要手术治疗，手术病死率为 6.8%，围术期心肌梗死率为 7.2%，19% 需要植入 IABP。非 ST 段抬高型心肌梗死（NSTEMI）患者的对比研究显示，与保守治疗（5%）相比，早期 CABG 有较高的 30 天手术病死率（12%）。

心肌梗死后心绞痛的患者有较高的病死率，特别是 STEMI 后早期手术者。Braxton 等比较了 116 名心肌梗死 6 周内手术的患者和 255 名没有前期心肌梗死的患者。STEMI 后不到 48h 手术的 6 名患者病死率最高（50%），心肌梗死后 3～42 天手术的 52 名患者病死率为 7.7%，更晚手术者和没有前期心肌梗死的患者为 2%～3%。

对于急性冠状动脉综合征运用新的更有力的抗血栓和抗血小板治疗，其 CABG 的风险有了新的观点。一些研究显示，用低分子肝素、阿昔单抗（abciximab）以及氯吡格雷（clopidogrel）治疗的患者术后出血的风险高。为降低其风险，弄清它们的药代动力学是很重要的。例如，搭桥前至少 2h 停用短效糖蛋白Ⅱb/Ⅲa 抑制剂埃替非巴肽（eptifibatide，商品名 INTEGRILIN），用阿昔单抗后适当输注血小板，以及术前 5 天停用氯吡格雷，并不增加出血。

ST段抬高型心肌梗死（STEMI）患者通过CABG实现再灌注，已大多被溶栓和PTCA所取代。对于非手术治疗后仍残留有进行性缺血症状的患者，并且其他情况允许紧急手术，包括左主干或三支病变，伴发瓣膜病，机械并发症，以及解剖异常不能行其他治疗，早期冠状动脉搭桥也是合适的。

总而言之，对于不稳定型心绞痛和左室功能不全的患者，CABG较药物治疗有一定的生存优势，特别是对三支病变的患者。目前，对于两种治疗都适合的不稳定型心绞痛患者，外科手术并没有比PTCA显示出明显的生存优势。然而，不稳定型心绞痛、心肌梗死后心绞痛、非ST段抬高型心肌梗死（NSTEMI）后早期以及心肌梗死急性期患者CABG的风险是稳定型心绞痛者的数倍，尽管这个风险并不一定比其药物治疗高。

（刘　刚）

第八章 冠状动脉旁路移植术的常见并发症及其防治

一、围术期心肌缺血和心肌梗死

虽然冠状动脉搭桥术中心肌保护及外科技术不断进展，但仍有围术期心肌缺血及心肌梗死的发生。围术期心肌梗死是冠状动脉外科手术后严重的并发症，为术后发生低心排血量和死亡的主要原因。

1. 发生围术期心肌梗死的潜在因素：

（1）术前危险因素：①严重左主干或三支血管以上病变；②急诊手术；③术前一周内有急性心肌梗死；④既往有心肌血管重建术史（PTCA或CABG）。

（2）由于药物或缺血缺氧等因素引起术中、术后血管痉挛。

（3）冠状动脉手术本身的因素：术后早期桥吻合口或"血管桥"的血流不通畅（气栓、血栓、血管受压）和（或）不完全的再血管化、冠状动脉远端阻塞等。

（4）冠状动脉内膜剥脱术后以及血管炎性反应。

（5）术中主动脉阻断时间长，心肌保护不良，严重血流动力学紊乱及心肌耗氧量增加，心肌氧供及氧需的平衡被破坏，导致心肌缺血。

2. 临床表现及诊断

（1）症状：多发生在术后24～48h之内，最易发生在冠状动脉旁路移植术后6h内。由于麻醉未完全清醒、术后镇痛剂的使用等因素的影响，无痛性是围术期心肌梗死的特点。

（2）血流动力学改变：依据心肌梗死部位、范围可出现各种不同的血流动力学改变，如低血压、低心排血量、心脏前负荷增高等循环动力学不稳定；大范围心肌梗死时可表现为严重的循环衰竭、心源性休克，甚至心脏停搏。

（3）持续心电图监测：可见顽固的室性心律失常或其他心律失常，伴或不伴心肌缺血表现（ST段明显抬高或降低），在排除其他诱发因素后，应高度怀疑围术期心肌梗死的可能性。十二导联ECG是最重要的诊断依据。围术期心电图改变常是非特异性的，应综合临床表现慎重分析。

（4）血清酶学改变

1）肌酸激酶MB同工酶（CK-MB）：由于手术操作可造成术后CK-MB的升高，除非术后明显的升高（30U/L）应考虑围术期心肌梗死的可能。

2）心肌肌钙蛋白I（cTnI）：cTnI具有高度的心肌特异性，是诊断心肌损伤的良好指标。

3. 治疗

(1) 一般处理

1) 病人处于呼吸窘迫或休克状态，应给予面罩吸氧，效果不好时应尽快行气管插管供氧，以免由于心肌氧耗增加而加重心肌缺氧。

2) 静脉给予吗啡 1~2mg，迅速控制疼痛，降低交感神经的兴奋，可重复给药，但应注意观察血压情况。

3) 注意调整血容量，避免心脏负荷增加。

4) 纠正电解质紊乱（血钾>4.5mmol/L，血清镁>1.8mmol/L）。

(2) 药物扩张冠状动脉

在发现 ECG 改变时，立即给予静脉或含服硝酸甘油以扩张冠状动脉和降低心脏前后负荷。血压正常时静脉硝酸甘油可持续输入，从 10μg/min 起，如果血压能耐受，则可逐渐加量至 100μg/min。动脉收缩压应控制在 80~90mmHg；如血压不能维持，可辅以正性肌力药物。如果术后冠状动脉痉挛的迹象明显，必须克服不愿用血管扩张剂的意念，此时应用冠状动脉血管扩张剂治疗可能会挽救生命。

(3) 纠正心功能衰竭

1) ECG、CK、CK-MB 明确心肌梗死，梗死范围小，对循环动力学无影响的病人，可应用硝酸甘油、肝素静脉输入治疗，并严密观察病情变化。

2) 如果病变范围较大，对心功能有影响，导致循环不稳定、低心排血量时，应给予正性肌力药物，以维持心率血压平稳，避免心动过速增加氧耗，加剧心肌缺血。

3) 病情严重、循环动力学极不稳定，伴心源性休克药物治疗不满意，尽早行主动脉内球囊反搏（IABP）治疗。

4) 室性心律失常的处理：在 5%~25% 心肌梗死的病人可能出现心律失常，大多数是危及生命的室性心动过速或室颤，应积极处理。首先纠正血清电解质紊乱，保证氧供。对以上治疗反应不佳的顽固性室性心律失常者，可给予胺碘酮治疗。

5) 如果病人术后早期突然出现广泛的心电图改变并很快发展为心源性休克，经应用大剂量血管活性药及 IABP 辅助，仍不能使循环状况稳定，应考虑术后早期移植血管桥的闭塞，这是 CABG 术后罕见但却严重的并发症。

4. 术后预防

(1) 加强术后监测：术后即刻行 12 导联 ECG，24h 内每 8h 检测心肌酶，如有围术期心肌梗死则应延至术后 3 天。

(2) 术后抗凝治疗：术后早期桥阻塞与血栓形成有关，应在术后早期开始抗凝治疗。拔除气管插管后每天口服阿司匹林 0.1~0.3g，如果行冠状动脉内膜剥脱或血管条件差的病人，在引流液减少后，尽早用肝素抗凝治疗，阿司匹林在术后 24h 内即开始应用，进食后改服阿司匹林和潘生丁提高通畅率。

二、术后心律失常

心律失常是心脏手术后最常见的并发症，3%~50% 以上的术后病人在住院期间合并心律失常，对于心律失常的处理关键在于正确的诊断。诊断明确后应考虑其可能的诱因，以及对循环影响的严重程度、是否有潜在的致死性心律失常，给予积极的治疗。

1. 病因

(1) 术前因素

①术前有心律失常病史，心功能较差，心力衰竭病史，冠状动脉多支病变，尤其有陈旧性心肌梗死、室壁瘤等局灶性心肌病变易引起术后心律失常。

②术前使用洋地黄、排钾利尿剂和β受体阻断剂。

(2) 术中因素：麻醉药物的作用，体外循环、低温、手术损伤等。

(3) 术后因素

①术后缺氧、二氧化碳潴留是最常见的诱因。

②电解质及酸碱平衡紊乱：高血钾、低血钾、低血镁等均可使心肌兴奋性和自律性改变从而引起心律失常；酸中毒时，可加重心肌缺氧，并引起电解质紊乱，诱发心律失常。

③术后心功能不全，低心排血量。

2. 处理原则

术后心律失常的处理原则取决于心律失常的类型及其对血流动力学的影响程度，是否会导致进一步的心功能损害等因素。如术后常见的室上性心动过速多是由于术后应激、发热、低血容量、低氧血症、电解质紊乱所致，只要治疗基本疾病，去除诱因，多可转复，而无需应用抗心律失常药物。持续心电监护时偶见的房、室性期前收缩，对血流动力学无影响时，可严密观察并分析原因，并去除病因。除非转为频发期前收缩，血流动力学不稳定，否则无须紧急处理，但仍需严密监测。而一些恶性心律失常的出现可能迅速导致循环动力学的恶化，不及时处理将出现严重后果，应引起高度重视。

三、低心排血量综合征

低心排血量综合征（低血排综合征）是由于组织灌注不足所引起的综合征，心脏指数（CI）小于 $2.0L/m^2$ 即可诊断，通常伴有血压下降，周围血管收缩和组织灌注不足的现象。严重心力衰竭、心源性休克均为低血排综合征的表现。低血排综合征可增加心源性死亡的危险和术后出现各种并发症的可能性，如呼吸衰竭、肾灌注不足、神经系统并发症等。

1. 术后低心排的原因

影响心排血量的因素有心脏的前负荷、后负荷，心率、心律和心肌收缩力，所以凡是能够影响以上因素者都能影响心排血量，并可能导致低心排综合征。

(1) 容量负荷改变：低血容量是术后早期心排血量降低最常见的原因，低容量时心脏前负荷下降，心脏每搏输出量减少，心排血量降低。前负荷增高常见于大量输血、输液，导致容量负荷过重或心力衰竭，心室舒张末期张力增加，心肌过度牵拉，心肌收缩无力。

(2) 心肌功能障碍：冠状动脉多支病变导致的心肌严重损害，或术中心肌保护不良，严重的代谢紊乱，心肌严重缺血、缺氧均可导致心肌收缩力下降。

(3) 心律失常：心动过速、心律不齐时心脏充盈不足，每搏输出量减少，增加心肌耗氧，降低心肌收缩力。

(4) 心脏压塞：心包内压升高，回心血量减少，心脏舒张受限，心排血量减少。

(5) 外周血管阻力增加：后负荷的增加可增加心脏作功，使心肌氧耗量增加。

2. 症状、体征

（1）交感神经兴奋性增加可导致周围动脉搏动微弱，面色苍白，皮肤湿冷，毛细血管充盈缓慢；如果皮肤出现花斑提示有严重的微循环障碍。

（2）组织灌注不足表现为尿少[<0.5ml/（kg·h）]，代谢性酸中毒、乳酸堆积，中心温度与外周温度差加大（>6℃），混合静脉血氧饱和度（SvO_2）下降（<55%表示组织灌注不足），脑部灌注不足可导致不同程度的精神症状。

（3）血流动力学改变：早期心率增快、血压不变或轻度升高，如得不到正确处理，将导致循环失代偿、血压下降。因此在低心排综合征失代偿期之前就应警惕有无心肌功能下降的征象出现。

3. 治疗措施

（1）一般治疗：①辅助呼吸有助于保证供氧，减少由于自主呼吸作功的能量消耗。②纠正内环境紊乱。③镇静，减少氧耗。

（2）调整前负荷：

1）前负荷降低：表现为心率增快、血压下降、中心静脉压（CVP）下降，应积极扩充血容量，可给血浆或血浆代用品，如血细胞比容低于35%，可输入全血。中心静脉压维持在10～12mmHg，PAWP维持15～20mmHg时可获得较为理想的心室充盈，从而产生良好的心排血量。

2）前负荷增加：①容量超负荷，表现为CVP增高，应减少输液量和速度，加强利尿治疗。②心力衰竭：加强强心、利尿治疗，必要时加用血管扩张剂。

（3）控制后负荷：心脏后负荷（外周阻力）的增加将引起心脏作功及氧耗的增加，所以术后高血压应及时给予控制。

1）低温、低血容量和低心排反射性的血管收缩、麻醉初醒过程中的交感兴奋均可导致外周阻力增高。给予足够的输液量以提高心排血量；保温，减少由于复温过程中寒战引起高血压；对于麻醉初醒较烦躁的病人可适当给予镇静剂，维持血压稳定。

2）药物治疗：

血管扩张剂的作用是降低心脏前后负荷，减少心肌氧耗，提高心排血量。在使用血管扩张剂时应注意监测血压变化，尤其是在血容量不足的情况下，应用血管扩张剂可使血压迅速下降并可能危及生命。常用药物为硝普钠、硝酸甘油、酚妥拉明等。

A. 硝普钠：可从0.1μg/（kg·min）开始，逐渐加大剂量直至奏效。硝普钠对血压的影响较大，在用药时应严密监测病人血压变化，以免导致严重低血压。

B. 硝酸甘油：剂量可从10μg/min开始，最大剂量可达到200μg/min，其降压作用较缓和，同时又能扩张冠状动脉，用药较安全。

C. 酚妥拉明：为α受体阻滞剂，主要作用于小动脉，降低后负荷。用量可从0.1μg/（kg·min）开始，逐渐增加剂量。

（4）优化心率：术后心率一般维持在60～90次/分为宜。心律失常也将减少心排血量，应及时纠正。

（5）增加心肌收缩力：在调整心率和节律，前、后负荷等因素后，仍无法提高心排血量时，应给予增强心肌收缩力的药物。这些药物通常可增加心肌耗氧，有潜在的致心律失常作用，如病人有心动过速及其他心律失常时，应谨慎应用并严密监测。

1) 多巴酚丁胺：初始剂量在 2.5μg/（kg·min），参照血流动力学指标调节剂量，可渐增至 10μg/（kg·min）。用量大于 10μg/（kg·min）时将增加心率及心肌氧耗。

2) 多巴胺：小剂量 [2～5μg/（kg·min）] 时可作用于肾、肠系膜、冠状动脉和脑动脉床的多巴胺受体，使相应血管舒张；剂量过大 [超过 10μg/（kg·min）] 时则作用于血管平滑肌的 α 受体而使小动脉收缩，将影响肾脏灌注。

3) 肾上腺素：剂量可从 0.01μg/（kg·min）开始，如心率加快明显而心排血量无改善时应及早停药。

4) 异丙肾上腺素：对缓慢性心律及应用多巴胺、多巴酚丁胺效果不好的病人有较好的效果。剂量从 0.01μg/（kg·min）开始逐渐加量。

5) 米力农：0.3～0.75μg/（kg·min）维持。

(6) 辅助装置：低心排综合征经药物治疗后，血流动力学指标仍无改善，应尽早应用心脏辅助装置。心脏辅助装置的种类有：主动脉内球囊反搏（IABP）、心室辅助装置（VADS）（左、右心室及双心室辅助装置）、其他（体外膜肺氧合、CPB 的便携系统）。

使用心脏辅助装置的基本原则：在大多数情况下，首选使用 IABP。IABP 是通过减少后负荷和增加舒张压（增加冠状动脉血流，增加心肌供氧）来改善心脏功能的，在有心肌缺血时效果优于药物治疗，并且不增加心肌的耗氧量。心室辅助装置完全能替代衰竭心脏的泵血功能，它能提供全面的心脏辅助并促使损伤心肌的恢复。如果心肌损伤是不可逆的，它可维持循环系统，直至获得心脏移植。

四、出血与心脏压塞

(一) 出血

术后心包或纵隔引流量每 h 超过 150～200ml，连续观察 5h 未见好转者，为术后出血。发生率为 5%～20% 不等，如不及时处理，可能被迫再次进行开胸止血手术，甚至可引起急性心脏压塞而危及生命。

1. 病因

术前血液系统疾病、有肝病史致凝血因子缺乏，肾衰竭，术前使用阿司匹林、波立维且停药小于一周；术中止血不严密或创面渗血；输入过多库存血，缺乏凝血因子可能引起凝血机制紊乱而出血，体外循环导致的血小板功能损害、血小板数量减少、纤维蛋白原减少和凝血因子的改变；鱼精蛋白中和肝素不完全或肝素反跳。

2. 诊断要点

(1) 术后早期心包纵隔引流量明显增多。

(2) 心率增快，动脉血压和中心静脉压逐渐下降，循环呈不稳定状态；末梢循环差，皮肤苍白湿冷，出现低血容量甚至低血容量休克的表现，快速输血、补液才能维持血压。

(3) 实验室检查：除血红蛋白、血细胞比容进行性下降外，主要为凝血机制的实验室检查异常。

1) 激活全血凝固时间（ACT）：在调整肝素剂量及鱼精蛋白中和剂量时起重要作用。ACT 正常值为 60～130s，体外循环时应维持在 350～450s 之间，体外循环结束后鱼精蛋白按 1∶1 的比例与肝素结合。

2) 纤维蛋白原：正常值为 2～4g/L，纤维蛋白原含量减少提示有凝血因子的消耗。

3）凝血酶原时间（PT）：正常值为 12～14s，比正常对照高出 3s 以上有诊断意义。活动度为 80%～120%。

4）活化部分凝血活酶时间（APTT）：正常值<31s。主要用于检测内源性凝血通路，对小剂量肝素比较敏感。

3. 临床处理

（1）一般治疗

1）积极补充血容量，维持血压，保证心脑肾等重要器官的灌注；

2）使用鱼精蛋白使 ACT 正常化；

3）在不影响收缩压、心排血量的情况下可适当增加呼气末正压通气（PEEP）量至 10～15cmH_2O，增加胸腔压力以达到止血的目的；

4）体温过低可影响凝血功能，应及时复温，输大量血液及血制品时应先加温；

5）保持心包纵隔引流管通畅，以免血块堵塞引起心脏压塞。

（2）经一般性治疗后，仍有出血情况时应考虑给予药物治疗及输入血液制品。血红蛋白及血细胞比容明显降低的病人给予输入库存血，并根据病情应用其他血液制品（浓缩血小板、新鲜血浆及凝血酶原复合物、纤维蛋白原等）。必要时给予止血药物治疗。

（3）再次开胸止血：经保守治疗 4～6h 后，引流量仍大于 200ml/h，12h 内引流量大于 1500ml；引流量减少后又突然增加（300～500ml）；发现心脏压塞征象等均为再次开胸止血的手术指征。

（二）心脏压塞

心脏压塞是心脏手术后出血的严重并发症，其定义是因为心包内容物的积聚使得心脏受压而引起心排血量降低。这是心脏手术后低血压和低心排综合征最重要的原因之一，其典型表现为原心纵引流管中引流出血量较多的病人突然停止出血，心脏输出减少，血压下降，脉压差减小伴有奇脉，心动过速而中心静脉压增高，尿量减少。胸部 X 线提示心脏、纵隔阴影增大，纵隔增宽；有条件者应行床旁心脏超声检查，其在探查心脏压塞或渗出及明确其血流动力学意义方面已成为诊断的标准。如心脏压塞造成的生理功能紊乱进展快，需要紧急处理以免造成循环衰竭、心搏骤停。治疗首先须保证容量，应用正性肌力药物维持血压，在血流动力学迅速恶化而各种支持措施不能使之改善时，则必须迅速进入手术室再次开胸探查，解除心脏的压迫。如病人突然心脏停搏则应在心脏复苏的同时紧急床旁开胸探查。

五、肺部并发症

心脏手术后常见并发症有肺不张、胸腔积液、气胸、急性呼吸衰竭、急性呼吸窘迫综合征等。

1. 肺不张

肺不张临床表现为术后出现的低氧血症，根据肺不张的范围可能有程度不同的呼吸困难，重者可能有明显的低氧血症、呼吸窘迫，确诊应根据 X 线胸片结果。

临床处理：①低氧血症的情况下应进行氧疗，纠正低氧血症。②对带气管插管者应加强气道的雾化和湿化，定期翻身、拍背，经气管插管内吸痰，同时可给予正压通气，以达到膨肺的效果。如一般处理无效时，可行纤维支气管镜检查、吸痰。③拔管病人定期雾化吸入、拍击背部，嘱其做深吸气动作、咳嗽也是预防术后肺不张的有效方法。

2. 胸腔积液

胸腔积液多见于术后一周至数月内。其临床表现、处理方式随病人胸腔积液的多少及胸腔积液的增长速度而有所不同。少量胸腔积液、胸膜反应，不伴有胸部疼痛、呼吸困难的病人无需处理，待自行吸收。有症状的胸腔积液应尽早抽出，以免胸腔积液造成肺组织受压，肺不张、肺实变、肺部感染及胸腔内感染。

3. 气胸

常见原因有手术中肺组织的损伤、术后机械通气导致气压伤。表现为术后即刻或数日后出现呼吸困难、低氧血症，部分病人伴有皮下气肿。肺部听诊一侧呼吸音减弱或消失，可有气管移位。如在应用呼吸机时出现气压伤，可导致张力性气胸，迅速引起循环衰竭，不紧急处理将危急病人生命。机械通气气道峰压低于 40cmH$_2$O 以下较为安全。严重的气胸应放置胸腔引流管闭式引流。

4. 急性呼吸衰竭

在心内直视手术后呼吸功能的损害是较常见的，但随着危重病人手术的增加，急性呼吸衰竭的发生率也有所上升。

（1）呼吸功能的影响因素

手术前呼吸系统急性感染、呼吸系统慢性疾病、心力衰竭肺淤血、高龄、吸烟、肥胖等对术后呼吸功能有影响。术中游离内乳动脉导致胸膜破裂或术中心脏对肺组织的压迫，可导致肺损伤；麻醉可使膈肌麻痹，呼吸运动减弱，肺容量减少，肺泡通气不足。体外循环中血液与人工材料表面接触触发的炎性反应在肺损伤中起关键的作用。术后低心排综合征、严重的肺部感染未能有效控制、严重纵隔感染、败血症等是急性呼吸衰竭最常见的诱发因素和加重因素。

（2）诊断标准及临床表现

诊断标准主要依靠动脉血气的检查结果来确定。其诊断及分型标准为：在静息状态下，吸入空气时 PaO$_2$<60mmHg，PaCO$_2$ 正常或低于正常时为Ⅰ型呼吸衰竭；若 PaO$_2$<60mmHg，PaCO$_2$≥50mmHg 时即为Ⅱ型呼吸衰竭。临床表现除引起呼吸衰竭的基础疾患的临床症状和体征外，主要是由于低氧血症及高碳酸血症所引起的症状和体征。

（3）机械通气治疗及管理

1）尽早机械通气治疗：心脏手术后病人不能耐受长时间的缺氧，缺氧可能导致心功能的恶化，当病人出现低氧血症、通气障碍、急性呼吸衰竭，经呼吸道处理及一般氧疗不能纠正时，应尽早给予机械通气支持治疗。

2）人工气道的建立：在紧急抢救时人工气道建立主要途径为经口气管内插管，短期内脱机困难的病人应在适当的时候行气管切开术。

3）机械通气方式：目前治疗急性呼吸衰竭和 ARDS 的主要手段仍然为机械通气支持。呼吸衰竭时通气方式的选择应根据病人的呼吸状况、肺部病变情况而定，病情严重无自主呼吸的病人可选用常规机械通气（CMV）＋PEEP，病人自主呼吸较稳定或转入脱机方式时可选用同步间歇指令通气（SIMV）＋PEEP、SIMV＋压力支持通气（PSV）＋PEEP 或 PSV＋PEEP 等模式。

（4）病因治疗及一般支持治疗

1) 病因治疗：气道阻塞、严重气胸、大量胸腔积液引起的低氧血症，只要病因去除后可自行缓解。对于感染、休克等引起的 ARDS 也应积极针对病因进行治疗。

2) 改善心功能：改善心功能是治疗急性呼吸衰竭的重要环节。强心、利尿治疗可减轻肺水肿，改善氧合。

3) 抗感染治疗：病人由于重症肺炎、严重感染引起急性呼吸衰竭，应加强抗感染治疗。

4) 纠正酸碱失衡：在进行机械通气时对呼吸性酸碱失衡的情况可调节呼吸机的参数予以纠正；而代谢性酸碱失衡应寻找病因并积极纠正。

5) 加强营养支持：呼吸衰竭病人的分解代谢增强，对营养的需求明显增加，给予适当的营养支持，可减少呼吸肌肌力的降低，纠正营养不良的状况，对于肺的修复和最终顺利脱离呼吸机起重要的作用。呼吸衰竭病人的能量需要一般为 30～40kcal/（kg·d），如伴严重感染则还需增加。一般应用原则为：热量 30～35kcal/（kg·d），其中 40%～50% 由脂肪供给，蛋白质 1.5g/（kg·d），非蛋白热卡与氮的比例在 125～150kcal：1g 氮。应以胃肠内营养为主，辅以肠外营养。

5. 急性呼吸窘迫综合征（ARDS）

CABG 手术后病人呼吸系统并发症以心源性因素较多见，出现 ARDS 的情况较少，但长时间的体外循环、术后严重感染（肺部感染、纵隔感染、败血症等），也可诱发 ARDS。ARDS 是由多种病因引起的临床综合征，表现为非心源性肺水肿和低氧血症。ARDS 如伴发多脏器功能障碍时，死亡率较高。

（1）诊断标准

目前 ARDS 的诊断标准为 1992 年欧美联席会议推荐的标准：

急性肺损伤（acute lung injury，ALI）：①急性起病；②低氧血症，$PaO_2/FiO_2 < 300$；③胸片显示双肺浸润阴影；④肺动脉嵌入压（PAWP）$< 18mmHg$，或临床除外心源性因素。

ARDS：①低氧血症，$PaO_2/FiO_2 < 200$；②其他标准同 ALI。

1999 年中华医学会呼吸病学会推荐标准为：除上述标准外，增加第五项即"应具有发病的高危因素"。

（2）治疗

①机械通气：ARDS 引起严重缺氧一般应用鼻导管或面罩吸氧很难得到改善，机械通气治疗是改善缺氧的主要手段。ARDS 通气治疗的新策略为：采用肺保护性通气方式，以减少机械通气所致的肺损伤。即较小的潮气量（5～8ml/kg），限制气道平台压（30～35cmH$_2$O），并加用适当的 PEEP（8～12cmH$_2$O）以保持肺泡的开放，让萎陷的肺泡复原。在治疗过程中应掌握 pH 和 $PaCO_2$ 范围。

②一般治疗：控制和治疗基础疾病，消除肺水肿，既要维持适当的液体负平衡，又要保持足够的组织灌注，减轻肺负担；治疗合并症如 DIC、全身感染、肝肾功能损害等；营养支持治疗。

六、肾衰竭

CABG 术后肾衰竭的发生率高达 8%（肾功能不全界定为术后血肌酐水平 $>2.0mg/dl$

或较基线水平增加 0.7mg/dl），发生急性肾衰竭后死亡率达 19%，所以手术后避免急性肾衰竭的发生，以及发生急性肾衰竭后的进一步处理是非常重要的。

1. 危险因素：CABG 术后肾衰竭的危险因素为高龄、有中或重度心力衰竭病史、再次 CABG 手术、1 型糖尿病和先前有肾脏疾病。

肾衰竭的病因主要为肾前性（各种原因造成的肾脏低灌注，如低血容量、低血压、低心排血量等）、肾性（肾实质性疾病、肾中毒或肾前性病因不能及时去除，肾实质因缺血、缺氧发生不可逆的改变）、肾后性（急性尿路梗阻，梗阻上方压力增高，肾实质受压）三种，而心脏手术后发生肾衰竭则以肾前性因素最为常见。

2. 临床表现及诊断

急性肾衰竭的诊断并不难，在手术后数小时或数天内出现少尿（24h 尿量少于 400ml），经病因治疗（低血压经抗休克治疗、补充血容量、纠正心功能不全等）后仍少尿或无尿时，即可诊断。在此期间应注意收集尿液检查尿常规、渗透压浓度、钠、肌酐等，同时做血液生化检查，以进行鉴别及明确诊断。

临床表现

（1）水平衡失调：急性肾衰竭时水、钠排出减少而导致水钠潴留，出现急性心力衰竭、肺水肿、脑水肿。

（2）电解质紊乱：①高钾血症：是急性肾衰竭最常见且最危险的电解质紊乱，是少尿期病人一周内最常见的死亡原因。当血钾浓度高于 6.5mmol/L 或心电图提示有高钾血症时，应立即救治。②高镁血症：少尿期病人常出现高血镁，严重高镁血症可影响神经肌肉系统功能，出现反射迟钝，肌力减弱，甚至呼吸麻痹或心脏停搏，应避免在急性期应用含镁药物。③低钠、低氯血症：可出现一般的胃肠道症状，伴有神经系统症状，无力、淡漠、嗜睡、抽搐、晕厥和昏迷等。

（3）酸中毒：临床表现为呼吸深大，动脉血 pH、HCO_3^-、二氧化碳结合力降低。严重酸中毒可抑制心肌收缩力，进一步加重低心排血量。

（4）尿毒症症状：食欲不振、恶心、呕吐、腹泻等消化道症状。尿毒症脑病如嗜睡、昏迷、抽搐等。

少尿期可长可短，短者仅持续几小时，长者可达数周以上，少尿期长者预后较差。少尿期短者，预后较好。少尿期病人多死于高血钾、急性肺水肿、脑水肿或感染。

病人在经过少尿期后尿量增多，大于 400ml/d 即进入多尿期，这是肾功能开始恢复的信号。随着病程的发展尿量可成倍增加，有时多达 4000～6000ml/d。多尿期初期，病人分解代谢增高，其血肌酐、尿素氮并不下降有时反而继续增高。随着尿量的逐渐增多病人水肿消退，水、电解质、酸碱平衡，血肌酐、尿素氮渐趋正常。

3. 预防与处理

（1）维持稳定的血流动力学状态：维护心脏收缩功能，调节心脏前、后负荷致理想状态，保持正常或较高的心输出量可以最大限度地减少急性肾衰竭的发生。小剂量的正性肌力药物可维持心功能，增加心排血量，并且小剂量应用多巴胺还能增加肾脏血流，维护肾脏功能。大剂量的血管收缩性升压药，可导致肾血管收缩，降低肾脏血流量，在病情允许的情况下，应尽早减少此类药物剂量，避免长时间收缩肾脏血管而造成肾脏不可逆的损伤。

(2) 避免液体超负荷：对术前有引起肾衰竭危险因素的病人，可在体外循环将结束时进行超滤，排除体内过多的液体；术后早期注意观察尿量、中心静脉压、电解质水平，限制液体入量。

(3) 维持尿量及利尿剂的应用：在体外循环过程中及围术期保持足够的尿量 [>1ml/（kg·h）]，可应用利尿剂或甘露醇。尽管这样也许并不能避免急性肾衰竭的发展，但似乎能避免少尿的发生。应用呋塞米（速尿）可以产生潜在的肾血管扩张作用，同时降低肾实质的耗氧量，并且可使肾小管内流量增加，有利于对肾小管内的沉积物进行冲刷。速尿用量可逐渐增加（20～80mg，静脉滴注），如果无效也可持续滴注速尿（20～40mg/h）。小剂量多巴胺 [1～3μg/（kg·min）] 与利尿剂有协同作用。甘露醇在已有肾功能不全病人应谨慎应用，对心功能不全病人也可增加心脏负担，应注意监测。

(4) 预防及纠正电解质、酸碱失衡：在病人出现少尿时，应及时停止补钾，注意监测血电解质及动脉血气。出现高血钾（血清钾>5.5mmol/L）时可给予50%葡萄糖50ml加胰岛素，静脉缓慢注射；合并有代谢性酸中毒时可给予5%碳酸氢钠；低钙者可给予10%葡萄糖酸钙或5%氯化钙静脉注射。

(5) 肾脏替代支持疗法：血液净化技术可短期替代肾脏的滤过和排泄功能，清除代谢废物和毒素，纠正水、电解质和酸碱失衡，保持内环境相对稳定。可分为血液透析、间断或持续血液超滤、腹膜透析、血浆置换等。心脏外科围术期多选择持续静脉-静脉血液滤过，其优于血液透析之处为治疗期间心血管状态较稳定、能清除过多的液体、纠正心功能不全以及对中分子的清除率高等，所以对心血管功能不稳定、病情危重、多脏器功能衰竭的病人更具优越性。

肾脏替代治疗的适应证：

——循环超负荷以致心力衰竭，影响呼吸功能；
——低血压和严重水、钠潴留，大剂量利尿剂治疗无效；
——高钾血症（>5.5mmol/L），严重酸中毒；
——尿素氮升高大于100mg/dl，或肌酐大于10mg/dl；
——由于限制液体入量而无法应用静脉营养。

由于肾脏替代疗法暂时性地替代了肾脏功能，所以肾脏的功能是否恢复对于预后并不是最重要的，而肾衰竭病人预后如何还与病人是否有其他并发症有关，如心力衰竭、心律失常、呼吸衰竭、感染、败血症等，所以在治疗肾衰竭的同时应注意保护其他器官、系统功能，控制感染，加强营养支持。

七、中枢神经系统并发症

根据冠状动脉外科指南将术后神经系统并发症定义为术后神经缺陷，分为两型。Ⅰ型为昏睡或昏迷，与大的局部神经缺陷有关；Ⅱ型为智力明显减退。CABG术后大约有6%的病人有不良的神经后果，Ⅰ型和Ⅱ型各占一半。而其中Ⅰ型脑损伤的后果更为严重，死亡率约为21%。

（一）病因

1. Ⅰ型脑损伤常见原因是脑栓塞和脑缺氧，偶尔也可见脑出血。

(1) 脑缺血、缺氧：体外循环时灌注流量不足、术后发生心脏骤停、严重低心排血量、颈动脉狭窄可导致脑组织缺氧。

(2) 脑栓塞：组织及异物栓子、气体栓子等微粒在体外循环结束心脏复跳后随血流移动而致脑栓塞。

(3) 颅内出血：术前脑血管畸形、体外循环全身肝素化、转流中对各种血浆凝血因子的破坏和纤维蛋白原的析出，使凝血因子严重障碍而致出血倾向。

2. Ⅱ型脑损伤可能病因：微栓子被认为是CABG术后脑功能低下的主要原因；术中、术后的循环动力学不稳定导致脑血流量不足；手术创伤、麻醉药物、疼痛、失眠、监护室环境等也可造成病人的焦虑、烦躁等精神状态异常。

(二) 神经系统并发症的主要危险因素

在所有术前因素中，神经系统并发症的明确的独立的预测因素为：脑血管疾病史，糖尿病，高血压，急诊手术及年龄。有颈动脉杂音及颈动脉狭窄，曾做过颈动脉内膜剥脱术也是术后神经系统并发症的危险因素。

1. 年龄：在小于60岁的病人中发病率为0.4%～0.5%，年龄在60～70岁时发病率为1.6%，而≥70岁病人的发病率为2.5%。

2. 脑血管疾病史：术前有脑血管疾病提示了手术后神经系统并发症的危险性增高，而新近发生的脑血管疾病更增加了此危险程度。特别是CT证实有脑出血的情况，体外循环将扩大神经系统并发症的危险。如病情允许应延期手术。

3. 颈动脉疾病：CABG手术高龄病人增多，合并颈动脉疾病也增多，应推荐在术前对病人进行脑血管的检查及评价。术前检查颈动脉狭窄＜50%时，2%病人围术期有发生卒中的危险，狭窄50%～80%时围术期卒中危险为10%，而狭窄＞80%时，则卒中危险增加至11%～19%。对冠心病合并颈动脉高度狭窄的病人，一般采取在CABG手术前或同期进行颈动脉内膜切除术，如果先进行CABG则卒中的危险性增加。

4. 升主动脉粥样硬化：CABG术后卒中大约1/3归因于升主动脉粥样硬化斑块脱落的栓子，对于严重的升主动脉粥样硬化的病人，可施行乳内动脉与左前降支搭桥，以介入治疗其他狭窄的方式。

5. 心房颤动（房颤）与心房附壁血栓：慢性房颤经常伴有心房、心室的附壁血栓，手术操作可能引起血栓脱落而导致脑梗死。另外在CABG术后大约有30%病人有新发生的房颤，如房颤持续大于24h以上，而没有进行积极的抗凝和心律的转复，则与房颤有关的神经并发症将增加。

(三) 临床表现及诊断

脑损害的临床表现取决于损害的部位及损伤的严重程度。一般出现于术后数小时或数天后，病人在麻醉苏醒后一段时间，再次出现不同程度的意识障碍，而严重脑损害的病人可能无术后清醒期，一直处于昏迷状态。

1. Ⅱ型脑损伤多发生于术后3～5天，一般持续数日。在CABG术后早期认知缺陷是很常见的，表现为精神情绪的改变或短暂的认知能力的改变，也可表现为精神紊乱或智力障碍，精神紊乱多出现幻觉、焦虑、谵妄、忧郁、迫害感等精神错乱；而智力障碍表现为近期健忘症、定向力及理解能力障碍、丧失辨别能力等。一般不伴有神经系统定位体征。

2. Ⅰ型脑损伤表现为术后无清醒期或清醒后不久，病人再次出现持续昏迷状态。临床上可将脑损伤情况分为①轻度：神志仍清，但可有嗜睡或兴奋等精神症状。瞳孔正常，对光反应灵敏,可有短暂的轻度偏瘫等局灶体征。一般预后良好。②中度:浅昏迷伴有或不伴有局灶性神经体征。③重度:病人深度昏迷,瞳孔固定散大,生理反射消失。也可按照有无偏瘫分为偏瘫型和非偏瘫型,偏瘫型一般多为脑梗死(各种栓子),也可为脑出血所致,经适当治疗后病人神志可清醒,但常遗留偏瘫。而非偏瘫型多为严重脑水肿所致,预后极差。

3. 临床上根据临床表现及神经系统检查结果即可诊断神经系统并发症,但对于神经系统病变的性质、部位、范围的确切诊断还需要结合头颅 CT、核磁共振等检查,脑电图检查则有助于判断脑损伤的可逆性。

(四)处理

根据病变的分型,拟订治疗方法。

1. Ⅰ型脑损伤

(1) Ⅰ型脑损伤病人病情一般较危重,很快即发展为昏睡或昏迷,继发脑水肿,如不及时处理可能导致严重后果。

(2) 脱水利尿、降低颅内压:目前最常用的是高渗性脱水剂、利尿剂和肾上腺皮质激素。

最常用的高渗性脱水剂为 20% 甘露醇,通常以 125ml 或 250ml 快速静脉滴注,根据脑损伤程度、颅内压高低及神志情况,每日给予 2~4 次。在应用甘露醇时应注意:①已有肾功能不全或肾衰竭的病人,应避免使用,以免加重肾功能的损害;②心功能不全的病人在应用甘露醇时,滴注的速度应适当控制,以免因血容量骤增而加重心功能损害。

利尿剂如速尿等也常用于降颅压,特别是心功能不全的病人应用效果较好。但易引起电解质紊乱,应注意复查及时纠正。

肾上腺皮质激素可保护细胞膜的稳定性,加强血脑屏障功能,降低血管通透性,也可用于脑水肿的治疗。一般应用地塞米松 10mg,每日 2 次,或甲强龙 40mg,每日 2~3 次。由于大剂量激素可产生一些副作用,故一般仅短期应用。

(3) 辅助治疗

①机械通气支持,保证良好的氧供,维持动脉氧分压在正常水平,二氧化碳分压为 30~35mmHg,一般认为轻度的呼吸性碱中度可减少脑血流量,减轻脑水肿。昏迷病人应注重呼吸道的管理,保持气道通畅,对于气道分泌物过多、昏迷程度深的病人应早期行气管切开术,以利于清除分泌物。

②降温疗法:体温降低 1℃ 时,脑代谢降低 6%~7%,颅内压下降 5.5%,故低温治疗可保护脑功能。一般施行以头部为重点的降温治疗,可利用头部冰帽,全身大血管部位的冰敷降温,也可应用变温毯降温,结合冬眠合剂效果更佳。应注意其对血压、心率的影响。

③应用镇静剂控制躁动和抽搐:脑水肿可能伴发躁动等精神症状,器质性脑损伤及代谢性脑病均可能导致癫痫发作,可将安定、氟哌啶醇、异丙酚、苯巴比妥等药物交替应用。

(4) 促进脑细胞代谢药物:如胞磷胆碱、细胞色素 C、ATP、辅酶 A 等药物。

(5) 病因治疗:经 CT 证实为脑出血的病人,应立即停用抗凝药物,根据颅脑 CT 的定位确定是否急诊行开颅手术。确诊为缺血性脑血管病时应给予抗血小板聚集药(如低分子右旋糖酐、阿司匹林等），抗凝治疗。

2. Ⅱ型脑损伤

在病人出现精神症状时，医务人员应耐心与其交谈，做好解释工作。另外一些电解质紊乱也可造成精神症状，应注意复查血电解质浓度，及时予以纠正。一般来说轻度精神症状不需给予药物治疗，大多数病人可随时间的推移逐渐缓解。

如果病人表现为烦躁、躁动时，可给予安定 10～20mg 静脉注射，躁狂型病人也可肌注氟哌啶醇 2.5～5mg，每日 2～3 次。

八、术后切口感染及纵隔感染

CABG 手术均为无菌手术，且常规围术期预防性应用抗生素，手术切口感染的发生率很低。但由于接受 CABG 手术病人多为老年、糖尿病、肥胖病人，其切口愈合的条件较差，也可出现手术切口愈合不良、感染及纵隔感染。

（一）手术切口感染

1. 影响因素：病人高龄，营养状况不佳，糖尿病，肥胖；手术时间过长，切口局部血运不佳；术后病人循环状况差，心输出量降低，组织氧供减少，抵抗力低下，愈合能力减弱，住 ICU 时间长等因素，均可增加感染机会。

另外术后休克、尿毒症、血糖控制不满意、营养不良、应用激素、免疫缺陷等均可导致全身抵抗力下降，增加感染机会。

2. 临床表现及细菌学诊断

手术切口感染首先表现为伤口疼痛，体温上升，白细胞计数增高，切口局部可有红、肿、热及压痛，深部感染时则以局部压痛为主。感染进一步发展可产生炎性渗出或化脓，如不及时发现及时处理，脓腔可破出体表。

手术切口分泌物或脓液应做涂片进行细菌学调查，并常规进行细菌培养、抗生素敏感试验，以了解细菌种类及药物敏感情况，指导抗生素的应用。

3. 预防及治疗

（1）大多数手术切口感染是可以预防的，主要措施包括：①手术中严格遵守无菌技术，手术操作要尽量减少组织损伤，彻底止血，严密缝合不留死腔；②尽量减少手术时间及体外循环时间；③围术期严格控制血糖，应维持在 10mmol/L 以下为宜；④保护心脏功能，保证组织灌注；⑤加强营养支持，纠正贫血、低蛋白血症，以增强病人的抗感染能力；⑥术中、术后合理使用抗生素。

（2）抗生素的使用在感染的预防上有重要的地位，只有选择有效的抗生素以及适当的用药时机，才能达到减少术后感染的预期目的。冠状动脉外科指南提出术前应用抗生素可减少术后感染风险 5 倍。用药时间应在切皮前 30min 较为适宜，如手术时间长（超过 3h），术中应加用抗生素，以保持足够的组织浓度。术后是否继续应用抗生素以及持续用药时间仍有争议。

（3）局部伤口的处理应保持引流通畅，伤口干燥。常规行伤口分泌物细菌培养及药物敏感试验，根据药敏结果选用抗生素治疗。

（二）纵隔感染

纵隔炎是经胸骨正中切口心脏手术的一个严重的并发症，发病率为 1%～2%。纵隔感染病人有较高的死亡率。

1. 术后纵隔炎危险因素为高龄、急诊手术、糖尿病、外周血管疾病、慢性阻塞性肺病、严重肥胖、术前需要透析的肾衰竭病人以及围术期低 EF 的病人。另有研究报道除乳内动脉获取似乎是胸骨切口感染的主要危险因素外,并未显示出有其他真正增高此并发症的危险因素。其他常见的易感因素为:①术后出血及二次开胸手术止血;②体外循环及手术时间过长;③体外心脏按摩;④因乳内动脉是胸骨的主要血供来源,乳内动脉获取手术后胸骨血运不良,伤口愈合缓慢;⑤术前为慢性阻塞性肺病,术后长时间机械通气支持及气管切开均可增加纵隔炎的感染机会;⑥术后低心排血量时病人全身情况差、抵抗力下降,且 ICU 停留时间较长,增加了感染机会。

2. 诊断

术后 3～60 天均可发生纵隔炎,表现为严重的胸前切口疼痛,可伴有胸骨活动,咳嗽时胸骨有摩擦感,这些可能提示胸骨愈合不良及胸骨后感染的情况存在。切口可有红肿或伴有各种分泌物渗出,病人可出现发热、白细胞和中性粒细胞明显升高,但特异性较差,而胸痛的逐渐加重是纵隔炎的可靠症状。胸片及 CT 断层扫描可确定感染范围。

纵隔炎的确切诊断应包括细菌学诊断,常规应做分泌物的细菌培养及药物敏感试验,以确定细菌种类。早期也可采用剑突下或胸骨旁路针吸取材细菌培养。

3. 治疗

纵隔感染易于扩散,如果确诊为深部胸骨及胸骨后纵隔感染,应尽早进行手术治疗同时辅以全身抗生素治疗以及辅助治疗。

(1) 手术治疗:根据病变范围、程度选择手术方法。手术应对感染的创口进行彻底的清创,切除坏死组织,用 0.05% 碘伏冲洗创口及纵隔腔,如心包腔内有脓肿时应敞开心包清除脓液,并反复冲洗。手术方式:①胸骨及纵隔创口彻底清创后闭式冲洗;②感染创口彻底清创后开放引流;③带蒂大网膜填充法;④带蒂肌瓣填充法。

(2) 辅助治疗

①根据常见致病菌静脉应用抗生素:G^+ 葡萄球菌是正常皮肤居住菌,常是胸骨感染的致病菌,应常规应用万古霉素治疗。由于这些条件致病菌的耐药性,因此抗生素应用时间较长,一般胸骨清创后继续应用抗生素应不少于 4 周。抗生素治疗期间应注意进行伤口分泌物的细菌培养,并根据细菌培养及药敏结果选择敏感的抗生素。

②加强营养支持:感染病人的能量需求较大,每日热卡应为 30～50kcal/kg,并补充蛋白质及维生素、微量元素等。能够经口进食的病人应鼓励尽量多吃,不足部分可辅以肠内营养。患者胃肠道功能好时应首先选用胃肠内营养,胃肠道不能应用的病人应给予静脉营养支持,补充足够的能量。另外可根据病人情况,输入新鲜血、血浆、白蛋白,感染严重病人可给予丙种球蛋白,以改善全身状况,增强机体免疫力。

4. 预防

术前应控制纵隔感染的易感因素,包括控制血糖,治疗慢性支气管炎,控制肺部感染。术中严格无菌操作,强调无菌手术缝合技术,尽量缩短手术时间,少用电灼及骨腊,预防性应用抗生素。应积极控制围术期血糖水平,术后短期内应用静脉胰岛素控制血糖在正常范围,将减少术后感染的风险。术后需要长期机械通气的病人,一周内应避免行气管切开术,以免造成气管切开与前纵隔沟通而导致纵隔感染。术后维持循环稳定,加强营养支持均有益于增强病人抵抗力。

九、下肢深静脉血栓形成

下肢深静脉血栓形成后可引起肺栓塞以及下肢深静脉功能不全，后果十分严重，所以手术后的预防、早期诊断及早期处理是非常重要的。

（一）病因

血流滞缓、静脉壁损伤和高凝状态一直被认为是静脉血栓形成的三大因素。

1. 术后卧床、肢体制动可导致血流缓慢，使血液中的细胞成分停驻于血管壁形成血栓。

2. 血小板在静脉壁损伤处聚集并促进内外源性凝血系统激活，促使静脉血栓形成。

3. 血液高凝状态：围术期血小板形态改变，计数增加，凝血时间缩短等可增加血小板的黏稠度和凝固力；手术创伤、血液浓缩状态、感染及败血症、感染性休克等均可增加血液的凝固程度。

（二）临床表现及分类

1. 小腿深静脉血栓形成：发生于下肢小静脉丛内，一般不影响血液回流，病变范围小，炎症反应轻，因此无明显症状。

2. 髂-股静脉血栓形成：髂总、髂外到股总静脉的范围内静脉血栓形成，可分为原发型和继发型，如血栓广泛累及下肢深静脉系统，同时动脉强烈痉挛者为重型，称为股青肿。

1）原发型髂-股静脉血栓形成：血栓形成于髂股静脉内，表现为①肢体疼痛和压痛；②患肢出现程度不同的肿胀；③浅静脉曲张：在大腿上部、患侧下腹壁代偿性浅静脉扩张；④全身反应较轻，体温可在38℃左右。

2）继发型髂-股静脉血栓形成：血栓起源于小腿静脉丛，向上扩展至髂-股静脉。起病隐匿，初期症状不明显，当血栓累及髂-股静脉时出现典型症状。

3）股青肿：病变累及下肢全部深、浅静脉，常伴有强烈的动脉痉挛，肢体供血不足。临床上发病急剧，疼痛剧烈，数小时内整个肢体肿胀、发绀、皮肤紧张、发亮、起泡，皮温降低，动脉搏动消失。全身反应剧烈，体温可升至39℃以上，大量液体渗入患肢而导致低容量性休克。而静脉系统完全阻塞及动脉痉挛可造成肢体坏疽，称为静脉性坏疽。

（三）预防

1. 防止血流淤滞：术后早期下地活动，卧床期间可多做踝关节伸屈活动，抬高下肢，进行循环气动泵治疗等。

2. 药物治疗对抗血液高凝状态：常用小剂量肝素、阿司匹林。小剂量肝素并不明显增加手术后出血的危险，但也不作为术后常规应用。术后第一日起口服阿司匹林，对于预防冠状动脉移植物血栓形成桥堵塞、下肢深静脉血栓形成是很重要的。

（四）治疗

目的：防止血栓蔓延，避免形成继发性髂-股静脉血栓形成。方法：溶栓、抗凝，但在手术后早期应注意治疗引发的出血问题。

1. 溶栓：发病3日之内溶栓治疗效果较确切，多选用尿激酶。术后早期、伤口未愈合、心纵引流管未拔除的病人，应视为禁忌，以免引起严重出血。

2. 抗凝：通过延长凝血时间预防血栓的滋长、蔓延以及溶栓后的血栓再发，促进早期血栓的自体溶解。适用于①静脉血栓形成病程超过 3 天，溶栓及手术均难以取得疗效者；②作为溶栓和手术的辅助疗法；③用于小静脉丛血栓形成，防止血栓扩展。早期应用肝素抗凝，一周左右过渡到口服华法林，维持 3～6 个月。

3. 手术：静脉血栓取栓术适用于发病 3 天内的股青肿、严重的原发性髂-股静脉血栓形成。术后应用抗凝治疗。

4. 一般处理：卧床休息，抬高患肢。7～10 天后可起床活动，需用弹力绷带或穿弹力袜促使深静脉血液回流。

（董穗欣）

第九章　冠状动脉旁路移植手术后的药物治疗

冠状动脉旁路移植术（CABG）是一种有效治疗冠心病的外科方法，但冠心病的许多高危因素，如高血压、糖尿病、高血脂、吸烟、肥胖、缺乏运动、不良的饮食习惯，以及过度紧张压抑的生活方式等是不能通过手术去除的，所以防治冠心病是一个长期的过程，其长期效果与术后二级预防密切相关。CABG 术后的远期疗效及远期生存率等问题有赖于医生正确的指导和调整用药。CABG 术后需要服用药物一方面是为了预防和治疗与冠心病有关的高危因素，即冠心病的二级预防，另一方面要提高移植血管桥的通畅性。所以对于 CABG 术后患者需要一个合理的、综合的治疗方案。CABG 术后仍要重视冠心病的二级预防，改变生活方式，制订康复计划，在服用药物时要注意个体化差异。

CABG 术后二级预防有以下几方面：

一、改变不良生活习惯。一般在术后 1～3 个月所有患者都能够完全恢复一般性体力活动。调整作息时间，不过于劳累；除合并有糖尿病、高血脂的患者外，日常饮食完全正常化；对于肥胖的患者，在术后 3 个月左右应该在医师的指导下进行减肥。此外，需要特别提出 CABG 术后的患者必须戒烟，尽量不饮酒。

二、药物治疗控制及改善冠心病的高危因素

1. 血小板抑制剂：阿司匹林是目前应用最为广泛的血小板抑制剂，其过程是不可逆的，它抑制血小板环化酶、血栓素 A2 和前列环素生成，从而防止血栓形成。冠心病患者血液黏稠度高，使冠状动脉循环减慢，易发生血小板聚集、血栓形成，阿司匹林是 CABG 术后需长期坚持服用的一类药。另外阿司匹林是用于预防早期大隐静脉桥血管闭塞的首选药物，保持大隐静脉血管桥的长期通畅，术后早期应用阿司匹林可以预防和减少心肌梗死、心绞痛、脑卒中等的发生，预防心源性猝死。除阿司匹林外可用药物还有巴米尔、氯吡格雷（波立维）等。阿司匹林标准用药方案是在术后 48h 内开始服用，剂量范围从 100mg/d 到 325mg/d，应该长期应用。若患者存在消化道溃疡或出凝血异常等情况时应酌情停药或换用其他药物。

2. 他汀类药物：所有 CABG 术后的患者均应接受降脂药物治疗。因为冠心病的高危因素高脂血症是冠状动脉粥样硬化的元凶之一，动脉粥样硬化可引起心肌血供障碍，也是影响 CABG 术后血管桥远期通畅率的主要原因，为保持术后的长期疗效，降脂治疗至关重要，如不存在禁忌证降脂药物应坚持长期服用。强化降脂治疗可降低主要终点事件，获得更大的临床效益。CABG 术后患者应该尽早使用降脂药物。早治疗，早获益。当总胆固醇 >5.20mmol/L，LDL-C>3.12mmol/L，就应该开始药物治疗。目标应降低到总胆固醇 <4.68mmol/L，低密度脂蛋白（LDL-C）<2.60mmol/L。甘油三酯（TG）目标值为 <1.70mmol/L（150mg/d）。高密度脂蛋白（HDL-C）目标值是越高越好，一般认为至少应 >1mmol/L（40mg/dl）。降血脂一般因不同的高脂血症类型选择不同的药物。目前一般推荐应用他汀类药物，他汀类降脂药不仅可以显著降低"坏"胆固醇 LDL-C，而且大量临床研究已证实可以保护桥血管，降低心肌梗死、卒中发生率，并可以减少死亡，挽救生命。起始剂量应充分，有效地长期控制血脂，使其维持在较低的水平。达标后只要没有特殊情况，就应继续使用他汀类药。只要 LDL-C 不低于 50mg/dl（1.30mmol/L），可不必减量。

3. **硝酸酯类药物**：由于 CABG 手术只能改善冠状动脉大血管供血，其远端中小血管供血是否充足不能保证，故仍需服用硝酸酯类药物扩张冠状动脉血管，以改善心肌供血。目前我们主张术后一般情况下服用国产的欣康每次 40mg，每日 1 次，或异山梨酯（消心痛）每次 5～10mg，每日 3 次，一般需持续服用半年到一年左右，以后根据患者病情、活动量要求来决定是否继续服用。另外，CABG 手术只是降低了心绞痛及心肌梗死的发生率，不等于不再发生心绞痛或心肌梗死，因此 CABG 术后的患者如遇天气寒冷、剧烈活动时，仍有可能再次发作心绞痛，一些应急药物仍须随身携带，以备心绞痛发作时急救。如硝酸甘油含片或喷雾剂。硝酸酯类的不良反应是其血管舒张作用可继发的面颊潮红、搏动性头痛、直立性低血压、晕厥、眼压升高、反射性交感神经兴奋、心率加快等，青光眼患者禁用。

4. **β 受体阻滞剂**：β 受体阻滞剂是目前唯一比较肯定的急性心肌梗死后的预防用药，可降低急性心肌梗死后的死亡率和猝死率。其通过降低心率、血压及心肌收缩力，从而降低心肌耗氧量。可以防止运动或情绪激动诱发的心绞痛，但对冠状动脉痉挛有关的心绞痛无效。另外，β 受体阻滞剂可以减少 CABG 术后的房颤发生率。在一定范围内 β 受体阻滞剂的疗效是剂量依赖性的，每一个患者的剂量必须个体化，从小剂量开始，逐渐增量并使安静状态下心率保持在 60 次/分以上，直到疗效满意为止。目前我们常用的此类药物为美托洛尔（倍他乐克），术后第一天开始服用，剂量从每次 6.25mg，每日 2 次开始，根据心率及血压情况可逐渐加量至每次 25～50mg，每日 2 次。此药术后要长期服用至少 2 年以上。

常用的 β 受体阻滞剂还有阿替洛尔（氨酰心安）、索他洛尔（施太可）、比索洛尔（博苏、康可）等。β 受体阻滞剂的不良反应有两类：一类与其药理作用有关，因剂量过大而出现的反应，如心力衰竭、低血压、窦房结功能紊乱、心动过缓、传导阻滞等。另一类与受体阻滞无关的反应，如失眠、腹泻，影响血脂和血糖代谢，有严重外周血管病和跛行者应用本药可加重症状。长期服用 β 受体阻滞剂不可骤停，否则可引起"反跳"，加重心肌缺血，甚至发生急性心肌梗死或不稳定型心绞痛，即停药综合征。β 受体阻滞剂使用的禁忌证：心率<60 次/分，收缩压<90mmHg，中重度左心衰竭，第二、三度房室传导阻滞，P-R 间期>0.24s，严重慢性阻塞性肺病或哮喘，末梢循环灌注不良。

5. **钙通道阻滞剂（CCB）**：CABG 手术用桡动脉作移植血管桥材料的患者常规术后应用钙通道阻滞剂预防移植动脉血管桥痉挛，目前常用药物为地尔硫䓬（合心爽）每次 30mg，每日 3 次。如合并有高血压者可使用氨氯地平（络活喜）每次 5mg，每日 1 次。术后至少使用半年。钙通道阻滞剂适用于 CABG 术后合并高血压、心律失常者，它可以松弛血管平滑肌，扩张冠状动脉，解除冠状动脉痉挛，改善冠状动脉痉挛引起的心肌缺血，降低心肌耗氧量，改善血流动力学，降低循环阻力，并有不同程度的抗血小板聚集作用，长期服用可阻止新的冠状动脉损伤而阻止冠状动脉病变发展。降压目标对于中青年来说应降至 130/85mmHg 以下，老年人应降至 140/90mmHg 以下，合并糖尿病应降至 130/80mmHg 以下。

钙通道阻滞剂主要有硝苯地平（心痛定）、硝苯地平控释片（拜心同）、氨氯地平（络活喜）、地尔硫䓬（合心爽、合贝爽）、维拉帕米（异博定）等。各种钙通道阻滞剂均有扩张冠状动脉血管的作用，但降血压和降心率作用各有不同。如硝苯地平控释片（拜心同）、氨氯地平（络活喜）、硝苯地平（心痛定）降血压作用强，而地尔硫䓬（合心爽、合贝爽）减慢心率作用突出些。急性心肌梗死后心肌缺血者不适合使用硝苯地平（心痛定）。伴窦房结功能不全、房室传导阻滞、心功能不全者，不适合用维拉帕米（异博定）。

6. 血管紧张素转化酶抑制剂（ACEI 类）：ACEI 不仅能用以治疗轻中度或者严重的高血压，而且对某些情况特别有用：①高血压并有左室肥厚；②左室功能不全或心力衰竭；③心肌梗死后及心室重构；④糖尿病并有微量蛋白尿；⑤高血压病人伴有周围血管病或雷诺现象、慢性阻塞性肺病、抑郁；⑥硬皮病高血压危象；⑦透析抵抗肾性高血压。目前常用药物有卡托普利，剂量为每次 6.25～12.5mg，每日 2 次。其他此类常用药物有培哚普利、贝那普利等。ACEI 与阿司匹林以及 β-受体阻滞剂联合应用有叠加作用，冠心病患者均需使用。对高危患者、老年人、前壁心肌梗死、有心肌梗死病史、左心室功能减退者均要终身服用此药。

7. 降糖治疗：糖尿病是冠心病的高危因素之一，CABG 术后控制血糖是不容置疑的，可视不同的情况选择胰岛素或合用降糖药。

（李　辉）

参考文献

1. 万峰，王京生. 现代冠心病外科治疗学. 北京：中国协和医科大学出版社，2003.
2. 万峰，陈彧，陈生龙，等. 急诊冠状动脉旁路移植术 [J]. 北京医学，2004，(02).
3. Motawni JG, Topol EJ. Aortocoronary saphenous vein graftdisease: Pathogenesis, predisposition, and prevention [J]. Circulation. 1998, 97: 916-931.
4. Di Mauro M, Iac o'AL, Contini M, et al. Reoperative coronary artery bypass grafting: analysis of early and late outcomes. Ann Thorac Surg, 2005, 79 (1): 81-87.
5. Lawrie GM, Morris GC Jr, Earle N. Long-term results of coronary bypass surgery. Analysis of1698patients followed15to20years. Ann Surg, 1991, 213 (5): 377-385.
6. Lytle BW, Loop FD, Taylor PC, et al. Vein graft disease: the clinical impact of stenoses in saphenous vein bypass grafts to coronary arteries. J Thorac Cardiovasc Surg, 1992, 103 (5): 831-840.
7. Shah PJ, Gordon I, Fuller J, et al. Factors affecting sa-phenous vein graft patency: clinical and angiographic study in1402symptomatic patients operated on between1977and1999 [J]. J Thorac Cardiovasc Surg, 2003, 126 (6): 1972-1977.
8. Yau TM, Borger MA, Weisel RD, et al. The changing pattern of reoperative coronary surgery: trends in 1230 consecutive reoperations. J Thorac Cardiovasc Surg, 2000, 120: 156-163.
9. Kalan JM, Roberts WC. Morphologic findings in saphenous veins used as coronary arterial bypass conduit for longer than 1 year: necropsy analysis of 53 patients, 123 saphenous veins and 1865 five-millimeter segments of veins. Am Heart J, 1990, 119 (5): 1164-1184.
10. Byrne JG, Aklog L, Adams DH, et al. Reoperative CABG using left thoracotomy: a tailored strategy. Ann Thorac Surg, 2001, 71 (1): 196-200.
11. Weintraub WS, Jones EL, Craver JM, et al. In-hospital and long-term outcome after reoperative coronary artery bypass graft surgery. Circulation, 1995, 92 (9 Suppl): II50-57.
12. Accola KD, Craver JM, Weintraub WS, et al. Multiple reoperative coronary artery bypass grafting. Ann Thorac Surg, 1991, 52 (4): 738-743.
13. Barakate MS, Bannon PG, Hughes CF, et al. Emergency surgery after unsuccessful coronary angioplasty: a review of 15 years' experience. Ann Thorac Surg, 2003, 75 (5): 1400-1405.
14. Reinecke H, Fetsch T, Roeder N, et al. Emergency coronary artery bypass grafting after failed coronary angioplasty: what has changed in a decade. Ann Thorac Surg, 2000, 70 (6): 1997-2003.
15. Locker C, Shapira Z, Paz Y, et al. Emergency myocardial revascularization for acute myocardial infraction: survival benefits of avoiding cardiopulmonary bypass. Eur J Cardiothorac Surg, 2000, 17: 234-238.
16. Kereiakces, DJ, Topol EJ, George BS, et al. Favorable early and longterm prognosis following coronary bypass surgery therapy for myocardial infraction: results of a multilenfer frail TAMI study group. Am Heart J, 1989, 118: 199-207.
17. Barakate MS, Bannon PG, Hughes CF, et al. Emergency surgery after unsuccessful coronary angioplasty: a review of 15 years' experience. Ann Thorac Surg, 2003, 75 (5): 1400-1405.
18. Reinecke H, Fetsch T, Roeder N, et al. Emergency coronary artery bypass grafting after failed coronary angioplasty: what has changed in a decade. Ann Thorac Surg, 2000, 70 (6): 1997-2003.
19. Locker C, Shapira Z, Paz Y, et al. Emergency myocardial revascularization for acute myocardial infraction: survival benefits of avoiding cardiopulmonary bypass. Eur J Cardiothorac Surg, 2000, 17:

234-238.

20. Kereiakces, DJ, Topol EJ, George BS, et al. Favorable early and longterm prognosis following coronary bypass surgery therapy for myocardial infraction: results of a multilenfer frail TAMI study group. Am Heart J, 1989, 118: 199-207.
21. Wykrzykowska J, Cohen D, Zimetabum P. Mitral annuloplasty causing left circumflex injury and infarction: novel use of intravascular ultrasound to diagnose suture injury. J Invasive Cardiol, 2006, 18 (10): 505-508.
22. Feres F, Costa JR Jr, Abizaid A. Very late thrombosis after drug-eluting stents. Catheter Cardiovasc Interv, 2006, 68 (1): 83-88.
23. Drayer M, Geracht J, Madikians A, et al. Neurogenic stunned myocardium: an unusual postoperative complication. Pediatr Crit Care Med, 2006, 7 (4): 374-376.
24. Wichter T. Acute coronary syndrome: peri-interventional antithrombotic therapy. Hamostaseologie, 2006, 26 (2): 138-146.
25. Kawamura M, Daida H. Complications related to procedures for acute coronary syndrome. Nippon Rinsho, 2006, 64 (4): 788-793.
26. Bocksch W, Fateh-Moghadam S, Mueller E, et al. Percutaneous coronary intervention in patients with end-stage renal disease. Kidney Blood Press Res, 2005, 28 (5-6): 275-279.
27. Borger MA, Alam A, Murphy PM, et al. Chronic ischemic mitral regurgitation: repair, replace or rethink? Ann Thorac Surg, 2006, 81 (3): 1153-1161.
28. Liew YP, Bartholomew JR. Atheromatous embolization. Vasc Med, 2005, 10 (4): 309-326.
29. Kaw R, Michota F, Jaffer A, et al. Unrecognized sleep apnea in the surgical patient: implications for the perioperative setting. Chest, 2006, 129 (1): 198-205.
30. Paoli G, Merlini PA, Ardissino D. Direct thrombin inhibitors for the treatment of acute coronary syndromes and during percutaneous coronary interventions. Curr Pharm Des, 2005, 11 (30): 3919-3929.
31. Izquierdo Villarroya B, López Alvarez S, Bonome González C, et al. Cardiovascular and respiratory complications after pneumonectomy C. Rev Esp Anestesiol Reanim, 2005, 52 (8): 474-489.
32. Chaturvedi S, Bruno A, Feasby T, et al. Carotid endarterectomy—an evidence-based review: report of the Therapeutics and Technology Assessment Subcommittee of the American Academy of Neurology. Neurology, 2005, 65 (6): 794-801.
33. Rajagopal R, Musto C, La Manna A, et al. Thrombectomy and distal protection devices. Minerva Cardioangiol, 2005, 53 (5): 415-430.
34. Shen GX. Inhibition of thrombin: relevance to anti-thrombosis strategy. Front Biosci, 2006, 11: 113-120.
35. Tillmanns H, Waas W, Voss R, et al. Gender differences in the outcome of cardiac interventions. Herz, 2005, 30 (5): 375-389.
36. Gorelick PB, Weisman SM. Risk of hemorrhagic stroke with aspirin use: an update. Stroke, 2005, 36 (8): 1801-1807.
37. Vojácek J, Hlubocký J, Burkert J, et al. Ischemic mitral regurgitation. Clinical review emphasizing the surgical treatment. Cas Lek Cesk, 2005, 144 (4): 233-237.
38. Goldstein P, Wiel E. Management of prehospital thrombolytic therapy in ST-segment elevation acute coronary syndrome (<12 hours). Minerva Anestesiol, 2005, 71 (6): 297-302.
39. Gallagher MJ, Ajluni SC, Almany SL. Coronary artery stent thrombosis associated with heparin-in-

duced thrombocytopenia: case report and review of the literature. J Interv Cardiol, 2005, 18 (2): 131-137.

40. Acinapura AJ, Jacobowitz IJ, Kramer MD, et al. Demographic changes in coronary artery bypass surgery and its effect on mortality and morbidity. Eur J Cardiothorac Surg, 1990, 4: 175-181.
41. Garrett HE, Dennis EW, DeBakey ME. Aortocoronary bypass with saphenous vein graft. Seven-year follow-up. JAMA, 1973, 223: 792-794.
42. Sabiston DC. David Coston Sabiston, Jr., MD: a conversation with the editor. Interview by William Clifford Roberts. Am J Cardiol, 1998, 82: 358-372.
43. Mueller RL, Rosengart TK, Isom OW. The history of surgery for ischemic heart disease. Ann Thorac Surg, 1997, 63: 869–878.
44. Favaloro RG. Critical analysis of coronary artery bypass graft surgery: a 30-year journey. J Am Coll Cardiol, 1998, 31: 1B-63B.
45. Kolessov VI. Mammary artery-coronary artery anastomosis as method of treatment for angina pectoris. J Thorac Cardiovasc Surg, 1967, 54: 535–544.
46. Effler DB. Vasilii I. Kolesov: pioneer in coronary revascularization. J Thorac Cardiovasc Surg, 1988, 96: 183.
47. Loop FD, Lytle BW, Cosgrove DM, et al. Influence of the internal-mammary-artery graft on 10-year survival and other cardiac events. N Engl J Med, 1986, 314: 1–6.
48. Pick AW, Orszulak TA, Anderson BJ, et al. Single versus bilateral internal mammary artery grafts: 10-year outcome analysis. Ann Thorac Surg, 1997, 64: 599-605.
49. Dogan S, Aybek T, Andressen E, et al. Totally endoscopic coronary artery bypass grafting on cardiopulmonary bypass with robotically enhanced telemanipulation: report of forty-five cases. J Thorac Cardiovasc Surg, 2002, 123: 1125-1131.
50. Grondin CM, Campeau L, Lesperance J, et al. Comparison of late changes in internal mammary artery and saphenous vein grafts in two consecutive series of patients 10 years after operation. Circulation, 1984, 70 (Suppl I): 208-212.
51. Barner HB, Standeven JW, Reese J. Twelve-year experience with internal mammary artery for coronary artery bypass. J Thorac Cardiovasc Surg, 1985, 90: 668–675.
52. Acinapura AJ, Rose DM, Jacobowitz IJ, et al. Internal mammary artery bypass grafting: influence on recurrent angina and survival in 2,100 patients. Ann Thorac Surg, 1989, 48: 186-191.
53. Barner HB. Double internal mammary-coronary artery bypass. Arch Surg 1974, 109: 627-630.
54. Lytle BW, Cosgrove DM, Loop FD, et al. Perioperative risk of bilateral internal mammary artery grafting: analysis of 500 cases from 1971 to 1984. Circulation, 1986, 74 (Suppl III): 37-41.
55. Kouchoukos NT, Wareing TH, Murphy SF, et al. Risks of bilateral internal mammary artery bypass grafting. Ann Thorac Surg, 1990, 49: 210-217.
56. Fiore AC, Naunheim KS, McBride LR, et al. Fifteen-year follow-up for double internal thoracic artery grafts. Eur J Cardiothorac Surg, 1991, 5: 248–252.
57. Galbut DL, Traad EA, Dorman MJ, et al. Seventeen-year experience with bilateral internal mammary artery grafts. Ann Thorac Surg, 1990, 49: 195-201.
58. Cameron A, Kemp HGJ, Green GE. Bypass surgery with the internal mammary artery graft: 15 year follow-up. Circulation, 1986, 74 (Suppl III): 30-36.
59. Fiore AC, Naunheim KS, Dean P, et al. Results of internal thoracic artery grafting over 15 years: single versus double grafts. Ann Thorac Surg, 1990, 49: 202-208.

60. Loop FD, Lytle BW, Cosgrove DM, et al. Free (aorta-coronary) internal mammary artery graft: late results. J Thorac Cardiovasc Surg, 1986, 92: 827-831.
61. Palatianos GM, Bolooki H, Horowitz MD, et al. Sequential internal mammary artery grafts for coronary artery bypass. Ann Thorac Surg, 1993, 56: 1136-1140.
62. Carpentier A, Guermonprez JL, Deloche A, et al. The aorta-to-coronary radial artery bypass graft: a technique avoiding pathological changes in grafts. Ann Thorac Surg, 1973, 16: 111-121.
63. Fisk RL, Brooks CH, Callaghan JC, et al. Experience with the radial artery graft for coronary artery bypass. Ann Thorac Surg, 1976, 21: 513-518.
64. Geha AS, Krone RJ, McCormick JR, et al. Selection of coronary bypass: anatomic, physiological, and angiographic considerations of vein and mammary artery grafts. J Thorac Cardiovasc Surg, 1975, 70: 414-431.
65. Brodman RF, Frame R, Camacho M, et al. Routine use of unilateral and bilateral radial arteries for coronary artery bypass graft surgery. J Am Coll Cardiol, 1996, 28: 959-963.
66. Acar C, Ramsheyi A, Pagny JY, et al. The radial artery for coronary artery bypass grafting: clinical and angiographic results at five years. J Thorac Cardiovasc Surg, 1998, 116: 981-989.
67. Suma H, Fukumoto H, Takeuchi A. Coronary artery bypass grafting by utilizing in situ right gastroepiploic artery: basic study and clinical application. Ann Thorac Surg, 1987, 44: 394-397.
68. Pym J, Brown PM, Charrette EJ, et al. Gastroepiploic-coronary anastomosis: a viable alternative bypass graft. J Thorac Cardiovasc Surg, 1987, 94: 256-259.
69. Jegaden O, Eker A, Montagna P, et al. Technical aspects and late functional results of gastroepiploic bypass grafting (400 cases). Eur J Cardiothorac Surg, 1995, 9: 575-580.
70. Lytle BW, Cosgrove DM, Ratliff NB, et al. Coronary artery bypass grafting with the right gastroepiploic artery. J Thorac Cardiovasc Surg, 1989, 97: 826-831.
71. Suma H, Wanibuchi Y, Terada Y, et al. The right gastroepiploic artery graft: clinical and angiographic midterm results in 200 patients. J Thorac Cardiovasc Surg, 1993, 105: 615-622.
72. Puig LB, Ciongolli W, Cividanes GV, et al. Inferior epigastric artery as a free graft for myocardial revascularization. J Thorac Cardiovasc Surg, 1990, 99: 251-255.
73. van Son JA, Smedts F, Vincent JG, et al. Comparative anatomic studies of various arterial conduits for myocardial revascularization. J Thorac Cardiovasc Surg, 1990, 99: 703-707.
74. Milgalter E, Pearl JM, Laks H, et al. The inferior epigastric arteries as coronary bypass conduits: size, preoperative duplex scan assessment of suitability, and early clinical experience. J Thorac Cardiovasc Surg, 1992, 103: 463-465.
75. Buche M, Schoevaerdts JC, Louagie Y, et al. Use of the inferior epigastric artery for coronary bypass. J Thorac Cardiovasc Surg, 1992, 103: 665-670.
76. Laub GW, Muralidharan S, Clancy R, et al. Cryopreserved allograft veins as alternative coronary artery bypass conduits: early phase results. Ann Thorac Surg, 1992, 54: 826-831.
77. Silver GM, Katske GE, Stutzman FL, et al. Umbilical vein for aortocoronary bypass. Angiology, 1982, 33: 450-453.
78. Suma H, Wanibuchi Y, Takeuchi A. Bovine internal thoracic artery graft for myocardial revascularization: late results. Ann Thorac Surg, 1994, 57: 704-707.
79. Mitchell IM, Essop AR, Scott PJ, et al. Bovine internal mammary artery as a conduit for coronary revascularization: long-term results. Ann Thorac Surg, 1993, 55: 120-122.
80. Sauvage LR, Schloemer R, Wood SJ, et al. Successful interposition synthetic graft between aorta and

right coronary artery: angiographic follow-up to sixteen months. J Thorac Cardiovasc Surg, 1976, 72: 418-421.

81. Cooley DA, Hallman GL, Bloodwell RD. Definitive surgical treatment of anomalous origin of left coronary artery from pulmonary artery: indications and results. J Thorac Cardiovasc Surg, 1966, 52: 798-808.

82. Hallman GL, Cooley DH, McNamara DG, et al. Single left coronary artery with fistula to right ventricle: reconstruction of two-coronary system with Dacron graft. Circulation, 1965, 32: 293-297.

83. Hehrlein FW, Schlepper M, Loskot F, et al. The use of expanded polytetrafluoroethylene (PTFE) grafts for myocardial revascularization. J Cardiovasc Surg (Torino), 1984, 25: 549-553.

84. Chard RB, Johnson DC, Nunn GR, et al. Aorta-coronary bypass grafting with polytetrafluoroethylene conduits: early and late outcome in eight patients. J Thorac Cardiovasc Surg, 1987, 94: 132-134.

85. Eagle KA, Guyton RA, Davidoff R, et al. ACC/AHA 2004 guideline update for coronary artery bypass graft surgery: a report of the American College of Cardiology/American Heart Association Task Force on Practice Guidelines (Committee to Update the 1999 Guidelines for Coronary Artery Bypass Graft Surgery). Circulation, 2004, 110 (14): e340-437.

86. King SB 3rd, Smith SC Jr, Hirshfeld JW Jr, et al. 2007 Focused Update of the ACC/AHA/SCAI 2005 Guideline Update for Percutaneous Coronary Intervention: a report of the American College of Cardiology/American Heart Association Task Force on Practice Guidelines: 2007 Writing Group to Review New Evidence and Update the ACC/AHA/SCAI 2005 Guideline Update for Percutaneous Coronary Intervention, Writing on Behalf of the 2005 Writing Committee. Circulation, 2008, 117 (2): 261-295.

87. Antman EM, Hand M, Armstrong PW, et al. 2007 Focused Update of the ACC/AHA 2004 Guidelines for the Management of Patients With ST-Elevation Myocardial Infarction: a report of the American College of Cardiology/American Heart Association Task Force on Practice Guidelines: developed in collaboration With the Canadian Cardiovascular Society endorsed by the American Academy of Family Physicians: 2007 Writing Group to Review New Evidence and Update the ACC/AHA 2004 Guidelines for the Management of Patients With ST-Elevation Myocardial Infarction, Writing on Behalf of the 2004 Writing Committee. Circulation, 2008, 117 (2): 296-329.

88. Anderson JL, Adams CD, Antman EM, et al. ACC/AHA 2007 guidelines for the management of patients with unstable angina/non-ST-Elevation myocardial infarction: a report of the American College of Cardiology/American Heart Association Task Force on Practice Guidelines (Writing Committee to Revise the 2002 Guidelines for the Management of Patients With Unstable Angina/Non-ST-Elevation Myocardial Infarction) developed in collaboration with the American College of Emergency Physicians, the Society for Cardiovascular Angiography and Interventions, and the Society of Thoracic Surgeons endorsed by the American Association of Cardiovascular and Pulmonary Rehabilitation and the Society for Academic Emergency Medicine. J Am Coll Cardiol, 2007, 50 (7): e1-e157.

89. Hlatky MA, Boothroyd DB, Bravata DM, et al. Coronary artery bypass surgery compared with percutaneous coronary interventions for multivessel disease: a collaborative analysis of individual patient data from ten randomised trials. Lancet, 2009, 373 (9670): 1190-1197.

90. Serruys PW, Morice MC, Kappetein AP, et al. Percutaneous coronary intervention versus coronary-artery bypass grafting for severe coronary artery disease. N Engl J Med, 2009, 360 (10): 961-972.

91. Tarantini G, Ramondo A, Napodano M, et al. PCI versus CABG for multivessel coronary disease in diabetics. Catheter Cardiovasc Interv, 2009, 73 (1): 50-58.